中医精品课程讲记

李赛美

伤寒论通俗讲解

李赛美 著

最易看懂的伤寒论读本，授人以渔
伤寒名师讲名著如烹小鲜，蕴含生机

李赛美

中国医药科技出版社

内容提要

本书是李赛美教授最为完整、系统地在广州中医药大学讲授《伤寒论》的课堂实录，由视频转录文字而成。本书主要有两个特点。其一，以通俗语言讲深奥晦涩的医理。本书不假修饰，原汁原味，读者可身临其境，遥承李赛美教授。通过李赛美教授的讲解，会重新燃起学习中医的热情、临证用药的信心并且建立伤寒论整体观思维。其二，举典型病例以阐释晦涩文意。书中李赛美教授针对每一个典型症状和重点、难点条文都会举以其数十年丰富临床经验中的经典医案，让人印象深刻，读之，方知《伤寒论》每一字，甚至无字之处都蕴含“生机”。本书旨在授之以渔，激发读者爱伤寒、学伤寒，并教会读者用伤寒。

图书在版编目（CIP）数据

李赛美伤寒论通俗讲解 / 李赛美著. —北京 ：中国医药科技出版社，2017. 10

（中医精品课程讲记）

ISBN 978 – 7 – 5067 – 9598 – 2

Ⅰ. ①李… Ⅱ. ①李… Ⅲ. ①《伤寒论》 – 研究 Ⅳ. ①R222. 29

中国版本图书馆 CIP 数据核字（2017）第 231599 号

美术编辑 陈君杞
版式设计 南博文化

出版 中国医药科技出版社
地址 北京市海淀区文慧园北路甲 22 号
邮编 100082
电话 发行：010 – 62227427 邮购：010 – 62236938
网址 www. cmstp. com
规格 710 × 1000mm 1/16
印张 30
字数 371 千字
版次 2017 年 10 月第 1 版
印次 2023 年 6 月第 3 次印刷
印刷 三河市万龙印装有限公司
经销 全国各地新华书店
书号 ISBN 978 – 7 – 5067 – 9598 – 2
定价 69. 00 元

前言

中医经典著作承载着数千年中医人不断探索生命、救治疾病的经验，是智慧的结晶，是中医精髓的核心所在！而今，我们都站在巨人的肩膀上！中医药立法，标志着中医发展迎来了历史上最佳时期，进入了崭新的时代。我们为人类健康奋斗，为中华文化传承推广，为中国绿色经济发展树德、安身、立命，真是幸哉！学经典、做临床、拜名师、求创新，成为当今中医人最响亮的心声，也是中医人才培养最佳模式和路径。

世界中国热、中国中医热、中医经典热、经典伤寒热！自古名医出经典，自古名医出伤寒。仲景之道至平至易，仲景之门人人可入。但学好经典更需耐得住寂寞，下得起功夫！国医大师邓铁涛教授说："一个中医没有十年默默无闻是成不了气候的。"学经典下功夫，着力在"背、悟、用"三字上，还要遵仲景"寻求古训，博采众方"之训，善于触类旁通，独立思考，勇于挑战，推陈致新。

在国医大师邓铁涛教授倡导下，广州中医药大学中医临床经典研究所于2010年组建。由伤寒论、温病学、金匮要略三个教研室，第一附属医院内分泌科、风湿免疫科、神经内科三个病区共同组成，隶属于国家重点学科——中医临床基础学科。邓铁涛教授任荣誉所长，我本人担任所长。

"中医临床基础"团队是国家教学团队，"伤寒论"和"温病学"是国家精品课程，"金匮要略"是广东省精品课程。内分泌糖尿病专科是国家重点专科，国家优势学科继续教育基地。团队曾两次获得国家教学成果二等奖、一次获国家科技进步二等奖，我本人也荣获全国模范教师。团队创立“经典回归临床”教学模式33年，创建广州经方班22年，创建国际经方班7年，诸多“名片”已成为行业的品牌，享誉海内外。

本书是团队多年教学创新的积淀，广州中医药大学平台上一个小小的侧面或“窗口”。集教师、医师于一体的“双师型”角度和视野，善于理论结合临床的教学风格，以解决临床问题为导向的务实理念，在书中若隐若现，或视其为团队教学风格传承之“折射”。

本书根据本人在本科班《伤寒论》授课实录整理而成，也是伤寒论教研室集体智慧和团队共同努力的成果。其中课堂视频由魏德全、刘煜洲、李日东、方剑锋、邹若思博士负责拍摄；方剑锋、邓烨博士组织学生团队进行文字翻录；王慧峰博士协助统稿整理；最后经中国医药科技出版社范志霞主任把关指导，历经三载，终于面世！余研学未精，才疏识浅，个人见解，重在抛砖引玉。期盼同道批评指教！

正值是书付梓之际，谨向团队各位贡献者致以衷心感谢和诚挚的敬意！

李赛美

2017年7月17日

目录

绪论

第一章　辨太阳病脉证并治

第二章　辨阳明病脉证并治

第三章　辨少阳病脉证并治

第四章　辨太阴病脉证并治

第五章 辨少阴病脉证并治

第六章　辨厥阴病脉证并治

第七章 辨霍乱病脉证并治

第八章 辨阴阳易差后劳复病脉证并治

病案教学

师生问答

绪 论

中医有四大经典、十大经典之说，除了《黄帝内经》《伤寒论》《金匮要略》以外，《温热论》《温病条辨》《脉经》《针灸甲乙经》《神农本草经》也都可以称为经典。但在这些经典中，最著名的还是《伤寒论》，其学术价值为历代临床大家所推崇。

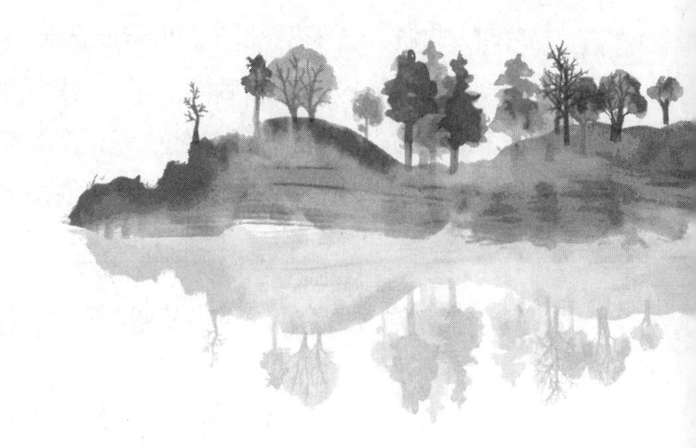

《伤寒论》是一部阐述外感病并兼述杂病的辨证论治医著，大家在学习《中医基础理论》的时候，就已经了解到中医的特点是整体观、辨证论治，而开创辨证论治的祖师爷就是张仲景，他所撰写的《伤寒杂病论》是第一部临床医学著作。《伤寒论》是指导大家如何临床看病的书，不是博物馆或书柜里的陈列品，虽然它已经有近两千年的历史，但仍然能够在实际中发挥它的价值，能够解决临床实际问题。以前我们学习过的中基、中诊、中药、方剂，到了《伤寒论》课程这里，就应该融会贯通在一起。学习到《伤寒论》，我们的一只脚就已经踏入临床，因为张仲景就是讲怎么看病、怎么开方、怎么用药的，我们从中可以领悟中医的辨证思维、临床思维。

在中医临床中想要走得更高、更远，离开经典是不行的，所以要成为一个真正的中医师，《伤寒论》是必读必修的，因此在我们的教学中，《伤寒论》是主干课程、必修课程，也是各级各类考试必考的内容。

一、《伤寒论》的作者与成书背景

《伤寒论》的作者是张机，字仲景，生活于公元 150～219 年，荆州南阳郡人，也就是现在的河南南阳邓县人。他是东汉末年伟大的医学家，明代人们开始称他为“医圣”。“医圣”二字，体现了张仲景在医学界的影响力。

张仲景写这本书的时间，应该是在公元200~219年之间，也就是说他50岁开始写书，一直写到晚年。这本书的形成，既有主观因素，也有客观的历史条件，当时虽然处于三国纷争的时代，但荆州地区还是比较稳定繁荣的，而且重视学术，如果衣食不饱，又哪有心思写书？在仲景的故乡南阳有一座医圣祠，香火很盛，很多海内外的中医学者都曾前往拜谒。

《伤寒论》的成书，其实也体现了当时医学发展的成就，是对当时医学学术的一次总结，张仲景是站在巨人的肩膀上，成就了这一事业。中医学思想在当时应该说是相当成熟，比如《汉书·艺文志》中说到当时有医经七家，除了今天还能看到的《黄帝内经》，还有《黄帝外经》《扁鹊内经》《扁鹊外经》《白氏内经》《白氏外经》《旁篇》，这些都已经亡佚了，前两年成都的西汉古墓发现了一些医简，怀疑可能是《扁鹊内经》，但没有最终公布，不过这个消息已经足以令人振奋。医经主要是讲理论，当时还有经方十一家，是指仲景之前的医方著作，包括《汤液经法》、长沙西汉古墓出土的《五十二病方》等。仲景则是汉代医方之集大成者。

为什么张仲景写了《伤寒论》，却没有写温病？这主要是时代的原因，因为当时流行的疫疾主要是伤寒。在张仲景原序中说道：“余宗族素多，向余二百，建安纪元以来，犹未十稔，其死亡者三分有二，伤寒十居其七。”说明当时伤寒病的流行很厉害，而且死亡率很高，所以他当然就会专门去研究伤寒病，由此写成了《伤寒杂病论》。

《伤寒论》成就了张仲景，这离不开他个人的努力。当时的环境中，人们遇到瘟疫流行的时候，很多人都只能“告穷归天，束手受败”，而当时的医生又经常是“各承家技，终始顺旧”，张仲景非常希望能改变这种状态，所以“勤求古训，博采众方。撰用《素问》《九卷》《八十一难》《阴阳大论》《胎胪要录》，并平脉辨证”，终于写成了这部《伤寒杂病论》，他的务实、创新精神非常值得我们大家学习。中医特别强调学术传承，张仲景就是学术传承最好的典范，如果他只守一方、一法，是绝不可能有这么大的成就的。

张仲景对当时医生的医疗态度是很反感的，他在《伤寒论》原序中描述当时的医生诊病“相对斯须，便处汤药；按寸不及尺，握手不及足；人迎趺阳，三部不参；动数发息，不满五十……明堂阙庭，尽不见察。”而我们现在也仍然有很多这样的医生，张仲景的批评警示仍然适用于当代！

《伤寒论》并非张仲景所著书的原貌，他的原书叫作《伤寒杂病论》，也有学者认为应该叫《伤寒卒病论》，卒者，急也，说明伤寒这种病是一种急证。伤寒这种急证在当时的大流行，就是这本书的成书背景。所以《伤寒论》的定位首先是在外感病的辨证论治，同时也是危急重证的辨证论治专著，也是疑难杂症的辨证论治专著，对临床的指导价值很大。

二、《伤寒论》的流传情况

《伤寒杂病论》成书后，并没有得到广泛的流传，这主要是受到当时社会条件的限制。三国乱世很快结束，历史进入了西晋时期，太医令王叔和有机会看到了这本书，他把其中讲述伤寒的部分做了整理归纳，形成了《伤寒论》。

因为受到历史条件的限制，王叔和编撰的《伤寒论》其实也没有得到广泛的流传，但仍然有传承，我们可以看到医学史上很多大家都有学习和收录仲景《伤寒论》的原文。比如，唐代的孙思邈，其《备急千金要方》中说“江南诸师秘仲景要方不传”，而到了其晚年所著的《千金翼方》才收录进大部分《伤寒论》的条文，可以想象当时《伤寒论》的流传范围相当小。之后王焘的《外台秘要》中也收录了部分的《伤寒论》条文。还有敦煌出土的《伤寒论》残卷，这些都说明了当时《伤寒论》的一些流传情况。

一直到宋代，社会经济发展，刻板印刷技术比较成熟了，而且这时的统治者比较重视古籍的整理，组织人力进行了大规模的医书整理，所以就有了北宋时期孙奇、林亿等人对《伤寒论》的整理校勘和刻板印刷。而《伤寒杂病论》的另外一部分，也就是杂病部分，也在北宋时期被发现，在图书馆角落里有一堆被虫子咬烂的竹简《金匮玉函要略方》，实为《伤寒杂病论》的节略本，后来将其中的杂病和妇人病部分整理成了《金匮要略方论》，也就是我们今天常说的《金匮要略》。由此，张仲景的一部著作，到了宋代形成了两本，而这两本书也都属于我们常说的四大经典范围之内。

但是真正宋代所印刷的《伤寒论》我们今天也看不到了，在明代的时候，当时的一个藏书家赵开美根据宋本《伤寒论》为底本进行了重新翻刻，收在其所辑刻的《仲景全书》中，因为这个版本保存了宋本的原貌，所以我们今天也将其称之为宋本。赵开美复刻的《伤寒论》现在存世有五部，中国大陆、台湾都有收藏，日本还有1部，这些都属于国宝级别的文物，我们一般人看不到，我们现在所见的《伤寒论校注》是刘渡舟教授依据宋本整理而成的，是20世纪80年代由国家中医药管理局所组织整理的。我们现在规划教材所引用的条文，都是以刘渡舟教授所整理的为蓝本，所以也可以说是遥承宋本。为什么这么强调宋本？因为它是官方的版本，修订过程中集合了大量的优秀人才，所以具有相当的学术性、权威性。

除此以外还有一些版本，比如说桂林古本、长沙古本，都是近代才显露于世，有学者认为可能是伪作，但它们也是有一定参考意义。另外还有一个重要的版本，是成无己的《注解伤寒论》，它既是《伤寒论》的重要版本，也是注释本，其特点是以《内经》注解《伤寒论》，以经解经，是逐条注解《伤寒论》的第一家。

整本《伤寒论》包括了10卷，22篇，我们的《伤寒论》教材并没有包含《伤寒论》原书的全部内容，而仅仅是节选其中的10篇。其中太阳病占了3篇，阳明病、少阳病、太阴病、少阴病、厥阴病共5篇，再加霍乱病、阴阳易差后劳复病2篇，共计10篇。

在《伤寒论》原书中，除了这10篇，前面还有辨脉、平脉、伤寒例、辨痉湿暍，后面还有辨不可发汗、可发汗、发汗后、不可吐、可吐、不可下、可下、发汗吐下后等篇章，这才是《伤寒论》的全貌。我们教材所选取的是《伤寒论》中最核心的部分，是理法方药、六经辨证最核心的体现。这十篇中，包括了398条原文，113方，如果包括有名无方的，应该有115方，这些是我们学习的核心重点。

在这些条文中，有些是有方证的，有些是没有方证的，但都很重要，都非常宝贵。有方有证的，我们学完就可以用，就能够拿来诊病。而有证无方的，就给我们留了很多空白，需要我们去填空、去独立思考、去创新，这是张仲景最高明的地方，留白于后人，所以才有后世中医学不断得以补充、发展，才有温病学的“羽翼伤寒”。

我们要求大家背诵有方有证的条文，包括六经病的提纲证，还有一些辨证的基本原则，这些都是必背的，如果不背，就像打仗没有武器一样，原文是我们中医临床的源头活水。还有一点，398条原文是有序的，其中有很强的逻辑性，大家学习的时候也需要注意。

三、《伤寒论》的学术发展

我们把《伤寒论》的学术发展概括为五个阶段，晋唐、宋金、明清、近代、现代，各时期分别有其代表人物、代表著作。

晋唐时期，主要是对《伤寒论》进行搜集、整理的阶段，最具代表性的人物是王叔和，他整理撰次了《伤寒论》，没有王叔和奠定了《伤寒论》的蓝本，就不会有后世林亿校刊《伤寒论》，所以王叔和是伤寒学派形成的第一个关键人物。虽然后世有很多医家对王叔和有所非议，认为他把自己的很多观点添加到了《伤寒论》中，但从医史文献研究方面来看，其贡献是无可厚非的。尤其我们要立足临床，要考虑的是如何更好地挖掘其中的理法方药，提高临床疗效，而且王叔和的《脉经》也是了不起的著作，即使《伤寒论》中融入了王叔和的观点，也是值得我们学习和传承的。晋唐时期另一个重要人物是孙思邈，方证同条的写法就是他首先创立的，之前都是原文在前，方药在后，而在他抄录过程中，方药直接放在了方证之后，如桂枝汤证下面就是桂枝汤方，这种就叫作方证同条。

到宋金时代，书的整理工作基本完成，医家们就更加重视研究其内涵。在校勘方面，林亿的贡献是很大的，奠定了我们今天《伤寒论》的标准本，并对其中一些内容加入了按语。如许叔微提出阴阳、表里、虚实、寒热，在六经的基础上，挖掘出了八纲的概念；韩祗和提出了伏气温病；庞安时提到了寒毒。随着时代的发展、气候的变化、地域的不同，学术也在慢慢地发展，伏气温病、寒毒，与现在温病的概念慢慢接近了。尤其是成无己逐条全面注解《伤寒论》，是以宋本为蓝本，用《内经》来解读《伤寒论》的第一位医家。

明清时期医家更强重视论和临床应用方面研究，比如讨论六经到底是什么，医家们提出了像脏腑经络说、气化说、经界说、形层说、治法说等各家学说，关于六经的本质，我们的研究生教材中归纳了 43 种学说，这些观点并不能简单地说谁对谁错，每一种观点产生的地域、时代不同，医家的学术背景不同，都具有研究价值，我们临床中应该善于归纳、融合各种观点，以服务于临床。清代尤其重要的是温病学的崛起，大家往往容易把温病和伤寒对立起来，其实它们在学术传承上有很紧密的联系，比如叶天士讲卫气营血辨证，伤寒中有表里先后治则，两者的方向是一致的，而且《伤寒论》中也含有卫气营血的概念。

近代，西学东渐，产生了中西汇通学派，我们所熟知的张锡纯、祝味菊、黄竹斋、陆渊雷、恽铁樵这些医家，都可以看作是中西汇通学派的代表，他们对《伤寒论》的解读，往往借鉴了一些西医的理论。

进入现代，《伤寒论》的研究更是进入繁荣与创新的时期，如 20 世纪 50 年代对于急性传染病如流脑、肝炎等病的临床治疗与研究中都用到了经方白虎汤、茵陈蒿汤；吴咸中院士所带领的团队长期从事承气汤对于急腹症的临床治疗研究。20 世纪 90 年代我们成立了全国仲景学说专业委员会，刘渡舟教授是第一任会长，以刘渡舟教授为代表的医家传承形成了燕京伤寒学派。现代研究中对于六经的本质又有了新的见解，对于经方运用的规范化、定量化，以及国际推广，都有了很多新的成就。

四、《伤寒论》的学术渊源与成就

《黄帝内经》奠定了中医学术理论基础，虽然其中也有方药，但很少。直到《伤寒论》的出现，才标志着中医临床的成熟。由《黄帝内经》到《伤寒论》，是医理到医治的飞跃。而《伤寒论》的产生，也必然受到《黄帝内经》学术的影响，体现了中医学术的传承。

《伤寒论》与《金匮要略》，本就是同一部书，只是到后世才分成偏于外感和内伤的两部分。他们是姊妹篇，其学术思想是贯通的，需相互参考学习，这才是张仲景的原意。

明清时期所形成的温病学，也体现了《伤寒论》的学术传承，可以看作是《伤寒论》的一个分支，《伤寒论》中有温病的内容，但相关方药很少，所以温病学的发展丰富了这一部分内容，使得伤寒学说更加丰满，更加成熟，是对伤寒学说的创新，他们是源与流的关系。

还有《伤寒论》与临床各科的关系，既是源与流的关系，也是兼容与分支的关系，现在临床各科的分化很细，但源头都在《伤寒论》，不管是搞呼吸科、消化科，临床各科都与《伤寒论》有关，都可以到《伤寒论》中寻找方法、寻求思路。

对于《伤寒论》的学术成就，我们概括了五点。第一，《伤寒论》是我国第一部理法方药俱备的医学典籍。第二，《伤寒论》创造性地提出了六经辨证体系。早在《内经》中就有六经的概念，但《内经》六经局限在热证、实证，治法局限在清法、下法，张仲景借用了《素问・热论》中六经的概念，利用这个模板对当时的疾病做了重新归纳、提炼、整理，其内涵已发生了很大变化，丰满了很多；在治法方面，汗、吐、下、和、温、清、补、消八法俱备；辨证方面，热证、实证、虚证、寒证都有，除了表证、里证，还有半表半里证，这些都是它的创新，所以说是创造性地提出了六经辨证体系；第三，确立了辨证论治的原则和方法。第四，创制和保留了大量疗效卓著的方剂。因此《伤寒论》又被称为方书之祖，其中的方剂并不都是张仲景原创，他应该是吸收了很多当时已经流传的方剂，所以叫作“博采众方”，他是站在巨人的肩膀之上，传承了当时的学术成就，而且在古方的基础上，提出了新的加减之法。第五，剂型丰富，对制剂学有贡献，《伤寒论》中剂型丰富，除了常用的汤剂，还有丸剂、散剂、含服剂、灌肠剂。

当然，在《伤寒论》中，也蕴含了历代医家研究运用的学术传承，正因为《伤寒论》的独特魅力，历代医家不断地将自己的学术见解和成就融入其中，使之不断地丰满和完善。我们读《伤寒论》，不仅是读张仲景的原书，也是在吸取历代注家学术精华，是在吸收和学习1800多年中医学发展的学术成果。

五、伤寒的涵义

这里有几个关于伤寒和六经辨证的基本概念需要掌握。首先是伤寒的涵义，伤寒一词有三重涵义。

广义的伤寒，指的是一切外感热病的总称，也就是《素问·热论》中所说的：“今夫热病者，皆伤寒之类也。”从这个意义上来说，我们平常所说的感冒、禽流感、非典，都可以属于伤寒的范畴，温病也属于广义伤寒的范畴，即只要是源于外感，并且有发热的疾病，都属于广义伤寒。

狭义伤寒，指的是感受风寒之邪，感而即发的疾病。在致病邪气上，强调了是风寒之邪。在发病特点上，强调了是感而即发。如果是“冬伤于寒，春必病温”，虽然感受的也是寒邪，但却是伏而后发，不属于狭义伤寒的范畴。

更狭义的伤寒，指的是太阳伤寒表实证，即原文第3条所说："太阳病，或已发热，或未发热，必恶寒，体痛，呕逆，脉阴阳俱紧者，名为伤寒。"

《伤寒论》中涉及广义伤寒，比如第6条讲的太阳温病就属于广义伤寒的范畴，但是整本书讨论治疗的重点还是在狭义伤寒。

六、六经辨证

所谓六经，当然讲的就是太阳、阳明、少阳、太阴、少阴、厥阴，每一经都有手足之分，实际有十二经脉，内联脏腑，外络肢节，是一个整体网络，是生理的概念。六经病的概念不仅仅涉及经络辨证，而是以中医基础理论为依据，对当时所面临的疾病所做的一个归纳与整理，所概括出来的六经病既是相对独立的，又是可以互相转化的，它是一个病理的概念。

六经辨证是一个综合性的临床辨证论治体系，其内涵非常丰富，包括正邪、阴阳、气血、脏腑、经络、气化、疾病发展阶段，以及治法、方药、煎服、调护等在内。我们现在所谈的八纲辨证、卫气营血辨证、三焦辨证、气血津液辨证等，基本上都在伤寒六经辨证里面有所体现。六经辨证，不仅仅是经络辨证，但是也不离开经络，它是综合性的，是最早形成的辨证体系。

我常常会用一条抛物线来理解六经病的阶段：太阳病是外感病的初起阶段；阳明病是极期阶段，是正邪交争最亢奋的阶段；然后邪气衰减，正气亦不足，正邪仍在纷争，就属于少阳病；如果病人基础反应性差的话，病再继续发展，就进入三阴病阶段，由太阴、少阴、厥阴，病人最后走向死亡，每个疾病基本上都会有这样一个过程。

三阳病病位在腑，病机是邪实而正气不衰。太阳病是初期，病位在表，在腑为膀胱，病机是感受外邪，营卫失调，治以汗法。阳明病病位在里，在腑为胃和肠，病机是阳明化燥，胃肠实热，治法是清下法。少阳病相当于亚急性阶段，反应相对没有那么亢奋，病位在半表半里，在腑为胆和三焦，病机是胆气内郁，三焦失疏，治法上既不能汗，又不能下，应该用和解法，和解法其实也是一个祛邪的方法。

三阴病，病位在脏为主，邪气仍在，正气已衰，正气无力抗邪，一个巴掌拍不响，正气反应性比较低弱，病就不呈亢奋状态。太阴病是外感病的后期，疾病反应性不足，在脏为脾，病机是脾阳不足、寒湿内阻，治以温中散寒、健脾燥湿。少阴病是疾病危重期，病位主要在心和肾，病机是心肾虚衰，治疗上，以阳虚为主的要回阳救逆，偏于阴虚的要育阴清热。厥阴病属疾病的终末阶段，病位在里，厥阴肝为主，病机是寒热错杂、虚实夹杂，病人或死亡，不需再辨，或有一线生机，但病亦十分复杂，其体内的内环境其实很差，常呈现寒热错杂、虚实夹杂的状态，治疗上须寒热并用，攻补兼施。

六经辨证以六经病为纲，方证为目，即每一经病下面又分方证，如：桂枝汤证、麻黄汤证，桂枝汤证下面又分本证、兼证、变证、禁忌证等，其条理是很清晰的。诊断为桂枝汤证，即可用桂枝汤来治疗，方证一体的优势就在于此，一步到位，所以我们非常强调原文的背诵，背诵条文可以一举多得。

通过六经辨证，可以做到辨病位、辨病性，如辨别是表是里，抑或半表半里，是在脏还是在腑，是属寒还是属热，是虚还是实。可以辨疾病的发展方向，是阳证转阴还是阴证转阳，三阳病变三阴病，病为加重，三阴病转三阳病，病势向好。

疾病传里我们容易理解，可是怎么还会向表传呢？

有一年，我们病房收入两个淤胆型肝炎病人，一个是老人家，60 多岁，一个是小朋友，十一二岁，因为都有黄疸，就住在同一间病房，两个病人年龄不同，体质也不一样，老人家是阴黄，小朋友是阳黄，阴与阳体现了寒热和虚实，阳黄好得快，小朋友不到 2 周就出院了，老人家住了 1 个月，好像没什么起色，正好要过年了，病人自己要请假回去，回家以后，劳累，冲凉，受了一点寒，发起热来，病人吓坏了，赶紧跑回医院来，他说60多年都没有发过热，所以很害怕，担心病加重了，回来以后一看，这个病人不仅是发热，那是真的往来寒热，还有口苦，咽干，目眩，胸胁苦满、隐痛，默默不欲饮食，心烦喜呕，典型的小柴胡汤证，用小柴胡汤后，3天就退热了，而且1个星期以后，黄疸也消退了。

那我们就要思考，为什么前面的医生没有想到用小柴胡汤呢？因为前面不是小柴胡汤证，他是阴黄，所以前面的医生在不断地温补阳气，现在有一个寒邪的诱发，就把体内的阳气调动了起来，病由厥阴转入了少阳，这就属于脏病还腑，阴证转阳。

六经辨证可以定量、定性、定向、定位。怎样体现定量呢？三阳的命名中就有阳气多寡的意义在其中，三阴的命名同样也有量的涵义。

六经病的传变有循经传，即疾病按照太阳、阳明、少阳、太阴、少阴、厥阴的顺序传变，但我觉得这种情况很少。还有不按这个规律来传的，越经传就不按六经的排序传变。“直犯”指的是一发病就是阳明病或少阳病，没有经过太阳病阶段。如果疾病没有经过阳证阶段，一起病就是阴证，就叫作“直中”，尤其是本来就有比较严重的疾病、体质很弱的人，一受外邪可能就直中三阴，所以有“老怕伤寒少怕痨”的说法。

合病是两经或三经同时发病，比如起病就有太阳病和少阳病，就叫太阳少阳合病，而两者之间没有因果关系，治疗上两者都要考虑，需要同时治疗。

如果是一经证候未罢，又出现另一经证候，就叫作并病。中医讲审因论治，《内经》中说“必伏其所主，而先其所因”，两者有因果关系的，就需要优先考虑原发病。

还有两感，指阴阳表里两经同时发病，常特指太阳和少阴的合病，即麻黄附子细辛汤证、麻黄附子甘草汤证，两者正好是表里关系。

疾病的传变与否，要看正气的强弱、感邪的轻重、治疗得当否。《伤寒论》原文讲到了很多的失治、误治，其实就是我们今天所说的医源性疾病，医疗方面的责任，在用药方面不严谨，没有充分考虑到药的不良反应或副作用，贸然去用，有时反倒是帮了倒忙。一般来讲，由表入里则加重，由里出表则减轻；伤阴为主的、热盛体质的人，往往热化的多；伤阳为主的、偏寒体质的，寒化证比较多。

六经病的治则，包括了治病求本、扶正祛邪、调和阴阳、标本缓急、正治反治等内容，治法上汗、吐、下、和、温、清、补、消八法都有体现，此外还有涩法，收敛之法。而且《伤寒论》在治疗方面是针药并举的，在制剂方面也强调综合运用汤、散、丸、栓、含服剂。所以《伤寒论》的治则治法是对《内经》治则治法方面更细化地解读，更具体地运用，大家可以在以后的学习中慢慢体会。

整个《伤寒论》内容所体现的仲景的学术见解或观点，最主要有三句话：**扶阳气，保胃气，存津液**。这些思想在后世都有传承和体现，重视阳气，现在有扶阳派，保胃气，有补土派，存津液，有温病学派，这些都体现了中医学术的源流与传承。所以为什么历代医家对《伤寒论》如此推崇，是有道理的。《伤寒论》不仅为外感病的诊治提供了有效的科学方法，也为中医临床各科疾病的辨治提供了一般规律。

大家在学习《伤寒论》的过程中，首先是需要背诵，这是基本功，然后在文字上下功夫，还要知道怎么去用。我们强调学《伤寒论》，但也不要太封闭，四大经典贯通才是我们的学习方向，这也是张仲景的治学方法。

第一章
辨太阳病脉证并治

太阳病是六经病的初期阶段，我常喜欢以一条类似抛物线的线条来比喻伤寒六经病的发生发展过程，因为任何疾病的发生、发展、转归都应该有这样的一个共性，不是一开始就很严重，也不是一下子消失。

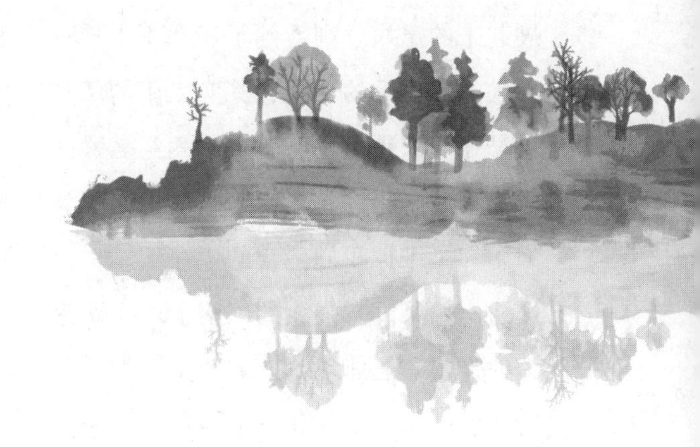

第一节　太阳病篇基础

一、太阳的生理功能

太阳的生理功能有三点：抵御外邪入侵，调节汗孔开阖，管理水液代谢。

（一）抵御外邪入侵

太阳是一身之表而主皮毛，古人认为外来之邪是从皮毛而入，后世发展起来的温病学则看到了病邪不单从皮毛而更多是从口鼻而入。我们经常不太重视皮毛的功能，其实太阳的阳气量是最强大的，它的路线最长，能量最强。太则大也、多也，六经名称的太、少、厥这些文字中其实就含有半定量的意味。有人说，既然这么强大就不应该得病，其实不然，应该说太阳为了维护我们正常的生命活动付出了很大的努力。就好比一个国家的国防，如果没有强大的国防，这个国家会是非常糟糕的，国防要靠本身国力的强盛才能体现，而人体太阳的卫外功能也要靠内在脏腑功能正常地运行才能维系，正常状态下我们也许感觉不到它的存在，但一旦进入病理状态，就马上体现出它的重要性了，所以古人把太阳称为六经之藩篱。所以太阳受邪看似很表浅，但非常重要，就算是一个简单的皮肤破损也很危险，一定要处理，否则细菌容易侵袭进去，所以太阳一定要保持形态完整、功能正常。

（二）调节汗孔开阖

“卫气者，所以温分肉、充皮肤、肥腠理、司开合者也”，汗腺会根据外界环境的变化而调节人体内环境的稳定，若卫气功能失调，则会出现无汗或者异常汗出。

外感病可以见无汗，杂病也可以见无汗。我见过一个无汗的病人，20多岁的女孩，双目失明，由妈妈陪着来的。女孩子长得很漂亮，她妈妈在旁边一边哭一边说病情，她原来是能看得到的，后来10多岁失明，现在做按摩治疗。而且她还有一个独特的症状，就是一定要在恒温的环境里，否则外面温度有多高她体温就有多高，外面有多冷她就有多冷。这个情况很糟糕，我的想法是从太阳找出口，但也觉得这可能不是两三剂药能够解决的，这种状态比较难治。

还有异常出汗，有些人汗多得像刚冲完凉就跑出来一样。我楼下的一个门卫，他的太太就是自汗证40年，白天、晚上都出汗，头发从来没有干过，因为这个病来我们医院看了3年多，她说在医院大厅看了每个医生的介绍，可是没有哪个专科是专门治疗汗证的，所以她就自学中医，用了很多方，但就是没有效。后来经人介绍找到我，我开了个方，她说我这个方子她没见过，更没试过。我用的是《伤寒论》太阳病篇治疗阳虚漏汗证的桂枝加附子汤，又加了煅龙牡，这个病人吃几剂就好了，而且是彻底好了，到现在差不多1年也没复发，而且除了汗止住了，连睡眠也改善了很多。

还有一些异常的汗，比如：半身出汗、半身无汗，但头汗出，胸部出汗、他处无汗，腋窝出汗，手汗脚汗，都可以是因为营卫失调，其他部位无法汗出，所以才使某一部位出汗。所以《伤寒论》不仅讲外感病，和杂病也有关。

（三）管理水液代谢

“膀胱者，州都之官，津液藏焉，气化则能出矣”，比如说水肿病，以前可能更多地想到肺、脾、肾的问题，但学了《伤寒论》就多了两条思路：**少阳三焦主决渎，太阳膀胱可以化气利水**。

总的来说太阳为表气，或叫卫气，表气说明部位偏表，卫气反映功能主要是卫外、保护人体。人是一个有机的整体，皮毛跟内脏相关，太阳主要跟肺、胃、肾有关，卫气化生于下焦，滋养于中焦，开发于上焦，如果肺、胃、肾有问题会影响卫气的生成和敷布，反过来如果卫气受邪又会影响到内脏。所以太阳病篇的篇幅最大，其中又多变证，与很多杂病相关，与脏腑辨证的关系也很密切。

【经络】有关于太阳经的循行，这里主要涉及足太阳膀胱经。足太阳经起于目内眦，上头下项，夹脊抵腰，行人身之背，最后止于足小趾外侧。所以说足太阳经脉的循行路线最长，覆盖范围最广。足太阳经在腰部肾俞深入体内而与肾相连，肾中内藏元阳；在风府与督脉相连，而督脉总督诸阳经。所以足太阳经阳气来源强大，本身阳气最多，同时也反映了它的病变比较广泛。

太阳病病位可以从头到脚，太阳病的方也可以从头治到脚、从里治到外。桂枝汤是我在临床上使用频率非常高的一个方，它是伤寒第一方，与太阳相关，而太阳跟人体整体内外表里都有关联，所以这个方在临床上可用于很多方面。

二、太阳病概述

太阳病指的是表气受邪、营卫失调的病变。病位在表，病机是营卫失调。营卫失调概括了太阳病的病机，比如中风表虚证是卫阳受伤、营阴外泄；伤寒表实证是卫阳被遏、营阴郁滞，一合一开，完全相反，但共性都可以称为营卫失调。

（一）病因

主要是风寒湿邪，《伤寒论》涉及广义伤寒，但重点讨论的是狭义伤寒。太阳病的病位也会涉及于里，因为太阳还有腑证即太阳蓄水、太阳蓄血。其病性，重点是表寒证，也涉及太阳温病。

【诊断依据】是脉证、经络循行部位。其脉证依据主要是提纲证："太阳之为病，脉浮，头项强痛而恶寒。"可以看作是诊断金标准。膀胱腑证的诊断依据是：小便不利。非正常的小便都叫小便不利，包括尿少、尿多、遗尿。经络循行部位的症状作为辅助依据，如"项背强几几"就是经脉循行部位的症状。

前几天有一位七年制班的同学说他下肢皮肤瘙痒起水泡，而且他还用手画了一条线，在小腿和大腿后面的部位，一条线都痒。痒属风，是表证，病位在皮毛，加上舌质淡，有恶寒，我就开了桂枝加葛根汤。次日讲辨证纲要的时候，他就理解我为什么要开桂枝加葛根汤了。因为瘙痒的特点是出现在太阳膀胱经上，这就是经脉循行对疾病的诊断价值。当然他有水泡，说明有湿，加了一些祛湿的药在里边，还加了几味祛风的药，底方是桂枝加葛根汤，效果很好。

（二）分类

这里存在一个小争议，以前的七版教材中把蓄水证放在太阳病变证部分，也有教材把蓄水证归为太阳病腑证，现在七版教材中将蓄水证归类为太阳病里证。把太阳病本证分为表证和里证是刘渡舟教授的观点，我觉得这种分类法是完全可以的，怎么表述都没问题，只要逻辑性更强，更容易学习就可以，这是学术观点的问题，不影响我们对原文的理解。

【太阳病表证】 包括了中风、伤寒、温病和表郁轻证。太阳表证的治疗可以用一个“汗”字概括，但是对于每个证候的具体治法就一定要表述规范，比如中风表虚证的治法是解肌祛风、调和营卫，伤寒表实证的治法是辛温发汗，表郁轻证的治法是小汗、微汗。

【太阳病里证】 包括了蓄水证和蓄血证。蓄水证的治法是温阳化气利水，蓄血证的治法轻则泄热活血，重则破瘀泄热。

【太阳兼证】 兼证是在本证基础上，因个体差异的不同，兼夹有不同的症状和病机，所以治疗主方不变，在主方基础上变通而随证加减。

【太阳变证】 变证，仲景又把它叫作坏病。其病位既不在太阳，又不在其他五经，证型之间的发展变化没有明显的规律性，也可以叫疑难杂病，这部分内容在太阳病篇中特别多，占的篇幅很大，而且治疗变证的这些方在临床上用得特别广。

【太阳病疑似证】 指的是似太阳病而不是太阳病。疑似病的诊断和治疗中体现了鉴别诊断的重要性，比如同样是汗证，要分清是太阳表证、阳虚、阴虚、阳明热盛等不同。鉴别诊断特别能体现一个医生的水平。

【太阳病转归】 太阳病的转归一般比较好，对于一些人可以自愈，但是对于老人家或体质较差的人，可能预后就会差一些，所以古人说“老怕伤寒少怕痨”。老人家患伤寒，容易发生传变，尤其对于本已有基础病变的更是如此，可以进一步发展到肺、心、肾。体质偏阳虚的容易伤阳寒化，体质偏燥的容易伤阴热化，其处理方法就是仲景原文所讲到的“观其脉证，知犯何逆，随证治之”。

三、太阳病纲要

（一）太阳病脉证提纲

【原文】 太阳之为病，脉浮，头项强痛而恶寒。[1]

【讲解】“太阳之为病”是个主谓结构，“太阳”是主语，“为病”是谓语，中间加“之”字体现了独立分词结构，整个作为主语，蕴含有提问的意味，指出下文所要讲的太阳病有哪些表现。

“脉浮”，即轻取即得，重按稍减，如水漂木，提示正气抗邪，气血充斥于外。《伤寒论》很重视诊脉，这是中医的特色，病人来看病也都知道要让医生号脉，所以我们临床上应该要重视脉诊。但是有很多中医是只开化验单不摸脉，或者是仅仅形式上摸一摸脉，这不能算是真正的中医，要成为一个真正的中医，脉诊是不能丢的，这是中医的基本功。

我刚刚从新加坡讲课回来，发现脉学在东南亚的中医界很受重视，学员们带了病案来交流，有些就只记录了脉象，但却记录得非常详细，详细到左右手寸关尺三部各是什么脉象。中医讲四诊合参，我觉得只依据脉象就开方也不是太稳妥，不应该走极端。但是脉象确实有很大价值，能带给我们很多重要的信息。

伤寒是一门临床课程，大家在背书的同时，更应该重视实践。尤其是脉象，大家刚开始学，常常会觉得“心中了了，指下难明”，脉本来应该是实践体验，理论上的东西可以讲，但纯粹玩文字游戏就没有意义了，所以要多去实践，仔细体会实际的脉象，然后回过头来再看书，就一下子明白了。

“脉浮，头项强痛而恶寒”，这是对大量临床实践的提炼，是在大量的临床症状中选出的出现频数最高而最具有诊断价值的。我们都得过感冒，当我们突然觉得有点怕冷，需要去加衣服，这个时候就提示已经感冒了，恶寒是最早的症状。除了恶寒，最常见就是后头部连项部位的症状，很多人都会觉得脖子有点僵硬，甚至可能伴有疼痛。当然很多同学没有感冒的时候都会觉得脖子硬硬的，这是颈椎病而不是太阳病，但颈椎病也可以从太阳病来论治，我常用桂枝加葛根汤，也取得很好的疗效。

为什么提纲证中不提发热呢？太阳病不是应该恶寒与发热并见吗？这里有几个解释。

①浮脉与发热的病机是一致的，都体现了正邪交争而正气向外抗邪。②临床上太阳病可以发热比较晚或者不发热，如第3条所讲的“或已发热，或未发热”，所以发热不一定是出现得最早的。③恶寒与发热对于表证的诊断中，恶寒更有价值。虽然原文中省略了发热，实际上从无字之处来看是没有省的，后面第2、3、6条中，第一句话都讲到了发热。

还需要注意的是，提纲证中的两症一脉需要全部具备才能诊断为典型的太阳病，单一症状不具备诊断价值。例如：就恶寒来讲，太阳表证可以恶寒，阳虚的病人也可以恶寒。所以一定要是一组症状具备才能做出诊断。

（二）太阳病分类

【原文】太阳病，发热，汗出，恶风，脉缓者，名为中风。[2]

【讲解】第2条的开始就直接讲“**太阳病**”，有两个意思，其一是说明符合第1条提纲证，其二也体现了其病因是风寒之邪。

“**发热**”是正气抗邪的表现，前面的提纲证不提发热，而到了具体的方证中一定要有发热，太阳病基本上是恶寒、发热并见的，而且发热也是作为阳证的重要依据。

“**汗出**”是由于卫阳抗邪于外，营阴失守。卫阳本应固守营阴，现在卫不能守，营阴自然外泄。这种汗出无法使表证解除，因为这是一种病理的汗，所以并不是有汗出就会热退。

“**恶风**”是由于汗出而毛窍打开，风吹来就会有淅淅不舒服的感觉，汗出肌疏，不胜风寒，这是一系列连带的症状，而且是很快就出现的症状。一般来讲，恶风和恶寒有程度的差别，中风的特点是有风则恶，无风则缓，不吹风就没有明显的感觉，这就叫作恶风。而恶寒不同，恶寒是随时都怕冷，即使身居密室也会感觉到寒冷。

“**脉缓**”，这里特别强调缓脉。缓脉的对立面不是数脉，缓不是讲脉率的快慢，而是讲脉形的紧缓，是与紧相对的，缓体现了脉体比较松弛，这是因为出汗太多，营阴外泄而脉体不充，所以脉摸起来有一种无力而松软的感觉。

这条原文中几个症状的描述是有关联性的，由于机体抗邪而发热出汗，出汗又导致肌疏，肌疏又致恶风和进一步的营阴外泄，所以出现脉缓，其中有一定的因果关系。这些症状中最重要的是有汗出，汗的有无是中风表虚证与伤寒表实证的鉴别要点，有汗是中风表虚证，无汗是伤寒表实证。

临床上太阳中风证恶寒发热的特点是体温不太高，一般是低到中度的发热，因为病人有汗出，可以带走体表少量的热量，毛窍打开以后也使得一部分邪气有出路，所以一般表证伴有汗出的体温都不会太高。里证则不然，汗出的同时仍然可以有很高的体温，比如阳明病。

【原文】太阳病，或已发热，或未发热，必恶寒，体痛，呕逆，脉阴阳俱紧者，名为伤寒。[3]

【讲解】“太阳病”三字打头，和第2条的意义是一样的，之后也讲发热，但是这里讲发热却是**“或已发热，或未发热”**，这也就是提纲证为什么不把发热列入的原因。临床上有些发热出现得比较慢，或者干脆就没有发热，这种情况跟体质有关。同样的感冒，女孩子高热40℃的应该比较少，但是男孩子却比较多见，伤寒表实证多见于体质比较好的人，而且热度比较高，这种发热由于寒郁而化热，所以出现的比较慢。温病的发热则与之不同，温病是一开始就发热，是温热邪气直接凝聚。而伤寒是先感受寒邪，要化热就要消耗体内的能量，有一个积蓄的过程，其发热出现迟不代表不发热，经常是一发热就很猛。

虽然发热可以暂时不出现，但有一点是必然发生的，就是**“必恶寒”**。因为寒为阴邪，其性凝滞，易伤阳气，尤其会郁遏卫阳。体表本来是卫阳的地盘，现在这个地盘被外邪占领，卫阳不能发挥它温分肉的作用，所以恶寒会持续存在，一定要把邪气驱赶出去，卫阳的覆布正常以后，恶寒才可能消除，所以这种怕冷是穿再厚的衣服都没有用的。

“体痛”，也与上面的病机有关，阳气郁遏会导致经脉失养，最后郁遏不通，不通则痛。不通是一个过程，最终还会导致肌肤失养。所以感冒病人很多都有身痛，尤其是流感病人，说明邪气很重。

“呕逆”是胃气上逆，很多人感冒后都会出现不太想吃东西，甚至可能出现吐泻等明显的消化道症状，这是由于表邪影响到了里气。感受外邪后，机体集中能量去抗邪，所以里气相对不足，尤其是脾胃的升降功能失调，可以出现吐泻，有时也可以出现不大便，这种不大便一定不能用承气汤，否则会引邪内陷伤及无辜，一旦表气得通，气机升降正常，大便自然就能通畅。

“脉阴阳俱紧”，阴阳是指寸关尺三部脉，这里的“紧”与第 2 条中的“缓”正好形成了一个对比。我经常会讲到紧脉跟弦脉的区别，弦强调了硬度，“端直以长”，就像一根铁棍子一样，硬而平直。而紧脉像橡皮筋拉得紧紧地一样，有弹性但不硬。

这条原文里没有讲到无汗，而根据病机推测应该表现为无汗，原文第 35 条在讲伤寒表实证的治疗时进一步补充了无汗的症状。其无汗的原因是寒闭于表，寒闭越甚则阳郁越盛，所以病人恶寒越甚而体温越高，而且皮肤干燥，没有汗出。

对于伤寒表实证和中风表虚证，在临床上需要很清晰地辨认，有汗、无汗，皮肤是否湿润是辨别要点，体温升高的程度也是一个要点。一个开、一个闭，形象地描述了中风表虚和伤寒表实。伤寒表实是卫阳被遏、营阴郁滞，寒闭所以收引；而中风表虚是卫阳受伤，营阴外泄。

【原文】太阳病，发热而渴，不恶寒者为温病。若发汗已，身灼热者，名风温。风温为病，脉阴阳俱浮，自汗出，身重，多眠睡，鼻息必鼾，语言难出。若被下者，小便不利，直视失溲。若被火者，微发黄色，剧则如惊痫，时瘛疭，若火熏之。一逆尚引日，再逆促命期。[6]

【讲解】这里讲的是太阳温病，温和寒完全是对立的两种邪气，受历史条件的限制，当时把温病也归属于伤寒，归在太阳病之下，但严格地说温病与狭义伤寒是不一样的。张仲景对其症状的描述是准确的，对其预后转归的判断也是到位的，遗憾的是没有给出方药，在后世的温病学中对温病的治疗做了补充完善，而《伤寒论》中有关温病的这些内容对温病学家也很有启发。

寒伤阳气，热伤津液。所以中风表虚和伤寒表实，都表现为恶寒发热，口不渴，因为寒邪伤阳气，虽然两者症状不同，病机有别，但之后大都是朝着寒伤阳气的路线发展。而温热之邪则不然，热邪伤阴，所以表现为发热，口渴，不恶寒，而且脉浮数，因此治疗应该要辛凉解表，用银翘散、桑菊饮，温病发展到后期大都阴伤，所以伤寒强调有一分阳气就有一分生机，温病就特别强调存得一分津液就有一分生机，这是他们的区别。

接着讲的是误治的后果。首先是误汗。误汗后会导致**“身灼热者，名风温”**，此处的风温与温病学中的风温概念不同，这里是误汗后的变证。**“脉阴阳俱浮”**，指的是寸关尺三部脉都是浮脉。**“自汗出”**，这种汗出不是表证汗出，而是里热迫津外泄。**“身重”**，不是诊断学中讲的湿邪为患，不是只有湿邪才会身重，这里热邪困阻气机也会身重，后面要讲的白虎汤证也同样会出现身重。**“多眠睡，鼻息必鼾，语言难出”**，说明精神不好，神志不太清楚，甚至可能处于昏迷状态，因心主神志，舌为心之苗窍，所以语言难出。叶天士的《温热论》中讲“温邪上受，首先犯肺，逆传心包”，此处即符合热陷心包的表现。

第二是误下。误下会出现**“小便不利，直视失溲”**，其机理是用攻下或利尿的方法损伤了津液。**“小便不利”**是指小便量少，因为阴津枯竭，小便化源不足。**“直视”**是指两眼直视，不能转动，有些人在昏迷状态下有这样的表现，眼睛虽然睁着，但对外界事物却没有反应，视而不见，病机是热盛动风或肝肾阴虚导致虚风内动。**“失溲”**，指小便难，小便失禁，此处应该引申为二便失禁，因为热扰心神，神无所主，不能控制二便开合。

第三是误用火法。出现**“微发黄色”**，即出现了黄疸。是因热入厥阴肝，损害肝胆功能而出现的。肝为火热之邪所伤，严重的还可能动风，出现“**剧则如惊痫，时瘛疭**”，惊痫不是癫痫，是抽搐，瘛是收缩，疭是松弛，瘛疭是指手脚的阵发性的抽搐。“**若火熏之**”，指这种病人的面色晦暗，好像火熏过的样子。“**一逆尚引日，再逆促命期**”，即一次误治可能还有救治的希望，反复误治就会促进病人的死亡。

（三）辨病发于阳发于阴

【原文】病有发热恶寒者，发于阳也；无热恶寒者，发于阴也。发于阳，七日愈；发于阴，六日愈。以阳数七、阴数六故也。[7]

【讲解】这条原文很重要，在《伤寒论》的另一传本《金匮玉函经》中甚至将此条放在了全文的首条，把它看作是辨阴阳的大纲。在《伤寒论》中对于疾病的分类，首先是要辨阴阳，而辨阴阳的关键在于是否有发热，有发热就是阳证，无发热就是阴证。

太阳病一般是恶寒、发热同时并见，少阳病是往来寒热，阳明病是但热不寒。三阳病都有发热，体现三阳病都是邪实而正气不衰，正邪交争比较激烈，所以在治法上都侧重于祛邪，有汗法、下法、吐法、和解法。

三阴病一般都是阳气不足而正气虚衰，无法形成明显的正邪相争，所以一般都没有发热。太阴病是脾虚寒湿，少阴病以寒化证为主，厥阴病也有寒证，都强调了阳气的不足，机体处于抑制的状态，所以治疗上要扶助正气。当然也有特殊情况，比如少阴病可以出现阴盛格阳、阴盛戴阳的假热证，也可以出现太少两感的发热，还可以阴病转阳，脏病还腑而出现发热。

所以发热体现出的是正气的盛衰，正气盛而抗邪则发热，正衰无力抗邪则不发热，发热与否是辨阴阳的关键。不仅是在外感病，在其他病证也是一个很好的诊断关键。所以这句话一定要背得滚瓜烂熟。

至于这条原文的后半部分，“**发于阳，七日愈；发于阴，六日愈**”，并以“**阳数七、阴数六**”来解释，与临床不尽相符，历代医家争论较多，我们可以姑且存疑。

(四) 辨太阳病传变与否

【原文】 伤寒一日，太阳受之，脉若静者，为不传；颇欲吐，若躁烦，脉数急者，为传也。[4]

伤寒二三日，阳明、少阳证不见者，为不传也。[5]

太阳病，头痛至七日以上自愈者，以行其经尽故也。若欲作再经者，针足阳明，使经不传则愈。[8]

风家，表解而不了了者，十二日愈。[10]

【讲解】《内经》里面讲道："伤寒一日，巨阳受之……二日阳明受之……三日少阳受之"，也就是说伤寒病有日传一经的规律。

然而这种规律并不是一定的，第 4 条指出，伤寒第一天，病可以在太阳，也可以不在太阳。**"脉若静者，为不传"**，静是没有变化的意思，也就是说脉象符合太阳病的脉象表现，浮缓或浮紧，那么病就是在太阳，没有传变。**"颇欲吐，若躁烦，脉数急者，为传也"**，"颇"在《说文解字》里是"头偏也，从页皮声"，是偏头的意思，颇可以是很多，也可以是很少，这里应该是指剧烈的呕吐。再加上躁烦，脉数急，是什么病呢？有人说是阳明病，有人说是少阳病，还有人说少阴病、厥阴病，总之不是太阳病。所以这条原文就提供给我们一个信息：即使是发病第一天，也可以发生传变，病位也可以不在太阳。

第 5 条进一步举例，如果到了第二三天，却没有见到阳明病、少阳病，说明病证没有发生传变，病位仍在太阳。

这两条原文就说明了时间长短并不是判断六经病传变的依据，依据应该是脉证。

有一次在病房带同学见习，见到一个病人，已经病了 1 个多月，还曾经在其他医院住院治疗，来到我们这里的时候给他开的是麻黄汤，当时同学就觉得很怪：这个病人生病已经 1 个多月了，还有可能是麻黄汤证吗？当然可能，因为疾病是否发生传经不应仅仅看时间，脉证是最重要的依据，脉证符合麻黄汤证，就可以开麻黄汤。

第8条讲到太阳病的自愈周期一般是7天，即**“行其经尽故也”**。太阳病确实是有可能自愈的，现在很多感冒的病人不吃药也可以好，吃药也是7天，不吃药也是7天。但是也有一些病人7天后表证仍在，比如今天我看的一个病人，2周了表证还在，这就是没有自愈，就需要吃些药了。**“欲作再经”**，如果再传第2个7天周期怎么办？那么就应该已病防变，预料到下一步要传阳明了，就要先针阳明的穴位，使阳明正气健旺，截断病势。

第10条中**“风家”**指的是反复感受风邪之人，比如说每个月感冒一次，反复出现症状，这类病人的体质相对比较弱。**“表解而不了了”**：“了了”是病瘥，“不了了”是病不瘥，《方言》曰：“南楚疾愈，或谓之瘥，或谓之了。”也就是说较弱体质之人，其病愈周期较一般人会更长一些。

第二节　太阳病本证

一、太阳病表证

（一）中风表虚证

1. 桂枝汤证

【原文】太阳中风，阳浮而阴弱，阳浮者，热自发，阴弱者，汗自出，啬啬恶寒，淅淅恶风，翕翕发热，鼻鸣干呕者，桂枝汤主之。［12］

桂枝三两，去皮　芍药三两　甘草二两，炙　生姜三两，切　大枣十二枚，擘

上五味，㕮咀三味，以水七升，微火煮取三升，去滓。适寒温，服一升。服已须臾，啜热稀粥一升余，以助药力。温覆令一时许，遍身漐漐微似有汗者益佳，不可令如水流漓，病必不除。若一服汗出病差，停后服，不必尽剂。若不汗，更服依前法。又不汗，后服小促其间，半日许，令三服尽。若病重者，一日一夜服，周时观之。服一剂尽，病证犹在者，更作服。若汗不出，乃服至二三剂。禁生冷、黏滑、肉面、五辛、酒酪、臭恶等物。

【讲解】第12条是桂枝汤证的第1条原文，讲了太阳中风表虚证的**脉证、病机、治法和方药**。一般来讲方和证是相对应的，但桂枝汤证和中风表虚证是不能绝对画等号的，桂枝汤证的范围更大，它包含了中风表虚证和营卫不和的自汗证。

原文第一句先讲太阳中风，太阳指的是太阳病，中风指的是中风证，体现了辨病与辨证的结合，同时也指示我们，这一条要和前面的第1条提纲证以及第2条中风的分类提纲联系起来看，才是一个完整的桂枝汤证。

“阳浮而阴弱”有两个概念。（1）是指脉象，阴阳在不同的地方含义不同，在脉象指的是重按与轻取，阳浮是指轻取的时候脉有浮象，阴弱是指重按时脉弱，呈现不足之象，两者结合起来就是浮弱脉。前面第1条讲浮脉，第2条讲缓脉，结合起来是浮缓脉，缓脉不是快，而是脉形松弛无力，所以前面的脉浮缓和这里的脉浮弱是一致的。

（2）讲病机，并且后文“阳浮者，热自发，阴弱者，汗自出”进一步解释了出汗、发热的病机。**“阳浮者，热自发”**是阳气浮盛于外抗邪，正气交争而发热。**“阴弱者，汗自出”**应当反过来看待，因果关系颠倒一下，汗自出而导致阴弱，即由于出汗太多而导致营阴的不足。正因为有阳浮而阴弱的病机，所以出现了阳浮而阴弱的脉象，脉象中体现了病机，病机又可以解释脉象，两种解释是互相联系的。

“啬啬恶寒，淅淅恶风，翕翕发热”，用了几个形容词组成排比句来形象地说明了太阳中风的恶寒发热。一般联绵词是取其声而不取其意，淅淅也好，翕翕也好，都反映了恶寒发热比较轻微。翕翕形容羽毛合起来，可以想象让你钻到绒衣里面去的那种感觉，不会很烫，但是会有一定的热感。淅淅就像在秋天里把一点凉水泼到脖子上，感觉有点凉意，但也不至于特别冷。恶寒、发热是太阳病的主症，**“病有发热恶寒者，发于阳也”**，其发热的特点是恶寒、发热同时并见，而具体到太阳中风的特点则是比较轻微。

“鼻鸣干呕”作为一个副症，辅助的症状。**“鼻鸣”**为肺气上逆，**“干呕”**是胃气上逆。鼻鸣怎么理解呢？鼻子会打鸣吗？其实最典型的就是打喷嚏，还有鼻音重，都是外感常有的表现，因为肺合皮毛，皮毛受邪，肺窍不利，就会出现鼻塞或打喷嚏等症状。干呕是由于正气抗邪于表，里气相对不足，于是反映出一些消化系统的症状。

桂枝汤证的病机是外邪袭表，营卫失调。治疗方面是“**桂枝汤主之**”，“**主之**”二字体现了桂枝汤是治疗本症不二之选，也体现了这个方会有确切的疗效。

有很多医家认为《伤寒论》中的很多方是继承自《汤液经法》，而《汤液经法》的作者伊尹就是一位大厨师，所以所用的很多药物都是具备药食两用性质的。尤其是治疗中风表虚证的桂枝汤，其药物组成是桂、芍、姜、枣、草五味药。这几味药都跟我们平常的饮食有密切的关系：桂枝虽然不作为食材，但桂皮却是一个重要的调味料；生姜是日常烹调很常用的佐料；大枣也是煲汤的常用食材；芍药可能吃得少，但我们经常可以在饭店的菜肴中看到各种材料雕成的芍药花，赏心悦目，增进食欲。

我们再看药物的用量，大多都是以“两”为单位的，在教材后面附有当时度量衡与我们今天度量衡的换算关系：汉代的一斤相当于现代的250g，汉代的一升约等于现代的200ml，这个换算关系大家应该记住。所以桂枝汤里面桂芍都用三两，换算过来是45g，甘草二两是30g，生姜三两是45g。大枣12枚，我们平常开10g大枣一般是3枚左右，所以12枚应该是40g，其实不止，张仲景所用的是大枣，不是我们广东这种小枣，很多北方产的枣个头都很大，像新疆和田枣，个头要大得多。擘，指的是用手把它掰开，因为掰开后才容易煎煮。

煮药的方法，首先是“**㕮咀三味**”，指的是桂枝、芍药、甘草三味，㕮咀本义是用牙咬，这里引申为把药物切成小块。生姜是切，大枣是擘。以水七升，也就是1400ml，微火煮取三升，即煮成600ml，去滓。一剂药煮成三升，每次服一升，是为一服，桂枝、芍药各用45g，但是每次只喝三分之一，实际上就是15g的量，所以基本上跟现在的剂量差不多。

“**须臾**”，指很短的时间，服药之后短时间内还需“**啜热稀粥一升余**”，啜指的是大口大口地喝。喝粥有两个作用：第一，粥是热的，机体能够借其热量以补充胃阳；第二，粥本身就是养胃气的，可以补充汗源。所以药后喝热粥可以达到阴阳双补的作用，可以帮助药力发挥，这种用法也体现了药食同源的思想。

“温服令一时许”，指的是盖被保暖 2 个小时，“一时”指的是 1 个时辰，就是今天的 2 个小时。**“遍身漐漐微似有汗者益佳，不可令如水流漓”**，就是说需要达到全身出汗的程度，但是汗出又不能太大，应该是微微的出汗，“**漐漐**”在这里讲的就是微小的汗出，皮肤有点湿淋感即可。如果是大汗出，不仅达不到祛邪的效果，反而损伤正气，既伤阴又损阳。在《伤寒论》的后八篇中有个“辨可发汗”篇，里面讲到发汗的基本要领即“凡发汗，欲令手足俱周，时出似漐漐然，一时间许益佳，不可令如水流漓”，正可与此处互参，提示了正确发汗的要领。

“若一服汗出病差”，如果一服就汗出病好了，可以**“停后服”**，是中病即止，见好就收，不必尽剂。如果没有汗出，**“更服依前法”**，也就是可以再服一升，还要啜粥，还要温覆取微汗。**“又不汗，后服小促其间”**，指的是如果服过两次药病人还没有出汗的话，再次服药就需要缩短间隔时间。**“半日许，令三服尽”**，半日即半天的时间。在这里，张仲景用的方法是走一步看一步，根据病人药后的病情变化随时调整接下来的用药方法。

接着后面讲**“若病重者，一日一夜服，周时观之”**，周时是指一昼夜，24 小时，对于一些比较重的病人，需要 24 小时内多次给药，并进行严密的观察。**“服一剂尽，病证犹在者，更作服”**，1 剂煮取 600ml，服 3 次，如果病不好就再开 1 剂继续服。**“若汗不出，乃服至二三剂”**，张仲景的 1 剂药差不多相当于现在的 3 剂，1 天如果 2～3 剂就相当于现在的 6～9 剂药，所以从这一点来看，用量还是很大的。

很多人读《伤寒论》只背了原文，把方后小字就忽略了，其实这些小字非常重要。现在很多医生用仲景方治疗发热的病人，经常会忘记这段话，开个常规剂量甚至还让病人煮 2 遍药，这完全不符合张仲景用药的要求，又怎么能够达到好的效果？仲景惜墨如金，因为当时的书是写在竹简上的，所以后面很多方的煎服法都是说“如桂枝法”，因此这段文字的临床指导价值很大，需要大家牢牢记住。

有一个病例给我的印象很深刻，是我带的一个博士生，当时我查房时他在病房值班，跟我说：“老师，我感冒了10多天都没好。”我问他：“你喝了药吗？”他说：“喝了桂枝汤，但好像没效，不过没有喝粥，我没时间。”我跟他说：“你今天服药后严格按照《伤寒论》的要求去做，一定要喝粥、温覆。”第二天查房时他告诉我：“老师，我昨天晚上喝了药，又喝了碗粥，之后盖被子发了汗，今天就好了。”

后面讲的服药禁忌：**“禁生冷、黏滑、肉面、五辛、酒酪、臭恶等物。”**黏滑指如糯米之类难于消化的食物，五辛指蒜、韭、胡荽等有刺激性味道的物质，总的来说，就是难于消化的、腐败的、对胃有刺激的，都不能吃，因为太阳表证之时需要大量正气去抗邪，而这类东西的消化却需要消耗很多的正气，所以不能给胃增加负担。

桂枝汤的煎服调护法我们可以总结为五个方面：药后啜粥、温覆微汗、获效停服、未效守方、药后忌口。

【原文】太阳病，头痛，发热，汗出，恶风，桂枝汤主之。[13]

【讲解】这条原文的写作方式不一样，没有讲脉，实际上体现了辨证论治的另一层含义。这条原文中既没有讲是太阳中风还是太阳伤寒，也没有提脉象，临床上只要抓住**头痛**、**发热**、**汗出**、**恶风**这四个主症，就可以使用桂枝汤，就会有效。如果一个病人来看病，讲到有头痛，有发热，有出汗，有怕风，就可以直接开出桂枝汤来，可以不再考虑其他的症状。

现代医学有循证医学，而我们老祖宗这种方药运用经验的提炼，其实就蕴含了这种循证医学模式的思想。通过大量的实践筛选，提取出最突出的表现，提炼成为方药使用的规律。北京的胡希恕教授就特别强调方证，认为方证是辨证论治的尖端。

所以学伤寒首要的在于继承，而非创新，经过近两千年的历史沉淀，历代医家都在这样用，每个人用都有疗效，所以我们首要的就是继承和掌握这个规律，其次才有可能结合临床、融汇各家，从而产生新的见解。

【原文】 太阳病，发热汗出者，此为荣弱卫强，故使汗出，欲救邪风者，宜桂枝汤。[95]

太阳病，初服桂枝汤，反烦不解者，先刺风池、风府，却与桂枝汤则愈。[24]

太阳病，外证未解，脉浮弱者，当以汗解，宜桂枝汤。[42]

太阳病，外证未解，不可下也，下之为逆，欲解外者，宜桂枝汤。[44]

太阳病，先发汗不解，而复下之，脉浮者不愈。浮为在外，而反下之，故令不愈。今脉浮，故在外，当须解外则愈，宜桂枝汤。[45]

太阳病，下之后，其气上冲者，可与桂枝汤，方用前法。若不上冲者，不得与之。[15]

伤寒发汗已解，半日许复烦，脉浮数者，可更发汗，宜桂枝汤。[57]

【讲解】 前面第 12、13 条是典型的脉证，所以原文讲“**主之**”，此处的第 7 条却没有说桂枝汤主之，而是很斟酌地讲“**宜桂枝汤**”“**可与桂枝汤**”，这种表述的口吻说明肯定的程度减弱了，说明这些病症有点特殊，不是典型的桂枝汤证。

第 95 条原文里的关键词至少有两点，一是“**营弱卫强**”，一是“**欲救邪风**”。这里特别强调了营卫不和的关键点在于卫强营弱，营卫不调是太阳病的共性病机，但具体到桂枝汤证和麻黄汤证的表述是有区别的。这里“营弱卫强”的“强”是指真的强大吗？当然不是，而是讲它不能守其位，出现正邪的交争，所以强也是相对的，弱则是由于营阴外泄，卫气失守。“救”字有两种相反的含义：第一种是止，静止的意思，引申为消除，比如说救火救灾；另一种是帮助，比较说救人。关键词“欲救邪风”中所要表达的当然是消除的意思，体现了祛风解表的作用。

第24条的关键词是“**反烦不解**”。桂枝汤一剂分三服，初服是指第一服。并不是病人喝了药以后马上就会好，在临床实际中是会有波折的，有些病人服药后还有可能出现暂时加重。“**烦**”字在《说文解字》中是“从火从页”，页者头也，头中有热。在这里烦指烦躁或麻烦，本来喝桂枝汤应该有好转，而现在却出现了烦热甚或烦躁的表现，好像加重了病情。这种情况的发生主要是由于病重药轻，激惹了邪气，故病情反而加重。对于这种病人不需停药，但在继续服药之前加了个动作——先刺风池、风府。风池、风府在发际与耳垂下缘的连线上，枕骨后凹陷的地方。两穴位都冠以一个风字，所以也都有祛风的作用，而且风府与督脉相连，能够借助阳气祛邪。张仲景讲的是刺，但也可以引申为多种方法，比如说穴位放血的方法，用以解除经脉中邪气的郁阻，有时可以起到立竿见影的作用。

第42条的关键词是“**脉浮弱者**”，桂枝汤证的脉象应为浮缓，在讲第12条的时候，也把“**阳浮而阴弱**”理解为浮弱脉，而这一条却清清楚楚地讲明是浮弱脉，说明这个人的体质相对比较弱一些，这种情况下的外感，最好的处理方法是用桂枝汤，因为桂枝汤发汗力度平和而可控，同时也可以养胃气。

第44条讲表里同病的处理，一般情况下应该先表后里。太阳病因为正气相争于表，里气失和，升降失常，经常可能出现大便不通的症状，所以误下在古代很常见。其实这不是真正的腑实，并非肠中燥屎，所以不能使用下法，而应该去解除表证，表证解除后大便自然通畅。若以攻下法误治，则引邪内陷，服药后会出现泄泻，感冒迁延不愈的情况。“**欲解外者，宜桂枝汤**”，若表证在，则仍需解表，但由于误下后伤正，自然也不能用麻黄汤峻汗，只能用桂枝汤扶正以解表，提示桂枝汤可以用于误治后的救治。

第45条也是讲表里同病。太阳病先用汗法，再用下法，其依据是脉浮，病人表证应在，反用下法，故令不愈。表证在，仍是要解表，解外则愈，仲景没有说“**桂枝汤主之**”，是对这种状况并不十分肯定，但至少桂枝汤可以作为考虑的选方之一，根据具体情况再具体分析，灵活运用桂枝汤。

第 15 条，关键词“**其气上冲**”有两层含义。一是指症状，病人自我感觉到有气往上冲，这种情况在临床上确实存在，有些病人感觉气从前面冲上来，有些病人感觉到从背上冲上来，或者是沿膀胱经的走向。二是代表病机，尽管用攻下法误治，但正气仍能向上向外抗邪，病势向上向外，治疗上应当因势利导，顺势而为，所以仍然应解表。后文中有桂枝加桂汤治疗奔豚病，也是气上冲，但桂枝加桂汤证的病机是心阳不足，寒气上冲，与这里的太阳经气上冲是有区别的。

第 57 条的关键词是“**脉浮数**”。一般很容易把脉浮数当成热证，但张仲景在这里却用的是桂枝汤。寒热跟体温没有绝对的关系，跟脉象也没有绝对的关系。为什么太阳病也可以出现数脉呢？因为太阳病都有发热的症状，但这种发热的症状并不代表病性就是热，而是代表了正邪相争。虽然有发热，但舌质淡红、苔薄白、恶寒、口不渴、小便清长，所以不是热证。太阳病的脉象很多，中风的脉象也不仅只有浮缓脉，所以第 13 条原文也没有讲脉。临床上除了浮缓脉，桂枝汤证还可以出现刚刚第 42 条讲的浮弱脉，本条讲的浮数脉，甚至还有可能出现洪大脉。所以脉象虽然重要，但不是判断病机的唯一标准，要强调四诊合参。“**半日许复烦**”提示了症状的复发，其处理方式是继续用桂枝汤发汗。

【原文】 病常自汗出者，此为荣气和，荣气和者，外不谐，以卫气不共荣气谐和故尔。以荣行脉中，卫行脉外，复发其汗，荣卫和则愈，宜桂枝汤。［53］

【讲解】“**病常自汗出**”，这个病不一定是太阳病，更可能是一个杂病，因为没有讲到太阳病其他的表现，只是说这个病人有自汗出，这种自汗出应该包括了自汗和盗汗，晚上睡着出的汗叫盗汗，清醒状态下容易出汗叫自汗。仲景阐释其病机是：“**此为荣气和，荣气和者，外不谐，以卫气不共荣气谐和故尔。**”概括起来就是营卫失调。虽然汗出为营气外泄，但病变的关键点还是在于卫气不能与荣气共和谐，卫阳失于固护，营阴失守。《内经》中所说的“营行脉中，卫行脉外”是营卫生理功能，这里则是讲病理。

这种自汗出，治疗在于调营卫，怎么调呢？**“复发其汗，荣卫和则愈，宜桂枝汤”**，还是用桂枝汤来调营卫，通过调和营卫，使卫气回归原位，能够把营卫协调好，营阴就不再外泄，汗自然可止。所以从这一条来看，桂枝汤可以止汗，现在研究的确发现桂枝汤有双向调节的作用，包括对体温、血压、免疫系统的调节。血压低的，桂枝汤有升压作用，血压高的，桂枝汤有降压作用，关键还是要病证符合桂枝汤证。大家可以参考中国中医科学院关于桂枝汤的实验研究，研究得很透彻。

桂枝汤是伤寒第一方，被称为群方之冠，其组方看似简单，却有着深刻的内涵，五味药里面有三组成分。

一是调卫气的，桂枝配甘草，辛甘化阳；二是调荣气的，芍药配甘草，酸甘化阴；三是姜枣草，养胃气。所以整个方子能够调营卫，也可以扩展为调阴阳、调气血。桂枝汤不仅方中有小方，而且加减法也十分丰富，可以加桂、加芍、去桂、去芍，主治均有所不同。在《金匮要略》虚劳病篇用桂枝加龙牡汤治疗“男子失精”“女子梦交”，说明这个方也能够调和阴阳。

所以桂枝汤有三种归类方法。①桂枝汤属于汗剂，配合啜热粥和盖被子可以发汗；②归在和剂，因为它能够调和营卫，调和阴阳；③归在补剂，如其变方小建中汤。《伤寒论》里以桂枝汤为基础的加减方有20多首，所以这个方是伤寒中非常有特色、非常经典的一个方。

【原文】病人脏无他病，时发热，自汗出而不愈者，此卫气不和也。先其时发汗则愈，宜桂枝汤。［54］

【讲解】这里同样也不是特指太阳病，而是包括了杂病。**“脏无他病”**说明这种病人能吃能睡，大小便正常，脏腑没有其他问题。与上条不同的是，这一条有**“时发热”**，即间歇性地发热，接着汗出。这种情况也是卫气不和，病在卫而引起的营卫不和，其处理方法也是用桂枝汤，但有一个要求，即“**先其时发汗**”，就是说在病人发热之前就要给药，而上一条的自汗证就没有这样的要求。在发热之前服用桂枝汤后，卫阳开合功能恢复正常，阳气不郁就不会发热，没郁热也就不会再有汗出。

把第53、54两条做一个比较，都有汗出，都是营卫不和，但有区别。第53条是卫气虚弱不能固护营阴，为卫气开而不合，门开而营阴外泄，所以病人常自汗出。第54条病人出汗前先有发热，此为合而不开，毛窍闭合，阳气不能向外透泄，则郁而化热，所以先有发热，热郁到一定程度迫津外泄而汗出。两种汗出的机理不同，但无论是开而不合，还是合而不开，都属卫气司开合的功能障碍，都是营卫失调，虽然表现不同，但病机一致，所以用方一样，都用桂枝汤调和营卫，恢复卫气的功能。

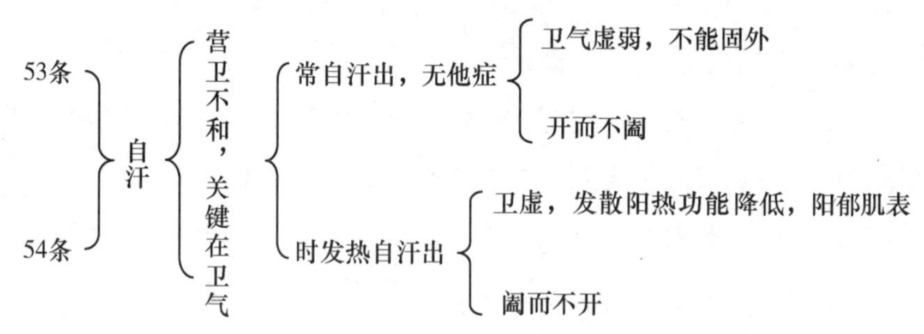

两种情况虽然都是用桂枝汤，但服药方法不一样。前者是表阳虚不能固护，以桂枝汤来固护卫阳，所以喝药没有时间上的要求。后者，时发热汗出，那么就要先其时服药，提前打开卫表，使阳不郁则热不发、汗不出。所以同样的汗证，同样地用方，调服法不同，功效也有差别，这是需要大家重视的。

这种情况在临床的确存在，比如说像更年期，有些人就会表现为类似的潮热汗出，我有时也会使用桂枝汤来治疗。最为典型的是北京中医药大学郝万山教授曾讲过的一个病人，自主神经功能紊乱，每天下午3点钟发热，4点汗出，刚用桂枝汤时没有考虑服药时间，结果病人服药后更难受，后来调整了服药时间，先其时发汗，病就好了。

2. 桂枝汤禁例

【原文】……桂枝本为解肌，若其人脉浮紧，发热汗不出者，

不可与之也。常须识此，勿令误也。[16 下]

若酒客病，不可与桂枝汤，得之则呕，以酒客不喜甘故也。[17]

凡服桂枝汤吐者，其后必吐脓血也。[19]

【讲解】我们会经常提到两个词：禁例和禁治（或称治禁）。两者有所不同，禁例是某某方不适宜于什么样的病证，禁治则是讲某某证不能用什么样的治法。

桂枝汤好用，但不是所有的病人都适合，它也有禁忌证，第 16、17、19 三条就是讲桂枝汤的禁例。既讲典型的，又讲不典型的，既讲适应证，又讲禁忌证，这其中体现了《伤寒论》处方用药的规范性。我们看药品说明书，一般都标明了适应证和禁忌证，如果要给桂枝汤做一个药品说明书，那么这几条所讲的，正是它的禁忌证。

第 16 条，首先说**“桂枝本为解肌”**，桂枝在这里指的是桂枝汤，不是单讲桂枝这一味药。**“解肌祛风”**是指发汗，发汗的缓剂就叫作解肌。所以把桂枝汤的功效总结为调和营卫、解肌祛风，是有原文作依据的。**“若其人脉浮紧，发热汗不出者”**，这是伤寒表实证的症状，无汗是麻黄汤证，有汗是桂枝汤证。就是说桂枝汤不能用于伤寒表实证，因为病重药轻，这是第一点；另一点就是桂枝甘温，芍药酸收，对于寒邪闭表的伤寒表实证，不仅不能起到发汗的作用，反而可能加重因表闭而引起的阳气内郁，使病情发生传变。这是桂枝汤的第一个禁忌证——太阳伤寒表实证。**“常须识此，勿令误也”**，一定要记住，绝不能误用。那么反过来，太阳中风表虚证能不能用麻黄汤？同样不行，太阳中风证腠理疏松，不能峻汗，若用麻黄汤极有可能因汗出过度而发生变证。

第 17 条，**“酒客”**是长期嗜酒之人，无酒不欢的人。这类人如果得了外感，用桂枝汤是不妥的。长期嗜酒之人往往多湿热内蕴，而桂枝汤偏于甘温，甘能敛湿，温则助热，所以桂枝汤对酒客不利。**“得之则呕，以酒客不喜甘故也”**，说明了酒客使用桂枝汤的不良反应，酒客本有湿热，如果用甘温的桂枝汤，机体会产生抗拒，所以出现呕吐。推而广义，除嗜酒之人以外，但凡有湿热内蕴体质者，都应当属于桂枝汤的禁例，酒客只是举例言之，湿热内蕴才是关键点。

第 19 条，**“凡服桂枝汤吐者，其后必吐脓血也”**，是通过服桂枝汤后的不良反应来说明问题。吐脓血之人，主要病机是阳热内盛，脓毒内伏，这类人不可以用桂枝汤，同样还是因为桂枝汤的甘温之性。

除了这三条禁例以外，前面第 15 条讲的下后**“气不上冲者”**，也可以看作是桂枝汤的禁例。

3. 桂枝汤兼证

兼证是主症不变而兼夹有其他症状的证候，实际上仍然是属于桂枝汤证的系列，是桂枝汤的灵活加减运用。这里的 6 条原文讲了五个方面的病证。

桂枝加葛根汤证

【原文】太阳病，项背强几几，反汗出恶风者，桂枝加葛根汤主之。[14]

葛根四两　麻黄三两，去节　芍药二两　生姜三两，切　甘草二两，炙　大枣十二枚，擘　桂枝二两，去皮

上七味，以水一斗，先煮麻黄、葛根，减二升，去上沫，内诸药，煮取三升，去滓。温服一升，覆取微似汗，不须啜粥，余如桂枝法将息及禁忌。

【讲解】此条中关键词是**“项背强几几”**，“几”读作 jǐn，还有一种读法是 shū。如果是按后一种读法，字形应该是没有钩的，《说文解字》里解释其为“短羽鸟也”，羽毛越短就越不容易飞起来，想飞却飞不起来时会把脖子伸得很长，有种很不顺利的感觉。如果读 jǐn，可以通“紧”字，赵开美复刻宋本《伤寒论》中是写作带钩的。不管读音如何，都可以理解为颈项后背拘急、不柔顺，转动不灵活。这种症状现在临床上见得比较多的就是颈椎病，有时感冒也会有，轻的就觉得项部有点不舒服，严重的话范围

可能会比较大，病人就不停地用手揉按病变部位。

这里讲项背强几几，第 1 条也讲头项强痛，而且都是作为诊断的主要依据，区别就在于强调了病人最突出的矛盾，感觉最痛苦的症状，相当于主诉，也就是本证中“项背强几几”这个症状最为突出，是促使病人前来看病的主要因素。后项和背部都是太阳膀胱经所循行的部位，所以其病机是太阳膀胱经受邪。

“反汗出恶风”，一般来讲，紧张强直的感觉往往是跟寒性的收引有关，但如果是寒邪为主的表证，病人应该是没有汗出的，而这里有汗出，与一般常理不相吻合，所以特别用了一个“反”字，突出了其辨证要点。**“汗出恶风”**是典型中风表虚证的表现，在中风表虚证的基础上，突出了**“经气不利”**的主要矛盾，就形成了桂枝加葛根汤证，也叫太阳中风表虚兼经气不利证。

在治疗上以桂枝汤为基础再加葛根。需要注意的是，课本上所列出的方药组成中有一味麻黄，但更要注意的是，方后林亿的按语中认为方中不应该有麻黄，如果有麻黄的话，这张方就和后面的葛根汤一模一样了。我们今天的认识和林亿是一样的，认为这张方应该就是桂枝汤加葛根，没有麻黄。那么有的同学可能就会说，既然是错误的，干脆直接改掉不好吗？原文是不能改的，今天你改，明天他改，这样后来的人看到的《伤寒论》恐怕就是五花八门的，就看不到最原始的版本了。认为他对也好，错也好，总之传承下来就是这个面貌，有类似于文物的性质，所以我们不能去改动这个面貌，只能以注疏的形式对其中的讹误进行探讨。

方中桂枝汤可以解肌祛风、调和营卫，加葛根有什么样的作用呢？作用有三：第一，可以解表，以助桂枝汤；第二，有疏通经络的作用；第三，起阴气而升津液，以缓解经脉的拘挛。

葛根也可以作为食品，广东人煲汤有时会用到葛根，江西有些地方也有制作和食用葛根粉的习惯，作为食品用的葛根会粗一些，作为药用的葛根可能要细细的才好。曾经有人送了一些野生葛根给我，但是一直没吃掉，结果葛根就发出芽来了，于是干脆种到盆子里，现在长得非常茂盛，藤蔓很长，缠缠绵绵，根扎得很深，生命力特强，拔掉后又长，再拔再长，由此也就不难理解它为什么能够起阴气、升津液、疏通经络了。

葛根用到了四两，也就是60g，根据煎服法，1剂也是3服，所以每服是20g。与桂枝汤不同的是，这里不需要啜热粥。**“余如桂枝法将息及禁忌”**，“将息”是调养、休息、护理之意，说明还需要温覆，一服无效还需要第二服，接着第三服。这个病人除了“项背强几几”以外还有表证，为什么不用啜热粥呢？因为葛根能够解表，有了葛根的帮助，桂枝加葛根汤的发汗作用要比单纯的桂枝汤强。而且本证的主要矛盾在于“项背强几几”，在于经脉失养，如果发汗太多可能加重经气损伤，于病不利，所以还是要取微汗。

我一个病人的朋友，男性，32岁，在2002年7月份的时候，因为头痛不能站立，在我们医院留观。我的病人就请我去看看他这个朋友，于是我下班后去看了一下，当时急诊老病房条件很差，没有空调，只有吊扇，一个房间住着3个人。本来这个季节天很热，但我见到这个病人的时候，他却盖着一床厚厚的棉被说怕冷，把被子掀开，身上都是汗。其他的症状还有：不能坐、不能站、不能走，只能躺着，脖子很硬，他说自己的腰背就像被人用手抠得紧紧地，只有平躺才会舒服一些，舌质淡，苔白腻稍厚，脉缓。此外，3天前曾有过呕吐。当时急诊考虑是脑膜炎，留观期间做了一系列检查，还做了2次腰穿，但没有抽到东西。当时我马上就联系到桂枝加葛根汤证的原文“项背强几几，反汗出恶风者”，于是建议用桂枝加葛根汤来治疗，同时加些杏仁、白蔻仁、薏苡仁，仿三仁汤意，因为舌苔稍腻，提示夹有湿邪。这个病人大概过了两三天就出院了，症状改善很多，已经能够走路了，但还是怕风，常用手捂着脖子。但始终也没有确诊是什么病，出院也没有诊断。在复诊时，我在桂枝加葛根汤里加了一点附子。

后来我向中山医学院的一位教授讨教，他说也曾遇到过类似病证，考虑可能是颅内低压综合征。西医的治疗，主要是用生理盐水硬膜外腔滴注。我反思这个病人，两次穿刺都没有抽到东西，应该是与颅内压低有关。站立时体位高，脑脊液压力更低，只有当平卧的时候才能得到一些滋养，所以病人只能躺着。

桂枝加厚朴杏子汤证

【原文】喘家，作桂枝汤，加厚朴杏子佳。[18]

太阳病，下之微喘者，表未解故也，桂枝加厚朴杏子汤主之。[43]

桂枝三两，去皮　甘草二两，炙　生姜三两，切　芍药三两　大枣十二枚，擘　厚朴二两，炙，去皮　杏仁五十枚，去皮尖

上七味，以水七升，微火煮取三升，去滓，温服一升，覆取微似汗。

【讲解】桂枝汤第 2 个兼证是咳喘证，仲景列出了 2 个方证，分别是原文的第 18、43 条。

第 18 条，**“喘家”**，肯定不止喘过一次，是素有喘疾之人，像现在的老慢支肺气肿，每年都发作两三个月，这些人就可以称为喘家。**“作桂枝汤”**，说明病人现在又出现了桂枝汤证，那么就应该有发热、恶风、汗出、脉缓而浮。桂枝汤证自然要用桂枝汤，然后再加了厚朴、杏子，文中没有用“主之”这个词语，而是用**“佳”**，用词非常斟酌，因为病人有痼疾又患外感，新感引动宿疾，治疗起来新感好得快，而宿疾不可能在短时间内根治，所以用词很客观。

第 43 条则明确指出这就是个太阳病，**“下之微喘者”**，医生之所以会误用下法，可能是由于病人伴有大便不通，我们前面讲解第 44 条时说过，太阳病里气失和可以出现便秘，这种便秘不能用下法。误下后出现**“喘”**，既是症状也指示了病机，提示其病势仍能向上向外，结合原文第 15 条**“下之后，其气上冲者，可与桂枝汤”**，所以仲景接着就讲**“表未解故也”**，用桂枝加厚朴杏子汤。

桂枝加厚朴杏子汤是桂枝汤原方加杏仁、厚朴。杏仁 50 枚大约相当于 20g，每服折算不到 7g，量不算大。因为有表证，还需要发表，所以仍然**“覆取微似汗”**。桂枝汤解肌祛风、调和营卫，加杏仁、厚朴可以降气平喘，理气除湿。

这两条症状一样，病机相似，不同点在于有没有宿疾，所以治疗上一个是“佳”，一个是“主之”，两种表达不同，说明其疗效有别。第 43 条是外感病，病人本无宿疾，外感病中出现咳喘的症状也是很多见的，因为邪在皮毛常影响到肺，使肺气不利。所以有些病症可能是误下所致，但有些病症也不一定是误下，像这类咳喘，用桂枝加厚朴杏子汤可以彻底治好。所以仲景如果说“主之”，说明疗效是十分肯定的，要比第 18 条的疗效好得多。

我临床上如果见到病人有恶寒发热、头痛、汗出，还有点咳嗽，肯定就会首先考虑桂枝加厚朴杏子汤。有些病人患有反复发作的过敏性鼻炎，感受外邪后，既有表证又有咳嗽，虽然不是喘家，也可以算是一种宿疾，用了桂枝加厚朴杏子汤之后，病症可能并不一定完全好转，过敏性鼻炎不可能用几剂药就根治，所以解除表证之后，下一步再来着手解决宿疾，体现出治病的层次。

桂枝加附子汤证

【原文】太阳病，发汗，遂漏不止，其人恶风，小便难，四肢微急，难以屈伸者，桂枝加附子汤主之。[20]

桂枝三两，去皮　芍药三两　甘草三两，炙　生姜三两，切　大枣十二枚，擘　附子一枚，炮，去皮，破八片

上六味，以水七升，煮取三升，去滓，温服一升。本云，桂枝汤今加附子。将息如前法。

【讲解】桂枝加附子汤证又叫太阳病兼阳虚漏汗证。太阳病当用汗法，但需发汗得法，即第 12 条桂枝汤注方后所说：“发汗令一时许，遍身漐漐微似有汗者益佳，不可令如水流漓，病必不除。”但若发汗不得法，发汗太过，就可能导致本证。

“漏不止”，指的是汗出如漏，没有休止。汗出需要阴阳两方面的条件，而发汗太过则既可伤阳，又会伤阴。发汗不得法，导致了病人毛窍打开，腠理疏松，卫阳因汗而伤，不能固摄，营阴外泄，这种汗出要比一般桂枝证的汗出严重得多。

“恶风”，因卫阳不足，卫外失司，同时提示还有表邪。

“小便难”，指小便困难，小便量少，排便不畅。其病机包括两个方面：①化源不足，故小便量少，提示津液损伤；②膀胱气化失司，由于阳气受损而排便不畅。

“四肢微急，难以屈伸”，即指拘急，手脚有点紧张，屈伸不能自如，临床上有的病人会说手脚比较僵硬，手指伸展时有点紧的感觉。病机也是两个方面：①阴津不足，经脉失养；②阳气损伤，如《内经》所言“阳气者，精则养神，柔则养筋”。

对于阴阳两虚的病证，张仲景有三种处理模式：①是先扶阳后扶阴，如29条之先用甘草干姜汤，再用芍药甘草汤；②是阴阳双补，如68条之芍药甘草附子汤。本条则是固阳以复阴，阳气得以固护，汗就不出了，通过扶阳达到了保存阴津的目的。有形之阴难以速生，无形之阳须当急固，所以在这种情况下补阳比补阴更重要，因此采取固阳以复阴的方法。

《伤寒论》里附子有两种用法。一是生用，用来回阳救逆，救命用的，如四逆汤、干姜附子汤中就是用生附子；二是温阳固表，用炮附子，炮附子温肾阳，而卫阳根源于肾阳，所以肾中元阳是核心，本条就属此例。前面讲桂枝加葛根汤、桂枝加厚朴杏子汤都是“覆取微似汗”，而此处却没提，说明不需要盖被发汗，这是一个小细节。

桂枝加附子汤我在临床上用得非常多，我前面讲太阳病概述的时候提过一个桂枝加附子汤证的病例，除了汗出不止的症状外，这个病人还伴有面色㿠白，汗出特点是清稀无味。还有一病人，男性，湖北人，在广东生活了很多年，因为车祸，治疗过程中使用了抗生素，照X光片照了36次，然后近两三年来就整天不停地大汗淋漓，每天要换几身衣服，也是5剂桂枝加附子汤，效果非常神奇。其汗出特点同样是清冷无味，如果汗出黏而味浓，那就不属于本证范畴了。

桂枝去芍药汤证、桂枝去芍药加附子汤证

【原文】太阳病，下之后，脉促胸满者，桂枝去芍药汤主之。[21]

桂枝三两，去皮　甘草二两，炙　生姜三两，切　大枣十二枚，擘

上四味，以水七升，煮取三升，去滓，温服一升。本云，桂枝汤今去芍药。将息如前法。

若微寒者，桂枝去芍药加附子汤主之。[22]

桂枝三两，去皮　甘草二两，炙　生姜三两，切　大枣十二枚，擘　附子一枚，炮，去皮，破八片

上五味，以水七升，煮取三升，去滓，温服一升。本云，桂枝汤今去芍药加附子。

【讲解】“太阳病，下之后，脉促胸满”：结、代、促是三种脉率不整的脉型，促脉是数而时一止，止无定数；“满”在这里可以读作 mèn，“水满为满，气满为闷”，满字下面加个心字底的“懑”字，也是闷的意思，所以胸满指的就是胸闷的意思。

太阳病误用了下法以后出现脉促，与前面第 43 条“下之后微喘”类似，都是代表了正气抗邪向上向外，也说明表证未解。误下后心阳受到了损伤，但它仍要奋力抗邪，所以出现心率加快。胸闷则是误下后胸中阳气不振所致。

使用桂枝去芍药汤，是考虑到芍药的酸敛阴柔，对胸中阳气的恢复不利。很多时候只要病人有胸闷，张仲景一般就不会用芍药。这个方有没有解表的作用？桂芍的配伍本身是可以调营卫的，而芍药偏于收敛而走阴分，现在去掉芍药，正可以使整个方走阳，所以解表的力量肯定还有，同时其温通心阳的作用也会增强，桂甘相配，有桂枝甘草汤的意思。

在临床上如果病人本身有冠状动脉粥样硬化性心脏病（简称冠心病），

然后得了感冒，在有表证的同时可能就经常伴有胸闷，这时就可以用桂枝去芍药汤。按我们现在的理解，桂枝汤中用的应该是白芍，但现在治疗心血管疾病的胸闷又经常用赤芍与丹参的配伍，所以在这里可不可以用赤芍呢，大家可以思考。

有的同学找到了郝万山教授的讲稿，提出一个问题，郝教授讲稿里对原文第21条的促脉解读为促是无力的脉，但我们编的《新伤寒论表解》讲促脉是有力的，那么到底应该如何理解促脉？

促脉、结脉、代脉都属于脉律失常，从节律、速率来说促脉是跳得快，有歇止而没有规则的，临床上所见的促脉既有促而无力的，也有促而有力的，要看具体情况。第21条的背景是太阳病误治以后，邪气内陷导致胸阳郁遏，仲景没有在桂枝汤上加药，而是采取“甩掉包袱”的方法，桂芍本来是阴阳平衡的，把芍药这个阴药甩掉以后，就等于助了阳，所以第21条的背景是心阳受损，所以它的“脉促”应该是促而无力的，临床上像这种情况的心律失常也是脉无力的比较多，但促脉属阳，意味着正气还能与邪气抗争，所以有些人出现的促脉是有力的。虽然促脉为阳脉，但也可以表现出虚的一面。

第22条，除了去芍药以外还要加上附子。原文中难以理解的地方是**“若微寒者”**，太阳病本就有恶寒，那么现在的“微寒”不是比原来太阳病还要轻吗？为什么还要加附子呢？所以现在我们一般把“微寒”分开来讲，“微”是指脉微，“寒”是指恶寒，脉微和恶寒并见，就是伴有心肾阳虚之意，其恶寒应该是要比第21条更严重的。第22条紧接第21条，连起来看，应该是第21条的主症还在，那么现在就是既有表证，又有胸闷，又有心肾阳虚。所以去掉芍药后再加附子以温肾阳，同时也可以达到养心阳的作用。临床上有一些冠心病的病人，常常在夜间心绞痛发作，同时可能伴有呼吸困难，端坐呼吸，这种夜间发作往往就代表了阳虚，尤其是心肾阳虚。

第21条是由于阳气郁遏，第22条病机是心阳受损，一个脉促，一个脉微，正体现两者病机上的不同之处。两张方的区别在于是否加用附子，桂枝去芍药汤证可以称为通阳剂，治疗胸阳被遏，去掉阴柔的芍药后通阳、补阳的功效增强了。桂枝去芍药加附子汤可以称为扶阳剂，加上附子以后，就具备了补阳扶正的作用，不仅温通，还可以加强能量。

桂枝加芍药生姜各一两人参三两新加汤证

【原文】发汗后，身疼痛，脉沉迟者，桂枝加芍药生姜各一两人参三两新加汤主之。[62]

桂枝三两，去皮　芍药四两　甘草二两，炙　人参三两　大枣十二枚，擘　生姜四两

上六味，以水一斗二升，煮取三升，去滓，温服一升。本云桂枝汤，今加芍药、生姜、人参。

【讲解】桂枝新加汤证，是发汗后导致气营不足而身疼痛。我们常讲不通则痛，但同时也有不荣则痛，而且不通和不荣也经常联系在一起，不通是过程，失荣是结果，比如说心肌梗死，就是典型的不通，而不通之后就是心肌细胞的缺血缺氧，也就是成了不荣。

“脉沉迟”，这种脉象很容易被误解为阳虚，《中医诊断学》中讲脉象，迟脉是代表寒、虚，但此处不同，此处代表的是气营损伤，依据的是仲景的原文，在第50条讲麻黄汤禁例时说：“假令尺中迟者，不可发汗，何以知然，以荣气不足，血少故也。”也就是说在张仲景的脉学中，迟脉是主荣血不足，所以说本条身疼痛的原因主要在于不荣。

第62条方名很有意思，**“桂枝加芍药生姜各一两人参三两新加汤”**，如果前面桂枝汤已经掌握了，那么现在再记住这个方名，整个方子的药物和用量也就记住了。方中共6味药，包括桂枝汤的5味，芍药和生姜的剂量做了调整，又加了1味人参。但这个名称实在太长了，所以有时候为了方便，就简称其为桂枝新加汤。

增加芍药、人参的目的在于养营血。仲景所用的是古时上党地区所产的人参，现在已经没有了，这种人参的功效在补气的同时也有很好的养阴作用，所以现在用的话，应该是西洋参比较合适。

为什么还要增加生姜的用量呢？**仲景使用生姜**主要在于**四个方面的作用**。

①姜、枣、草同用，养胃气；②生姜配半夏，即小半夏汤，降逆止呕；③散水气，如苓桂甘姜汤（即茯苓甘草汤）、真武汤、生姜泻心汤等方所用生姜；④升津达表，把内脏尤其脾胃的津液升起来敷布到肌肤，葛根也有类似作用，但和生姜不一样，葛根是通，生姜是散。

本方就是利用其第四个方面的作用，通过生姜的宣散，把津液敷布到肌表腠理而补充营血。如果去掉这味药，身痛就不能很好地解决。内脏失养可以用八珍汤、人参养荣汤，但肌表失养一定是用桂枝新加汤。

这条方在临床上用得最多的是治疗产后身痛，有非常好的效果。曾治一位东莞的女性病人，给我的印象是人很忧郁，黑黑的皮肤，主要的问题就是身痛，自述其生小孩以后月子没坐好，一直到现在小孩子2岁了，身痛依旧，不能上班，于是开了桂枝新加汤。过了一段时间，这个病人又带来了两个女病人，原来他们是妯娌，这个病人经过治疗，有了很好的效果，就把另外两个介绍过来了。仨人得的是一样的病，都是身痛，都用一样的方，桂枝新加汤，都有效。当然也并不是所有的身疼痛都能用这个方，我最近看一个身疼痛的病人，皮肤痛，而且是刺痛，我抓住他的舌红苔黄腻，考虑是湿热困阻导致经气不畅，所以用了甘露消毒丹，症状有所改善。

（二）伤寒表实证

前面讲了中风表虚证，今天讨论伤寒表实证，也就是麻黄汤证。麻黄汤证、麻黄汤证的兼证如葛根汤证、大青龙汤证、小青龙汤证，都是要求我们重点掌握的。此外，汗法的禁忌也是学习的重点。

1. 麻黄汤证

【原文】太阳病，头痛发热，身疼腰痛，骨节疼痛，恶风，无汗而喘者，麻黄汤主之。[35]

麻黄三两，去节　桂枝二两，去皮　甘草一两，炙　杏仁七十个，去皮尖

上四味，以水九升，先煮麻黄，减二升，去上沫，内诸药，煮取二升半，去滓，温服八合。覆取微似汗，不须啜粥，余如桂枝法将息。

【讲解】“太阳病”，提示其必然符合第1条提纲证。此证的主要表现则又有**“头痛发热，身疼腰痛，骨节疼痛，恶风，无汗而喘”**这八个症，常可概括为麻黄八症，就是说只要符合这些最典型的脉症，用麻黄汤的疗效是百分之百的。《伤寒论》的条文往往是强此弱彼或者弱此强彼，原文第3条伤寒分类提纲中没有谈到无汗，现在第35条就明确地指出了**“无汗”**，这是中风和伤寒的核心鉴别要点。

讲太阳病分类的条文是以**“发热”**开头，如第2、3、6条皆是，而讲到具体方证的条文时是以**“头痛”**开头，如第13条的桂枝汤证，这里的第35条也是先提“头痛”。为什么外感病多头痛？因为风为百病之长，外感风寒、风热、风湿，都挟风邪，高巅之上，唯风可到，风为阳邪，易袭阳位，所以风邪侵袭人体出现最早的往往就是头痛。痛跟经脉运行不畅有关，引起不畅的原因则是风寒之邪了。

原文第3条讲**“或已发热，或未发热”**，这种发热的有无或发热的快慢与正气的反应性有关。本条中也提到了“发热”，一般外感病肯定要有发热，而且原文第7条讲**“病有发热恶寒者，发于阳也”**，发热是卫阳郁遏、正邪剧烈交争导致的，所以阳证一般都有发热。麻黄汤证的发热，其体温比较高，临床所见往往有39℃以上，与桂枝汤证的翕翕发热不同。虽然体温很高，但绝不能认为其病机就是火热。

“身疼腰痛，骨节疼痛”，麻黄八症中有四个都是痛证，为什么痛证这么多？因为不通则痛，都与寒邪有关，寒性收引、凝滞，导致经脉郁滞、卫阳不展。这里的“腰痛”不是肾虚，虽然说腰为肾之府，但不能见到腰痛就认为是肾虚，有些腰痛是与外感有关的，太阳膀胱经行人身之腰背，所以腰痛也可能是膀胱经受邪的表现。

“恶风”，这里没有讲“恶寒”，虽然恶风和恶寒有程度的不同，但在张

仲景原文里也经常互用，其性质是一样的。

“无汗而喘”，无汗是因为寒性收引、卫阳被遏、营阴郁滞。无汗的病人，恶寒也甚，体温也高。“喘”，是卫阳郁闭以后肺的宣发肃降功能失司，进而出现肺窍不利、肺气上逆。在桂枝汤证中讲“鼻鸣干呕”，也是感受外邪后肺的宣降功能受到影响。太阴病篇没有涉及肺，那么太阴肺的相关病变就归在太阳病中。

这条原文里省略了脉象，结合前面第1条以及第3条讲的“脉浮”“脉阴阳俱紧”，伤寒表实证应该是以浮紧的脉象比较常见。

主要病机是卫阳不舒、营阴被遏。治疗用麻黄汤发汗宣肺平喘，此方为发汗的峻剂，处方很精炼，麻桂杏草四味药。君药是开表的麻黄，桂枝协助麻黄增强发汗作用，麻黄汤要发汗就必定要配桂枝，否则不一定会发汗，治疗邪热壅肺的麻杏甘石汤中也有麻黄，但不用于发汗，麻桂相配，其辛温发汗之力倍增。杏仁的作用在于降气平喘。甘草调和诸药。杏仁用70个，大约是28g。麻、桂、草分别是三两、二两、一两，剂量的比例一般要保持3∶2∶1这个比例。

煎服法中，**“先煮麻黄，去上沫”**，因为生麻黄升散之力较强，所以先煮后去掉上沫。当然，关于麻黄先煎的原因还有其他说法，现在我们用麻黄一般也不需要先煮。**“煮取两升半”**，也就是500ml。**“温服八合”**，也就是160ml。“覆取微似汗”，仍然需要盖被子发汗。服桂枝汤时既要啜粥又要盖被子，但麻黄汤是发汗峻剂，所以不用啜粥，此与桂枝汤不同。

有的同学担心麻黄汤是发汗峻剂，会不会发汗太过，但更要想到腠理如此致密，一般不容易出汗，所以用了麻黄汤也不一定就会汗出如雨，一般也是微微汗出而已。

【原文】太阳与阳明合病，喘而胸满者，不可下，宜麻黄汤。［36］

【讲解】“太阳与阳明合病”是关键词，“阳明”指什么？后面讲到阳明病会说“阳明之为病，胃家实是也”，阳明病是讲实热证，是白虎汤证和承气汤证，现在这个合病是不是白虎、承气汤证呢？不是！这里只是病位涉及了阳明，涉及了胃和肠，大肠、小肠皆属于胃，只涉及病位，不代表病性。从**“喘而胸满”**这个症状中我们看不出阳明的病症，但可以推测这样的病人应该有大便不通，肺气不降，腑气亦不通。从**“不可下”**中也可读出，此病人可能存在类似于可下的病证，也就是大便不通。

治疗上**“宜麻黄汤”**，说明在太阳病这边是伤寒表实证，应该兼有发热、恶寒、无汗。**“喘”**为肺气上逆，**“胸满”**也跟肺气不利有关，由气机壅滞所导致。所以关键在于调肺气，这里是表气受邪导致肺气郁滞、肺气不降，以表证为主，所以调肺气的核心在表，此为病情的源头，所以仍然用麻黄汤。

对于太阳阳明合病，一般情况下张仲景喜欢用桂枝汤，不太常用麻黄汤，因为阳明属燥土，麻黄汤较温燥，用药稍温就容易从阳明燥化。但这里提出来用麻黄汤有其道理，因为风寒表实证就一定要解表，所以原文用词比较斟酌，只用了“宜”，语气缓和很多，并没有用语气坚定的“主之”一词。

【原文】太阳病，十日以去，脉浮细而嗜卧者，外已解也。设胸满胁痛者，与小柴胡汤。脉但浮者，与麻黄汤。[37]

【讲解】本条原文讲的是太阳病经过多日以后可能出现的三种转归，但其实还是在讨论麻黄汤的运用。

“十日以去”，前面我们讲到太阳病会“七日以上自愈”，所以太阳病的自愈期一般是在 7 天左右，现在已经过了 10 天，说明病比较久了。

“脉浮细而嗜卧”，浮脉提示是太阳病，细脉代表了邪气将去，《内经》讲“大则病进，小则平”，所以脉象大而有力往往反映了邪盛，如果邪气将要消除，脉象会变得不太有力，在临床上判断脉症是否相应非常有价值。现在我们对脉诊的学习逐渐地淡化了，甚至有些人认为脉诊可有可无，认为脉诊是作秀，其实不然，脉诊是古人留下来的非常难得的宝贵经验，有很深刻的含义，从脉中可以辨寒热虚实，可以辨病位，可以判断疾病的预后转归。**“嗜卧”**是比较疲倦、总想睡觉。这里病程比较长了，虽然浮脉可能提示外感病，但嗜卧和脉细提示了邪气将去，预后较好，脉症相符。

我们办的全国经方班有一个江西的学员，是老学员，现在他也成为当地一个名医了，而且也在全国带了几十上百号的学生，他最厉害的是诊脉。他曾凭脉象很坚定地判断一个病人有肿瘤，但是在省里的医院检查都没有发现问题，后来这个病人去了北京的医院，最终发现的确是肿瘤。后来这个学员告诉我，他慢慢积累了很多经验。很虚弱的病人的脉非常有力是不好的，实证的病人、正邪交争很激烈的时候脉突然很虚也不好，实证要见实脉，虚证要见虚脉。

我曾治疗某中医院一位老师的母亲，有“但欲寐”的表现，精神状态非常差，整个人瘦得皮包骨，前面很多医生看过，病人同时有发热，但诊其脉非常有力，由此我觉得这个病人不能补，后来使用了大柴胡汤，效果很好，精神慢慢转好了。

“外已解也”，张仲景没有讲怎么处理，其实这个时候让病人静卧休养即可，不需要再吃什么药，《内经》讲：“大毒治病，十去其六……无毒治病，十去其九。”就是说要留一两分让病人自己修复。病人的精神状态比较差，说明邪去而正气还没有恢复，叶天士讲温病战汗之后脉象虚软和缓，倦卧不语，也提醒不要频频呼唤而扰其元神，道理是一样的。

我有个病人，有脂肪肝、高尿酸血症、代谢综合征，吃了一段时间中药，整体改善得不错。但就是尿酸很难降，转氨酶降了一段时间又突然升起来。他很能坚持吃药，每天喝药坚持了1～2个月药。我就让他把所有的药都停掉，让机体有个自身调养的过程，停了1个月再去检查，肝功能全部恢复正常了。所以有时候我们是要靠把病人自身的功能调好以消除病邪，而不是一定要靠药物把病邪祛除干净，而且药物也需要经过肝的代谢，也会增加肝的负担，所以停药一段时间反而好了。

第二种情况是传于少阳，这里没有讲太多典型的少阳病症状，只列出了核心症状之一，即“**胸满胁痛**”。胸胁部位与少阳经脉循行有关，满、痛也跟气郁有关，不通则痛。治疗上“**予小柴胡汤**”，而没有说“小柴胡汤主之”，语气也是十分斟酌。

第三种情况是“**脉但浮者，与麻黄汤**”。太阳病10多天了，还用麻黄汤，其依据就是其脉浮，说明浮脉对于表证的诊断非常有价值。大家可以看一下刘渡舟教授的《伤寒论临证指要》，里边就谈到了浮脉，刘老认为它对表证是一个非常有贡献度的指标。我们诊脉的时候，诊得一点浮脉，常常就会询问病人最近有没有感冒，然后继续询问是否头痛、发热、怕冷、咳嗽、喉咙不舒服等症状。有些病人颜面水肿而见浮脉，有些病人皮肤瘙痒而见浮脉，刘老认为都是表证。所以这里的“**脉但浮者**”其实也是体现了浮脉对表证的诊断价值非常大。

曾经在20世纪80年代的时候，我们病房接诊过一个发热的病人，他在广州市很多大医院都住过院，用过很多抗生素。后来到我们病房时，表现的症状是咳嗽，头痛，仍有发热，大便不通畅，有明显恶寒，且病人无汗。有一分恶寒就有一分表证，再加上其他症状，完全符合麻黄汤证。但问题就是，这个病人在各个医院住了那么久，病程那么长了，而且久病多虚，还敢不敢用麻黄汤？结果是，我们真的开了麻黄汤，因为有现在这条原文作为依据，有病人的脉症作为依据，虽然病程长，但没有发生传经。用了麻黄汤以后，病人表证解除，病情逐渐好转。

【原文】 太阳病，脉浮紧，无汗，发热，身疼痛，八九日不解，表证仍在，此当发其汗。服药已微除，其人发烦目瞑，剧者必衄，衄乃解。所以然者，阳气重故也。麻黄汤主之。[46]

太阳病，脉浮紧，发热，身无汗，自衄者，愈。[47]

伤寒脉浮紧，不发汗，因致衄者，麻黄汤主之。[55]

【讲解】 第46条补述了麻黄汤的证治，还有服麻黄汤后可能出现的反应。“**脉浮紧，无汗，发热，身疼痛**”，是非常典型的伤寒表实证。“**八九日**

不解”，说明病程比较长了。“**表证仍在**”，虽然病程比较长，但有是证用是方，只要表证未去，该汗则汗，所以“**此当发其汗**”，虽然仲景没有出方，但根据脉症推断应该用麻黄汤来治疗。

“**服药已微除**”，是讲喝药后的反应。病人服药后症状得到了改善，但不太明显，同时病人出现“**发烦目瞑**”，目瞑是闭目难睁，有畏光的感觉，说明是热证，这个病有热，热从哪来的？表郁而来。“**剧者必衄**”，严重的还可能会出现鼻子出血，当然衄也可以是其他部位的出血，但这里主要是指鼻衄。这种衄血的产生，是由于寒闭于表，阳气被郁，郁而化热，迫血妄行，在迫血妄行的过程中郁积的阳热也得到了外泄，所以说“**衄乃解**”，由于血汗同源，所以有医家也将其称为“**红汗**”。“**所以然者，阳气重故也**”，这是张仲景的自注，分析了衄血的病机是阳气太重，而阳气太重是由于寒闭太盛，阳郁于内。“**麻黄汤主之**”一句，应该放在“**此当发其汗**”之后，此处是倒装文法。

有时候病人可能会说，吃了医生的药觉得有点上火，好像有感冒的症状，但又不是很典型的，这时可能就是正气抗邪的反应，是一种机体的自我反应，不一定是坏现象。服用麻黄汤跟衄血有关系，张仲景记载了这种情况，我们就可以提前告知病人，以免病人惊慌。我们可以把这点拓展开来，既然服麻黄汤后可以出现衄乃解的转机，是不是可以人为地放血来治疗呢？放血疗法治疗退热效果的确非常好，不仅鼻腔内可以放血，耳尖也可以放血，十宣也可以放血，对于退热有很好的效果，而且取效也非常快。

47 条也讲衄血，条文中病人的表现仍然是个麻黄汤证，但是他没有服麻黄汤，也同样可以出现衄血，因为寒闭阳郁的病机仍然是存在的。鼻子的毛细血管很脆弱，有些病人一发热就容易出现鼻子出血，这种出现是机体的祛邪反应，一出血热就会退掉，这种情况也就不需要药物治疗，衄血本身也可以达到祛邪的作用。

“**汗不解，衄乃解**”，如果衄不解，也可以再从汗解。55 条讲的就是这种情况，病证仍然是太阳伤寒证，**“不发汗，因致衄者”**，没有发汗是失治，根据上一条，即使不发汗，病人也有可能发生衄乃解的机转，但这条虽衄却病不解，只要太阳伤寒表实证仍在，我们还是要用麻黄汤来治疗。所以并不是见出血就一定要用凉血止血，要根据病人的实际病机来确立治法。

【鉴别】这三条原文都讲衄血，但有区别。46 条是先服麻黄汤，然后就出现衄血，汗不解，衄乃解。47 条没有用麻黄汤取汗，直接衄血而愈。55 条是尽管有衄血，但衄后未解，仍用麻黄汤。

当然如果出血非常严重，大量出血，或是多部位出血，同时伴有舌绛脉细数，甚至有神昏谵语等症状，那可能就是热入营血而迫血妄行，就需要从温病的卫气营血辨证来考虑治疗了。

【原文】脉浮者，病在表，可发汗，宜麻黄汤。[51]

脉浮而数者，可发汗，宜麻黄汤。[52]

【讲解】这两条是讲麻黄汤的灵活运用，原文虽简单、精炼，但是也不可小觑。

51 条，**“脉浮者，病在表”**，这里只提浮脉是以脉来代证，代指太阳伤寒表实证。**“可发汗，宜麻黄汤”**，体现用词很斟酌，说明不是绝对的一对一的关系，但是可以考虑用麻黄汤来治疗。

52 条，**“脉浮而数者”**，前面讲桂枝汤证可以出现浮数脉，麻黄汤证同样也可以出现浮数脉，这是由于麻黄汤证的发热很高，体温增高导致脉率增快。所以不是所有的数脉都指示温热病，这里的伤寒表实证同样可以有数脉，其辨别点在于麻黄汤证无汗，皮肤是干燥的。

由此来看，麻黄汤证的脉象可以有浮脉、浮数脉、浮紧脉，桂枝汤证的脉也有浮、浮缓、浮弱、浮数，甚至后面还提到浮大脉，所以从有汗无汗鉴别麻黄汤证和桂枝汤证才是最重要的。

2. 麻黄汤禁例

尽管汗法是太阳病最重要的治法，但是仲景对发汗非常谨慎，体现了他对保护正气的重视，临床上运用汗法的时候要特别注意权衡病人体质的寒热虚实。

【原文】咽喉干燥者，不可发汗。[83]

淋家不可发汗，发汗必便血。[84]

疮家，虽身疼痛，不可发汗，汗出则痓。[85]

衄家，不可发汗，汗出必额上陷，脉急紧，直视不能眴，不得眠。[86]

亡血家，不可发汗，发汗则寒栗而振。[87]

汗家，重发汗，必恍惚心乱，小便已阴疼，与禹余粮丸。[88]

病人有寒，复发汗，胃中冷，必吐蛔。[89]

脉浮紧者，法当身疼痛，宜以汗解之。假令尺中迟者，不可发汗。何以知然？以荣气不足，血少故也。[50]

脉浮数者，法当汗出而愈。若下之，身重心悸者，不可发汗，当自汗出乃解。所以然者，尺中脉微，此里虚，须表里实，津液自和，便自汗出愈。[49]

【讲解】在麻黄汤禁例中讲到五个“家”——淋家、汗家、衄家、疮家、亡血家，这种表达方式前面也出现过，比如说“风家”“喘家”。现在有些地方还有这种“家”的表达形式，比如小孩子哭闹就叫闹家，有些人特别爱讲话，别人家插不上嘴，这种叫嗑家，所以“家”反映的是反复出现的一种状态。在禁例的五个“家”中，关键的是要理解每一个“家”所反映的病机。

“淋家”指的是反复患淋证的人，内科学中有淋病和淋证，两者是不同的，淋病是性病的一种，淋证是中医的概念，是以小便频急、淋漓不尽、尿道涩痛、小腹拘急、痛引腰腹为主要临床表现的一类病证，反映的是膀胱湿热，阴血不足的病机。

“疮家”是久患疮疡的病人。疮疡病人通常脓毒、湿热内盛，而长期的流脓流血必会耗伤气血，所以疮家的核心问题是气血两虚，因此不能随便发汗。“**痉**”读 jìng，是经脉拘挛的意思，强行发汗，导致气血更加虚损，不能营养筋脉，致筋脉拘挛。

“**衄家**”，此处与前面 46、47、55 条所讲的服麻黄汤后衄血是不一样的，“衄家”指的是平素经常出血的病人。平素经常出血，也容易导致气血亏虚，尤其是血虚，若强行发汗，导致“**直视不能 **”，眴读 shùn，即目睛不能转动，是由于血不濡目。

“**汗家**”，平素常有汗出，反复出汗，如阳虚漏之类，也反映了津液不足。

50 条讲“**尺中迟**”，一般迟脉主寒证，但在这里张仲景自己作了注解：“**以荣气不足，血少故也**。”所以用仲景的原文来解读是最标准的，仲景的脉学和后世的脉学有一定的差异。前面讲桂枝新加汤证时，我们就曾用这一条去解释彼处的脉沉迟。

除此以外，83 条提示了阴液不足者需禁汗。87 条“**亡血家**”始于亡血阴虚，误汗反致阳虚寒栗。89 条示阳虚有寒者禁汗。49 条示误下致里虚者禁汗。总之，发汗太过既可伤阴又可伤阳，既会伤气也会伤血，所以气血阴阳不足的人都不能随便用辛温发汗。但虚人也同样会感受寒邪，这种情况怎么办？这就需要综合考虑，后世医家提出在扶正的基础上祛邪，如孙思邈提出滋阴发汗、张景岳提出助阳发汗、李东垣提出益气发汗等。所以这种“**不可发汗**”不是说绝对的不能发汗，而是不能单纯地用辛温峻汗，可以变通用其他汗法。此外，麻黄汤中麻桂相配辛温性明显，对于火旺、阳亢的人以及外感风热的人也不能用。

3. 麻黄汤证兼证

葛根汤证

【原文】太阳病，项背强几几，无汗恶风，葛根汤主之。[31]

葛根四两　麻黄三两，去节　甘草二两，炙　芍药二两　桂枝二两，去皮　生姜二两，切　半夏半升，洗　大枣十二枚，擘

上八味，以水一斗，先煮葛根、麻黄，减二升，去白沫，内诸药，煮取三升，去滓，温服一升。覆取微似汗。

【讲解】此条为太阳伤寒兼经枢不利证。

本条与14条的桂枝加葛根汤证都有**“项背强几几”**，但这里是**“无汗恶风”**，第14条是**“反汗出恶风”**。筋脉强紧挛急的状态往往跟寒性收引有关，而寒邪郁闭腠理一般是没有汗出的，所以前面第14条与常理不相符合，因此用了个“反”字，而这里“无汗恶风”就顺理成章了。这里讲恶风，与恶寒应当作互文见义来解释，没有强调二者的区分。

鉴别：桂枝加葛根汤证和葛根汤证，一个有汗一个无汗，一个是中风表虚证兼项背强几几，一个是伤寒表实证兼项背强几几。如果按照常规思维，既然中风表虚兼项背强几几用方是桂枝汤原方加葛根，那么伤寒表实兼项背强几几则应该是麻黄汤加葛根，其实不然，葛根汤的组成是桂枝汤原方加麻黄、葛根。为什么不用麻黄汤做底方呢？因为尽管项背强几几是寒邪郁闭所引起的，但不通则痛最后也会引起不荣则痛，也一定有津液不足的一面，而桂枝汤比较平和，其中还有姜、枣、草护胃气、滋汗源，不似麻黄汤那般辛燥，所以说张仲景的用方是十分符合临床实际的。以桂枝汤做底方再加麻黄、葛根，其中就包含了麻、桂的配伍，麻黄汤中辛温发汗就是主要靠麻黄配桂枝，所以说葛根汤中事实上已经蕴含了麻黄汤辛温发汗的治法。在临床运用中的关键是要清楚葛根汤证与桂枝加葛根汤证的鉴别要点，其共同点是都有“项背强几几”，不同点是一个无汗、一个有汗，一个表实、一个表虚。

临床上，典型的太阳病病人都会觉得头项痛，有一部分是伴有颈椎病的可以当作“项背强几几”来处理。本来颈椎病是老年病，是退行性病变，但现在的人长期在空调房里，长期用电脑，姿势固定，于是这个病就年轻化了，甚至有些不到20岁的人都有颈椎增生，所以这个方很有应用空间。

现在西医医生用中药用得不少，尤其是中成药，中成药在西医院的销量可能比中医院还要大，因为西医方面很多病的诊断是超前的，但是治疗方法跟不上，所以他们也会用很多中药。大家都知道葛根有解表、升提的作用，而很多颈椎病病人同时伴有高血压病，那么有些医生可能就会考虑，有高血压病的病人能不能用葛根？葛根的升提作用对血压有没有影响？所以可能部分医生在用葛根汤的时候就去掉了葛根，可是这个方去掉葛根还叫葛根汤吗？这就是用西医的思维来考虑中药了，中医要强调方证相对，西医可能只看到高血压病，而中医要看有汗无汗、有没有恶风和“项背强几几”，都有就照用葛根，用了以后不仅症状改善，血压也可能降下来。又比如我治疗甲状腺功能亢进常用消瘰丸作为基础方，有些病人在网上查了，说牡蛎含碘，西医说不能吃，这我怎么解释？单味药含碘不错，但我用的是复方，复方煎煮之后成分肯定会发生变化，具体如何变化并不是现代的西医所能解释得清楚的。

当然，现代医学希望从复方里面找到单味药、找到单体，有时也能得到很好的收获，比如桂枝加葛根汤证和葛根汤证有“项背强几几”，而“项背强几几”多与颈椎病有关，所以现代医学由此出发，通过进一步地研究，发现了葛根素，葛根素对扩张椎－基底动脉的效果明显，不管是对于动脉硬化还是血管痉挛，葛根素确实是有选择性地对这个部位的血管有明显的扩张作用。但是葛根素绝不能和葛根汤、桂枝加葛根汤画等号，没有了辨证，中医的优势就会丧失。有时临床应用葛根素的效果可能不好，回过头在辨证的基础上用中药用复方就能达到很好的效果，说明复方跟单味药还是有很大差别的，中医的优势还是在复方。

葛根汤证、葛根加半夏汤证

【原文】太阳与阳明合病者，必自下利，葛根汤主之。[32]

太阳与阳明合病，不下利，但呕者，葛根加半夏汤主之。[33]

葛根四两　麻黄三两，去节　甘草二两，炙　芍药二两　桂枝二两，去皮　生姜二两，切　半夏半升，洗　大枣十二枚，擘

上八味，以水一斗，先煮葛根、麻黄，减二升，去白沫，内诸药，煮取三升，去滓，温服一升。覆取微似汗。

【讲解】32 条也讲葛根汤证，但讲的是太阳阳明合病的下利。**“合病”**是两经或三经的病证同时出现，它们之间没有因果关系。广义的阳明指胃

家，包括胃、大肠、小肠皆包含在内，这里说太阳阳明合病中的阳明不是指阳明病的白虎汤证和承气汤证，更是用来说明病位涉及了消化道，与阳明有关系，不是病性的概念，而是病位的概念。

虽然说**“必自下利”**，但不一定必然下利，而是说下利这种情况可以出现的意思。这种情况在临床上与胃肠型感冒有些相似，一感冒就腹泻，但仍然是个感冒。这种下利是表邪内迫阳明引起的大肠传导失司，虽然是下利、排便次数增多，但肠中并没有热，西医检测粪便没有脓细胞、没有白细胞，说明不是炎症，而是功能性的反应。

“葛根汤主之”，用葛根汤的依据是什么？这与葛根这味药的多重效应有关，它既能够解表，又能够升津舒筋，所以对于“项背强几几”的可以用，对兼表证的也可以用，它同时又可以升清止利，所以兼有下利的也可以用。但这不能算是异病同治，因为伤寒表实兼“项背强几几”的病机跟太阳阳明合病下利的病机不一样。这里的病机是外有伤寒表实，内有阳明大肠传导失司，是表里同病，所以表里双解，用麻黄、桂枝解表，用葛根升清止泻。从病势来看，太阳阳明合病出现的表邪内迫阳明而致大肠传导失司，是由表而入里，所以治疗上反过来，使病邪由里而达表，其中蕴含了逆流挽舟的意味，使邪仍从表解。

结合到前面讲过的36条，讲的也是太阳阳明合病，36条中讲**“不可下”**，是因为病人有不大便，也就是说太阳阳明合病既可以出现大便不通，也可以出现腹泻下利。表现形式不同，治疗用方也有区别，一个是从总体病机上入手，一个是同时还考虑到复方的多重功效。

32条与33条紧连在一起，都讲太阳阳明合病，但32条讲的是下利，而33条讲的是**“不下利，但呕”**，但病位同样是涉及阳明。治疗是在葛根汤的基础上加一味半夏，叫葛根加半夏汤，葛根汤中本有生姜，与半夏相配就形成了降逆止呕的药对，其实也就是《金匮要略》中的小半夏汤。病机相似，但表现不同，所以方子做一些调整，药效反应就不一样了。

还要提醒的就是，在葛根汤、葛根加半夏汤、桂枝加葛根汤这几个方中，葛根的用量都是四两，也就是60g，我觉得这个剂量真的是很有必要，不重用的话效果差很远。

昨天我的一个很多年的朋友带着他姐姐来找我看病，56岁，发热，有恶寒发热，摸了一下额头很烫手，但没用体温计测量，病人无汗，想呕，还有腹泻，一身疼痛，前额痛，后背也痛，稍有点腹痛，口不渴，尿黄，脉浮弱。这个病人是中风还是伤寒呢？辨别的关键点是无汗，所以应该是伤寒，虽然她的脉象并不是典型的浮紧脉，而是偏于浮弱的，这应该与病人的体质、年龄有关系。这个病人就属于太阳阳明合病，我就是给她用了葛根加半夏汤。按照原文，服葛根汤后不需啜粥，但仍然需要覆取微似汗。

大青龙汤证

【原文】太阳中风，脉浮紧，发热恶寒，身疼痛，不汗出而烦躁者，大青龙汤主之。若脉微弱，汗出恶风者，不可服之。服之则厥逆，筋惕肉瞤，此为逆也。［38］

麻黄六两，去节　桂枝二两，去皮　甘草二两，炙　杏仁四十枚，去皮尖　生姜三两，切　大枣十枚，擘　石膏如鸡子大，碎

上七味，以水九升，先煮麻黄，减二升，去上沫，内诸药，煮取三升，去滓，温服一升，取微似汗。汗出多者，温粉粉之。一服汗者，停后服。若复服，汗多亡阳遂虚，恶风烦躁，不得眠也。

【讲解】这条原文讨论了伤寒表实证的另一个兼证——大青龙汤证，我们平时也称之为外寒里热证，原文中讲了其证治和禁例。

这里的“**太阳中风**”是指中风这个病因概念。其实历代医家对中风和伤寒有不同的认识，比如三纲鼎立学说就把太阳病分为风伤卫、寒伤营、风寒伤营卫三个系列。其实临床上并不一定就是这样，风和寒有时候很难分得很清楚，它们往往是夹杂在一起，所以还是要以脉症为依据，临床上不能机械地去看待中风和伤寒。冬天多寒邪，夏天多暑热之邪，而中医的证是致病因子与人体相互作用的综合反应，病邪之寒热对证型起作用，但

外因只是条件，内因才是关键，所以夏天有寒证，冬天同样有热证，一个家庭的人同时患外感，其证型常常也有区别。

“脉浮紧，发热恶寒，身疼痛”，看到了这几个表述，大家应该马上想到伤寒表实证，完全符合伤寒表实证，其病机是寒气郁闭、筋脉失养。

关键一句是之后的**“不汗出而烦躁者”**，“不汗出”是指无汗，“烦”是自觉症状，“躁”是躁扰不宁，是他觉症状，一般来说是躁重烦轻，但临床上烦往往见躁，躁也部分兼烦，所以常统称。“不汗出”与“烦躁”既是两个独立的症状，同时也蕴含了因果关系。不出汗是寒闭太甚，此时阳气没有向外宣发的出路，所以郁而化热，郁热内扰心神，从而出现烦躁。所以内热的产生往往是由于表寒郁闭所引起的。

“大青龙汤主之”，很明确地指出，这种不汗出而烦躁的病证用大青龙汤来治疗。

“若脉微弱，汗出恶风者”讲的是禁例。“脉微弱”为典型的阳虚，是里阳不足，“汗出恶风”是表阳不足，即提示这个病人是表里俱虚。前面讲峻汗禁例的时候也提到了气血阴阳亏虚的人不能单独地使用辛温发汗的方法，所以与之相似，大青龙汤同样是峻汗之剂，所以必须用在表里俱实之证，如果表里俱虚，则**“不可服之”**。

表里俱虚之人若误用大青龙汤，则出现**“服之则厥逆，筋惕肉瞤”**的变证。“厥逆”为四肢厥逆，是误治后损伤阳气，不能温煦四末。“瞤”读作 shùn，本义指眼睑跳动，这里引申为肌肉跳动。“筋惕肉瞤”提示阳气不足、阴津损伤、筋脉失养，阴津损伤会导致筋脉失养，阳气损伤同样也会导致筋脉失养，所以出现筋惕肉瞤的变证。**“此为逆也”**，逆者乱也，是错误的治疗方法导致了不良的后果。张仲景没有讲下文，对于这种变证，我们可以考虑用真武汤来补救。

大青龙汤以麻黄汤做底方，因为加入了生姜、大枣，所以也含有桂枝汤的意思，姜、枣、草可以顾护胃气。其中桂枝、麻黄辛温发汗，而且麻黄的用量是六两，较麻黄汤中麻黄用量翻了一倍，所以是峻汗之剂，可以说大青龙汤是《伤寒论》中发汗力度最强的方剂。以外，本方的特点还在于加用了石膏，其作用是清解郁热。石膏用量是“如鸡子大”，比麻黄的用量要小，麻桂力重，石膏量轻，所以本方重在开表。

尽管大青龙汤是发汗峻剂，但还是要**“取微似汗”**。临床上对于寒邪所致腠理闭塞的人，并且有典型的脉浮紧、发热恶寒、身疼痛的症状，一般也不会发汗太过。如果汗出多，可以**“温粉粉之”**，第一个“粉”是名词，第二个“粉”是动词。温粉指的是炒温的米粉，在《华佗传》里也讲到粉有爽身止汗的作用。因为病人的病机原本是寒邪闭表，如果用凉的粉有可能敛邪，所以一定要用温粉。本方仍是1剂3服，**“一服汗者，停后服”**，先服三分之一，汗出后就要停后服，不可重剂、不可过量。**“复服，汗多亡阳遂虚”**，如果重复地喝，就会损伤人的正气，尤其汗多会导致亡阳。**“恶风烦躁，不得眠也”**，是误治以后阴阳损伤出现的变证。

郝万山教授曾讲过一个案例，老人家发热到40℃，开药后，第1剂药就退热了，但病人自作主张连夜又煮了1剂，服后大汗淋漓，脱水严重，抢救时静脉血管都切不开。这种服大青龙汤过汗的例子在古今医籍中有许多记载，示后人以很深刻的教训，所以中病即止是非常重要的。

【原文】伤寒脉浮缓，身不疼，但重，乍有轻时，无少阴证者，大青龙汤发之。[39]

【讲解】前面38条是**“太阳中风，脉浮紧”**，这里39条**“伤寒脉浮缓”**，可以看作是交叉立论，前后互文。

对于这一条有两种解读：第一种是因为感邪轻重不同，正邪交争反应性不一样，反应激烈的就会疼痛，反应不剧烈的可能就不痛而重，乍有轻时；第二种是认为与湿邪有关，刘渡舟教授也提出是风夹湿，身不痛但重与湿邪郁阻、阳气不通有关，大青龙汤也可以治疗风湿在表。

文中特别提出**“无少阴证，大青龙汤发之”**，提示本证要与少阴病相鉴别，因为在少阴病中也可以出现烦躁、身重的症状。少阴病有阳虚烦躁证，如**“昼日烦躁不得眠，夜而安静”**的干姜附子汤证、烦躁不分昼夜的茯苓四逆汤证。烦躁有阴烦、阳烦之分，少阴病的烦躁是因为弱阳与邪气抗争，弱阳争而不胜之时，病人就会感觉烦躁，也是想调动一下自己体内的能量，但是调动不起来，所以这种烦躁属虚，是阴烦，多见于休克前期、糖尿病酮症酸中毒等病情危重的时候。少阴病的烦躁是虚阳浮越，所以病人还有一派阳虚的表现，而大青龙汤证是寒包火，烦躁是内里边有热的表现。

少阴病也会出现身重，在阳虚不能气化津液而致水饮泛滥的真武汤证中，病人就会感觉到身重，阳气有升清的作用，身重也跟阳虚有关，阳气充沛的人走路非常轻巧，而正气不足之人走路常会拖拉，好似承受不了自身本体的重量。大青龙汤证的身重特点是**“乍有轻时”**，因为它是实证，能够正邪交争，而少阴病是虚证，正气争而不胜，所以少阴病的身重常是不能缓解的。因此张仲景特别用**“无少阴证者”**这个否定句来做排除诊断，提醒我们临床时遇见这样的病人要考虑有没有少阴病的存在。**“大青龙汤发之”**，没有说“主之”，因为大青龙汤证是阳郁在内，阳郁发之，用发汗的方法。

张锡纯在《医学衷中参西录》中记载了一个烦躁的医案，病人冬日患伤寒，胸中异常烦躁，前医用麻黄汤，但分毫无汗，且病人特别烦躁，甚至觉得房子太小了，容纳不了自己，脉洪滑而浮，张锡纯用了大青龙汤加天花粉，药后周身汗出如洗，病症一下子就消失了。《金匮要略》也有讲大青龙汤，用于治疗溢饮，刘渡舟教授就有以大青龙汤治疗溢饮的医案，大家有兴趣可以自行查阅。

我们医院原来有个叫退热宁的院内制剂，效果很好，核心方就是大青龙汤。我们教研室的研究生专门做过一些实验研究，发现这个方不论在调节免疫方面，抗病毒方面，还是在退热方面，与西药相比都有一定优势。

我门诊上有个女性病人，有一次带她儿子来看病，高热，其实来看病的时候热已经退了。因为我前两天没在门诊，她就用原来开给她的方抓了药给她儿子吃。我当时就批评了她，年龄不同，性别不同，药怎么可以乱用？而我上次给她开的方，就正好是一个完整的大青龙汤，幸好她儿子体质比较壮实，否则很有可能发汗过度，发生变证。当然另一方面也说明了这张方退热效果非常好。

小青龙汤证

【原文】伤寒表不解，心下有水气，干呕发热而咳，或渴，或利，或噎，或小便不利、少腹满，或喘者，小青龙汤主之。[40]

麻黄去节　芍药　细辛　干姜　甘草炙　桂枝各三两，去皮　五味子半升　半夏半升，洗

上八味，以水一斗，先煮麻黄，减二升，去上沫，内诸药，煮取三升，去滓，温服一升。若渴，去半夏，加栝楼根三两；若微利，去麻黄，加荛花，如一鸡子，熬令赤色；若噎者，去麻黄，加附子一枚，炮；若小便不利，少腹满者，去麻黄，加茯苓四两；若喘，去麻黄，加杏仁半升，去皮尖。且荛花不治利，麻黄主喘，今此语反之，疑非仲景意。臣亿等谨按：小青龙汤，大要治水。又按《本草》，荛花下十二水，若水去，利则止也。又按《千金》，形肿者应内麻黄，乃内杏仁者，以麻黄发其阳故也。以此证之，岂非仲景意也。

伤寒，心下有水气，咳而微喘，发热不渴。服汤已渴者，此寒去欲解也。小青龙汤主之。[41]

【讲解】大青龙汤证是讲寒包火，小青龙汤证可以理解为寒包水。“水火者，阴阳之征兆也”，《伤寒论》里很多地方都体现了对立统一的规律，有阴就有阳，有中风就有伤寒，有葛根汤证就有桂枝加葛根汤证，有寒包火就有寒包水。

“伤寒表不解，心下有水气”，既是讲病因，也反映了病证特点。**“伤寒表不解”**清楚地说明了在表有寒，“心下有水气”说明在内有水饮之邪，水气即水饮之邪。所以整句反映了外寒内饮的病因病机。

这个饮是从哪来的？素有停饮！

昨天有个同学找我开药，咳嗽五六年，看了很多医生效果都不好。追问病史发现，她在6年前冬天去峨眉山，天很冷，受了凉，下山又出了一身汗，于是就开始咳嗽，当时身边带了川贝枇杷膏，就吃了几口，从此咳嗽就不断了，之后每年都要发作几个月。并且有哮喘的家族史。其他症状还有怕冷、手脚冰凉、不喜喝水、大便烂、胸闷，有咳有喘，痰以稀白为主，时而夹点黄或夹点绿色的，现在又正值经期。像这种体质，刚发病就马上止咳会把寒邪敛在里面，把水饮停在里边，所以川贝枇杷膏用的不对。后来每年发作，刚发作就吃点消炎药，越吃病根就越留在里边。如果她当时体质比较好，正常的话可能通过感冒发热发出来，也就不会留下这种后患。这种素有水饮，就是“心下有水气”。

症状表现是**“干呕发热而咳”**，有呕、有咳、有热，咳嗽是主症，发热提示正邪交争，提示有表证，咳嗽、呕吐是肺胃气逆，与水饮有关，是水寒射肺或水气犯胃引起的肺胃功能失调。

接着讲了很多或然症：**“或渴，或利，或噎，或小便不利、少腹满，或喘”**。小青龙汤证本是寒证，病人一般是不渴的，这里**“或渴”**的病机并不是津液不足，而是气化功能失常，气不化津，津不上承，因而出现口渴，这种口渴是不欲饮或者喜热饮，而且舌头上有很多津液，表现为水滑苔。**“或利”**，是由于水邪偏渗于大肠所导致。**“或噎”**，是水饮阻滞咽喉部气机而出现堵塞感。**“或小便不利、少腹满”**，是水气内停影响了膀胱气化，所以小便量少，水液聚于下焦而出现少腹满；由于肺主治节，为水之上源，肺通调水道功能失常，也会出现小便不利。**“或喘”**，喘和咳表现虽然有别，但常常一起出现，喘的病机也是肺气上逆。或然症是可以出现也可以不出现，可以多出现也可以少出现，出现什么样的症状，与水饮之邪影响的部位有关。

“小青龙汤主之”，这种外寒内饮的病证，非小青龙汤莫属。小青龙汤可以散寒温阳化饮，其中走表的药物有麻黄、桂枝，其中又有芍药，桂芍相配调营卫，所以也可以说蕴含了桂枝汤；走里的药物有细辛、干姜、五味子、半夏。相对来讲，走里的药物比较多一些，所以小青龙汤是治疗外寒内饮而以治内饮、寒饮为主的方剂，对于有表证的内饮，小青龙汤非常对证，对于没有表证的内饮有时候也可以使用。

小青龙汤的运用，最关键的是要辨为内饮才能用，这一点从病人痰的性状上可以辨出来。一般痰质稀、色白者往往是寒证多，而痰质稠、色黄绿是热证的表现。所以小青龙汤证的病人往往是有大量的泡沫样痰，清稀而落地成水，我们常常见到一些老慢支、肺气肿的病人就会吐很多痰，但吐到痰盂里面看起来像水一样，这就是寒饮。

刘渡舟教授结合临床提出饮邪的望诊特点，比如病人眼睑红肿的就是有水气，有些长期咳喘的病人眼睛是红肿的，刘老的《伤寒临证指要》中还提出水色、水斑，大家可以看看这本书，里面讲得非常详细。面色黧黑的叫水色，慢性支气管炎、肺气肿到了疾病后期很多病人的面色都是黑的。有些人脸上长的斑是水斑，与水饮、水气不化有关，比如老年斑，有许多就与水饮有关。像这些水色、水斑，往往要用温阳利水的方法来治疗。

我有个老病人，很大年龄结婚，生了个宝贝儿子，非常开心。这个小孩才几个月的时候生病，住院四五天，发热不退，就抱过来给我看，从症状上来看非常符合小青龙汤证，于是开了 1 剂小青龙汤，每味药都是在 1g 左右，1 剂药就退热了。所以小青龙汤的效果是真的非常好。

抓痰饮很重要，泡沫样、水样痰往往都是寒饮，对于有寒无汗的，我可以用小青龙汤全方，如果只出现泡沫水样痰，表寒症状不明显的，我常常只用中间四味药——干姜、细辛、半夏、五味子。尤其是久咳的，用了很多抗生素还不好的，痰是清稀泡沫样的，把这几味药加上去，疗效非常好。

山西的一位老师讲给我一个病例，她的儿子三四岁，在喝完凉饮料以后躺在公园的石凳上睡着了，当天晚上就开始发热，《内经》说“形寒饮冷则伤肺”。这个就是典型的外寒内饮，而一般医生见到发热就用抗生素，结果越治越郁，打吊针很久都没有好，吊针本身也是寒凉之品，用得不妥就是水饮之邪。最后也是用小青龙汤1剂，热退。

李可老中医在我们第八期经方班中讲甲型HIN1禽流感的中医药防治，认为HIN1禽流感属于寒疫，提出用小青龙汤作为主打方，东莞的一所医院按照李可的思路实施，并且跟磷酸奥司他韦（达菲）做了对照，结果中药的效果非常好，可以完全不用服西药，大家可以去查阅相关的文章报道。

关于细辛的问题我们也谈一下，张仲景用细辛三两，即45g，而我们现在常讲“细辛不过钱”，其实“细辛不过钱”是《本草纲目》和《本草别说》提出的，这主要针对的是散剂，如果细辛用于汤剂，过钱应该是没问题的，我也常用10g这样的剂量，我们病房的老师也经常用到10g，没有发生过问题。张仲景这里用到45g，我看李可老中医开的方也常是45g。听说有的医院中医科用麻黄细辛附子汤治疗病态窦房结综合征，其中的细辛一般就用10～30g，效果很好。当然，因为现代研究已经确定细辛内含有黄樟醚，长期应用会致癌，所以一定要中病即止。另外还要注意的是，寒包水的病人到了恢复期，不能单纯治肺，还要治脾、治肾，寒饮形成的根本原因还在于脾不运化，或肾阳不足、气不化水。

41条做了补充。**“心下有水气”**还是指宿饮。**“咳而微喘，发热不渴”**，咳喘的症状与40条类似，但前条讲**“或渴”**，这里提出了口不渴，是因为水寒之邪属阴邪，未伤津液的情况下病人不口渴。但是**“服汤已渴者”**是个好现象，服药后由不渴变成口渴，是药物反应，是温化之余津液一时不能敷布造成的，但这种口渴一般时间很短暂，因**“此寒去欲解也”**。所以服小青龙汤后，病人可以出现口渴，也可以不渴，渴是因为阴邪内阻、气不化津、津不上承，不渴是因为津液未伤。临床上服用温药后病人出现口渴或喉咙干，我们需要注意观察是不是属正常反应。

大、小青龙汤证都是非常重要的汤证，这两个证候虽然都是表里同病，都有外寒，但里证不一样，一个寒包火、外寒内热，一个寒包水、外寒内饮。大青龙汤证以外寒为主，寒闭太甚，所以辨证要点在**“不汗出而烦**

躁”，重在解表，麻黄用至六两；小青龙汤证以里饮为主，重点是温化在内的寒饮，还要兼以开表。

桂枝加厚朴杏子汤证和小青龙汤证都有咳喘，但一个是中风，一个是伤寒，体质有别，病情有别。其病机都肺寒气逆，但小青龙汤证有水饮犯肺，需要化饮，而桂枝加厚朴杏子汤证只需要降肺气就可以了。

（三）表郁轻证

前面讲了太阳病本证里面中风表虚和伤寒表实两个系列，张仲景的方证中经常体现两点论，有阴就有阳，有水就有火，那么有没有一种中间状态呢？表郁轻证就可以看成是这样的状态。

表郁轻证的出现是由于病久邪微，外感病时间长了，邪气不太盛，但病人仍然无汗。这种情况的治疗需要发汗，但用麻黄汤显得太过，用桂枝汤又不及，所以采取折中的方法，把桂枝汤和麻黄汤合在一起，桂麻各半汤、桂二麻一汤，取小汗、微汗。

我们可以用一个三角形的图来表示桂枝汤证、麻黄汤证、大青龙汤证之间以及本节三个汤证之间的关系。桂枝汤证是邪轻而体质相对较弱，麻黄汤证是体质相对比较强、腠理致密的，大青龙汤证是病人体质比较强，邪也比较重，而且大青龙汤是寒包火，是在由寒逐渐化热的过程中。表郁轻证中桂麻各半汤证、桂二麻一汤证可以理解为桂枝汤证与麻黄汤证之间的证型。桂二越婢一汤证可以看成是桂枝汤证兼有化热，但化热程度比较轻的状态。

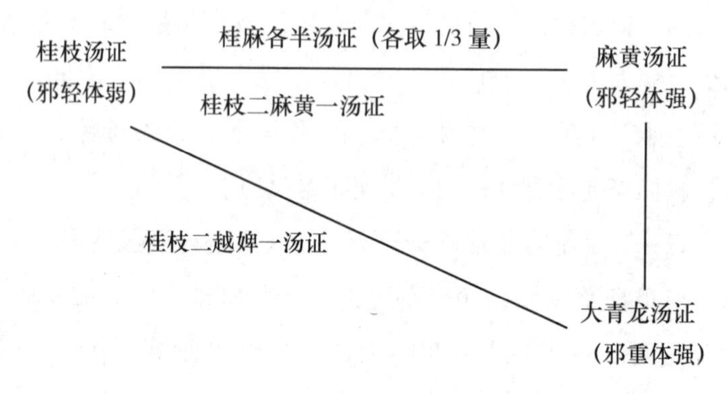

1. 桂枝麻黄各半汤证

【原文】太阳病，得之八九日，如疟状，发热恶寒，热多寒少，其人不呕，清便欲自可，一日二三度发。脉微缓者，为欲愈也；脉微而恶寒者，此阴阳俱虚，不可更发汗、更下、更吐也；面色反有热色者，未欲解也，以其不能得小汗出，身必痒，宜桂枝麻黄各半汤。[23]

桂枝一两十六铢，去皮　芍药　生姜切　甘草炙　麻黄各一两，去节　大枣四枚，擘　杏仁二十四枚，汤浸，去皮尖及两仁者

上七味，以水五升，先煮麻黄一二沸，去上沫，内诸药，煮取一升八合，去滓，温服六合。本云，桂枝汤三合，麻黄汤三合，并为六合，顿服。将息如上法。臣亿等谨按，桂枝汤方，桂枝、芍药、生姜各三两，甘草二两，大枣十二枚。麻黄汤方，麻黄三两，桂枝二两，甘草一两，杏仁七十个。今以算法约之，二汤各取三分之一，即得桂枝一两十六铢，芍药、生姜、甘草各一两，大枣四枚，杏仁二十三个零三分枚之一，收之得二十四个，合方。详此方乃三分之一，非各半也，宜云合半汤。

【讲解】23条比较长，讲的是太阳病日久不愈的三种转归，但其核心还是在讨论表郁轻证，即桂麻各半汤证。

“太阳病，得之八九日”，太阳病的自愈期一般是7天，超过7天就说明病程比较长了。**“如疟状”**不是说得了疟疾，而是说这个病的表现有恶寒发热定时而发的特点，像疟疾而非疟疾。**“一日二三度发”**，其发热是一天发作两三次。太阳病本证的热型是发热、恶寒同时并见，既觉得冷又觉得热，加衣服觉得热，但又怕冷要穿很多衣服，一方面体温高，一方面又怕冷，而且这种感觉是持续的，表邪不消除，这种感觉就会持续存在。而这里的发热恶寒是**“热多寒少”**，而且发作有间歇性，这种症状有时候可以消除，有时候又发作。由此可以看出桂麻各半汤证的特点是病程比较长，邪气不盛，而正气也没有完全恢复，有间歇性发热恶寒的症状，且热多寒少，

以热为主。

既然病程较长，就需要看有没有发生传变。这里**“其人不呕”**说明病尚未传少阳。**“清便欲自可”**，“清”是动词，这里引申为大小便，“欲自可”是还属于正常的意思，大小便还正常，说明疾病也没有传到阳明。

接下来就讲了**三种转归**。

第一种是**“脉微缓者，为欲愈也”**。注意这里“脉微缓”中的“微”不是指微脉，而是修饰缓脉的形容词，是指微微地摸到缓脉。脉证应该是要相吻合的，实证应见实脉，虚证应见虚脉，现在病程比较长、病症不太明显，病人的脉不浮紧而偏缓，说明预后比较好，是邪退正气将复的好现象，所以说“为欲解也”。

第二种是**“脉微而恶寒者，此阴阳俱虚，不可更发汗、更下、更吐也”**。这里的“微”就是指微脉了，少阴病提纲证说是“少阴之为病，脉微细，但欲寐也”，所以脉微提示里阳的不足。“恶寒”提示表阳的不足，所以这是个表里俱虚的病证。“此阴阳俱虚，不可更发汗、更下、更吐也”，因为表里俱虚，预后不好，正气不足以抗邪，所以此时要扶正祛邪，单纯的汗、吐、下等祛邪方法不能再用。

第三种是**“面色反有热色者”**。“热色”代表红色，病程较长，邪郁日久，不得宣泄，成为表郁轻证。临床上这种病人常会出现面红、身痒，当然同时也会有“如疟状，发热恶寒，热多寒少……一日二三度发”的状况。

治疗上**“宜桂枝麻黄各半汤”**，我们叫它**“小发汗”**。这个方是各取桂枝汤、麻黄汤剂量的三分之一，方中桂麻相配，尽管是小汗、微汗，但不需要啜粥、温覆。临床上这条方除了用于病久邪微，如感冒后期余邪未净，也可以用于治疗一些皮肤病，有一些病人皮肤瘙痒但没有汗出，属于寒闭但有热象的情况，这种瘙痒应该也是外在的风邪引起的，而内在的阳气怫郁不能发泄，表散开了，邪有出路，阳气也就不郁了。

2. 桂枝二麻黄一汤证

【原文】服桂枝汤，大汗出，脉洪大者，与桂枝汤如前法。若形似疟，一日再发者，汗出必解，宜桂枝二麻黄一汤。[25]

桂枝一两十七铢，去皮　芍药一两六铢　麻黄十六铢，去节　生姜一两六铢，切　杏仁十六个，去皮尖　甘草一两二铢，炙　大枣五枚，擘

上七味，以水五升，先煮麻黄一二沸，去上沫，内诸药，煮取二升，去滓，温服一升，日再服。本云，桂枝汤二分，麻黄汤一分，合为二升，分再服。今合为一方，将息如前法。臣亿等谨按，桂枝汤方，桂枝、芍药、生姜各三两，甘草二两，大枣十二枚。麻黄汤方，麻黄三两，桂枝二两，甘草一两，杏仁七十个。今以算法约之，桂枝汤取十二分之五，即得桂枝、芍药、生姜各一两六铢，甘草二十铢，大枣五枚。麻黄汤取九分之二，即得麻黄十六铢，桂枝十铢三分铢之二，收之得十一铢，甘草五铢三分铢之一，收之得六铢，杏仁十五个九分枚之四，收之得十六个。二汤所取相合，即共得桂枝一两十七铢，麻黄十六铢，生姜、芍药各一两六铢，甘草一两二铢，大枣五枚，杏仁十六个，合方。

【讲解】桂二麻一汤证也是表郁轻证，但症状要比桂麻各半汤证轻。原文第25条可以分作两段，分别讲了**服桂枝汤后的两种情况**。

第一种情况是“**大汗出，脉洪大者，与桂枝汤如前法**”。桂枝汤证的病人本有汗出，脉象多样，有浮弱脉、浮缓脉、浮数脉，在这里出现了洪大脉，我们常说阳明四大症是大热、大汗、大烦渴、脉洪大，那么这里的洪大脉是转阳明了吗？其实这里的洪大脉是由于病人喝了桂枝汤以后正邪剧烈交争、气血壅盛而出现的一过性脉象，不是持续的。脉洪大、大汗出是治疗后出现的结果，而没有大烦渴等化热损伤气阴的其他阳明证候，所以不是阳明病，仍然用桂枝汤。“**前法**”就是指桂枝汤调服法的156个字，是特别对桂枝汤在此处的运用作了补充。

第二种情况是“**若形似疟，一日再发者，汗出必解，宜桂枝二麻黄一汤**”。前面第23条桂麻各半汤证讲“一日二三度发”，即一天发作两三次，这里“一日再发”是一天发作两次，相比之下，现在这个证候的程度要轻了。当然其他脉证也要相对来看，应该比桂麻各半汤证的病情更加轻微，

这个病人应该也是无汗的，需要发汗，所以用桂二麻一汤微发其汗。

桂枝二麻黄一汤的剂量非常小，是取桂枝汤的十二分之五，合麻黄汤的九分之二，桂枝汤和麻黄汤的比例是15∶8，约为2∶1。前面桂麻各半汤称作小发汗，这里就可以称作微发汗。

3. 桂枝二越婢一汤证

【原文】太阳病，发热恶寒，热多寒少，脉微弱者，此无阳也，不可发汗。宜桂枝二越婢一汤。［27］

桂枝去皮　芍药　麻黄　甘草各十八铢，炙　大枣四枚，擘　生姜一两二铢，切　石膏二十四铢，碎，绵裹

上七味，以水五升，煮麻黄一二沸，去上沫，内诸药，煮取二升，去滓，温服一升。本云，当裁为越婢汤、桂枝汤合之，饮一升。今合为一方，桂枝汤二分，越婢汤一分。臣亿等谨按，桂枝汤方，桂枝、芍药、生姜各三两，甘草二两，大枣十二枚。越婢汤方，麻黄二两，生姜三两，甘草二两，石膏半斤，大枣十五枚。今以算法约之，桂枝汤取四分之一，即得桂枝、芍药、生姜各十八铢，甘草十二铢，大枣三枚。越婢汤取八分之一，即得麻黄十八铢，生姜九铢，甘草六铢，石膏二十四铢，大枣一枚八分之七，弃之。二汤所取相合，即共得桂枝、芍药、甘草、麻黄各十八铢，生姜一两三铢，石膏二十四铢，大枣四枚，合方。旧云，桂枝三，今取四分之一，即当云桂枝二也。越婢汤方，见仲景杂方中，《外台秘要》一云起脾汤。

【讲解】本条仍是讲表郁轻证，病机与前两者有所区别。桂枝二越婢一汤证的病机是寒包火，但程度比较轻，为表郁内热轻证。

“太阳病，发热恶寒，热多寒少”与前面讲的表郁轻证的热型一样，但这里没有强调一天发作多少次，所以重点不在表邪的轻重。我们以方测证，既然桂二越婢一汤的组成中有石膏，说明这个证候应该是有内热的，但程度比较轻，所以由此可以补充心烦、口渴等症状，脉象可以出现浮大或浮洪脉，舌象可以是舌边尖有点红。病机为寒包火，表寒里热，治疗应该解

表兼清里。**“宜桂枝二越婢一汤”**为倒装文法，应该紧接着“热多寒少”。

“脉微弱者，此无阳也，不可发汗”是讲这个证候的治疗禁忌，虽然病久邪微，症状较轻，毕竟微汗、小汗仍是汗法，仍然是桂麻相配，对于脉微弱这种阳气不足的人是不适宜的，阳虚之人不能单纯用发汗法。

越婢汤是《金匮要略》中的方，组成有麻黄、石膏、生姜、大枣、炙甘草。因为有麻黄，可以发越阳气，但同时用了石膏清里热，与麻黄相配，就变成了发越郁热，与大青龙汤有相似之处。越婢汤加上桂枝、芍药就成了桂二越婢一汤，桂麻相配使解表力量更强一些，再加姜、枣、草养胃气，扶正力量也要强一些。本证与大青龙汤证都是外寒内热，但轻重有别。

我们学习《伤寒论》，初期阶段是理法方药，书中怎么说你就怎么做。第二个阶段是要跳出来，要读到字里行间，没写的东西也要读出来，善于在无字之处拓展，这个要求很高，一定要有大量的临床实践做基础。在临床上单一病机或汤证的案例比较少见，所以更要强调活用经方，表郁轻证这几条除了体现微汗、小汗的发汗程度的差别，更重要的是给了我们一个很好的方法、思路，就是合方的运用。

23、25、27 条都是表郁轻证，但桂麻各半汤证的表郁较重，桂二麻一汤表郁比较轻，而桂二越婢一汤在表郁的基础上还有一点郁热。其共同症状是发热恶寒、热多寒少，但发生的次数有轻有重，有二三度发的，有一天发两次的，还有兼烦热的。治疗上都要桂麻相配辛温微汗，但根据剂量比例的不同，有小汗、微汗以及在微汗的基础上兼以清热三种治法。

小结：汗法是太阳病本证的主要治法，但根据感邪轻重的不同，病人体质、病程不同，汗法有层次的区别。桂枝汤称作**“取汗”**，因为它一定要啜热粥、盖被子才发汗，但桂枝汤的发汗是有条件的，否则不但不发汗，还可以止汗。桂麻各半汤称作**“小汗”**，是桂枝汤、麻黄汤各取 1/3，用于治疗表郁轻证，发汗力度不及麻黄汤。桂二麻一汤证称作**“微汗”**，剂量更轻微，发汗力度更小。麻黄汤则是**“峻汗”**，有桂麻相配，而且麻黄用到三两。大青龙汤重用麻黄，发汗力度最大，但同时清里热。桂二越婢一汤，发汗之力更轻，清里热之力亦轻，所治为外寒内热之轻证者。

二、太阳病里证

太阳病本证除了表证，还有里证，主要是指邪在太阳之腑，也包括了一些下焦的病变，包括蓄水证和蓄血证。蓄水证是表邪不解，循经入腑，影响到膀胱的气化。蓄血证是表邪循经传入下焦血分，热与血结。

（一）蓄水证

五苓散证

【原文】太阳病，发汗后，大汗出，胃中干，烦躁不得眠，欲得饮水者，少少与饮之，令胃气和则愈。若脉浮，小便不利，微热消渴者，五苓散主之。[71]

猪苓十八铢，去皮　泽泻一两六铢　白术十八铢　茯苓十八铢　桂枝半两，去皮

上五味，捣为散，以白饮和服方寸匕，日三服。多饮暖水，汗出愈。如法将息。

发汗已，脉浮数，烦渴者，五苓散主之。[72]

中风发热，六七日不解而烦，有表里证，渴欲饮水，水入则吐者，名曰水逆，五苓散主之。[74]

伤寒汗出而渴者，五苓散主之；不渴者，茯苓甘草汤主之。[73]

茯苓二两　桂枝二两，去皮　甘草一两，炙　生姜三两，切

上四味，以水四升，煮取二升，去滓，分温三服。

太阳病，小便利者，以饮水多，必心下悸；小便少者，必苦里急也。[127]

【讲解】71条讲的是发汗后胃中津液不足的病证和太阳蓄水的证治，采取了对比的手法，两者都有口渴，其中含有鉴别诊断的意味，其重点讨

论仍然是在太阳蓄水证，前面的内容是为了突出后面的内容，这种文法叫作**以宾定主**。

所谓**“胃中干”**，就是口干，是南阳人表达口干的一个词语，这应该是他们的方言特点，当然从病机上来理解，就是胃中的津液不足，当然会口干。太阳病的发汗是有讲究的，“遍身漐漐微似有汗者益佳，不可令如水流漓”，所以这里的大汗出是不恰当的发汗方式，发汗太过，损伤胃中津液，病人出现口干，胃不和则卧不安，所以表现为烦躁不得眠。内有不足，则外有所求，故内有胃津不足，自然就会出现**“欲得饮水”**的症状。反过来，出现欲饮水的症状，也说明了其内在津液的不足。这时的处理方法是**“少少与饮之”**，关键是要理解为什么要“少少”，也就是说不能暴饮，暴饮伤胃，可能导致我们现在所讲的急性胃扩张，所以要少量多次地喝水，给脾胃消化吸收的时间，不能超过脾胃的负荷。这其实也体现了张仲景重视脾胃的思想，不能超过胃的承受限度。**“令胃气和则愈”**，所谓“和”，也就是不偏不倚，不能让胃气功能受到损伤。

胃中津液不足会口干口渴，五苓散证也有口渴。原文中所说是**“消渴”**，消渴在这里只是一个症状，指渴欲饮水而饮不解渴的症状，与内科学中讲的消渴病不同。**“脉浮”“微热”**说明太阳表证还在。小便不利，是由于表邪入里影响到膀胱气化，人体内津液的代谢与膀胱气化有关，《内经》中讲津液的代谢：“饮入于胃，游溢精气，上输于脾，脾气散精，上归于肺，通调水道，下输膀胱。”三焦即水道，主决渎，膀胱藏津液，司气化。膀胱的气化功能不足，不能蒸腾津液上承，所以有口渴的症状，但一方面体内又有很多水液代谢不了，所以舌象经常呈现水滑苔。膀胱气化功能的失常除了与外邪有关以外，有些还跟本身的肾阳不足有关。但在这里所讨论的重点在于表，由表邪传里而来。

这里的口渴并不是由于阴虚，所以治疗上不能够养阴，而应该利水，水一利，气化恢复，津液蒸腾，病人的口渴自然就能消除。所以治疗上张仲景用了五苓散，温阳化气利水，同时也能够解表，因为里面用到桂枝。

从其用量来看，泽泻是一两六铢，茯苓、猪苓、白术都是十八铢，桂枝半两，比例是5∶3∶2，现在研究发现这个比例是最有效的，而且对正常的动物没效，只对于五苓散证的动物模型才能显现出效果。

其服法也比较特别，五苓散为散剂，容易黏在喉咙，所以用白饮和服，白饮就是白米汤，也有人说是北方的面汤，两者都有一定的黏性，便于把散剂喝下去，同时还能够顾护脾胃。服后**“多饮暖水，汗出愈”**，说明这个方有一定开表发汗的作用。

72条**相对比较简单，是对太阳蓄水证之脉证的补充**。脉浮数与上一条的脉浮、微热相应。烦渴，不仅有口渴、消渴，还有心烦，是由机体缺水导致的烦躁，我们可以几天不吃饭，但绝不能几天不喝水，缺水是会让人产生烦躁的。其病机与上条一样，膀胱不能气化，水饮内停。

74条**讲的是蓄水重症**。“水逆”这个词要掌握，是水饮停蓄膀胱，气不化津导致的口渴饮水，饮入即吐，是蓄水的重证。既然病在膀胱，为什么会引起呕吐？这就体现了整体观，病在膀胱，水气不化，影响到中焦，出现水痞，出现胃气上逆，仍然是跟水有关系。

我们病房曾经收过一个江西来的病人，7月份，正准备高考，得了急性胰腺炎，抢救过来以后，恢复得很不好，不停地呕吐，后来通过介绍来到我们病房。我们去会诊的时候，这个病人仍然在不停地呕吐，问诊发现他还有小便不通畅，量比较少，口渴的症状，舌苔水滑。我们考虑就是一个水逆证，于是用了五苓散，前后大概治疗1周，病人症状完全消失，所有检查指标恢复正常。

还有一个病人，女性，1型糖尿病，行人工流产术后，在车上吹了风，然后不停地吐，引起了酮症酸中毒，在西医院里抢救，但是呕吐怎么也止不住，最后来到我们病房。我们查房的时候看到，她每讲一句话就吐一口，不停地吐，旁边放的盆子里都是清水，病人什么也吃不下，只能打吊针，每天打很多瓶，通过问诊发现她也是小便不利，所以我也用了五苓散。用五苓散止呕，表面上两者好像没有联系，但其实二者病机上是有关联的，这是中医整体观的体现。

73条**讲了茯苓甘草汤证**，茯苓甘草汤又叫苓桂甘姜汤，茯苓、桂枝、甘草、生姜，治疗胃虚停水，这个病的水不在膀胱下焦，而是在胃脘，所以病人不会口渴，因为膀胱气化正常。而五苓散证是有渴的，**口渴与否，就是二者的鉴别点**。两个汤证病机都有水，一个在下焦，有膀胱气化的问题，所以渴，当然肯定还伴有小便不利；一个是在中焦，膀胱气化正常，小便没问题，也没有口渴。前面71条的胃中津液不足，其处理方法是"少少与饮之"，如果没有遵守这个方法，就可能出现胃虚停水证，所以这条可以看作是对71条的补充。

苓桂甘姜汤也是温阳化气，但主要治在中焦，方中重用生姜三两来散水气。《伤寒论》里面用生姜有几个功效：①是养胃，姜、枣、草相配；②是升津达表，如桂枝新加汤中加生姜；③是降逆止呕，生姜配半夏；④化饮，有水饮也经常用到生姜，除了本方，还有真武汤。《伤寒论》中有苓桂三方，除了这里的苓桂甘姜汤，还有后面要学的苓桂术甘汤、苓桂甘枣汤。苓桂术甘汤治疗脾虚水停，茯苓、白术相配；苓桂甘枣汤治疗欲作奔豚，所以重用大枣以培土制水，防止水气上泛；本方则是重用生姜以散水气，治在胃。虽然只是一味药之差，但涉及的病位，产生的功效都是有差别的，所以我们说《伤寒论》的组方很微妙，一味药之差，就可以产生这么大的差别。

最后是127**条，通过小便利与不利来辨析水在中焦还是下焦**。水停中焦，则小便是正常的，但是有心悸，"心下悸"是由于水气凌心，这其实就是刚才讲的茯苓甘草汤证，如果小便少，苦里急，就是五苓散证。"小便少"即小便不利，"苦里急"是苦于胀闷不舒，指下腹部感觉到胀闷，触摸还有点抵抗感，这也是补充了五苓散证的局部症状表现。

现在很多病证与小便不利、水湿内停有关，五苓散的主要功能就是作用于膀胱，通过利小便把沟渠打通，让水邪有出路，所以五苓散在临床上运用非常广泛。小便不利不仅指小便排泄不畅，也可以扩展到尿失禁、遗尿等症。严格地讲，尿失禁、遗尿与小便不利应该是不一样的概念，但其核心病机都跟膀胱不能气化有关。有时膀胱括约肌不是整齐地收缩和松弛，而是表现为局部的，有气化功能但不整齐，所以小便排不干净，如糖尿病神经源性膀胱，支配膀胱的神经功能障碍，导致病人排尿很长时间，经常排不干净，出现尿潴留、尿路感染，这时五苓散是一个常用的方。

还有人把五苓散拓展到用于治疗代谢综合征，包括用于治疗肥胖症，通过利水，温阳化气，来改善机体代谢功能。有一次我参加一个研究生的开题，其题目就是五苓散治疗代谢综合征的研究，这类病人中，有很多是属于脾虚、痰湿体质的，临床上有的病人说喝水都会长胖就属于这种，这的确是跟膀胱气化有关。利水就可以消除多余的痰湿，所以有一定的作用。我们治疗的糖尿病病人，合并尿路感染的非常多，很多用抗生素刚开始有效，后来就没效了，用五苓散可以取得很好的效果。

治疗汗证我们有很多思路和方法，五苓散也是其中之一。有人会问：五苓散不是利小便的吗？怎么可以用来治疗汗证？因为有些汗证是由于津液敷布不正常所导致的，津液没有去它该去的地方，而不该去的地方又留存了很多。有时候这种现象的出现与空调的广泛使用有关，空调使人毛窍闭塞，体内的阳热没有出路，就在人体某些局部发达的汗腺代偿性出汗，有些手汗可能就是这样形成的，这与环境有关，是机体长期适应环境自我调节所形成的。用五苓散可以使水液从小便而走，那么经过汗腺的水液就会减少。当然如果是阳热盛的汗证，就不能用五苓散了，可以用后面的承气汤、白虎汤、白虎加参汤一类的方剂治疗。

（二）蓄血证

蓄水证的病位在太阳膀胱，但蓄血证不一定仅在膀胱，它还可以包括下消化道出血、女性功能失调性子宫出血、外科出血等，即只要瘀血在下焦，都属蓄血的范畴。蓄血病在血分，蓄水病在气分，病邪入腑可以影响到膀胱气化，也可以入下焦血分，引起瘀热互结。蓄血证包括了蓄血比较轻、病情比较缓的桃核承气汤证，和病势比较急、病情比较重的抵当汤、抵当丸证。

1. 桃核承气汤证

【原文】太阳病不解，热结膀胱，其人如狂，血自下，下者愈。其外不解者，尚未可攻，当先解其外；外解已，但少腹急结者，乃可攻之，宜桃核承气汤。[106]

桃仁五十个，去皮尖　大黄四两　桂枝二两，去皮　甘草二两，炙　芒硝二两

上五味，以水七升，煮取二升半，去滓，内芒硝，更上火，微沸下火，先食温服五合，日三服，当微利。

【讲解】**“太阳病不解，热结膀胱”**，讲了桃核承气汤证的由来，即是由太阳病表邪循经入里，寒郁化热。这里的膀胱泛指下焦，包括膀胱、大小肠、胞宫，是一个广泛的概念。“热结”是说邪热与瘀血相结。这个瘀血怎么来的？或是邪热致瘀，或是素体旧有瘀血结于下焦。**“如狂”**是指精神意识障碍，但程度尚轻，未至“发狂”的程度。**“少腹急结”**，指自觉下腹部拘急、硬满、急结，甚至应该还有疼痛。煎服法中的**“先食”**，指的是饭前服药，也就是空腹服药，取药力可以直达下焦的意思。

本证为血热初结，并且以热为主，瘀血为次，热重而瘀轻。原文描述的症状特点是有腹部拘急不适甚或出现疼痛和神志症状，为什么会有神志症状？因为心主血脉、心主神明，本病涉及血分，瘀热可以影响到心而出现心神的异常。瘀为有形实邪，所以腹部出现急结硬满的表现。

在原文里边应该补充**“小便不利”**，这是蓄血证与蓄水证的鉴别要点之一。蓄血证与蓄水证的鉴别，一是看精神神志症状的有无，二是看小便利与不利。

“血自下，下之愈”，是这个病证的第一种发展趋势，即自愈的倾向。如果下焦本有出血趋势的病人，就有可能在邪热结于下焦的初期出现出血，而随着血出，热亦能随之而去，邪有出路，病可痊愈。我在临床过程中发现，有些病人在服药之后出现出血的症状或是原有的出血症状加重，结合

本条来探讨，应该意识到这种出血的状况有可能是邪有出路的好现象。比如女性的经期就是一个很好的治疗下焦蓄血证的机会，可以利用经期排血的势头引邪从经血而出，所以我嘱咐我的病人在经期不停服中药，刚开始一两天可能经量特别多，甚至排出来很多瘀血，但是之后会收得很快、很干净、彻底。

“外不解”，即如果这个病还兼有表证，这个时候还是要先表后里，所以说**“尚未可攻，当先解其外”**。**“外解已”**，指有可能表证解除的同时里证也好了，如果表证解除而里证还在，则**“但少腹急结者”**，局部症状还有，这个时候**“乃可攻之”**。体现了鲜明的表里同病的处理层次性。**“宜桃核承气汤”**，用桃核承气汤活血化瘀，泄热下瘀。

桃核承气汤的组成是调胃承气汤加桃仁、桂枝。调胃承气汤重在泄热，再配伍桃仁和桂枝，起活血化瘀的作用。我们前面学过麻黄汤中用桂枝与麻黄相配，起到辛温发汗的作用，桂枝汤中桂枝配芍药起到调和营卫的作用。后面要学的心阳虚证，桂枝配甘草起到温补心阳的作用。桂枝一味，通过配伍以后功效会发生变化，这就是配伍之妙。本条在服用法里强调**“先食”**，即是使药力直达下焦。**“温服五合”**，每次大约服100ml，每天服3次，每次服用量比较小，以缓和攻邪之势。

我们伤寒教研室的特色是经典回归临床，在附属医院主管一个科室，当时我们选择临床主攻方向的时候，就选了糖尿病作为我们教研室临床专科的方向，在我们对糖尿病的研究中，研究得最深入的就是桃核承气汤，后来做成了我院的院内制剂，叫三黄降糖片和降糖三黄片，这两种组成略有差异，一个用的是生大黄，一个用的是熟大黄，但核心处方都是桃核承气汤，并在其基础上进行了加味，首先是加了增液汤，玄参、生地、麦冬，还加了黄芪。

为什么会想到用这条方？首先是2型糖尿病在现代社会的发病率很高，据我们统计大概60%的2型糖尿病病人会出现大便干结的症状，而且血糖升高常因大便干结而加重，用中药通便以后，血糖也随之下降。糖尿病各种并发症的病理基础主要是血管病变，包括大血管病变、微血管病变，如糖尿病性心脏病、糖尿病性脑血管病、糖尿病足、糖尿病肾病、糖尿病性视网膜病变、糖尿病神经系统并发症等都与血管病变有关，从中医理论来看，这些与血管内血液的瘀滞有关。所以我们要在《伤寒论》里面找一首既能够通大便，通腑泄热，又能够活血化瘀的方剂，最合适的就是桃核承气汤。但应用桃核承气汤治疗糖尿病也有缺陷，即它扶正的力度不够，所以加增液汤养阴，加黄芪补气。

我在临床上用这个方，主要抓两个要点，只要具有瘀血证和大便干结，我就会用加味桃核承气汤。瘀血的部位也不仅仅限于下焦，如果病人手脚麻痹，舌有瘀斑，脉象偏涩，不是下焦的症状，同样可以用这首方。

2. 抵当汤证

【原文】太阳病六七日，表证仍在，脉微而沉，反不结胸，其人发狂者，以热在下焦，少腹当硬满，小便自利者，下血乃愈。所以然者，以太阳随经，瘀热在里故也，抵当汤主之。[124]

水蛭熬　虻虫各三十个，去翅足，熬　桃仁二十个，去皮尖　大黄三两，酒洗

上四味，以水五升，煮取三升，去滓，温服一升。不下更服。

太阳病身黄，脉沉结，少腹硬，小便不利者，为无血也。小便自利，其人如狂者，血证谛也，抵当汤主之。[125]

【讲解】与桃核承气汤证相比，抵当汤证病情更重、病势更急，是蓄血重证。

“太阳病六七日，表证仍在”，即本证还是与太阳病有关系，是太阳表邪入里所化之热与旧有的瘀血相结而形成。**“脉微而沉”**，微是修饰沉脉的，脉稍稍有点偏沉，说明病位偏里，尤其可能表现为沉而涩，反映了气血阻滞、血脉不畅。表邪未解向内传变有多种趋势，如果病人素有水饮内停则可以形成水热互结的结胸证，但现在这个病人没有，所以**“反不结胸”**，没有形成结胸证。**“其人发狂者”**，即抵当汤证的症状是发狂，之前桃核承气

汤证是如狂，说明这里的精神神志症状要更加严重，从这一点出发，现在的一些精神疾病常可考虑从蓄血来论治。**“以热在下焦”**，这是一个定位诊断。

“少腹当硬满”是局部的症状，是由于有形之瘀热结聚。腹部按诊也属于切诊的范畴，但今天我们重视的不够，在这方面日本汉方医研究得比较深入，一般偏虚的腹部肌肉是柔软的，偏实的则按之会有抵抗感，有**“硬”**的感觉。**“满”**是病人自己感觉的症状，胀满甚至疼痛。**“小便自利”**，就是说小便正常，这主要是与前面的太阳蓄水证相鉴别。**“下血乃愈”**是讲治法，要用攻下破血逐瘀的方法。

“所以然者，以太阳随经，瘀热在里故也，抵当汤主之”，这是一个倒装文法，“抵当汤主之”应当在上文“下血乃愈”之后。**“所以然者，以太阳随经，瘀热在里故也”**，这句话讲的是蓄血形成的病机，太阳表邪不解，循经而传入下焦，与下焦的瘀血相搏结，所以叫瘀热互结。

从抵当汤的组成来看，虫类药比较多，所以其功能特点是破血逐瘀。有人将这种组成形容为海陆空，即水里游的水蛭，天上飞的虻虫，陆地上的桃仁、大黄，前面两个虫类药都是破血逐瘀的，其作用要比植物药强很多，水蛭今天用得还很多，但虻虫已经非常少见了，很多药房都没有，所以有的医生会用别的药物代替，比如用土鳖虫。大黄既可以泄热，同时也是非常好的活血化瘀药。中国中医科学院翁维良研究员关于活血化瘀药的研究报告中，将活血化瘀药分为强效、作用一般以及较弱者，将大黄在活血化瘀类药中归在最强档。所以大黄在这里重在活血化瘀，兼有泄热的作用。

【鉴别】抵当汤与桃核承气汤相比，抵当汤的活血力度很强，用以治疗瘀热互结，以瘀为重者。而桃核承气汤以泄热为主，祛瘀的作用相对较弱。从治疗病症来看，抵当汤证病重势急，精神上表现为“发狂”，比桃核承气汤证的“如狂”还要严重。所以两条原文可以互相比较学习，他们的瘀热偏重有所不同。

煎服法里的**"熬"**字，不是指我们现在熬药的熬。我们现在所说的熬药，在仲景书中叫作煮，原文中的"熬"是用火焙干的意思。"煎"实际上是浓缩的意思，有汁而干谓之煎。所以煎、煮、熬三种药物处理方法在古代是概念分明的。并且通过熬的过程，也可以达到去翅足的效果。**"煮取三升，温服一升，不下更服"**，说明服药需要谨慎，一步步来，没有产生效果再喝第二升，不能一次性喝光一剂药，也是由于这是一个非常猛的破血逐瘀之剂。

蓄血证和结胸证的鉴别在于：①两者脉象虽然有相似的地方，都是偏沉的脉象，蓄血证的脉象是稍稍有点沉，大结胸证的脉象是脉沉而紧。②症状上：结胸证是水热互结，所以疼痛范围比较大而且比较重，蓄血证的疼痛部位主要在于下焦。两者都是实证，治疗上都强调祛邪为主。

125条中**"谛"**是确诊、确实无误的意思，证据充足，肯定它是血证。本条最有价值的一方面是谈到了发黄的问题。发黄有几种情况，或与湿热有关，或与瘀血有关，这里的发黄属于后者，由于瘀血阻滞，营气不能敷布，所以出现身黄，但眼睛与小便不黄。

我们都知道黄疸与肝有关，黄疸包括肝细胞性黄疸、梗阻性黄疸、溶血性黄疸，在临床上肝细胞性黄疸最常见，中医也认为黄疸与肝胆有关，因胆汁不循常道而泛溢肌肤，但有时也常认为与脾胃有关，中医学认为黄色是土色外泄之征象，故病位在中焦脾胃，所以通过祛除中焦湿热能够达到祛黄的效果，这种治疗方法在《伤寒论》中也有体现，后面阳明病篇湿热发黄证就会提到，在太阴病篇还有寒湿发黄证。但这里特别强调的是与瘀血有关，蓄血发黄。

"脉沉结"不仅提示病位在里，结脉还说明气血的郁滞。**"小便自利"**，说明病位在血分而不在气分，所以小便没问题，而中焦湿热的黄疸多伴有小便不利。**"其人如狂"**，神志症状最为关键，像重症肝炎、肝性脑病的病人，既有黄疸，又有神志症状。

有一次我去查房，冬天很冷。有一个病人穿短裤打赤膊站在那里，被褥全部翻起来，露出下面的木床板，桌子上放把菜刀，还叉着腰站在门口看着我。其实这种情况已经是肝性脑病，我们立即采取抗肝昏迷治疗，病人醒来后已经全然不知道自己做了什么。

所以黄疸的病人如果出现神志的症状，大多是非常危重的。现代医学说抗肝昏迷治疗，中医则是要破血逐瘀，中医治疗重症肝炎特别强调要活血化瘀、活血退黄，北京的关幼波老中医也提出治黄宜治血，血行黄自退。所以张仲景用抵当汤治疗瘀血发黄发狂的理论是具备重要的临床指导价值的。

3. 抵当丸证

【原文】伤寒有热，少腹满，应小便不利，今反利者，为有血也，当下之，不可余药，宜抵当丸。[126]

水蛭二十个，熬　虻虫二十个，去翅足，熬　桃仁二十五个，去皮尖　大黄三两

上四味，捣分四丸，以水一升，煮一丸，取七合服之，晬时当下血，若不下者更服。

【讲解】抵当丸的方药组成与抵当汤一致，只是剂量、剂型有差别，一个是汤，一个丸，汤者荡也，丸者缓也，所以丸剂一般是慢性病或恢复期时使用，由此可以推测它的病势比较缓。

“伤寒有热，少腹满，应小便不利”：对于有发热，少腹满的病人，需要辨是蓄水还是蓄血证，如果伴有小便不利，那就应该是蓄水证。**“今反利者”**：现在发热和少腹满是与小便不利同时出现，那就不在气分，而是在血分了，所以说**“为有血也”**，推测为瘀热互结的蓄血证，因此治疗上**“当下之”**，提出应该用攻下法祛其瘀热。**“不可余药，宜抵当丸”**，此处没有说抵当丸主之，这种表达语气说明了方证的吻合度，也说明了疗效的差别，用“宜”说明还需要斟酌，抵当丸可能是相对最好的选择。

抵当丸的功效也是破血逐瘀，但用量小，除了药物用量减少以外，用法上**“上四味，捣分四丸”**，也体现了用量的减少。虽然是丸药，但不是直

接服用，而是每次用水200ml来煮，丸剂水煮是很有特色的方法，服药的时候连汤带渣一起喝下去，所以叫作**“不可余药”**，“不可余药”还有一种解释是不能用其他的药。由于药量减少，药性弱了很多，所以不会马上就出现下血，而是**“晬时当下血”**，即需要经过一段时间，晬时指周时，即24小时，病人才会出现下血的情况，“当”字也体现了出现下血应该是预料之中的事情。这个病证同样还是一个实证，方里边没有扶正的药物，所以张仲景也谨慎地说**“若不下者更服”**。

同样一个方，一个用丸剂，一个用汤剂，这种“一方二法”的情况，不仅仅出现在抵当丸，还有理中汤、理中丸等。由于剂型的不同，功效也略有差别，对于病势比较急的病证，汤剂效果会比较好，病情比较稳定而且需要长期吃药的，做成丸剂就比较合适。

使用虫类药物的时候还要注意，对于过敏体质的病人一定要小心，他们可能会对异体蛋白过敏，即使像僵蚕、蝉蜕这类现代医学看来有抗过敏功效的药物，也有可能产生过敏反应，所以在使用时要注意询问病人的过敏史。

第三节　太阳病变证

前面讨论了太阳病本证，包括了辨证纲要、表证、里证，之后要讨论的内容是关于太阳病误治失治后产生的变证。这一类病证的内容在太阳病篇占了很大的篇幅，而且也是临床上非常多见的病证，所出现的方药在临床上应用非常普遍，临床指导价值非常大。下面我们先讲变证的辨治纲要，然后涉及具体的方证。

一、辨治纲要

（一）辨证治则

【原文】太阳病三日，已发汗，若吐，若下，若温针，仍不解者，此为坏病，桂枝不中与之也。观其脉证，知犯何逆，随证治之。[16 上]

【讲解】本条很重要，其中最重要的是后面12个字：**“观其脉证，知犯何逆，随证治之**”。

“太阳病三日，已发汗，若吐，若下，若温针，仍不解者”，这个病人很冤枉，被反复的误治了，临床上真的会有病人经过那么多误治？的确经常有病人会说，什么方法都试过了，就是没有效果。

我曾经教过的一个学生，自己也是医生，现在这个病人是她先生，她通过微信给我介绍的病情："30岁，既往体健，体型中等，2个月前自觉颈中部的气管痒，说话的时候想咳嗽，早上起来的时候气管有少量的黏痰，带少许的黄痰，白天基本上没痰，躺下来睡眠的时候没症状，舌质粉红，苔薄白，齿痕多，有小瘀点，大小便正常，服用过麻黄汤加减，麻黄用量10g，因白细胞为$11 \times 10^9/L$，所以静滴了抗生素，服用大量的抗过敏药、激素，大量的止咳类中成药，均无效，气管仍很痒，因用大量药物所以感觉很疲劳，胸部CT检查无异常，病情较长，影响生活，临床常用药无效，请教教授赐方。"具体的病情大家可以慢慢讨论，而这里重点要说明的是，这种情况就是使用了各种方法而病仍不解。

原文中汗、吐、下法都用过了，病却仍没有好，这种情况就属于**"坏病"**。"坏病"也叫变证，指的是因为误治以后导致病情的变化，证型比较错综复杂，难以用六经的证候来命名，已经离开太阳之表，也不在太阳之里，也不属于其他五经的范畴，证型之间没有规律性的联系。刚才我举的这个例子应该也可以称为坏病，经过这么多药物的干扰，尤其是西药的干扰；证型已经不典型，肯定不是简单的一个麻黄汤证。坏病要怎么治疗呢？没有一个标准的方法，但是仲景给出了一个思路**"观其脉证，知犯何逆，随证治之"**，这句话是张仲景辨证论治思想的集中表达。脉指脉象，证指症状，实际就是讲要四诊合参，尽量全面地收集信息，才能对疾病的病位病机把握得比较准确。**"知犯何逆"**，就是在把信息收集起来以后，结合中医基础理论去分析病位、病机、传变、病势。最后才能做到**"随证治之"**，没有绝对的一方一法，要思考采取相应的措施，方证对应最好。不仅仅是太阳病变证，对于其他五经病变证，这句话都有指导意义。

（二）辨寒热真假

【原文】病人身太热，反欲得衣者，热在皮肤，寒在骨髓也；身大寒，反不欲近衣者，寒在皮肤，热在骨髓也。[11]

太阳病，当恶寒发热，今自汗出，反不恶寒发热，关上脉细数者，以医吐之过也。一二日吐之者，腹中饥，口不能食；三四日吐之者，不喜糜粥，欲食冷食，朝食暮吐，以医吐之所致也，此为小逆。[120]

病人脉数，数为热，当消谷引食，而反吐者，此以发汗，令阳气微，膈气虚，脉乃数也。数为客热，不能消谷。以胃中虚冷，故吐也。[122]

【讲解】第11条讲的是寒热真假的诊断，不能够见到发热就认为是热证。**“病人身太热”**，太者大也，即身大热。**“反欲得衣者”**：却很想要盖被子，说明病人的自我感觉是明显怕冷的，由此说明这种热是假象，证的本质是寒，是真寒假热，所以说是**“热在皮肤，寒在骨髓”**。**“身大寒，反不欲近衣”**，病人虽然手脚冰凉，却是不喜欢热，不喜欢穿衣盖被，说明病的本质是热的，是真热假寒，所以说**“寒在皮肤，热在骨髓”**。寒热真假很重要，理论上讲很容易，但到了临床上却真的是很难辨。比如说病人恶寒，要怎么辨？表证可以恶寒，阳虚也可以恶寒，表证不一定都是寒证。比如，有些病人又怕冷、又怕热，上面是热的、下面是寒的，像这种寒是真寒还是假寒？这种热是真热还是假热？到了临床真的非常容易糊涂，所以从这一条出发，要把握一个大原则，就是病人的欲与不欲是本质的表现。

我昨天看的一个病人，38岁，女性，手脚冰凉，就像刚从冰箱里拿出来的一样。我问她自己会不会觉得怕冷，结果是她不仅不怕冷，而且还怕热。舌质非常红，还有黄苔。你们说这是寒还是热呢？不能因为她的手脚冰凉就以为是寒，她自己不怕冷就说明了不是寒证。

高血压病现在很多见，有些病人由于血压很高，面色显得很红，但是有些病人却会说自己很疲倦，很怕冷，手脚凉，脉轻取很明显，重按的话里边很空。这是阳虚阳浮，“水浅不养龙，水寒不藏龙”，阴虚可以火旺，阳虚也可以阳浮，这种浮热就是假热。《伤寒论》少阴寒化证中，白通汤证、通脉四逆汤证，都是阴阳格拒的假热证。我下面表格列举了一些寒热真假的辨别参考，寒热需要通过完整的望闻问切四诊才能判断，而不是只凭一个症状就能作出判断的。

寒热真假辨别参考表

	真寒假热（阴极似阳）	真热假寒（阳极似阴）
望诊	舌淡，苔黑滑润；两颧色红如妆，不红则白中带青；时烦，状若阳证，但精神委顿	舌苔白质糙，或舌绛刺裂；面色虽灰滞，但目张炯炯有神；神情昏昏，状若阴证，但或时烦躁，扬手顿足，谵语
闻诊	语声细微，气息低弱；无秽恶气味，大便不臭	语气高亢，气粗息壮；热气臭秽喷人，大便臭秽
问诊	口不渴，或喜热饮，量不多；身大热反欲得衣，喜近火炉；小便清长，大便自利或便秘；若咽痛，但不红肿	口渴喜冷；身大寒反不欲得衣；小便赤涩，大便燥结，或稀粪旁流，肛门有灼热感
切诊	脉虽浮数，按之无力；或细微欲绝；腹部按之不蒸手，初按似热，久按则不觉热	虽沉有力，浮取紧数，沉取坚实；四肢虽冷，胸腹热而蒸手

我们学校一位老师的母亲，84岁，患有高血压、青光眼，因为肾囊肿做了手术，术后形成了疝气，这次入院首先是因为头痛、眼睛痛，所以先收到眼科，大概过了两三天突然昏迷，就转到了我们科，然后病人就发高热，西医诊断是肺部感染引起的呼吸循环衰竭。那天病房的同学就打电话给我说：老师你快点来，有一位病人发热，热到43℃。我还从来没听说能热到43℃的，我后来到病房一看，是体温表测不到了。白细胞数（WBC）20×10^9/L，喘促，四肢厥逆，大汗淋漓，心率非常快，140次/分。我们科室的医生进行了讨论，西医是用抗生素了，中医能不能清热解毒？但是问题在于：这个病人是真热吗？会不会是假热？最后大家的意见还是统一到

了阳虚，阴盛格阳证，所以用了大量的干姜、附子，参附针也用了，终于把病人救过来了，状态好转了。但过了大概一两个星期，有一天我去查房，问她哪里不舒服，她说：家里人不给吃饭。而她的孙女则说每次都是煲一大锅饭带来，病人是带多少就能吃多少。这是什么情况？有胃气则生，无胃气则死，这个病人是有胃气吗？当时我们的想法一致认为是——除中，这个胃口好是假象，真正的本质很可能是亡阳！果然没过1个星期，这个老人家在中午的时候突然去世了。

120条原文的关键在**数脉**，数脉应该是热，应该消谷善饥，但是病人**“腹中饥，口不能食”**，所以这里的数脉并非实热。**“欲食冷食”**一般也体现了热证，但热证的吐应该是**“食入即吐”**，原文中紧接着出现的“朝食暮吐，暮食朝吐”又说明了这个欲食冷食也不是真相。所以在这条原文里面，数脉是假的，喜冷饮也是假的，不代表真热，这是张仲景以具体的案例来说明了辨寒热的问题。

122条与上条相似，虽有**“病人脉数”**，但无**“消谷引食”**，所以仲景判断其病机为**“阳气微，膈气虚，脉乃数也”**。数脉不仅提示热，有时候也可以提示虚，这种数的特点是虽快却软而无力，真正提示实热证的数脉应该是快而有力的。所以这里讲热是**“客热”**，是邪气，并不是真正的能量，所以**“不能消谷”**。这里也是举具体的案例来说明辨寒热的问题。

(三) 辨虚实

【原文】发汗后恶寒者，虚故也，不恶寒，但热者，实也，当和胃气，与调胃承气汤。[70]

下之后，复发汗，必振寒，脉微细。所以然者，以内外俱虚故也。[60]

未持脉时，病人手叉自冒心，师因教试令咳而不咳者，此必两耳聋无闻也。所以然者，以重发汗，虚故如此，发汗后，饮水多必喘，以水灌之亦喘。[75]

【讲解】70条讲的辨虚实，怎么辨虚实？**“发汗后恶寒者，虚故也，不恶寒，但热者，实也”**，就是说，恶寒的虚证多，不恶寒者实证、热证居多，所以恶寒是作为辨虚证的一个最重要的方面。我们经方班曾经请河北医科大学的刘保和教授来授课，专门讲授腹诊，讲得很精彩，通过腹部的按诊来辨气机的升降浮沉、病位，然后通过腹诊的情况对应相应的方。当时就有人请教他如何辨真正阳虚的绝招，刘教授说：“真正阳虚的特点是，张仲景讲的恶寒，尤其是背恶寒，肯定是真正的阳虚。”

如果是不恶寒但热的实证，治疗**“当和胃气，与调胃承气汤”**，和胃气的方很多，所以仲景没有说调胃承气汤主之，可以考虑用调胃承气汤，小、大承气也可以考虑，关键还是要辨证。

60条讲得更加具体。**“下之后，复发汗，必振寒”**，振寒即战栗、恶寒，为阳虚不能温煦体表。“脉微细”，微为阳虚，细为阴虚、血虚，脉微细反映里虚。**“所以然者，以内外俱虚故也”**，即振寒、脉微细反映了表里俱虚。

75条也是讲虚实，举了更具体的例子。**“未持脉时”**，即尚未诊脉之时，病人就**“手叉自冒心”**，即双手交叉按在心胸部位，类似描述在后文桂枝甘草汤证中也出现，提示汗多损伤心阳。**“师因教试令咳而不咳”**，医生叫他咳嗽一声，他不咳，是因为**“此必两耳聋无闻也”**，为什么会耳聋呢？**“所以然者，以重发汗，虚故如此”**：发汗太过损伤心阳，虽然肾开窍于耳，但心亦寄窍于耳，耳又是少阳经脉循行部位，所以耳之病变跟心、肾和少阳都有关系，在这里特别强调了发汗太过损伤心阳而出现耳聋。

“发汗后，饮水多必喘”：发汗已致阳虚，此时如果还喝那么多水，水是阴性的东西，更加阻碍了阳气，所以病人的喘证会加重。**“以水灌之亦喘”**：有人认为“灌之”是用冷水冲洗肌表退热的方法，有点类似于现代医学的物理降温，但这种方法会导致表闭，冷水导致腠理密闭，肺气宣发不畅，导致肺气上逆而出现喘。

（四）辨汗下先后

【原文】本发汗，而复下之，此为逆也；若先发汗，治不为逆。本先下之，而反汗之，为逆；若先下之，治不为逆。[90]

伤寒不大便六七日，头痛有热者，与承气汤。其小便清者，知不在里，仍在表也，当须发汗。若头痛者，必衄，宜桂枝汤。[56]

【讲解】90条，对于表里同病的证候，原则上应该先发汗，如果先用下法治里是为逆。或者病人本身就没有里证，但兼有类似里证的表现，比如桂枝汤证、麻黄汤证都有可能出现不大便，这是由于正气抗邪于表，里气相对不足而出现，这时医生往往误以为是里实证而用攻下法，从而引邪内陷。表里同病，先表后里是大法，只有里证比较急的时候，才可以先里后表，汗下有规范，有先后次第。

56条也是讲表里同病，伤寒出现不大便，既可以是表证，也可以是传入阳明，形成阳明实证，阳明可以出现头痛有热，所以可以用承气汤。但表证同样也可以出现头痛与发热，那么如何辨别是阳明里证还是太阳表证？**“若小便清者”**，即关键的辨识点在小便，表证的小便是清的，也就是没有热象，阳明病是里实热证，小便应该是短赤的，所以小便清说明病不在阳明，因此原文说**“知不在里，仍在表也，当须发汗”**。除此以外，太阳病与阳明病还有许多鉴别点，比如太阳病的头痛是后项痛，而阳明病的头痛是前额痛，太阳病的发热是恶寒、发热并见，阳明病的发热是但热不寒。**“若头痛者，必衄”**，仍是讲表证，邪郁甚可损伤阳络出现衄血，与前46、47条病机一致。最后一句**“宜桂枝汤”**为倒装文法，在“当须发汗”之后。

（五）辨标本缓急

【原文】伤寒，医下之，续得下利清谷不止，身疼痛者，急当救里；后身疼痛，清便自调者，急当救表。救里宜四逆汤，救表宜桂枝汤。[91]

病发热头痛，脉反沉，若不差，身体疼痛，当救其里，宜四逆汤。[92]

【讲解】此两条讲标本缓急的问题，在临床上非常有应用价值的。

91条，**“医下之，续得下利清谷”**，“清”同“圊”，动词，是上厕所的意思，《伤寒论》中还有清血、清便，解释与此处一样。“下利清谷”是指泻下不消化的食物，完谷不化。使用下法之后出现下利清谷，是里证阳虚的表现。**“身疼痛”**代表表证未解。这种情况提示里证为急，所以**“急当救里”**。救里之后，如果下利已止，而身疼痛仍在者，仍需要解表。

“急当救里”用“急”字是非常容易理解的，可为什么“救表”也要用“急”字？一般病人的表证，解表开表即可，并不见得有多急，但现在这个病人，是里证刚刚解决，而在内的正气可能还没完全恢复，表邪有可能很快再次入里，病人很难经得起这样反复折腾，所以这个表证还是要紧急处理。

92条，**“病发热头痛，脉反沉”**，即有发热出现，应为阳证，本不应出现沉脉，现在出现沉脉，代表机体阳气不足，仍属表里同病。后面讲**“若不差，身体疼痛，当救其里，宜四逆汤”**，这条原文应该有省略的部分，省略了“下利清谷”，身体疼痛同时有下利清谷，里证为急先救里，正与上条相应。

二、辨治示例

这一部分把太阳病的变证分为几个部分：伤阴热化、伤阳寒化、气津两伤、阴阳两虚；还有按病位来分的，包括了结胸、脏结、痞证、上热下寒证。

（一）热证

在太阳病变证的热证里边出现的方证都很重要，偏于上焦的有麻杏甘石汤证、栀子豉汤类证，偏于中焦的有白虎加人参汤证，偏于太阳的有葛根芩连汤证，偏于少阳的有黄芩汤证、黄芩加半夏生姜汤证。

1. 栀子豉汤类证

太阳热化证中的第一个方证：栀子豉汤类证。这是一类方证，包括了栀子豉汤证、栀子甘草豉汤证、栀子生姜豉汤证、栀子厚朴汤证、栀子干姜汤证，此外在阴阳易差后劳复病篇还有枳实栀子豉汤证。

栀子豉汤证、栀子甘草豉汤证、栀子生姜豉汤证

【原文】发汗后，水药不得入口为逆，若更发汗，必吐下不止。发汗吐下后，虚烦不得眠，若剧者，必反复颠倒，心中懊憹，栀子豉汤主之；若少气者，栀子甘草豉汤主之；若呕者，栀子生姜豉汤主之。[76]

栀子豉汤方

栀子十四个，擘　香豉四合，绵裹

上二味，以水四升，先煮栀子，得二升半，内豉，煮取一升半，去滓，分为二服，温进一服。得吐者，止后服。

栀子甘草豉汤方

栀子十四个，擘　甘草二两，炙　香豉四合，绵裹

上三味，以水四升，先煮栀子、甘草，取二升半，内豉，煮取一升半，去滓，分二服，温进一服。得吐者，止后服。

栀子生姜豉汤方

栀子十四个，擘　生姜五两　香豉四合，绵裹

上三味，以水四升，先煮栀子、生姜，取二升半，内豉，煮取一升半，去滓，分二服，温进一服，得吐者，止后服。

发汗若下之，而烦热胸中窒者，栀子豉汤主之。[77]

伤寒五六日，大下之后，身热不去，心中结痛者，未欲解也，栀子豉汤主之。[78]

【讲解】上焦胸膈部位与太阳的关系还是比较密切的，病位比较表浅，所以邪气入里容易波及于此。这里原文中首先是讲由误治导致邪气内陷，因而出现栀子豉汤证，后面的原文讲的是栀子豉汤证的灵活变通运用以及禁例，也可以说是栀子豉汤证的兼证。

"虚烦"，这里的虚不是指正气虚，而是指无形的热邪内扰所引起的烦躁，虚字强调了邪热是无形的，没有和有形的病理产物相结合，所以虽然叫虚烦，却不是虚证。与之相对，像承气汤证、抵当汤证、桃核承气汤证等出现烦躁却是有形实邪引起的。虚烦、实烦都是阳证，与之相对，还有阳虚阴烦，多出现在少阴病，肾阳虚、心阳虚都可以出现，如桂甘龙牡汤证、茯苓四逆汤证、干姜附子汤证，这种烦躁一般都是比较危重的。临证阳烦和阴烦要鉴别开来。

"懊侬"，指的是烦闷殊甚不可名状，是一种病人讲不清楚的烦，临床常表现为病人卧起不安、反复颠倒，坐也不是、站也不是，走来走去，一下冲进诊室、一下又走出去，动作非常迅速，一看就知道这个人很烦躁，但如果让病人自己来讲，又常常讲不清楚是怎么样的难受，莫可名状。治疗用栀子豉汤来清热宣郁除烦。

在临床上使用标准的栀子豉汤，也就是只用栀子、淡豆豉两味药物的案例还是有的，比如我们看刘渡舟教授的医案中就有记载。但我个人临床是没有试过单纯只用这两味药治疗疾病的，我常常是在整体辨证的前提下，如果病人主诉有条文中所描述的心烦、懊侬等症状，再加上舌尖边比较红，就加上栀子和淡豆豉，相当于合用栀子豉汤，也能够取非常好的效果。

原文77条讲**"烦热胸中窒"**，胸中窒是滞塞不通、窒闷而热的意思。78条的**"心中结痛"**，是郁结、阻塞不通而疼痛，有点类似由于火郁导致血瘀心绞痛的病人，对于这种病人，我们一般肯定会加活血化瘀药，但在《伤寒论》中却不然，尽管表现有轻重的差别，但是病机没有变，仍然是无形之郁热内扰，所以都用栀子豉汤来清热宣郁除烦。

在临床中，把握病机非常重要，如果我们辨证不清，对病机把握不好，就常常把方子开得很大。有时候病人会拿出一大沓化验单，问诊可以写好几页纸，好像从头到脚、从里到外没一个地方是好的，有时候方子刚开完，病人又说有几个症状忘记了，如果我们跟着病人的节奏走，那方子恐怕就只有开得无限大。所以我们在临床上一定要准确把握病机，一定不能让病人牵着鼻子走。通过这条原文，我们就学习到了透过现象看本质，关键的问题是抓住病机。

76 条所讲的**“若少气者”**：少气与短气有区别，少气是气虚，短气是气被堵住而不相接续，少气是虚证，短气则有实有虚。邪热内扰胸膈，壮火食气，所以经常又伴有气虚，用栀子甘草豉汤来治疗。这里为什么用甘草而不用人参？炙甘草是属于补气类的药物，但它的功效要比人参弱，这个病人的主要病机毕竟是邪热内扰，如果用人参，恐怕气有余便是火。**“若呕者”**，加生姜以降逆止呕。

栀子厚朴汤证

【原文】伤寒下后，心烦腹满，卧起不安者，栀子厚朴汤主之。[79]

栀子十四个，擘　厚朴四两，炙，去皮　枳实四枚，水浸，炙令黄

上三味，以水三升半，煮取一升半，去滓，分二服，温进一服，得吐者，止后服。

【讲解】本条是在上面证候的基础上兼有腹胀满的。其实栀子厚朴汤跟栀子豉汤还是有很大的差别，去掉了淡豆豉，但是加了枳实、厚朴，相当于小承气汤去掉大黄。从病机上来看，这个证候是邪热由上焦慢慢向中下焦移行而形成的，所以不仅有上焦的心烦，还出现了中下焦的腹满，所以用厚朴、枳实以泄满。

栀子干姜汤证

【原文】伤寒，医以丸药大下之，身热不去，微烦者，栀子干姜汤主之。[80]

栀子十四个，擘　干姜二两

上二味，以水三升半，煮取一升半，去滓，分二服，温进一服，得吐者，止后服。

【**讲解**】**“身热不去”**，病人有**“微烦”**，热还存在，但所用方药却是栀子干姜汤。根据**“医以丸药大下之”**的误治过程及以方测证，推测病人是因下法而导致脾胃虚损，应该还有大便溏薄等脾虚症状。上焦有热，中焦有寒，故用栀子干姜汤。栀子豉汤本身是偏于寒凉的，所以不适用于脾胃虚寒之人，病人虽然脾胃寒但是上焦有热，这时可以变通使用，进行相应的加减。

这个方是《伤寒论》中寒温并用的一个非常典型的方，有的同学可能会问，寒温并用会不会像酸碱中和一样，最后什么药性都没了，其实不会的，寒药、热药可以各行其道。

栀子豉汤禁例

【**原文**】凡用栀子汤，病人旧微溏者，不可与服之。[81]

【**讲解**】栀子豉汤清热宣郁除烦，属寒凉之性，如果单纯脾胃虚寒者是不能用的，所以仲景提出其禁例是**“病人旧微溏者，不可与服之”**，旧微溏者就是平素有便溏之人，提示了脾胃虚寒。但这种禁忌也不是绝对的，可以变通应用，如上一条的上焦有热，中焦有寒，即变通使用了栀子干姜汤。

2. 麻黄杏仁甘草石膏汤证

【**原文**】发汗后，不可更行桂枝汤，汗出而喘，无大热者，可与麻黄杏仁甘草石膏汤。[63]

下后，不可更行桂枝汤，若汗出而喘，无大热者，可与麻黄杏子甘草石膏汤。[162]

麻黄四两，去节　杏仁五十个，去皮尖　甘草二两，炙　石膏半斤，碎，绵裹

上四味，以水七升，煮麻黄，减二升，去上沫，内诸药，煮取二升，去滓，温服一升。本云，黄耳杯。

【**讲解**】63条与162条原文非常近似，不同之处在于一个是发汗导致，

一个是下法导致，虽然病因不同，但最后病症相同。这两条原文字数虽不多，但蕴含的内容丰富。

“发汗后，不可更行桂枝汤”，是否定句前置，强调了病人如果没有太阳表证，就不可再用桂枝汤，说明前面应该已经用过桂枝汤，而现在病证已经入里，形成了邪热壅肺证。**“汗出而喘”**，指既有发热，同时又有汗出，有喘。

首先，**“汗出而喘”是和“无汗而喘”做鉴别**，前面学过的伤寒表实麻黄汤证、小青龙汤证，都是无汗而喘，通过汗出的有无把两类区分开来。

其次，表现为**“汗出而喘”**的病证，前面还学过桂枝加厚朴杏子汤，如何鉴别呢？就是通过第一句话**“不可更行桂枝汤”**把桂枝加厚朴杏子汤否定掉。然后还需要和阳明里实热证做鉴别，因为阳明里实热也可以出现喘，特别是承气汤证，因为肺与大肠相表里，肠中燥热可以上迫肺气而作喘，这个鉴别就要靠原文的后一句话**“无大热者”**，阳明里实热证必然是大热，里热炽盛，各方面的热象都严重而突出，而麻杏石甘汤证的里热比阳明之热还是要轻一些。最后给出治疗方法，用麻黄杏仁甘草石膏汤清热宣肺平喘。所以讲这条原文是字字珠玑，每一句话都有它的价值。也要注意到仲景用词的斟酌，没有说麻黄杏仁甘草石膏汤主之，说明临床辨治过程中比较复杂。

麻杏甘石汤的临床应用非常广泛，是肺系疾病的常用方，呼吸科、小儿科都很常用。而且其疗效也是得到公认的，在一些重大的公共卫生事件中能够挑大梁。前面在讲小青龙汤证的时候说过，李可老中医认为甲型HIN1禽流感是寒疫，主张用小青龙汤治疗，而且取得肯定的疗效。但当时也有另一种用于甲型HIN1禽流感的新药，莲花清瘟胶囊，它的主要组成就是麻杏甘石汤再加几味清热解毒药和藏药红景天。所以这个就很怪了，一个寒药，一个热药，怎么都能治疗同一个疾病？那这个病邪到底是什么性质的？其实也不奇怪，中医考虑的问题并不局限在致病因子，更重要的是致病因子作用于人体后的反应，我们是治人，而非单纯的治病邪，所以地域不同，寒热就可能有区别。比如说SARS的时候，我们广东是用温病的方法取得很好的成绩，北方的杨麦青教授则提出整个SARS的演变过程与伤寒的六经传变规律非常吻合。

在**麻杏甘石汤**的药物配伍中，麻黄用到四两，但这里的石膏用了半斤，大青龙汤中也是麻黄配石膏，但石膏只用了如鸡子大。所以虽然都是寒温并用，麻杏甘石汤中石膏的量却是倍于麻黄，麻黄的辛温发汗之性被制约，使整个方呈现为辛寒之性，麻黄在其中只起到宣肺平喘的作用，而非解表。但是后世的方剂学是在发展的，大家学方剂的时候，有的老师可能会讲这张方在兼表证的时候可以用，这是后世的运用和发展，没有局限于原方，与《伤寒论》并不矛盾，如果兼表证，必然要调整麻黄和石膏的比例，麻黄量加大，石膏量减小。

3. 白虎加人参汤证

【原文】服桂枝汤，大汗出后，大烦渴不解，脉洪大者，白虎加人参汤主之。［26］

知母六两　石膏一斤，碎，绵裹　甘草炙，二两　粳米六合　人参三两

上五味，以水一斗，煮米熟汤成，去滓，温服一升，日三服。

【讲解】本条方证归属于阳明，阳明病篇也有专门讨论白虎加参汤证的条文。

“服桂枝汤，大汗出”，说明原来应该是太阳病，所以才会使用桂枝汤。用桂枝汤后，由于大汗出伤津热化而转属阳明，表现为**“大烦渴不解”**，病人同时应该还有心烦、口渴，心烦为热扰心神，口渴为热盛伤津。病人应该仍然有大汗出，阳明的大汗出是由于里热迫津外出，与表证不同。

“脉洪大”：大家是否还记得前面讲的第25条“服桂枝汤，大汗出，脉洪大者，与桂枝汤如前法”，也就是说太阳病桂枝汤证也可以出现脉洪大，是由于辛温药物振奋了阳气，鼓舞气血而出现的短暂现象，与阳明病脉洪大的鉴别点在于桂枝汤证没有大烦渴。脉证要吻合，不能单凭脉象判断病机，要结合阳明四大症：大热、大汗、大烦渴、脉洪大，才能做出正确判

断。所以25、26两条连在一起，仅一个“**大烦渴不解**”不同，既提示了二者的演化过程，也指示给读者二者的鉴别要点，所谓独处藏奸，越是不起眼的地方恰恰越是辨证的要点。

我们可以把学习过的几个汤证串起来看，就会发现其中的一些规律。麻黄汤证，治疗伤寒表实，寒邪郁闭于表，纯为辛温发汗；大青龙汤证，外有寒邪闭表，在内有郁热扰心，表寒为主，所以辛温发汗为主，但加了小量石膏以清里热；麻杏甘石汤证，表证已无，纯为邪热壅肺，治疗也用麻黄配石膏，但石膏倍于麻黄；白虎加参汤证，里热炽盛，热势比麻杏甘石汤证要严重，所以治疗没有麻黄只用石膏，而且配伍知母助其清热。这几个汤证反映了疾病由表入里、由寒化热的过程，代表了疾病发展的不同阶段。

白虎汤清阳明胃热，再加人参益气生津。石膏用到一斤，知母用六两，即使这一剂是3次用量，量也是非常大的，重在清阳明胃热。粳米是旱地长的稻子，现在不太容易见到，没有米的话可以用淮山药30g来替代。仲景方中的人参是古代上党地区的人参，现在已经没有了，此处重在益气生津，用红参于热证不宜，所以可以考虑用西洋参来代替。

白虎加人参汤在临床上非常好用，尤其我们从事内分泌专业的，有两个病都用得到白虎加人参汤：一个是糖尿病，尤其在**糖尿病的中期阶段**，病人出现明显的“三多一少”，大烦渴不解，虽然不一定有大热，但气津损伤是有的，而且还有消谷善饥的阳明症状，这时候用白虎加参汤非常对症；第二个病是甲亢，**甲亢早期**的病人很烦躁，不恶寒，反恶热，基础代谢高，脸红面赤，胃口也是特别好，吃得多却仍然很瘦，大便次数多，这个阶段也可以用白虎加人参汤。

4. 葛根黄芩黄连汤证

【原文】太阳病，桂枝证，医反下之，利遂不止，脉促者，表未解也，喘而汗出者，葛根黄芩黄连汤主之。[34]

葛根半斤　甘草二两，炙　黄芩三两　黄连三两

上四味，以水八升，先煮葛根，减二升，内诸药，煮取二升，去滓，

分温再服。

【讲解】“太阳病，桂枝证，医反下之”，桂枝汤证可能有“干呕”的消化道症状，同时还可能有不大便的症状，所以有些医生不查，就会误用下法。表证误下，致表邪内陷，出现“**利遂不止**”的症状，也就是下利。“**脉促**”，一定是促而有力的脉象，代表正气不衰，仍有正邪交争的趋势。“**表未解**”，这种病人可以仍兼表证，表现出一定的恶寒、发热。还有一个症状“**喘而汗出**”，这个不是主症，而是伴随症状，葛根芩连汤证的病位主要在肠，而肺与大肠相表里，肠热可以向上影响到肺，从而出现“**喘而汗出**”。麻杏甘石汤证可以出现喘而汗出，葛根芩连汤证也可以出现喘而汗出，尽管在原文中是作为次要的症状出现，但在临床上有时候可能会上升为主要症状。

葛根芩连汤用大量葛根解表，用黄芩、黄连苦寒燥湿清里热，所以葛根芩连汤可以表里双解、解表清热。葛根用半斤是125g，“**分温再服**”，也就是说一次用量至少要有60g，我临床上也基本上用到这个量，黄芩、黄连都可以用到20g，甘草用15g。

细菌性痢疾可以用这个方，但下利不完全是现在西医所讲的细菌性痢疾，也像现在很常见的肠炎，对于一些大便镜检有白细胞或有脓细胞的急性肠炎，初起时常会用葛根芩连汤，这种下利的特点是特别秽臭，肛门有灼热感，如果是小孩子不善表达，通过望诊可以发现肛周是红的。葛根芩连汤也常常用于治疗夹湿的腹泻，伴有里急后重者。

临床上我也常将其用于治疗糖尿病，尤其是有抽烟喝酒习惯的病人，舌苔黄腻，舌质很红，大便常烂，常有排不净的感觉，厕所冲不干净，这种肠道湿热，是用葛根芩连汤的指征。而且这张方也的确还有非常好的降血糖作用，仝小林教授所做的关于方剂量效关系的研究，就选择了葛根芩连汤来治疗糖尿病，最后结果发现，按仲景原剂量的降糖有效率最高。我临床上对于早期糖尿病，胰岛功能还好的，用纯中药治疗，也发现其降糖效果非常棒，不仅症状改善，各项实验室检查的结果也非常漂亮。

葛根芩连汤证和葛根汤证都有下利，都涉及太阳和阳明。不同之处在于：葛根汤证是表寒无汗，是伤寒表实证；而葛根芩连汤是里热证为主，有汗。单从下利来看，葛根芩连汤证的下利必伴大便臭秽，而葛根汤证是里气失和的下利，大便气味不重。另外，桂枝加葛根汤证虽然在原文里没有提到下利，但事实上也可以出现下利，从大便的性状可以与葛根芩连汤证进行鉴别。

5. 黄芩汤、黄芩加半夏生姜汤证

【原文】太阳与少阳合病，自下利者，与黄芩汤；若呕者，黄芩加半夏生姜汤主之。[172]

黄芩汤方

黄芩三两　芍药二两　甘草二两，炙　大枣十二枚，擘

上四味，以水一斗，煮取三升，去滓，温服一升，日再，夜一服。

黄芩加半夏生姜汤方

黄芩三两　芍药二两　甘草二两，炙　大枣十二枚，擘　半夏半升，洗　生姜一两半，一方加三两，切

上六味，以水一斗，煮取三升，去滓。温服一升，日再，夜一服。

【讲解】虽然原文中讲“**太阳与少阳合病**”，但是从所用方药来看，应该是重在少阳，胆热下迫大肠而出现下利，治以黄芩汤清热除湿，调气止利。胆热犯胃，胃气上逆，则见不下利而呕，治疗在黄芩汤的基础上加半夏、生姜，即合用了止呕的小半夏汤。黄芩汤被视为治里热下利的祖方，后世的芍药汤就是在本方基础上加减变化而来。少阳病的提纲证“口苦、咽干、目眩”，所提示的正是少阳胆火上炎的病机，所以治疗少阳提纲证最恰当的方应该是黄芩汤，清少阳胆热为主。

【鉴别】黄芩汤证与葛根芩连汤证都有下利，而且均为热性下利，葛根芩连汤证的病位在阳明兼有太阳，黄芩汤是太阳与少阳合病，应该也涉及阳明，下利是胃肠的症状，只要有下利就涉及阳明。黄芩汤证重在少阳，应有口苦、咽干、目眩等少阳的症状，木旺乘土，还会有腹痛的症状，所

以方中用芍药来柔肝缓急止痛，而葛根芩连汤证的腹痛不一定明显。

（二）心阳虚证

寒证也按上中下部位的顺序来讲，包括了心阳虚、脾阳虚和脾气虚、肾阳虚。水气证跟脾、肾都有关，重点还是跟脾有关。

1. 桂枝甘草汤证

【原文】 发汗过多，其人叉手自冒心，心下悸，欲得按者，桂枝甘草汤主之。[64]

桂枝四两，去皮　甘草二两，炙

上二味，以水三升，煮取一升，去滓，顿服

【讲解】 原为太阳病，应当发汗，但现在发汗过多，汗多易伤阴伤阳而产生变证。**“其人叉手自冒心”**，双手交叉按在心胸部位，《说文解字》：“冒，蒙而前也。”就是蒙起来往前走的意思，引申为掩盖、遮盖、按压。**“心下悸，欲得按”**，心下悸动不安，总是想要按住心下这个部位，提示这是一个虚证。临床上真的是按着心胸这个部位来看病的好像并不太多，但却有其他的表现方式：有些病人会说，原来喜欢仰着睡，最近却总喜欢趴着睡；有些病人说睡不着，一定要抱着枕头才容易睡得着；有些病人说很难受，心烦心跳，有空空的感觉。这些也都是虚证的表现，所以对于《伤寒论》原文中的描述，一定要灵活的掌握。临床所见，常常由于感冒以后吃西药退热而大汗淋漓，其实也是发汗太过。还一些老年人，本来心脏不好，得了感冒发热以后自己吃退热药，即使没有出太多的汗，也有可能出现这种情况。

心主血脉，汗为心之液，汗血同源，发汗太过既可以损伤心阴，也可以损伤心阳，在这里重点是损伤了心阳，所以用桂枝、甘草两味药辛甘合化以补心阳。虽然只有两味药，但药量很大，桂枝用到四两，也就是60g，炙甘草用到30g，而且其服法还是**“顿服”**，就是一次性全部服下，不像前面那些方一剂分两三次。大家不要小看这里的顿服，《伤寒论》中需要顿服的方并不多，需要顿服的往往都是病情比较危急的，所以这个病是个急重症，相当于现在的心律失常、心功能不全之类的疾病。

这个方也可以看作是心阳虚的基础方，也可以看作是桂枝汤的一个部分，所以是方中有方。《伤寒论》中用甘草，大多是用炙甘草，兼具补气的作用，只有在治疗咽痛的时候才会用到生甘草，是取其清热解毒的作用。我临床在使用桂甘系列方子的时候，炙甘草也经常用到30g。

临床把握住心阳虚的病机，除了心悸，也可以治疗耳聋，《新中医》杂志曾记载一则周福生教授的医案，我给大家介绍一下。周某某，男，29岁。突发耳聋近1月，经他医用益气聪明汤等药治疗，耳聋如故，痛苦不堪，后延余诊治。刻诊：自诉耳聋，并觉心悸乏力，稍有畏寒感，舌淡红，苔薄白，脉细软无力。细询知病起于感冒过汗之后，据其脉证之病史，以心阳虚为辨，用桂枝甘草汤加味，处方：桂枝12g，炙甘草8g，石菖蒲4g。首服2剂，自觉听力明显增强，心悸好转，寒感消失，药已对证，再服2剂，耳聋全除，诸症也平。

心寄窍于耳，所以耳聋也有可能是心阳虚所致。现代医学的心血管病人也有可能出现耳聋，我认识的一个做基础研究的老师，他亲戚患耳聋看了很久都不好，后来做心电图发现有心肌缺血，经过治疗，心肌缺血改善，而耳聋也随之得到了改善。

甲状腺功能亢进症病人常心跳很快，中医辨证有虚实的不同，对于属于阳虚的，我就常用到这张方，尤其是对于妊娠期甲亢不能使用西药的更合适，这种情况我经常在桂枝甘草汤基础上加龙骨、牡蛎，也就是形成了桂甘龙牡汤。

2. 桂枝甘草龙骨牡蛎汤证

【原文】火逆下之，因烧针烦躁者，桂枝甘草龙骨牡蛎汤主之。[118]

桂枝一两，去皮　甘草二两，炙　牡蛎二两，熬　龙骨二两上四味，以水五升，煮取二升半，去滓，温服八合，日三服。

【讲解】“火逆下之”，《广雅》中讲“逆者，错也”，意思就是说用了火疗法之后产生了变证。很多人都觉得火疗法治疗寒证应该是比较恰当的，为什么反而帮了倒忙呢？这就是**“太过”**的问题。我记得曾看过一个报道，是芬兰的一个蒸桑拿比赛，有一个老人家死在里了桑拿房里，说明什么问题？火疗不是火吗？不是有热能吗？但这种热能不是补到心脏里边去，而是帮了倒忙，导致汗出太多而更伤心阳，不是温补，而是温散。此外，病人的体质和基础病也常常决定了疾病的转归，如果病人本身基础就是心阳虚，那么不管哪种误治方法，火疗、汗法，或下法，都可能导致心阳损伤的进一步加重。

“因烧针烦躁者”，火疗法、烧针法虽然都属温法，而且现在病人也出现了烦躁，那么这个烦躁是不是阳证？不是！我们以方测证，既然用桂甘来补阳，那就说明是阳虚烦躁。心藏神，心主神明，**“阳气者，精则养神”**，心阳不足，心神就会浮越，就会烦躁，就会心神不宁，是由火法误治更伤心阳而导致的心阳虚烦躁。

桂甘龙牡汤在药物组成上是以桂枝甘草汤为基础，用桂枝和甘草两味药辛甘合化以补心阳，又加了龙骨、牡蛎来潜镇心神。治疗心阳虚的这几个方证除了桂甘汤是讨论心主血脉的病变，后面几个方都是治疗心主神明功能失常的病变。从字面上理解，在心阳虚基础上出现烦躁，病症好像要更加严重，其实不然，这一点可以从药物的用量看出来，桂枝甘草汤中的桂枝、甘草在这几个方中的用量都是最大的，而且要求顿服；桂甘龙牡汤中桂枝仅用了一两，也就是15g，而且还是3次服用量，甘草、龙、牡都是二两，相当于每次服用量是10g，也是比较少的，所以药味虽然增加了，但剂量实际是缩小了，也说明病情真正最重的是前面的桂枝甘草汤证。

我在临床上也经常应用本方，对于阳虚失眠者，常用本方与四逆汤合用。对于一些心血管病的病人，有心衰伴烦躁、喘、失眠，也经常用到这个方，当然还经常和补肾温阳利水的方合在一起用，心脾肾同治，一方面要减轻心脏负荷，另一方面也要增强心脏功能，用龙、牡这类药除了安神还能把阳气潜藏下来，同时也要注意物质基础，所以慢慢还要加入补肾固本的药物。

本方在临床上也可以治疗焦虑、抑郁等精神类疾患，焦虑和抑郁经常合并存在。现在抑郁症非常多见，中医治疗多使用疏肝解郁的方法，最常用的是逍遥散，但现在也有很多人用到温阳、振奋阳气的方法，因为抑郁其实是一种功能低下的表现，所以不能一味地去打压，而应该要振奋其阳气，这种说法很有道理。

我有个病人，是一位地铁工程师，60多岁不算大大，患有焦虑症，有点糖尿病但不太严重。本来他身体还很好，但退休后发现心脏病，冠脉介入放了两个支架。平常他一不舒服就会很紧张，来医院看病常常会戴两层口罩，因为觉得一个口罩不够用，身上有一点点的问题就很紧张，比如说问灰指甲会不会引起真菌性的肺炎，他说一个比他还年轻的同事就是因为这个死掉了。去欧洲开会，还带了中山大学的一位教授跟他一起去。做所有的事都很紧张，甚至不敢出门，非常容易疲惫，他的太太也有抑郁症，没办法交流，儿子又在国外，所以很孤独。脸色虽然红润，但却是假象，是阳气上浮，对于这样又疲惫又焦虑忧郁的病人，就需要用桂甘龙牡汤。

桂甘龙牡汤证临床上更多见于老年人，因为老年人的脏腑功能都在衰退，身体在走下坡路，常常有心阳不足。所以大家不要以为烦躁都是火，如果病人舌淡苔薄白，脉沉细微，烦躁是间歇性的，虽然烦躁，但常常又很疲惫，晚上失眠睡不好，但白天又没精神，这种阳虚的烦躁，就可以用桂甘系列的方药，桂甘龙牡汤很常用。

3. 桂枝去芍药加蜀漆牡蛎龙骨救逆汤证

【原文】伤寒脉浮，医以火迫劫之，亡阳，必惊狂，卧起不安者，桂枝去芍药加蜀漆牡蛎龙骨救逆汤主之。[112]

桂枝三两，去皮　甘草二两，炙　生姜三两，切　大枣十二枚，擘　牡蛎五两，熬

蜀漆三两，洗去腥　龙骨四两

上七味，以水一斗二升，先煮蜀漆，减二升，内诸药，煮取三升，去滓，温服一升。本云，桂枝汤今去芍药加蜀漆、牡蛎、龙骨。

【讲解】“火迫劫之”，指用火疗的方法强行发汗。**“亡阳，必惊狂”**，前面桂甘龙牡汤是烦躁，这里症状进一步加重，出现了惊狂，这种惊狂的表现很像现代医学的精神病，也应该包括了部分精神病在内，出现这种症状的原因就是**“亡阳”**，即损伤了心阳，其原因就是火疗法发汗太过，而病人本身的阳气也不足，发汗过度导致心阳损伤更加严重，但还没有发展到脱证的地步。**“卧起不安”**也是对烦躁表现的一种描述，可能伴有严重的失眠。阳气不足者“阴必乘之”，阳虚之人又容易生痰、生湿、生饮，尽管原文没有提及，但在所用方药中加了蜀漆，以方测证，可以推断其有痰浊扰心。

桂枝甘草汤证、桂枝甘草龙骨牡蛎汤证、桂枝去芍药加蜀漆牡蛎龙骨救逆汤证，都属于治疗心阳虚的系列方，桂甘汤主要表现为心主血脉功能的失常，后两者都是心主神明功能的失常，但有轻重之分，轻者烦躁，重者惊狂。前面所讲的桃核承气汤证、抵当汤证亦有如狂、发狂之变，但却是由瘀热导致的，此处救逆汤的惊狂则是虚证、寒证，两者要区别开来。

治疗上仍然用桂枝、甘草辛甘合化以补心阳，但这里却是在桂枝汤的基础上进行的加减，去掉酸敛阴柔的芍药，前面桂枝汤证兼证中讲过治疗胸闷的桂枝去芍药汤，也说明了仲景治疗胸闷一般是不用芍药的，去掉芍药也就更突出了桂、甘配伍的作用。加用龙骨、牡蛎潜镇安神。同时又加用了蜀漆，蜀漆是常山的苗，常山本用于截疟和治癥瘕积聚，这里是取其消痰之力，但是因为有毒，容易引起呕吐，所以现在临床上比较少用，可以考虑用温胆汤等化痰化饮的方药来代替。

有同学曾问我：“老师，烦躁，甚至惊狂的病人，怎么喝药啊？”这种虚性的烦躁肯定会有安静的时候，可以在病人安静的时候喂药。即使是对于诸躁狂越、登高而歌、弃衣而走的病人，其发作也有一定的时序性，必然会有虚损的一面体现出来的时候。

和桂甘龙牡汤一样，这个方也可以用于焦虑、抑郁等精神疾患，尤其对于老年人的抑郁、焦虑，或者老年痴呆，挟有痰浊的，舌苔腻的，都可以考虑桂枝去芍药加蜀漆牡蛎龙骨救逆汤，可以再加瓜蒌，如果大便不通的用瓜蒌仁，也可以加上温胆汤。

4. 桂枝加桂汤证

【原文】烧针令其汗，针处被寒，核起而赤者，必发奔豚。气从少腹上冲心者，灸其核上各一壮，与桂枝加桂汤更加桂二两也。[117]

桂枝五两，去皮　芍药三两　生姜三两，切　甘草二两，炙　大枣十二枚，擘

上五味，以水七升，煮取三升，去滓，温服一升。本云，桂枝汤今加桂满五两。所以加桂者，以能泄奔豚气也。

【讲解】病因是“**烧针令其汗**”，仲景时代火疗法比较盛行，这与当时的地域气候偏寒有关，烧针除了对穴位的直接刺激，还包涵了热疗的方法在其中，所以对寒证和痹证都有效。本条中用烧针的方法来发汗，结果出现了“**针处被寒**”，“寒”应理解为“邪”，即进针处感受了外邪。“**核起而赤者**”，针处感受外邪后肿起如核、色红，我们现在一般理解为进针部位受到感染，局部出现了红肿热痛，这是误治后的外部症状表现。

除了外部表现，还有内部的表现，内部症状即“**必发奔豚**”，“豚”指小猪，“奔豚”是古代病证名，形容气从少腹上冲心胸的病证，气就像小猪那么粗，一般理解为如碗口大小，所以奔豚就是非常形象地描述病人感觉有碗口大的粗气一波波冲上来的状态，按《金匮要略》所言，还有“上冲咽喉，发作欲死，复还止”的症状，说明病人可能还有窒息的感觉，症状延续一会儿后很快就恢复正常，但是又反复发作。临床上还有些病人，表现为气不从前面上冲，而是从背后上沿着足太阳膀胱经上冲。

这种情况的发生，是由误治后损伤心阳，心阳不足则下焦寒气上冲，从而引发奔豚病，其处理方法也有内外之分。局部外治，“**灸其核上各一**

壮”，用艾灸在局部肿胀的部位灸一壮，古代用灸多在七壮以上，灸一壮的热度也就像现在的热敷，有助于红肿的消散和炎症的吸收。内部的奔豚病，则用汤药，**“与桂枝加桂汤更加桂二两也”**。

这个方名也包含了药物加减，背下原文就顺便连方药剂量也记住了。桂枝汤中桂枝、芍药都是三两，在此基础上再加用桂枝二两，所以是桂枝五两、芍药三两，桂枝的用量大于芍药，虽然药物组成仍然和桂枝汤一样，但是剂量不同，作用有别。桂枝虽然可以用来解表，可以向上向外走，但是重用又可以平冲降逆，《神农本草经》言其“主上气咳逆”，所以桂枝加桂汤对于心阳虚下焦寒气上冲的奔豚病，既有桂枝、甘草合化的补心阳作用，又有重用桂枝的平冲降逆作用。

在《伤寒论》中讲的奔豚是因于寒，心阳虚而下焦寒气上冲，《金匮要略》中的奔豚除了因寒导致的，也有因气郁导致的，而在《诸病源候论》中所谈到奔豚的病机更多，说明这个病在古代是很受重视的，而我们今天临床上奔豚也是非常多见的。因为这类病症各种检查都查不出什么问题，都是自觉的非客观症状，所以西医经常认为是神经官能症。

这是2000年的一个病案，黄某某，男，54岁，广东中山人。病人因患慢性浅表性胃炎、胃溃疡而入住本院综合科。虽是住院，却在门诊请脾胃专科教授处方用药，症状虽有所减轻，但治疗效果差强人意。当时我去查房，病人诉下腹胀，旋即有气从少腹上冲胸咽，发作时伴头汗出、呃逆、淅淅恶寒、矢气后缓解，一日数发，心神不宁，顾虑重重，平素怕冷。查：舌暗苔薄白，脉沉，平日恶寒喜暖，前医数投疏肝和胃、清热化痰之剂，获效不多。经劝说，同意试用本科拟方，考虑到病人平时压力比较大、劳累，而且之前吃了很多苦寒药，肝郁犯胃是肯定有的，之所以出现类似桂枝汤证的“淅淅恶寒”，是因卫阳受伤、营卫不和，但同时重在心阳不足，用桂枝加桂汤平冲降逆，同时也具有调和营卫的功用：桂枝20g、白芍12g、生姜3片、大枣10g、炙甘草6g。服后感气上冲从咽喉降至胸部，信心大增，继进3剂，气上冲明显减少，发作程度亦轻，恶寒不明显。守方调理2

月余，食纳、精神明显改善。其间，由于其呃逆较甚，加用旋覆花、代赭石及苓桂甘枣汤。后诉发作前先肛门紧缩不适，随之气上冲发作，遂添芍药甘草汤。现病人已病愈恢复工作。

我还治疗过一位来自英国的华侨，但只会说英语，不会说中文，当时请了个翻译。在英国看了很久，所做过的检查都正常，医生不相信他有病，痛苦只有他自己知道。其实也是奔豚病，还是用的桂枝加桂汤，效果很好。

【鉴别】桂枝甘草汤证、桂甘龙牡汤证、桂枝去芍药加蜀漆牡蛎龙骨救逆汤证、桂枝加桂汤证，都有基本的心阳受损，病因大都是由于发汗太过，有些可能兼有脾阳虚证，有些可能还有一些肾阳虚证，所以表现各不相同。桂甘汤证重点是心悸，是心主血脉功能失常的病变；桂甘龙牡汤证、桂枝去芍药加蜀漆牡蛎龙骨救逆汤证表现为烦躁、惊狂，是心主神明功能失常的病变；桂枝加桂汤证的症状表现比较特殊，从下到上的奔豚病。

从方药来看，桂枝甘草汤的用量最大，而且是顿服，其他方的剂量相对较轻。从中我们可以总结张仲景的用药规律，其治疗心主血脉的病变用药量比较大，治疗心主神明的病变用药量比较小。桂甘龙牡汤是桂枝甘草汤加龙牡潜镇安神，桂枝去芍药加蜀漆牡蛎龙骨救逆汤虽然是以桂枝汤为基础去芍药加蜀漆，但也可以看作是以桂枝甘草汤为基础。

还需要重视的是药物剂量的比例，我们常说“中医不传之秘在剂量”，是有一定道理的。桂枝加芍药汤、桂枝汤、桂枝加桂汤，从药物组成来看都是桂枝、生姜、大枣、甘草、芍药五味药，如果不写剂量就根本看不出区别。桂枝汤治疗太阳中风以及营卫不和的自汗证，其特点是桂、芍相等；桂枝加桂汤，桂枝五两、芍药三两，桂重于芍，就不再治疗太阳病，而是用于太阳病变证，治疗心阳不足下焦寒气上冲，可以平冲降逆；桂枝加芍药汤，是太阴病篇里的太阴腹痛证，桂枝仍是三两，但芍药用到六两，芍药重于桂枝，重在缓急止痛，同时也有调和络脉的作用。

（三）水气证

“阳化气，阴成形”，阳气不足的话，就很容易形成阴性的病理产物。水为阴质，其代谢与胃、脾、肾、膀胱、三焦都有关系，病理上水饮的形成常与阳虚有关。水气病一节主要讲的是苓桂系列：苓桂甘枣汤证、苓桂术甘汤证、桂枝去桂加茯苓白术汤证三个方证。

1. 茯苓桂枝甘草大枣汤证

【原文】发汗后，其人脐下悸者，欲作奔豚，茯苓桂枝甘草大枣汤主之。［65］

茯苓半斤　桂枝四两，去皮　甘草二两，炙　大枣十五枚，擘

上四味，以甘澜水一斗，先煮茯苓，减二升，内诸药，煮取三升，去滓，温服一升，日三服。作甘澜水法：取水二斗，置大盆内，以杓扬之，水上有珠子五六千颗相逐，取用之。

【讲解】本证也可以称作心阳虚欲作奔豚。**“发汗后”**，说明本证的形成与太阳病有关，但是因为发汗不得法，发汗太过伤了阳气，重点是伤了心阳，故而出现**“脐下悸”“欲作奔豚”**。脐下的悸动不安，是病人自己感觉脐周跳动，有点像感觉到动脉搏动，可能是这种人的感觉比较敏感了，或者由于身体组织间隙的水分太多，使得传导加快，所以搏动的感觉更明显，有些人也可能是出现肌肉、内脏的症状。

“欲作奔豚”，就是说没有形成奔豚，奔豚是气从少腹上冲胸咽，这里只是脐下悸动，和奔豚是有区别的。机体正常状态下是心肾相交，心火向下温煦肾水，防止肾水过寒，肾水向上滋养心阴，防止心阳独亢，二者互相监制，如果其中一方太亢或不足就会出现问题。“欲作奔豚”是心阳不足而肾水泛滥，水气有上逆之势，但还没有发作，可以看作是奔豚病发作的前奏表现。

奔豚病位在心和肾，但是仲景的治疗重在心和脾，用苓桂甘枣汤来温阳化气，桂、甘补心阳之不足。茯苓用量很大，用到半斤，也就是125g，

重在利水。这里大枣用了 15 枚，而其他方常用 12 枚，就是用大枣培土制水，要涨水了，就把堤坝筑高一点来挡住，取这样一种意思，脾胃健旺以阻止水气上逆，病在上和下而治在中，这种方法很有创意。所以有时候中医治疗疾病可以不直接针对病位，而是绕个弯，条条大路通罗马，但目标一致。

这里为什么不用白术呢？仲景在治疗水病的时候通常不用白术，比如在霍乱病篇的理中丸，加减法中说：**“若脐上筑者”“去术，加桂四两”**，仲景认为白术有升提的作用，而且白术的补气有可能壅滞气机。

在煎服法中用**“甘澜水”**并介绍了其制作方法：“取水二斗，置大盆内，以杓扬之，水上有珠子五六千颗相逐，取用之。”甘澜水也称劳水，这里用甘澜水的理由，各家有不同说法。有医家认为水为阴质，通过搅拌以后，水中容纳了更多的阳气，所以不至于留饮。现代有人认为通过搅拌使水中含氧量增加，一个朋友家里养金鱼，由于制氧机坏了，又要上班没时间去修，就在洗衣机里放了很多水搅拌，搅到上面产生很多水泡，然后用这些水去养金鱼，金鱼也能养活好几天，所以通过搅拌增加含氧量是有道理的。

《伤寒论》中不同方剂煎药有不同的溶剂，用不同的溶剂有不同的意义。大家应该都看过《医道》《大长今》两部韩剧，剧中表达的那种精神不简单，不知道什么时候我们国家也能拍出这种中医体裁的电视剧，我印象在剧中有个场景是院子里有很多水缸，收集了不同时节、不同地域采集的水，各种水的功效不同，治疗的疾病不同，煎药用水也不一样。其实中医很早就注意到水的分类和作用了，比如唐代《本草拾遗》就已经记载了二十几种不同类型的水。我们最直观的一个感觉，用矿泉水煮出来的饭和自来水煮出来的饭味道是明显不一样的。溶剂的确很重要，但我们今天常常忽略它。

2. 茯苓桂枝白术甘草汤证

【原文】伤寒若吐、若下后，心下逆满，气上冲胸，起则头眩，脉沉紧，发汗则动经，身为振振摇者，茯苓桂枝白术甘草汤主之。[67]

茯苓四两　桂枝三两，去皮　白术　甘草各二两，炙

上四味，以水六升，煮取三升，去滓，分温三服。

【讲解】伤寒病使用了吐法、下法，因为有些病证可能出现类似实证的表现，因为医生辨证水平有限，所以就可能发生了误治。吐、下等法最容易伤脾胃，尤其是损伤脾阳，正是由于脾阳虚而水饮内停于中焦，所以出现**“心下逆满”**，心下指的是胃脘部，病人最直接的描述是胃这里有东西顶住，有胀闷的感觉，**“逆者，错也”**，胃气以降为顺。**“气上冲胸”**，气从胃脘向上冲，注意不是从下焦冲，从下焦冲就是奔豚了。甚至**“起则头眩”**，浊阴上犯清阳，头目失养，起床或体位改变的时候就会头晕目眩。**“脉沉紧”**，沉指脉位，紧指脉的紧张度。沉脉和紧脉的主病有相似之处，都可以主水饮。本证也有上冲的感觉，但与奔豚病不一样，刚才说过，奔豚病是从下焦冲逆，而本证是从中焦向上冲；另外，奔豚病发作欲死，发作时自我感觉很严重，但却是阵发性的，而苓桂术甘汤证的病人常是持续的心下逆满，而且有头晕目眩。

之后用倒装文法，**“脉沉紧”**之后应该接的是**“茯苓桂枝白术甘草汤主之”**。后面则讲的是误治的变证，**“发汗则动经”**，动是伤的意思，发汗太过就会损伤经脉，出现**“身为振振摇”**，即身体的颤抖、动摇不定。也就是说，阳气不足而兼有水饮上犯的病证不能再行发汗，发汗就会更伤阳气，尤其是更损脾阳，脾不运化水湿，水气更甚，症状就会加重，扰动经脉，出现站立不稳的感觉。苓桂术甘汤证继续发展有可能成为真武汤证，从脾阳虚发展到肾阳虚水气泛滥，所以“身为振振摇”与真武汤证的“身瞤动，振振欲擗地”有相似之处。

苓桂术甘汤治疗脾虚水停，是《伤寒论》中一个很重要的方，临床上也用得特别多。《金匮要略》中说：“病痰饮者，当以温药和之。”苓桂术甘汤就在温药的范畴中，用温阳化饮的方法运化在脾产生的水湿。

临床上这类病证在中老年人中非常多见，常感觉胃脘部胀闷，有时头

晕，有时觉得气往上冲，在心血管系统、消化系统、呼吸系统、精神神经系统的疾病中都可以见到，舌质是淡的，舌体一般比较胖大，还可能有齿印，苔薄腻，脉是沉紧脉。这个证候不单纯是虚证，而是虚中有实，脾虚夹有水饮。

我们前面学过的小青龙汤治疗外寒内饮效果很好，但小青龙汤不能长期应用，在外寒解除后，还需要治疗病本，治疗基础病，即治疗脾虚，苓桂术甘汤就是一个非常有效的调护方，所以现在有人用这个方来预防和治疗慢性支气管炎。

3. 桂枝去桂加茯苓白术汤证

【原文】 服桂枝汤，或下之，仍头项强痛，翕翕发热，无汗，心下满微痛，小便不利者，桂枝去桂加茯苓白术汤主之。［28］

芍药三两　甘草二两，炙　生姜切　白术　茯苓各三两　大枣十二枚，擘

上六味，以水八升，煮取三升，去滓，温服一升，小便利则愈。本云，桂枝汤今去桂枝加茯苓、白术。

【讲解】 继往教材把桂枝去桂加茯苓白术汤证放在太阳病的疑似证中，因为“**头项强痛，翕翕发热**”类似太阳表证，再加“**无汗**”，似乎病人是太阳伤寒表实证，所以旧版教材的原意是将其作为一个鉴别诊断而提出。现在则强调这个方是一个治水之剂，所以归入到水气病里面。

“**服桂枝汤，或下之，仍头项强痛，翕翕发热**”，说明病人原有很多症状，病情复杂，有类似于表证的头项强痛、翕翕发热，导致医生误判误治，用了汗法或者下法。但治疗后“**仍头项强痛，翕翕发热，无汗**”，是仍有太阳经气不利，其病因既可以由外而来，如太阳表证即是，也可以由内而来，本证即是，是由于水饮内停阻碍了太阳经气，引起营卫失调。“**心下满微痛**”，心下胃脘部胀满，有微微的疼痛，这里的胀满和微痛是水饮之邪阻滞中焦。“**小便不利**”是辨证的着眼点，反映了病位所在，病机是因为膀胱气化失司水饮内停，故“**小便不利**”，并由此干扰了太阳经气，导致营卫气机不畅，出现了类似于太阳病的证候。

所以此处立方重点不在疏表而在利水通阳，所以这里用桂枝去桂加茯苓白术汤，主要用于利小便，恢复膀胱的气化功能，使水液不内停。

这个方名也很奇怪，历代对此也有争议，桂枝汤去掉桂枝还算桂枝汤的加减方吗？到底应该是去桂还是去芍？我建议大家现阶段的学习还是以教材为主，教材的观点比较公允，代表了学术界中大家都认同的观点。争议的内容看得如果太多，尤其是一些观点偏激的内容，反而可能会使脑子混乱，等以后阅历多了，鉴别能力提高了，再来学习历代医家的学术争鸣。

《伤寒论》中用于利水的汤剂系列就比较全面，有苓桂、苓芍两个对立的系列，它们都是利水剂。苓桂系列有苓桂术甘汤、苓桂甘枣汤；苓芍系列有桂枝去桂加茯苓白术汤、真武汤。芍药也有活血利水的作用，在《神农本草经》中提到芍药可以"利小便"。所以《伤寒论》里很多地方都有对偶统一的规律，如中风表虚的有汗与伤寒表实的无汗；寒包水的小青龙汤证与寒包火的大青龙汤证；桂枝汤可以去桂，也可以去芍；治水的有苓桂、苓芍，都是对称的，所以去桂也就不难理解了。

（四）脾虚证

脾主运化水湿、运化水谷精微，所以水饮内停与脾的关系最为密切，前面的水气证也可以归属于脾虚证，只是因为与脾主运化水湿的关系更密切，所以归为一类。这一节的脾虚证强调了气血不足，但也不是单纯的虚证，厚朴生姜半夏甘草人参汤证、小建中汤证、桂枝人参汤证，没有一个是单纯的虚证，临床上纯粹的虚证很少见，"邪之所凑，其气必虚"，至虚之处常常就是容邪之地，所以有虚往往就有实。

1. 厚朴生姜半夏甘草人参汤证

【原文】发汗后，腹胀满者，厚朴生姜半夏甘草人参汤主之。[66]

厚朴半斤，炙，去皮　生姜半斤，切　半夏半升，洗　甘草二两　人参一两

上五味，以水一斗，煮取三升，去滓。温服一升，日三服。

【讲解】本证也叫作脾虚气滞腹胀满证。

“发汗后，腹胀满”，同样是发汗太过，同样的治法，为什么有些病人发展为心阳虚，有些是脾虚，有些是水饮内停呢？因为每个人的体质不同，所处的环境不同，形成了各种差异因素。所以发展为本证之人，平素应该脾气较弱，误治后加重了脾气的虚损，因虚而生实，气虚而生滞。

我们常说“虚则补之，实则泻之”，那么这种虚实夹杂的该怎么治疗？单纯地行气会耗气，单纯地补气可能加重气滞，所以应该攻补兼施，这个方就是攻补兼施的代表方。在攻补兼施治法中，具体又要分清虚实的比重，从厚朴生姜半夏甘草人参汤的用量中我们可以推测此证是以实为主，祛邪药有三味，扶正药两味，厚朴、生姜都用到半斤（125g），半夏半升（相当于60g），即使平均到每一服的量，都是相当大的量，而人参一两（15g），每一服也就是5g，用量要小得多，所以这个方也叫作“三补七消方”，在具体运用中，可以根据病人的实际情况进行相应的调整，变通使用。

一般来说，单纯的虚证多喜温喜按，单纯的实证多拒按，《金匮要略》里说：“病者腹满，按之不痛为虚，痛者为实。”虚性的腹胀满一般早上轻、下午重、晚上更重，因为机体经过了一个晚上的休息，人体正气有所恢复，而且早上阳气升发，自然界会赋予我们很多的能量，所以早上症状会轻一点；实证腹胀满则相反，或者根本没有时间规律性的症状变化；至于虚实夹杂型，根据虚、实比例的不同，或当前矛盾之所在的不同，而呈现出不同的变化，表现比较复杂。除腹胀满本身以外，其他症状表现也既有反映虚象的一面，又有反映实象的一面，比如舌质淡反映了虚象，苔却比较厚反映了实象。

我曾经治一个慢性肝病的病人，表现为胃胀，1个星期才解1次大便，在消化科做胃电图，结果显示胃基本上没有动力。我当时就想起了这个方，慢性肝炎的病人常见肝郁气滞脾虚，所以就用这张方加减治疗，慢慢地病人腹胀减轻了，大便的次数也增多了，大概调理了半年，胃电图慢慢恢复。刚开始是连续吃药，明显好转后慢慢地改为间歇吃药，1个月大概吃5付药。对于这种胃动力不足的问题、糖尿病神经损伤的胃轻瘫综合证，现代医学常用的药是多潘立酮，而厚朴生姜半夏甘草人参汤完全可以与之相媲美。

我教的七年制的一位同学申报了一个校内课题，就是观察这个方用于治疗不同造模情况下的效果，结果发现中药都有效，而对照西药可能只对某一个模型有效。

2. 小建中汤证

【原文】 伤寒二三日，心中悸而烦者，小建中汤主之。[102]

桂枝三两，去皮　甘草二两，炙　大枣十二枚，擘　芍药六两　生姜三两，切　胶饴一升

上六味，以水七升，煮取三升，去滓，内饴，更上微火消解。温服一升，日三服。呕家不可用建中汤，以甜故也。

【讲解】 **"建中"** 即建中焦，就是补益脾胃，小建中汤是补益脾胃中焦气血的方，从这条原文的描述来看好像与中焦无关，其实不然。

"伤寒二三日"，说明这个病证也与太阳病有关，病了一段时间，表现出的却是 **"心中悸而烦"**，这是由于心血不足而心脉失养、心神失养，所以这里的烦也不是火，而是虚，所以这个病人应该同时有舌质淡，脉细弱，面色白等症状。

我们常说"实人外感发其汗，虚人外感建其中"，就是说小建中汤治疗的病证可以看作是一个虚人外感的病证，既然是外感，为什么没有出现"脉浮，头项强痛而恶寒"呢？因为病人存在着基础的虚损证候，而外感时的反应常常是原来基础病的加重，现在这个病人，平素就存在着气血不足，但可能不太严重，没有表现出症状，感邪后原有气血不足的问题突出显露出来，正气不足，邪气内扰，从而出现相应的症状。

由于病机是正气不足、邪气内扰，正气实可以祛邪以固正，正气虚则需扶正以祛邪，有时候甚至不一定要祛邪，尤其是年老体弱的人，只要把正气培补起来，就能正盛邪却。小建中汤是补气血的方，主要作用在于调

脾胃，脾胃为后天之本，气血生化之源，通过调补脾胃可以补全身的气血，同时也可以直接补心血。所以小建中汤对虚人外感是有效的，虽然补心血而养心宁神是直接作用，但实际上也起到了扶正解表的作用。

小建中汤的组成是在桂枝汤的基础上倍芍药加饴糖，倍芍药主要取其养血的作用。“饴糖”就是麦芽糖，它首先是作为食品而使用的，药房一般没有，但超市有卖，我常常开出饴糖，都是要求病人自己去超市买，用饴糖有补益气血的作用，还有黏合的作用。有些地方可能真的买不到饴糖，一些医生就用蜂蜜来代替饴糖，这其实是不行的，蜂蜜是动物药，饴糖是植物加工品，药性也不同，是不能替代的，而且有的人用蜂蜜还可能会过敏，但用麦芽糖不会。

小建中汤除了治疗虚人外感，还可以甘缓止痛，用以治疗脾胃虚寒的腹痛，胃溃疡属脾胃虚寒的病人空腹的时候容易胃痛，吃了东西就会好一点，这种情况属于虚证较多，就用小建中汤，或者可以加当归、黄芪，归芪建中汤，或者加党参、黄芪，参芪建中汤，补气血的作用更强，效果更好。由于这个方子的味道比较好，也常用于儿科以调补脾胃、调补气血。

我记得用这张方治过一个甲亢的病人，是二汽公司的一位领导，当时我刚看到这个病人的面色，还以为是来了一个肝硬化的病人。他面色黧黑，就像《金匮要略》里所说的黑疸，但是病人的肝脏没有问题，肾脏也没有问题，仅是甲亢，但是甲亢很少会出现这种面色，还有贫血，血红蛋白只有60g/L左右，原因不详。判断应该属于虚劳病，我就开了小建中汤，大概调养了半年，治疗期间没有用西药，血红蛋白升到120g/L。

印象深刻的还有一个七八岁的小朋友，但是看起来好像只有五六岁，因为全身关节疼痛来诊，一点水都不能沾，应该可以诊断为痹证。他之所以这么瘦小，是因为他的胃切掉了相当一部分，吃饭吃得很少。前面已经有医生用了一些比较燥烈的抗风湿药，但疼痛依旧。我考虑到运化功能很差，气血非常亏虚，而脾主四肢，我就想着从脾胃着手，用了归芪建中汤。经过1个月调养之后，意外的疗效出现了，这个小朋友的关节不痛了，原来一点水都不能沾，现在竟然能游泳了，只是偶尔一两次在游泳的时候关节痛，但持续时间很短。

3. 桂枝人参汤证

【原文】 太阳病，外证未除，而数下之，遂协热而利，利下不止，心下痞硬，表里不解者，桂枝人参汤主之。［163］

桂枝四两，别切 甘草四两，炙 白术三两 人参三两 干姜三两

上五味，以水九升，先煮四味，取五升，内桂，更煮取三升，去滓。温服一升，日再夜一服。

【讲解】 桂枝人参汤证是太阴兼表证。**“太阳病，外证未除”**，说明是由太阳病而来，表证还没好，**“而数下之”**，即屡次误用攻下法，损伤脾阳。**“遂协热而利”**，这里的“热”指的不是病性，而是指表证发热的症状，兼有表证发热的下利叫作“协热利”。这个病人虽然有表证的发热，但却不一定就是热证，发热体现的是正邪的相争。这个病人有下利，有太阴的症状，而且**“利下不止，心下痞硬”**，此处的下利是由脾阳不足，寒湿下注，中阳不升所致，气机阻滞，所以心下有胀闷的感觉，用手切诊腹部时，会有一定的抵抗感，和“痞证”的按之柔软无抵抗感不同，说明虚中夹有实邪，这就是寒湿阻滞。

在内有寒湿下注的腹泻，在外有表证的发热，表里同病，所以用桂枝人参汤表里双解。人参汤即理中汤，桂枝人参汤就是理中汤加桂枝。理中汤是治疗脾阳不足、寒湿内阻的太阴病的核心方，再加桂枝是用来解表，而且特别强调了桂枝要后下，是取其解表作用。

脾胃虚寒兼有外感的人有很多治疗方法，在后面太阴病篇还会讲道：“脉浮者，可发汗，宜桂枝汤。”就是说有些太阴兼表证可以单纯用桂枝汤来解表。而表里双解的方剂除了这里的桂枝人参汤，刚刚前面学过的小建中汤也可以看作是表里双解剂。

“协热利” 有寒热的不同，除了这里的协热利，我们前面学过的葛根芩

连汤证也被称为协热利，二者都是表里同病。葛根芩连汤证既涉及太阳，又涉及阳明，是表里俱热，在里用黄芩、黄连清热燥湿止利，葛根升清止利，在外用葛根升清阳、解表。桂枝人参汤证是在里用理中汤温脾阳，在外用桂枝解表。这两个协热利的方证要进行比较，辨别下利的寒热有很多指征，如舌象、脉象、大便的性状等。虚寒下利的病人大便没有什么气味，而且有畏寒、手脚发凉、舌质淡等阳虚的表现。湿热下利的大便非常臭秽，有些病人会有里急后重的感觉，排便不净，甚至可能有腹痛和腹部压痛，小孩子局部望诊会见到肛周发红。

（五）肾阳虚证

教材中从心阳虚讲到脾阳虚，再讲到肾阳虚，是按照由上焦到下焦的顺序，一层层往下走。肾阳虚证中讲了两个病证三条方，一个讲烦躁，一个讲阳虚水泛。

1. 干姜附子汤证

【原文】下之后，复发汗，昼日烦躁不得眠，夜而安静，不呕，不渴，无表证，脉沉微，身无大热者，干姜附子汤主之。[61]

干姜一两　附子一枚，生用，去皮，切八片

上二味，以水三升，煮取一升，去滓、顿服。

【讲解】表里同病原则上是先表后里，里证急则可先里后表，“先下之，后发汗”，这是表里同病而汗下失序。这种病人必定平素就有肾阳不足，误治后肾阳的损伤会更加突出。原文中出现**“昼日烦躁不得眠”**，是神志的表现，白天机体正气借助自然界阳气而勉强与邪相争，而表现出“烦”，是一种虚性的亢奋，有时也可能是病情很危重的虚阳浮越证，阳气外亡之前的一时性增长。**“夜而安静”**，这种“安静”是要打引号的，不是真正的安静，而是因为正气衰竭，非吉兆。

所以我们晚上查房的时候，危重病人一定要仔细去看，不要以为只有烦躁的病人才需要多看，安静的病人就可以少看。我记得曾经有个病人，有陪护睡在他旁边，第二天早上发现这个病人死了，而且陪护都还不知道病人是什么时候死的，很安静地就过世了。所以千万不要以为安静就没什么事。有时候我反而觉得有烦躁要比没有的好，尤其是危重病人，烦躁是靠阳气支撑而进行正邪交争，不烦躁是正气不足，阴气太盛，阳气无力抗争。有烦躁在一定程度上也容易引起医护人员的注意，不至于耽误抢救的时机。

《伤寒论》六经病都讲到烦躁。太阳病中有大青龙汤证的不汗出而烦躁，少阳病有小柴胡汤证的心烦喜呕，阳明病有烦渴及承气汤证的烦躁谵语，发则不识人。所以在遇到烦躁的时候就要注意辨别属哪一经病，这条原文中**“不呕，不渴，无表证”**就是给出了很多可能的排除诊断，这是一种学习思路。**“不呕”**，排除了少阳病，在《伤寒论》中很多情况下是用呕来提示少阳病。**“不渴”**，排除了阳明病，因为阳明病热盛伤津，必有口渴。“无表证”，说得再明白不过，不是太阳表证。所以通过这几个排除诊断，就可以判断这里的烦躁不是三阳病，而是阴证。

“脉沉微”，沉主里，微为阳虚，所以是里阳虚证。**“无大热”**，提示尚未出现阴盛格阳，阴盛格阳所出现的假热有时可能热度很高，“身大热，反欲得衣者，热在皮肤寒在骨髓也”，假热不是按照体温的高低来定性的。

治疗用干姜附子汤。方中仅两味药，干姜补脾阳，附子补肾阳，脾肾双补。仲景用的附子有两种，一种炮用，温经散寒，温阳固表，如桂枝加附子汤；一种生用，回阳救逆，救命的时候都是用生附子，如此处。煎服法又提到了顿服，前面讲的治疗心阳虚心悸的桂枝甘草汤也是顿服，两者都是药味少而剂量重，说明了病势比较急重，对于病势急的病证，方子不能开太大，否则药力分散而达不到救命的效果。

这个方也可以看成是四逆汤去甘草，为什么这里要去甘草？因为甘草甘缓，现在病势急，所以不用甘草。有人曾经做过有关于甘草功效的实验研究，通过离体心脏做封闭灌注的实验，一个用四逆汤，一个用干姜附子汤，结果发现灌注干姜附子汤的一组心电图的波幅恢复得快而有力，但是不持久，用甘草的四逆汤组虽然起效时间比较延后，但是药效比较持久。所以大家可以思考，要救命的话应该选择哪一种？当然首先是要快，要先把病人救回来，然后才需要考虑加炙甘草增加药效持续时间。

2. 茯苓四逆汤证

【原文】发汗，若下之，病仍不解，烦躁者，茯苓四逆汤主之。[69]

茯苓四两　人参一两　附子一枚，生用，去皮，破八片　甘草二两，炙　干姜一两半

上五味，以水五升，煮取三升，去滓，温服七合，日二服。

【讲解】前面的干姜附子汤证是肾阳虚烦躁证，这里的茯苓四逆汤证又叫阴阳两虚烦躁证。

“发汗，若下之”，这个病人应该本身就有肾阳虚，对于肾阳虚的人，即使有表证或在里可下之征，也是不能随意用汗法和下法的，应该要兼顾正气，没有正气的支撑，可能大便一通，阳气一散，汗一出就没命了，所以千万要注意。**“病仍不解”**，是表证不解或者原来的基础病证不解。**“烦躁者”**，即出现了烦躁的症状，以方测证，这里的烦躁既与阳虚有关又和阴虚有关，属阴阳两虚。

茯苓四逆汤是四逆汤加茯苓、人参。取四逆汤的回阳救逆，取人参的养阴益气，取茯苓的宁心安神利水，也说明这样的病人除了阴阳两虚证以外可能还有水肿。这张方的组方与现代医学抢救心衰病人的机理有异曲同工之妙，强心、减轻心脏前后负荷，所以这个方在临床上广泛用于抢救心衰病人。

3. 真武汤证

【原文】太阳病发汗，汗出不解，其人仍发热，心下悸，头眩，身瞤动，振振欲擗地者，真武汤主之。[82]

茯苓　芍药　生姜各三两，切　白术二两　附子一枚，炮，去皮，破八片

上五味，以水八升，煮取三升，去滓，温服七合，日三服。

【讲解】“汗出不解”，推测病人应该有可汗之证，所以才会使用汗法。汗出不解有两个解释：一个是表邪还在，另一个是疾病还在，这个概念就广了，可以是原来的基础病变表现得更加明显。发汗有讲究，不能太过，也不能不及，太过往往会伤阴或者伤阳，不及往往会导致邪郁在里。曾经一个博士班的同学给我说过一个案例，他给病人开了一副桂枝汤，但是病人服药后出现了全身痛痒，自己认为是过敏，就来找开药的这个医生，但是这个病人根本没有过对任何东西过敏的过敏史，所以这个博士就仔细询问病史，原来是病人不吃辣，就没有放姜，劝病人把姜加上以后，汗就出来了，皮肤瘙痒也没有了，这就说明了发汗不及会使邪郁在里。发汗太过当然也不行，尤其是对于有基础病变的人，发汗后表现出真武汤证的病人往往本身多有肾阳不足的基础。

这里特别讲了几个症状，**“其人仍发热”**，说明他之前就应该有发热，现在发汗之后热仍不退，所以说**“汗出不解”**。这里发热的病机有两种解释：一种是认为表证仍在，另一种解释认为是阳虚阳气外浮的危重表现。但现在也有相当多专家否定第二种解释，因为严格来说真武汤用于救命是不够的，阳浮阳气外亡用真武汤不恰当，所以这种发热还是考虑是表证仍在。

“心下悸，头眩”，心悸是由于水气凌心，头眩是由于清阳不升，浊阴上犯元神之府。**“身瞤动，振振欲擗地”**，瞤字前面在讲大青龙汤证的时候出现过，引申为肌身体肌肉的跳动，**“振振欲擗地”**是指病人身体震颤，站立不稳，欲倒于地。前面讲苓桂术甘汤证的时候提到“发汗则动经，身为振振摇者”的变证，我们补充可以考虑用真武汤，这里除了经脉失养，更加强调了阳虚水泛，阳虚不能化水，水饮泛于肌肉经脉之中。从病位来讲真武汤证重点在少阴肾，肾主水，肾阳不足则水气泛滥，阳虚水泛的真武汤证与脾虚水停的苓桂术甘汤证相比，范围更广、病位更深、病情更重。

真武汤的方名很有特色，有些地方有真武庙，供奉真武神，是管理水的神，所以从方名也能够知道它的功效重在治水。在临床应用中，有水肿可以用，没有水肿也可以用。把 82 条跟后面的 316 条结合起来看，应该是心、肝、脾、肺、肾，甚至夹有外感的，全都有运用的机会。在运用的时候要把握一个最重要的病机：肾阳虚，最典型的是用阳虚水泛，没有水泛而只有肾阳不足的也可以用。虚人外感也可以用，用真武汤固肾阳为基础，再加用一点解表药，或者不用解表也没关系，正气固起来，邪气自然就没有藏身之地，表证自然而解，如果表不解，到时再来解表也不迟。

少阴包括心肾，心血管疾病运用真武汤的机会也很多，尤其是心功能不全的病人，常常要用到洋地黄，但洋地黄不能解决所有问题，特别是难治性心力衰竭，洋地黄用量很大，多用一点就引起中毒，少用一点又达不到治疗效果，这时真武汤常可以解决问题，甚至可以慢慢地把西药减量或者撤掉。在这个方的基础上还可以再加补气的党参、黄芪，称参芪真武汤，或者用人参效果更好，加参、芪可以增强这个方扶正的力度。这个方还可以用于治疗神经系统疾病，原文讲**“头眩，身瞤动，振振欲擗地”**，类似美尼尔氏综合征，其中辨证为阳虚水泛的也可以使用真武汤。还有就是用来治疗帕金森氏病，因为“身瞤动，振振欲擗地”的表现也像帕金森氏病。

我们伤寒教研室有一位老师，病人非常多，晚上的夜诊从六点半开始，经常要看到凌晨。有一位来自海南某医院的中医科主任来我们这里进修，晚上找病人最多的医生抄方，就跟着我们教研室这位老师，结果去了两天就不去了，因为他发现这个老师整个晚上就只开一个真武汤，好像没什么可学的。其实虽然都是真武汤，但每一次使用肯定有变化，有加减的技巧，而且必定有疗效，否则的话病人怎么可能等到半夜还要看病，这位老师应该是把真武汤用到了淋漓尽致的地步。当然这位老师重点研究方向是糖尿病肾病、糖尿病性心脏病，心肾正与伤寒的少阴病有关。

真武汤证经常要与苓桂术甘汤证做比较。两者都有水，一个是阳虚水泛，病在少阴肾，一个是脾虚水停，病位在太阴脾。病位不同，轻重有别，苓桂术甘汤证病久也容易发展为真武汤证，所以在临床上也往往合方运用。

（六）阴阳两虚证

1. 甘草干姜汤证、芍药甘草汤证

【原文】伤寒脉浮，自汗出，小便数，心烦，微恶寒，脚挛急，反与桂枝欲攻其表，此误也。得之便厥，咽中干，烦躁，吐逆者，作甘草干姜汤与之，以复其阳。若厥愈足温者，更作芍药甘草汤与之，其脚即伸；若胃气不和，谵语者，少与调胃承气汤；若重发汗，复加烧针者，四逆汤主之。［29］

甘草干姜汤方

甘草四两，炙　干姜二两

上二味，以水三升，煮取一升五合，去滓，分温再服。

芍药甘草汤方

白芍药　甘草各四两，炙

上二味，以水三升，煮取一升五合，去滓，分温再服。

调胃承气汤方

大黄四两，去皮，清酒洗　甘草二两，炙　芒硝半升

上三味，以水三升，煮取一升，去滓，内芒硝，更上火微煮令沸，少少温服之。

【讲解】前面讲了热化和寒化，这里讲气津两伤进一步可以发展到阴阳两虚。原文稍有点复杂，病人应该本身就有阴阳两虚的基础，然后又患外感，发汗不得法，最终导致了阴阳更虚。

“伤寒脉浮，自汗出，小便数，心烦，微恶寒，脚挛急”，就是讲阴阳都不足的人得了外感，外感从“脉浮，自汗出”“恶寒”中体现，“小便数”也与太阳病有关系，也反映了阳虚不能固摄，阴虚反映在“心烦”。“脚挛急”中的脚一般指下肢，特别是指小腿，这里脚挛急就是指腓肠肌的拘急、屈伸不利，也就是常说的小腿抽筋。

阴阳两虚的人外感，应该考虑到顾护阴和阳，原文中讲**“反与桂枝，**

欲攻其表”，尽管桂枝汤可以在表调营卫，在里调气血、调阴阳，但它补益的力度是不够的，所以这是误治，**“此误也”**。其正治之法应该阴阳双补，可以考虑用后面要讲的芍药甘草附子汤作基础方。但现在已经出现了变证**“得之便厥”“吐逆”**说明阳气更虚，**“咽中干，烦躁”**，说明阴液更伤。

治疗这种情况，仲景分两步走，先扶阳、后养阴。先与**“甘草干姜汤，以复其阳”**，甘草干姜汤相当于半个理中汤，也可以看作半个四逆汤，重在顾护脾阳。**“厥愈足温者”**，四肢厥逆的症状改善，四肢温和，说明阳气已复。这时走第二步**“更作芍药甘草汤与之，其脚即伸”**，用芍药甘草汤复阴，养血柔筋、缓急解痉，所以服用以后“其脚即伸”，筋脉得到滋养，小腿就不挛急了，描述得很形象。

“若胃气不和，谵语者”，是服用甘草干姜汤后，阳复太过，阴伤从燥化而入阳明，阳明脉通于心，影响到心神，就会出现神昏谵语，由于是阳复太过，而非典型的阳明腑实证，所以稍稍泄热调胃为主，**“少与调胃承气汤”**，药量不多，且为**“少少温服之”**，重在泄热。如果发汗太过，病人朝向阳虚方向发展，而且**“复加烧针”**，导致阳气更伤，一误再误，就需要回阳救逆，**“四逆汤主之”**。

当然在现实中病人不一定真的像条文里面讲得那么严重，实际上是张仲景把种种可能性放在了一起，用少量的文字为学习者讲明更多的道理，思想主题很明确。

这里有个问题，《伤寒论》中只讲芍药，但我们今天却分白芍和赤芍，到底仲景方中的芍药应该是哪一种呢？很多专家论证仲景时代用的应该是赤芍。两者的区别除了开红花和白花的区别以外，还有就是赤芍是野生的，白芍是人工培植的。从功效上讲，白芍柔肝缓急、养血养阴，赤芍则是凉血活血。在这里芍药甘草汤是缓急、养阴的作用，所以用的应该白芍，但也有人用赤芍，比如黄煌教授用芍药甘草汤就常用赤芍，或者赤白芍同用。

对于阴阳两虚，我们前面其实已经学习过了一招，就是桂枝加附子汤的固阳以复阴，治疗阴阳两虚的阳虚漏汗，阳固汗止，阴液自然就能内守，不需要再专门去养阴。这里则是张仲景教给我们的第二招，先扶阳后养阴，分作两步走，扶阳用甘草干姜汤，养阴用芍药甘草汤。这两招都体现了仲景重视阳气的思想。

前面有桂枝甘草汤补心阳，这里有甘草干姜汤温脾阳，附子配甘草可以补肾阳，尽管都是辛甘化阳，但是有脏腑侧重的不同，这也体现出了仲景的用药规律。

临床上我体会甘草干姜汤对于偏寒的津液渗漏是一个非常好的方，就是说分泌物、排泄物比较清冷的，如腹泻稀薄无臭味的、痰多清稀的、带下清稀量多的、乳汁外溢质稀的，这个方都很好用，在《金匮要略》里面就有用甘草干姜汤治疗咳嗽咳痰清稀的。

我的一个病人，快50岁，已经绝经，但是一直有乳汁分泌，从刚生完孩子一直到现在，几十年了，乳头一紧就会有乳汁流出来，各种检查都做过，没发现什么问题，所以一直也没怎么治疗过。一般生了小孩子以后分泌的乳汁应该是乳白色的，而这个病人分泌出来的乳汁是清稀的，像水一样，所以我觉得应该是阳虚，用甘草干姜汤治疗，效果很好。

芍药甘草汤也被称为去杖汤，意思是对于腿脚不利的病人，能让他去掉拐杖，当然这么说可能有点夸张，但是临床上对于腿脚抽筋、疼痛，芍药甘草汤的确是个好方子。按原文中的用量，方中芍药和甘草的比例是相等的，各四两，也就是各用60g，**“分温再服”**，每次也要用到30g。

我曾经给我校首届非医攻博班讲授《伤寒论》课程，班上的一位同学就很开心地给我讲了一件事情，他说《伤寒论》治好了妈妈的病。他妈妈腰腿痛6~7年，吃过很多药，经常念叨说，谁能把她腰腿痛治好就给谁十万块钱。这个同学在学习了芍药甘草汤以后，就给他妈妈开了5剂芍甘汤，但喝了2剂以后疼痛却加重了，使病人不愿继续服药，经过反复说服，坚持服完5剂，疼痛居然全部消除，而且后来还很稳定，一直没有再痛过。

我记得有一次我母亲的脚抽筋很厉害，夏天抽，冬天更严重，不能受凉，否则抽得很厉害。两位老人家都住在老家，一般很少去看病，有什么问题都是我在电话里开点中药，这次我开了方以后，她说好很多，但是有时候还会抽，我于是就想一步到位，干脆量开大一点，按照《伤寒论》中的量，30g，后来她就没有再说抽筋了。但有一天我妹妹给我打电话，说母亲出现了大小便失禁，我才突然意识到我的量用得太大了，芍甘汤可以松弛肌肉，所以能够治疗抽筋，但是用量太大，可能连肛门括约肌、膀胱括约肌都松弛了。由此我又想到了郝万山教授曾讲过的一个案例，足球队的同学因为脚抽筋没有赢得比赛，学了芍药甘草汤以后，就整个球队都喝芍甘汤，虽然没有再抽筋，但还是没有赢，因为肌肉都松弛了，跑不动了。所以用量很重要，适当最好，太过反倒起反作用。仲景在太阴腹痛证中讲桂枝加芍药汤、桂枝加大黄汤的时候，专门说："太阴为病，脉弱，其人续自便利，设当行大黄芍药者，宜减之，以其人胃气弱，易动故也。"说明芍药还是偏于阴柔克伐的，对于脾胃虚弱的人，使用一定要谨慎。

所以这个方也可以用来通便，大便跟习惯有关，如果不定时解大便，时间长了刺激反射就不太敏感，大便就在接近肛门的地方，却没有便意，大便就容易变干了，芍药甘草汤可以缓解痉挛，松弛肛门括约肌，把门打开了大便就容易排出来。

除了缓解脚的挛急，芍药甘草汤也是一个很好的止痛方，它不仅缓解骨骼肌的痉挛疼痛，也可以缓解内脏平滑肌的痉挛，甚至还可以缓解血管的痉挛。对于心血管的病症，选择赤芍或赤白芍同用可能比较好。

还可以用来治疗肾结石、膀胱结石。现在结石的治疗方法比较先进了，可以微创把石头夹出来，以前多是先把石头打碎，然后再用中药来冲，但在排石过程中可能会出现肾绞痛，不过痛了也说明石头在走动，但有些病人会痛到难以忍受，用芍药甘草汤就可以缓解这种疼痛，减轻病人排石过程中的痛苦。所以对于肾结石引起的肾绞痛，常用四金汤，鸡内金、海金沙、郁金、金钱草，配上芍甘汤，再加上通利的五苓散，合方应用。病人要多喝水多跳跃，一般石头不超过1cm的话，还是比较容易排出来。

2. 芍药甘草附子汤证

【原文】发汗，病不解，反恶寒者，虚故也，芍药甘草附子汤主之。[68]

芍药　甘草各三两，炙　附子一枚，炮，去皮，破八片

上三味，以水五升，煮取一升五合，去滓，分温三服。

【讲解】既然用“**发汗**”的治法，说明跟太阳病有关。“**病不解**”不是表证不解，而是指原来的病还没有好。这里特别谈到了“**反恶寒者，虚故也**”，结合原文第7条“无热恶寒者，发于阴”，不发热而恶寒多为阴证，所以这里特别说到“**虚故也**”，提示这是个阳虚证。但根据所用的方药，以方测证，病人应该同时还有阴虚的存在，属于阴阳两虚。芍药甘草附子汤是个阴阳双补的方，芍药配甘草酸甘养阴，附子配甘草辛甘化阳。

学到这里，我们知道了仲景对于阴阳两虚的病人有三种处理方法。

①是固阳以复阴，桂枝加附子汤；②先扶阳，后养阴，原文29条；③阴阳双补，68条即是。所以学《伤寒论》除了学一个个独立的方证，还要把各个证候之间前后连贯起来，再深一步的话，则是学习其中所蕴含的中医思维，学习如何去思考，这样才能走得更远，才能算是真正的继承和发展了仲景学说。

3. 炙甘草汤证

【原文】伤寒脉结代，心动悸，炙甘草汤主之。[177]

甘草四两，炙　生姜三两，切　人参二两　生地黄一斤　桂枝三两，去皮　阿胶二两　麦门冬半升，去心　麻仁半升　大枣三十枚，擘

上九味，以清酒七升，水八升，先煮八味取三升，去滓，内胶烊消尽，温服一升，日三服。一名复脉汤。

脉按之来缓，时一止复来者，名曰结。又脉来动而中止，更来小数，中有还者反动，名曰结，阴也。脉来动而中止，不能自还，因而复动者，名曰代，阴也。得此脉者，必难治。[178]

【讲解】炙甘草汤证又叫心阴阳两虚证，原文很简单，但内涵不简单。

“伤寒”说明病跟太阳病有关。**“脉结代，心动悸”**，结代脉都是有歇止的脉，还有前面讲过的促脉也是有歇止的脉，对应到现代医学应该是心律不齐、心律失常，快速的是促脉，缓慢的是结脉，有规律地歇止是代脉，没有规则的是结脉。促脉实证多，结代脉虚证多，尤其代脉预后不好，所以说**“得此脉者，必难治”**。“心动悸”，脉象是医生诊查出来的，而心悸动不安则是病人的自觉症状。**“脉结代，心动悸”**反映了心气血阴阳的不足，心主血脉，推动无力，脉道不通，心失所养，所以悸动不安，用炙甘草汤阴阳双补。

有些同学背原文的时候问：“老师，我大概知道意思，顺序搞错了行不行？”原文的顺序是万万不能背错的，就像这一条，炙甘草汤证也叫复脉汤证，所以应该是“心动悸”在前还是“脉结代”在前？肯定是“脉结代”在前。

炙甘草汤药物组成9味药，算上清酒的话是10味。其中有几味药的用量比较特别，生地用到一斤，250g，量很大，张仲景用的生地，其实是鲜地黄，今天所称的生地黄在张仲景那里被称为干地黄，现在的药房没有鲜地黄，可以用生地来代，我的常用量在50～80g。大枣用30枚，前面桂枝汤用12枚，苓桂草枣汤用15枚，这里用到30枚，至少要有100g，所以大枣用量也很大。炙甘草的用量也较大，四两，我用的时候最少用到30g。从方名“炙甘草汤”也看得出来炙甘草在这里是作为君药挑大梁的。

酒的使用也很特殊，煎服法中特别讲到要加清酒，一般认为《伤寒论》最早记载了用乙醇来提取药物，书中用酒的方有两个，一个是炙甘草汤，一个是当归四逆加吴茱萸生姜汤，用的都是清酒。本方煎服法中用**“清酒七升，水八升”**，差不多水酒各半。仲景时代常用的酒有三种，一种是米酒，又称醪酒，一种是白酒，一种是清酒。米酒，就是现在家里自酿的那种连渣带汤的糯米酒，可以直接喝，也可以加红枣、鸡蛋煮一下。白酒不是我们今天的蒸馏白酒，而是酿造时间比较久，冬酿春成，《金匮要略》里瓜蒌薤白白酒汤用的就是白酒。清酒酿造时间更长，冬酿夏成，陈久者良，所以也有人说清酒是清醇的陈米酒。

现在很难找到清酒了，可以用绍兴黄酒来代替，不能用市面上的白酒。一般是要水酒各半，因为酒挥发得很快，所以也可以在药煮得大概剩下三分之一的时候再把酒加进去，节约一些酒。有人可能会觉得加酒以后会有很重的酒味，对于不喝酒的人好像比较难以接受，其实在煎煮过程中酒精都挥发掉了，喝起来并不会有酒味。现代中药研究有效成分提取中有水提、醇提等类型，有些成分易溶于水，有些成分只能溶于有机溶剂，所以用清酒作为煎药溶剂，应该能溶出很多不溶于水的有效成分。

《伤寒论》用补阴药并不是很多，仲景最常用的是人参生津益气，但在这个方里补阴的药却用的很多，除了人参气阴同补以外，还有地黄、阿胶、麦冬、火麻仁。有人认为火麻仁用得不妥，火麻仁是用来润肠通便的，跟心有什么关系呢？其实很有关系，我觉得张仲景太高明了。在临床上，这种脉结代、心动悸的病症，主要出现在心脏病中，包括各种心律失常、冠心病等。而胃脉通于心，保持大便的通畅与避免心脏病的发作有着非常重要的联系，临床中经常见到因为大便不通畅，用力大便而导致心脏病发作致死的案例，在实验中也证实了通腑的方法对心血管具有保护作用，其中最直接的机理就是用力会增加心脏的负荷，至于有没有更内在的因素，还有待于深入的研究。病在上而治下，通过通腑而调畅气血，这是中医整体观指导临床的一个最好的见证，所以在炙甘草汤中使用火麻仁也就不难理解了。

我在临床上也经常用到炙甘草汤，是个非常好用的方子，并不一定要阴阳两虚很严重才去用，只要病人没有很明显的实证，如痰、热、瘀这些病理产物，就可以使用。有些人说炙甘草汤对于功能性的疾病可能有一定的疗效，对于严重的或器质性的心脏病效果就不好了，我不赞同这种说法，我用炙甘草汤并不考虑到底是功能性的还是器质性的，只要符合炙甘草汤证的症状和病机就可以用，而且疗效都很好。

我的一个病人，老年女性，70多岁，还是个老年模特，喜欢跳舞，就是心脏不好，经常发生心律失常，经过一些治疗，效果都不好。来找我的时候，用一个像磁卡样的东西，缝到内衣里边贴着心脏的地方，据说是有一定效果，但我想效果肯定不会太好，否则也就不会再来找我看病。我就是用这张方，服药后病人的感觉很舒服，效果非常好。

还有我的先生，有一年他在西医院进修，期间感冒发热，然后出现心脏不适，西医诊断为病毒性心肌炎，心电图显示T波低平或倒向。西医没有什么特效药，就是营养心肌等支持疗法和休息，医生让他卧床休养1个月。症状上主要是心慌心跳，外感症状已经消失，诊脉是脉律不齐。我就让他自己开炙甘草汤服用，但他吃了以后告诉我说没效，我猜他炙甘草只用了6g，一看处方，果然如此。所以，这就不对了，炙甘草在这个方中是作为君药，不能只用这么少，和《伤寒论》原书的用量比例不符。之后就按原文的比例配药，服用之后很舒服，于是继续用这个方调理，不到1个月就恢复得很好。回去进修后复查了心电图，心电图非常漂亮，西医院的老师都非常惊讶他能够好得这么快。

有一个糖尿病病人，常驻美国，每年都会回来找我看病，我用纯中药给他治疗，效果非常好，在美国测血糖一般在10mmol/L左右。有一次回来以后，他很突出地讲到出现了心慌心跳的症状，感觉比较累，切脉发现脉律不齐，让他做了个心电图，显示偶发室早。这种就是“脉结代，心动悸”，我就开了7付炙甘草汤，并且交代病人煮药一定要加酒。药后复诊，脉律不整的现象消失了，病人觉得非常舒服，而且还特别讲到，他多年的失眠也改善了。所以这个方还有治疗失眠的作用，那么从病机上推断，炙甘草汤所治疗的失眠应该是心的气血阴阳不足，神失所养导致的。

（七）结胸证

前面讲变证以寒热、虚实进行分类，相当于八纲辨证，所以《伤寒论》辨证体系的包涵面非常广，绝不仅局限在经络，所以它的指导意义一直到现在还是这么重要。后世温病学发展出的卫气营血辨证、三焦辨证，其实在《伤寒论》中也有蕴含这样的思想，所以温病学是继承了《伤寒论》，并进行了补充完善。这么多不同的辨证体系，都有各自的存在价值，现在有人提出来要融合各种辨证方法，这种想法是好的，但一定要基于临床而融合，如果仅仅是理论上整合，不切于临床实践，就没有什么价值了，历史上的各种辨治方法也都是基于临床运用而产生的，能提高疗临床疗效的才有价值。

这一节我们重点要讨论的是结胸证。胸的概念在古代有不同的理解，人身之前谓之胸，就是除了四肢以外的前面部分都叫作胸，范围很广，包括了胸膈脘腹，这个应该才是仲景结胸的本意，而现在胸的概念是指膈肌以上咽喉以下。根据热、寒病因的不同，有热实结胸、寒实结胸，也是对偶统一的。

1. 结胸辨证

【原文】问曰：病有结胸，有脏结，其状何如？答曰：按之痛，寸脉浮，关脉沉，名曰结胸也。[128]

【讲解】这条原文讲的是什么叫结胸和脏结。两者的共同点是都有疼痛的症状。结胸是古代的一个病证名，有特定的症候群，有自身的演变规律，是寒、热无形之邪与水、痰等有形之邪相结于胸膈脘腹，表现出以疼痛为主的证候。按病性来分类，如果是热邪与在内的水饮痰湿相结就是热实结胸，寒邪与水饮痰湿相结就是寒实结胸。按范围的大小来分类，有大结胸、小结胸，大结胸病病变范围较大，从心下至少腹都有可能波及，小结胸病病位比较局限，仅限于心下。脏结则是脏器虚衰，阴寒凝集，也会有疼痛，但属于虚实夹杂，根据相关原文的描述应该是相当于现在消化道肿瘤一类的疾病。

“其状何如”询问的是结胸、脏结有什么样的表现，而仲景的回答主要是针对结胸的，即**“按之痛，寸脉浮，关脉沉，名曰结胸也。”**这里的描述很奇怪，寸脉轻取即得、重按即减，到了关脉就突然转成沉脉了吗？临床上的确可以见到这种寸脉与关脉落差很大的脉象，但同时原文更多的是以这种脉象来表明病因病机，寸脉浮提示了邪由外来，与太阳病相关，由太阳病邪气入里而来，关脉沉提示了内有水饮、痰饮之类的实邪。

症状上的关键点在于“**按之痛**”，按之则痛，不按可能痛也可能不痛。虚则喜按，像前面桂甘汤的“**心下悸，欲得按**”，而“**按之痛**”则实际上就是不喜欢被按，是拒按的，痛得严重的话，病人可能会马上挡住医生的手，说明里面有实邪。所以“按之痛”隐含了拒按的意思，是邪气与在里的水或痰相结，是个实证。

我个人理解，现代的腔隙性渗出性的炎症，胸膜炎、腹膜炎、盆腔炎一类病症与结胸证有相似的地方。现在胸膜炎、腹膜炎也都是比较严重的病，在古代治疗手段相对不太多的情况下，更是危重症，所以结胸是一种危重症。

【原文】病发于阳，而反下之，热入因作结胸，病发于阴，而反下之，因作痞也。所以成结胸者，以下之太早故也。[131 上]

【讲解】结胸和痞证的病位上有接近之处。“痞”也是一个病证名，同时也是外在的症候表现。痞多虚实夹杂证，结胸则是实证。痞证的特点是心下痞塞不通，切诊腹部不痛不硬；结胸则是按之痛而硬。

本条则重点讲结胸和痞证在病因发病上的差别，一个是“**病发于阳**”，一个是“**病发于阴**”。《伤寒论》阴和阳的含义在不同的条文里并不一样，如原文第 7 条中的阴阳指的是阴证、阳证，而此处就不一样了。对此处的阴阳有三种理解方式：①阴阳指表里，偏里为阴，偏表为阳；②阴阳指有形无形，有形为阳，无形为阴；③阴阳指体质的强弱划分。这里的阴和阳是三个概念融汇在一起的。

结胸“病发于阳”，即结胸病与外邪有关，外邪可以或寒或热，病人的体质比较强，或体内素有痰、水停留，用攻下法以后引邪内陷，外邪与在内的痰水相结，从而形成结胸。**痞证“病发于阴”**，本来是里证，体质又比较弱，体内平素没有有形的实邪，用攻下法后损伤脾胃之气，导致邪气聚于心下，气机壅塞不通，形成痞证。

【原文】 太阳少阳并病，而反下之，成结胸，心下硬，下利不止，水浆不下，其人心烦。[150]

【讲解】 前面131条讲病发于阳下之而成结胸，本条讲的是太阳少阳并病，自然也是病发于阳。太阳病当用汗法，少阳病当用和解，下法均非正治，所以用了一个**“反”**字，提示此为误治。误治后，表邪内陷而成结胸。**“心下硬，下利不止，水浆不入”**，是邪陷中焦，气机阻塞，脾不升清，胃不降浊，所以在上饮食不能进去，在下又下利不止。

特殊的是，这里并不是单纯的结胸病，结胸本证是没有虚证的，所以我们后面学习的结胸治法都是攻法。但是如果本身脾胃虚寒，或误下以后损伤了脾胃，就可能导致正虚，邪实与正虚相夹杂，攻不能攻，补不能补，预后一般是不好的。

2. 热实结胸证

热实结胸是学习的重点，包括了大陷胸汤证、大陷胸丸证和小陷胸汤证。大陷胸汤证包括了原文的134、135、136、137条，大陷胸丸证是131条的后半部分。

大陷胸汤证

【原文】 太阳病，脉浮而动数，浮则为风，数则为热，动则为痛，数则为虚，头痛发热，微盗汗出，而反恶寒者，表未解也。医反下之，动数变迟，膈内拒痛，胃中空虚，客气动膈，短气躁烦，心中懊憹，阳气内陷，心下因硬，则为结胸，大陷胸汤主之。若不结胸，但头汗出，余处无汗，剂颈而还，小便不利，身必发黄。[134]

大黄六两，去皮　芒硝一升　甘遂一钱匕

上三味，以水六升，先煮大黄取二升，去滓，内芒硝，煮一两沸，内甘遂末，温服一升，得快利，止后服。

【讲解】 本条讲结胸证的形成。首先从脉开始，**“太阳病，脉浮而动**

数”，意味着脉象动摇不定、脉跳不稳。“**数则为热**”，没有理解难度。“**浮则为风**”是浮主风邪在表。“**动则为痛**”，说明有身痛的症状。“**数则为虚**”，这里的虚不是指正气虚，而是指无形之邪热，说明阳热还没与有形之邪相结合。“**头痛发热，微盗汗出，而反恶寒者，表未解也**”，有发热、恶寒、头痛，说明还有表证，盗汗指晚上睡觉时汗出，但不一定都是阴虚，里热盛同样也可以盗汗，营卫不和同样也可以盗汗。所以目前这个病证是表邪不解，兼有无形之热。

既然表邪未解，当先解表，医见有里热，而“**反下之**”，引邪内陷。“**动数变迟**”，原来是无形之热，误治以后表邪也内陷化热，与有形之邪结合在一起，导致了气血阻滞，所以脉象变为了迟。“**膈内拒痛**”是有形之邪阻滞胸脘部气机，不通则痛。“**胃中空虚**”，胃中本没有实邪，误下后伤了胃气，显得里面阳气不足。“**客气动膈**”，邪气是从外内陷而来，所以称为客气，它与胸膈素有水饮之邪相结，即客气动膈。

“**短气躁烦，心中懊侬**”，点出了几个症状。短气和少气有所不同，少气是气虚而气不足以吸，短气是呼吸不畅，气被阻住的感觉，这里的短气即是气被有形实邪阻隔。躁和烦有所区别，躁重烦轻，往往是阴盛则躁、阳盛则烦；躁是他觉症状，比如神志不清的病人出现肢体躁动不安，等病人神志转清后自己是全然不知的，烦是自觉症状，病人可能看上去很安静地坐着，但内心却在翻江倒海；仲景没有讲清楚躁和烦的区别，而且在《伤寒论》中躁、烦也经常是相混的，这里文中的“躁烦”强调的是肢体躁动，“心中懊侬”则是强调的烦。“**阳气内陷**”提示是由邪气内陷导致。“**心下因硬**”，即用手触之有抵抗感，是由于内有实邪阻隔。

这条原文很长，而且显得比较乱，令人难解，就是因为仲景一会儿讲病因病机，一会儿又讲症状，病机和症状穿插在一起描述。总的来说，结胸证是表邪内陷，与内部有形之邪相结，而形成一系列的表现，症状有心下硬满疼痛，烦躁，脉迟等，治疗是“**大陷胸汤主之**”。

最后一句原文讲的是湿热，如果病者体内没有水，而是湿，误治以后邪气内陷就会与湿相结，形成湿热。湿热的表现与水热互结的结胸不同，湿热呈现弥散状态。**“但头汗出，余处无汗，剂颈而还”**，也就是说病人身上不容易出汗，或无汗，或少汗，这是因为湿热裹结，阻滞气机，不得发越于外，所以身上很难出汗，但热蒸于上，头为诸阳之会，所以相对身体来说，头部更容易出汗一些，因此叫作但头汗出。**“小便不利”**，湿热郁结，气化不利，湿无出路。**“身必发黄”**，由于湿热郁蒸而出现黄疸。

大陷胸汤的组成包括大黄、芒硝、甘遂三味药，大黄配芒硝相当于调胃承气汤，用以通腑泄热，加甘遂攻逐水饮。煎法中三味药各不相同，先煮大黄一味，去滓后再加入芒硝，甘遂不煮，而是用甘遂末冲服，因为其有效成分不溶于水。**“得快利，止后服”**，说明这个方的攻伐力度很强，所以达到目的以后要见好则收，中病即止也反映了仲景顾护脾胃的思想。这个方我没用过，有一次曾经想用，但医院里却没有甘遂，我曾问过药房主任为什么没有甘遂，原来药房曾经进过甘遂，但长期没人用，都发霉了，所以后来就不再进货了。

【原文】伤寒六七日，结胸热实，脉沉而紧，心下痛，按之石硬者，大陷胸汤主之。[135]

伤寒十余日，热结在里，复往来寒热者，与大柴胡汤；但结胸，无大热者，此为水结在胸胁也，但头微汗出者，大陷胸汤主之。[136]

太阳病，重发汗而复下之，不大便五六日，舌上燥而渴，日晡所小有潮热，从心下至少腹硬满而痛，不可近者，大陷胸汤主之。[137]

【讲解】135 条讲的是结胸三证。**“伤寒六七日”**，说明病程已经比较长。**“结胸热实”**，既提示了病名，也提示了证名、病机，是辨病与辨证的结合。结胸三证指的是**“心下痛，按之石硬，脉沉而紧”**三个大结胸病的关键症状。前面出现的**“寸脉浮，关脉沉”**也可以指真实脉象，但这里特别强调的是沉而紧的脉象，沉主里，紧主痛。我们前面提到过紧脉和弦脉的区别，他们都是有力的，弦脉端直以长强调的是硬度，紧脉按下去有抵抗感强调的是弹性，就像把手放在拉得很紧的橡皮筋上的感觉，两者都是偏实的脉。**“心下痛，按之石硬者”**，水热互结，气机阻滞，不通则痛，按之石硬是按上去有明显抵抗感，现在急腹症腹膜炎的病人出现腹肌紧张、压痛、反跳痛、板状腹，就是张仲景用“石硬”所形容的状态。

136 条**“伤寒十余日”**，病程相对比较长。**“热结在里”**说明邪气已经入里化热结实，根据下文，这里应该是结于阳明。**“往来寒热”**是指发热与恶寒交替出现，休作有时，一天发作几次，这是少阳的典型热型。既有燥实内结的阳明病，也有往来寒热的少阳病表现，所以是少阳阳明同病，因此用大柴胡汤。**“但结胸，无大热者”**，水热互结的结胸，因水郁气机而热不能顺利向外透发，并非真的没有热，而是表无大热。水热郁蒸于上，可以出现**“但头微汗出”**。**“此为水结在胸胁也”**，这里的水热互结影响范围比较弥散，影响到了胸胁，而胸胁是少阳经循行所过，所以将大柴胡汤证与大结胸证放在同一条里，有相比较之意。

大陷胸汤证与大柴胡汤证都有热、有痛、有大便秘结。大柴胡汤证的病位在少阳和阳明，有阳明燥热和少阳郁热，所以有腹痛，也可能有胸胁痛，治疗方大柴胡汤是小柴胡汤去掉扶正的人参、甘草，加枳实、芍药、大黄，相当于小承气汤与小柴胡汤的合方；大陷胸汤证则是病在心下胸膈，是水热互结，疼痛部位主要在心下，有时也可以因为水热弥散而影响范围扩大到整个腹部和胸胁，治疗方大陷胸汤，用大黄、芒硝通便泄热的同时还用甘遂逐水。

137 条，**“太阳病，重发汗而复下之”**，既汗又下，容易损伤津液，邪气入里容易导致燥化、热化，尤其对于燥热体质之人更是如此。病人出现**“不大便五六日，舌上燥而渴，日晡所小有潮热”**是阳明腑实证的表现。但如果是大承气汤证的话，病人的腹痛会随着病程的延长而越来越局限，后面阳明病篇会提到是**“绕脐痛”**，可是这里病人疼痛的范围却非常广泛：**“从心下至少腹硬满而痛，不可近”**，不可近是拒按的意思，实际上就是有广泛的腹痛、压痛，所以这里还伴有结胸的问题，水热互结，影响范围弥散。从西医急腹症来看，肠梗阻是大承气汤证，如果是肠梗阻穿孔引起的弥漫性腹膜炎，就是大结胸证而非承气汤证。

我曾从郝教授那里听来一个案例，某位西学中的外科大夫用大承气汤治疗了5例腹膜炎的病人，结果2例死亡，3例改为手术，因此他得出一个结论，认为痞满燥实坚不是大承气汤的适应证，反而应该是禁忌证，并写成文章寄给杂志社。杂志社请了几位专家来审阅，最后的结论是这个外科医生的辨证错误，没有把病搞清楚，他所治疗的5例腹膜炎其实没有1例是承气汤证，而应该是大陷胸汤证。如果已经发生穿孔导致腹膜炎，单纯用承气汤会加速胃肠蠕动，使更多的内容物被挤压到腹腔中，所以不仅无效，反而还使病情加重。

吴咸中院士领衔的团队最早开展了中西医结合治疗急腹症的研究，他所擅长使用的方就是大陷胸汤、大柴胡汤。同时他们的临床路径也是非常的清晰，每一步的变化，每种变化如何处理，用什么样的方，做得非常清晰，当然他们的基础研究也非常扎实，是西医学习中医的一个典范。

所以不要轻易否定《伤寒论》这类经典中的东西，像这些毒性较大的方药，有时候我们自己受到局限用不上，但总有别人在研究它、应用它，就算当前还存在有疑惑的东西，但随着研究的深入，不能排除将来会从中发现有价值的东西。

大陷胸丸证

【原文】……结胸者，项亦强，如柔痓状，下之则和，宜大陷胸丸。[131下]

大黄半斤　葶苈子半升，熬　芒硝半升　杏仁半升，去皮尖，熬黑

上四味，捣筛二味，内杏仁、芒硝，合研如脂，和散，取如弹丸一枚，别捣甘遂末一钱匕，白蜜二合，水二升，煮取一升，温顿服之，一宿乃下，如不下，更服，取下为效，禁如药法。

【讲解】大陷胸丸证就是结胸热实而病位偏上的，这里的原文是131条的下半部分。

“项亦强，如柔痓状”，此处将其他结胸证的症状省略了，应该也有心下痛，但原文中突出了上部的症状，即项部的强直。《金匮要略》讲痓病，有汗出的为柔痓，无汗出的为刚痓，“痓”包括了筋脉的挛急、抽搐，甚至强直。这里是由于水热互结位置较高，影响部位偏上，导致项部气血不畅、筋脉失养而出现的症状。我们还可以推测，这个病人应该还有呼吸不利、短气、胸痛、躁烦等症状。

“下之则和”，汤着荡也，丸者缓也，大陷胸汤与大陷胸丸的下法在程度上有所差别，大陷胸汤是**“得快利，止后服”**，大陷胸丸是**“一宿乃下”**，后者要慢得多，所以攻逐力度要轻缓一些，所以称之为**“和”**。

大陷胸汤和大陷胸丸，不仅是剂型的不同，药物组成也有区别，大陷胸丸的药物多一些，比大陷胸汤多出了葶苈子、杏仁和白蜜。**“上四味，捣筛二味”**，就是把大黄、葶苈子捣碎过筛，再加入杏仁、芒硝。这里起甘缓作用的不用甘草，因为甘草反甘遂，而是用了白蜜起解毒和甘缓作用，使峻药缓攻，让药物在上焦胸膈部位停留的时间长一点，以利于邪气消除。从方中使用了杏仁、葶苈子，以方测证，可以判断病人应该有肺部的症状，杏仁降气，葶苈子泄肺水。**“温顿服之”**，这里又看到“顿服”，到目前为止有桂甘汤、干姜附子汤、大陷胸丸三个顿服方了。虽然是顿服，但药性还是比较缓，要等一个晚上才会下，若不下，**“更服，取下为效”**。

小陷胸汤证

【原文】小结胸病，正在心下，按之则痛，脉浮滑者，小陷胸汤主之。[138]

黄连一两　半夏半升，洗　栝楼实大者一枚

上三味，以水六升，先煮栝楼，取三升，去滓，内诸药，煮取二升，去滓，分温三服。

【讲解】小结胸病是古代的一个病证名，其表现按原文所说是："**正在心下，按之则痛，脉浮滑**"，前面大结胸病有结胸三证，这里也可以称为小结胸三证。

"**正在心下**"，指示的位置非常精确，就在这个位置，而非其他地方，范围很局限，不像大陷胸汤证"从心下至少腹"那样广泛。"**按之则痛**"，言下之意是不按就不痛，不像大陷胸汤证疼痛拒按，不按也痛。这些都说明小陷胸汤证的范围比较窄，病情比较轻。"**脉浮滑**"是真实的脉象，浮为有热，滑为有痰，反映小陷胸汤证的病机是痰热互结，也是实证热证。

治疗用小陷胸汤清热涤痰开结，药物组成比较精练，黄连、半夏、瓜蒌实三味药，黄连苦寒清热，半夏辛温涤痰散结，瓜蒌实既可助黄连清热，又可助半夏化痰。黄连的用量很少，一两，每服是三分之一，也就只有5g。半夏用半升，相当于60g，每服20g，算比较多的。"**栝楼实大者一枚**"，约55g，现在通常是把瓜蒌分为瓜蒌仁和瓜蒌皮入药，有些药物比较全的药房有全瓜蒌。

这个病证在临床上很多见，有很多病人说胃不舒服，我就按一按剑突下的部位，然后问他痛不痛，如果是不按不痛，一按就痛，那么就与"**正在心下，按之则痛**"的原文符合了，如果再摸到浮滑脉，见到舌红苔黄腻，就可以使用小陷胸汤。西医很多疾病都存在可以使用小陷胸汤的证型，如呼吸系统的肺炎咳嗽，消化系统的胃炎、胃溃疡，还可以用于心血管病甚至心绞痛，心绞痛不一定都是寒证，热证也不少，尤其是肥胖血脂高，平常饮酒应酬多的病人，常常可以见到舌红苔黄腻，这就是属于痰热。总的来说只要符合痰热互结而且气机不畅的病机，小陷胸汤就可以使用。

大、小陷胸汤证需要进行鉴别。大陷胸汤证病变范围很广，标准的是心下痛，也可以涉及胸胁和整个腹部；小陷胸汤证病变范围很局限，是正在心下。大陷胸汤证的疼痛症状是硬痛拒按，按或不按都疼痛；小陷胸汤证是按之则痛，不按就不痛。大陷胸汤证的脉象是沉而紧，主里证水热互结；小陷胸汤证的脉象是浮而滑，主痰热。大陷胸汤证病情重；小陷胸汤证病情较轻；大陷胸汤证治以泄热逐水；小陷胸汤证治以清热涤痰。

后世的黄连温胆汤与小陷胸汤有相似之处，都有清化痰热的作用，但温胆汤偏燥一些，燥湿的药物比较多而且方子也比较大，伤寒的小陷胸汤就比较精练。

3. 寒实结胸证

三物白散证

【原文】……寒实结胸，无热证者，与三物小白散。[141 下]

桔梗三分　巴豆一分，去皮心，熬黑，研如脂　贝母三分

上三味为散，内巴豆，更于臼中杵之，以白饮和服。强人半钱匕，羸者减之。病在膈上必吐，在膈下必利，不利，进热粥一杯；利过不止，进冷粥一杯。

【讲解】本条原文，很多版本写作“**与三物小陷胸汤，白散亦可服**”，根据《金匮玉函经》《千金翼方》考证，“**陷胸汤**”“**亦可服**”六个字是没有的，应为“**三物小白散**”。

“**寒实结胸**”，寒实是讲病因病机，结胸是讲病名，与前面的热实结胸写法一样。“**无热证者**”为排除诊断，说明没有热象。结胸的共性是疼痛，所以疼痛拒按的症状肯定应该有，还可能有大便不通、口不渴、怕冷，以方测证还可能有气逆、咳嗽等症状，脉可以是沉紧，沉紧既可代表水热互结也可以指示寒水互结，紧主痛、主寒，沉主里、主水。寒实聚结在里，用温下涤痰的方法，方用三物白散。

三物白散由三味药做成散剂，桔梗是白色的，贝母是白色的，巴豆新鲜的时候也是白色的，所以叫三物白散。有句话叫“巴豆不去油，其力壮如牛”，所以用巴豆一定要去油，“**去皮心，熬黑，研如脂**”。用量中的“**分**”应该是“份”，而非重量单位的“分”，“分”这个单位是宋以后才有的，“份”含比例的意思，就是把桔梗三份、巴豆一份、贝母三份捣成散。

服法中“**以白饮和服**”，白饮是米汤，目的是为了养胃气。三物白散是

散剂，吞服不易，白饮可以起到溶剂的作用，使散剂能均匀悬浮于其中。更重要的是，巴豆这种峻烈的药物容易损伤胃气，用白饮则可以起到顾护胃气的作用。

“强人半钱匕，羸者减之”，有人说强人是体质强盛的人，羸人是体质弱的人，但是结胸无虚证，体质弱的人肯定是不能用这张方的，所以强人、羸人不是指正气的强弱，而应该指体型的大小，体型高大的是强人，体型弱小的是羸人，其实就和现在根据身高、体重确定给药量的方法一样。

“病在膈上必吐，在膈下必利”，所以本方有吐、利的作用，吐利既是不良反应同时也是药物功效，它就是通过强力攻伐使寒实通过消化道而排出体外。如果效果不理想，可以通过粥水来调节药物吸收，这个方法很特别，不利进热粥，利不止进冷粥。热的东西可以使消化道血管扩张，药物吸收速度会加快，凉的使血管收缩，吸收会慢一点。

我原来一直没有见过巴豆，有次去新加坡讲课时，有一位同学从当地的一位喜欢收藏中药的老中医那里拿了一些来给我看，我才第一次见到了巴豆，新鲜巴豆是乳白色的，而干的就像花生一样，外面裹了白白的外皮，里面像橘子一样，是一瓣一瓣的红色的。听说巴豆在马来西亚比较普遍，普通人家都会种巴豆，他们用新鲜的巴豆叶捣烂外敷治疗外伤，效果很好，他们也都知道用牙齿咬一下叶子就会腹泻，所以一般不会用巴豆，只是用巴豆叶。

因为三物白散这个方很峻烈，所以临床运用的报道也很少。在编研究生教材的时候，把方药这一部分交给了南京的周春祥教授，我跟周教授探讨，我说《伤寒论》中大部分的方我都用过，但有几个方我一直没用过，其中就包括三白散，周教授就正好研究三白散。三白散中最毒的就是巴豆，而他们就主要研究巴豆，在其中找到了好几个抗肿瘤的有效成分，也申请了专利。

所以有毒的东西不一定就不好，未来的抗癌明星可能都在有毒的中药里边。民间有用砒霜治疗白血病的方法，最初也是复方，有砒霜、雄黄、白矾，后来精简到就用一个砒霜，陈竺院士深入研究了砒霜抗肿瘤的机理，发现它能促进肿瘤细胞的凋亡，而这个药物现在已经在外国上市，可以在临床使用。

4. 结胸证治禁与预后

【原文】结胸证，其脉浮大者，不可下，下之则死。[132]

结胸证悉具，烦躁者亦死。[133]

太阳与少阳并病，头项强痛，或眩冒，时如结胸，心下痞硬者，当刺大椎第一间、肺俞、肝俞，慎不可发汗；发汗则谵语、脉弦。五日谵语不止，当刺期门。[142]

太阳少阳并病，心下硬，颈项强而眩者，当刺大椎、肺俞、肝俞，慎勿下之。[171]

【讲解】132条，**“其脉浮大者”**中的脉浮大不是指表证，而是指正气散乱、阳气外脱。结胸无虚证，如果邪盛正气不衰，正邪交争激烈，表现为热实或者寒实的实象，是可以耐受攻伐的。但如果伴有脉浮大，则是正虚邪实，不耐攻下，这种情况**“下之则死”**，用攻下不仅无效，还有可能更加损伤正气，导致正气暴亡。

133条，**“烦躁者亦死”**，这里的“烦躁”更多的指躁烦，反映了正衰邪实、正不能胜邪，所以肢体躁动不安，但病人并不自知。这种症状描述类似于现代医学中消化性溃疡穿孔、腹膜炎并发的感染及中毒性休克，正气虚脱、阳气外亡，预后不良。

142、171条都是太阳少阳并病，虽然有**“心下痞硬”“心下硬”**的症状，却似结胸而非结胸，142条强调**“慎不可发汗”**，171条强调**“慎勿下之”**，也说明了此病并非结胸，在治疗上可以采用针刺之法。前面150条也是太阳少阳并病，**“反下之”**后形成结胸，正与此处相呼应。古代针灸和方药是不分家的，仲景书中也有很多的针灸内容，往往都是针药并举，所以针灸师应该要学习了解《伤寒论》，内科医师学习《伤寒论》在强调经方的同时也不应该忽视针灸治疗。

（八）脏结证

【原文】 何为脏结？答曰：如结胸状，饮食如故，时时下利，寸脉浮，关脉小细沉紧，名曰脏结，舌上白胎滑者，难治。[129]

脏结无阳证，不往来寒热，其人反静，舌上胎滑者，不可攻也。[130]

病胁下素有痞，连在脐傍，痛引少腹，入阴筋者，此名脏结，死。[167]

【讲解】 前面128条"**病有结胸，有藏结，其状何如?**"就提示了结胸和脏结比较相似，129条就讲专门来讲脏结。"**如结胸状**"，明确指出脏结与结胸有相似的症状，结胸最大的特点是剧烈的疼痛，说明脏结也有疼痛的症状。"**饮食如故**"，邪结在脏，胃中无实邪，所以能食。"**时时下利**"说明内脏阳虚，阴寒不化。这里脉象写得很详细，"**寸脉浮**"说明邪从外来，往往指寒邪从外来；"**关脉小细沉紧**"，小细代表阴血不足，沉代表阳虚，紧主寒、主痛，说明是阳虚寒凝，气血不足。"**舌上白胎滑者**"，"胎"即"苔"，《伤寒论》中舌诊不多，只有几处，是很珍贵，白滑苔也提示了阳气不足、寒实凝聚。这种病人正虚邪盛，攻补两难，所以说"**难治**"。

130条，"**脏结无阳证**"为脏结下了一个非常明确的诊断，即有阳证者就绝不是脏结。"**不往来寒热**"说明没有少阳证。"**其人反静**"，指虽然病人有躁动不安，但并非热邪扰动心神的烦躁，由此排除了三阳病，也呼应"脏结无阳证"。重点在"**舌上胎滑者**"，与129条一样，表明阳虚阴寒凝滞。故脏结虽有实邪，却同时还有正虚，当然不能用单纯的攻法。

"**病胁下素有痞**"，《伤寒论》中痞有含义大致有三种：①有病证名的"痞证"，②指症状上的痞塞不通，③"痞"则是指有形的包块，与现在所说的肝脾肿大相似。这里的痞即指第三种。"**连在脐傍**"，指痞块可以由胁下发展到脐傍。"**痛引少腹，入阴筋**"，不仅有肿块，而且伴有疼痛，疼痛的范围还比较大，可以影响到少腹和阴部。这种病症有临床报道，但是比较少，在肝脾肿大、肝癌，以及其他一些消化系统肿瘤的病人身上可能出现，不一定绝对死亡，但肯定预后不良，治疗棘手。

虽然仲景没有给出方药，但这条原文在临床还是有价值的，其最大的价值就是指导恶性肿瘤的治疗。现在很多医院治疗恶性肿瘤的思路就是直接杀死肿瘤细胞，放疗、化疗，即使是中医院，所考虑的也是用大量清热解毒药来杀肿瘤。我的一个病人，高度怀疑恶性肿瘤，但是还没有最终确诊，我开完方以后，病人问为什么不开半枝莲、蛇舌草这些抗肿瘤药，我说治疗肿瘤有很多方法，前面用了很多祛邪的药物，体质已经很弱，通过扶正也可以达到祛邪的目的，正气强盛，则邪无容身之地。

大家都知道近十几年扶阳派的崛起，风靡一时，现在走向理智，第三届国际经方班我们特别邀请了刘力红教授授课，扶阳派虽然不能说是刘教授主导的，但其流行与刘教授的推动不无关系。这次他讲了扶阳的理念，也明确讲到附子不是在任何情况下都要用那么大量，应该根据临床实际而定，强调阳气很重要不等于让大家都大量用附子，讲座过程中刘教授讲扶阳与危重症的抢救，最后则讲到了扶阳与肿瘤治疗，我觉得这个非常有价值。

对于肿瘤的治疗中医也并不完美，现代医学治标、中医治本，确实各有优势、不可偏废，应该平衡利弊。原来一部分中医认为肿瘤是热毒，强调清热解毒，但随着我们回归经典做临床，现在这种思路应该改变了，温阳的方法很有道理，这个理念来自《伤寒论》，脏结就是讲的痞块这种有形质的东西，“阳化气，阴成形”，阳气不足，阴质的东西就会增多。尽管仲景没有讲怎么治疗或者给一个方，但病机讲清楚了，临床价值也是巨大的，可以发挥你的智慧推而广之。

（九）痞证

痞证分为本证和其他痞证，本证包括了热痞、寒热错杂痞。如果痞是病人最痛苦的症状，那么就是痞证的本证。病人在诉说其他病症的同时又牵扯到胃脘部胀闷的感觉，痞不是首发或最痛苦的症状，就属于痞证的类证，包括了水痞、痰气痞、下焦滑脱痞，痞证的类证要与痞证的本证相鉴别。

1. 痞证的成因及证候特点

【原文】脉浮而紧，而复下之，紧反入里，则作痞。按之自濡，但气痞耳。[151]

【讲解】这条讲的是痞证的成因以及证候特点。

“脉浮而紧”“紧反入里”都是以脉象来代表病机和病情的发展。**“脉浮而紧”**是太阳伤寒的脉象。**“而复下之”**，表示伤寒表实用攻下法，属于误治。**“紧反入里”**：第一种理解是脉象由浮紧变成沉紧，第二种理解是用“紧反入里”来代表邪气内陷的病机，用脉来解释病机不需要很多文字表达，比较精炼方便。**“则作痞”**，强调了痞证是由外邪内陷于心下胃脘部而来，病人出现痞满不舒的感觉，其特点是**“按之自濡，但气痞耳”**，濡是软的意思，按上去局部感觉是柔软无物的，所以称为**“气痞”**。

“痞”的本义是闭塞不通，引申到这里主要是一种自觉症状，即胃脘部有滞塞的感觉，但医生切诊摸不到东西，按起来柔软不痛。“痞”特指的是胃脘部的胀满不适，与腹胀不同，腹胀在脐周，痞是在心下。

痞证的形成有内因和外因，外因主要是误治，尤其是太阳病误治后邪气入里，内因跟饮食、情志有关，吃得太多太杂，本身脾胃功能又不太好，或者再加情绪影响，木郁乘土，都有可能出现脾胃损伤继而产生痰湿而阻滞气机。外邪入里，常会化热，也可能是部分化热，所以痞证比较复杂，全部化热就形成热痞，部分化热就形成寒热错杂痞。

痞证病位主要在中焦脾胃。脾和胃相反相成，胃主受纳、脾主运化，胃喜润恶燥、脾喜燥恶湿，胃主降、脾主升，实则阳明、虚则太阴，太阴易寒化、阳明易热化。按圆运动学说，肝从左升，肺从右降，中间的脾胃则是人体气机升降的枢纽。所以很多病证都直接或间接跟脾胃有关，痞证是直接的关系，中焦气虚或受到邪气干扰，或这两种因素共同作用，中焦斡旋失司，枢机不利，就会气机壅塞，从而形成心下痞。

结胸证在内是有形的邪气，无论属寒属热，都有或痰，或水的有形病理产物。脏结在内也是有形的病理产物，阴寒凝滞。而痞证是无形的，“**按之自濡，但气痞耳**”。

2. 热痞证

热痞中包含两个方证，一是大黄黄连泻心汤证，一个是附子泻心汤证。

大黄黄连泻心汤证

【原文】心下痞，按之濡，其脉关上浮者，大黄黄连泻心汤主之。[154]

大黄二两　黄连一两

上二味，以麻沸汤二升，渍之须臾，绞去滓，分温再服。臣亿等看详大黄黄连泻心汤，诸本皆二味，又后附子泻心汤，用大黄、黄连、黄芩、附子，恐是前方中亦有黄芩，后但加附子也。故后云附子泻心汤，云加附子也。

伤寒大下后，复发汗，心下痞，恶寒者，表未解也。不可攻痞，当先解表，表解乃可攻痞，解表宜桂枝汤，攻痞宜大黄黄连泻心汤。[164]

【讲解】154条原方很精炼，重点讲了脉诊。“**心下痞，按之濡**”，典型痞证的症状，前面已经出现过，病人觉得胃脘部胀满不适，但按上去柔软无物。脉象是“**其脉关上浮**”，“关上”是指关脉，关部出现浮脉，浮脉在这里不是表证，而是代表阳热盛，由无形之热邪壅滞所致。既然是热痞证，除了心下痞以外，还应该有很多伴随症状以辨别热痞，如舌质红，舌苔黄，薄黄苔，也可能有口苦。“**大黄黄连泻心汤主之**”，泄热消痞，语气很肯定，疗效自然也是非常肯定的。

按林亿的校正，方中是应该有黄芩的，现在的学者也大都认为方中应该有黄芩。大黄、黄连、黄芩，用“**以麻沸汤**”“**渍之须臾**”，麻沸汤是指沸水，用滚开的水浸泡药物，泡一会儿，三五分钟左右。所以这个方子的煎服法是比较有特殊性的，不用煎煮，只用开水浸泡。气和味都是药物的属性，《内经》中说："气厚者为阳""味厚者为阴"，在这里以开水浸泡的目的主要是取药物之气以轻清泄热，如果经过煎煮，味重而气弱，恐怕就直走肠胃而泻下了。

我有一个学生脸上长了很多痤疮，听我讲课说这个方可以治疗痤疮，就回去实践。过了两天就跟我说，吃了这个方以后拉肚子，我就问他是怎么泡的，他说用保温杯泡，早上出门前泡上，中午回去喝。问题找到了，这还叫须臾吗？现在保温杯的质量比较好，泡一上午差不多等于煮药了，当然会拉肚子。之后这个同学注意了浸泡时间，就没有再腹泻。

大黄黄连泻心汤除了可以治疗痞证，还可以治疗很多病。有人用这个方来解酒，用水泡一下就行，很简便，听说有些外国留学生喜欢喝酒，喝醉了就把大黄用开水泡一下来解酒。大黄有泄热的作用，酒是水谷之精华，是湿热之品，这首方以清热为主，所以能够解酒。大黄中含有作用相反的两个成分，一个是有致泻作用的蒽醌，一个是有收敛作用的鞣酸。如果煮的时间不长，也就是后下，就有通便的作用；如果煮得很久，就不通便了；如果干脆不煮的话也没有泻的作用，因为溶解出的蒽醌很少。

164 条 **"伤寒大下后，复发汗"**，汗下失序，邪气内陷而成痞，但表证又未完全解除，恶寒即提示表证的存在。这种情况下，应该先表后里，表证解除后，再来治疗痞证。这里说 **"解表宜桂枝汤""攻痞宜大黄黄连泻心汤"**，只是说"宜"，而不是"主之"，是斟酌、考虑的意思，语气比较缓和。

附子泻心汤

【原文】心下痞，而复恶寒汗出者，附子泻心汤主之。[155]

大黄二两　黄连一两　黄芩一两　附子一枚，炮，去皮，破，别煮取汁

上四味，切三味，以麻沸汤二升渍之，须臾，绞去滓，内附子汁，分

温再服。

【讲解】“心下痞”，这个痞证应该是热痞，主要是通过方药沿用了大黄黄连泻心汤来推断。**“而复恶寒汗出者”**，这里的恶寒汗出，不仅仅有表证的问题，还有表阳虚的问题，是表里同病、寒热错杂证，里面有一把火，外面又有表阳虚，有表又有里、有虚又有实、有寒又有热，仲景用附子泻心汤来治疗。

附子泻心汤实际上是大黄、黄连、黄芩三味药，再加上附子，用的是炮附子。温阳固表是用炮附子，回阳救逆的是用生附子。桂枝加附子汤证的表阳虚也是用附子来扶阳固表，卫阳起源于下焦，根于肾阳。

煎服法很精彩，大黄、黄连、黄芩三味药的用法与上一条一样，仍然是用开水浸泡一会儿就倒出来，而附子则需要另外煎煮，然后把煮附子的药汤和浸泡大黄、黄连、黄芩的药汤混在一起服用。可以理解为生熟并用，泡的等于没煮，是偏生的，煮的附子是熟的，生取其气、熟取其味，有生熟并用、气味同用、寒温并用的意思。这个方子对临床上一些疑难杂症很有效，但必须注意煎服法，如果开了这个方而没效果，需要注意煎服法的细节。

我年轻还是主治医生的时候，碰到过一个病人，20 多岁，做文书工作，同时又要参加自学考试，压力很大。他是夏天来找我看病的，现代医学诊断为甲状腺功能亢进症，症见心慌、心烦、失眠、多汗，虽然是夏天，又是甲亢，但是他却穿得很厚，一双很厚的运动鞋，还有棉袜，牛仔裤里面还有护膝，他说脚特别怕冷，但是脸上又长痤疮、面赤，心慌，还有心律失常，心电图显示 ST 段改变，口气很重，舌红苔黄。这不是真热假寒，他的热是真象，寒不是格阳而是表阳虚，所以用了附子泻心汤。前后大概治疗 1 个月，没有吃其他的药，最终他顺利通过了考试，心电图 ST 段也恢复正常。过了若干年，他又来到我的门诊，原来的病没有复发，甲亢也好了，只是来调理一下。

印象深刻的还有熊曼琪教授上课时讲过的一个案例，病人是一个老板，

30多岁，高高大大，白白胖胖，却总是感觉特别疲倦，找过很多医生，所有能买到的补药都吃过。他找到熊教授的时候也是夏天，但病人穿着长袖衫，怕冷、汗多，食欲很差，舌红苔黄，一出汗就喘。看上去好像很虚，实际上一堆补药都在里面郁而化热了，熊教授就开了附子泻心汤，病人吃了几次以后效果非常好。是好药而且又很便宜，所以并不一定贵的就是好药，对证的药才是好药。

3. 寒热错杂痞证

寒热错杂痞有三个方证，半夏泻心汤证、生姜泻心汤证、甘草泻心汤证，经常统称为三泻心汤证。心为君主之官，应该住在中央，所以古人误以为心在中央的位置，其实心下应该是指胃脘部，所以泻心汤其实泻的不是心，而是胃脘部的邪气。不过它也有泻心火的作用，前面讲的大黄黄连泻心汤，就被唐容川用来治疗火热出血证，但他不是用渍之须臾的服药方法，而是用的汤剂。

半夏泻心汤证

【原文】 伤寒五六日，呕而发热者，柴胡汤证具，而以他药下之，柴胡证仍在者，复与柴胡汤。此虽已下之，不为逆，必蒸蒸而振，却发热汗出而解。若心下满而硬痛者，此为结胸也，大陷胸汤主之。但满而不痛者，此为痞，柴胡不中与之，宜半夏泻心汤。[149]

半夏半升，洗　黄芩　干姜　人参　甘草炙，各三两　黄连一两　大枣十二枚，擘

上七味，以水一斗，煮取六升，去滓，再煎取三升，温服一升，日三服。须大陷胸汤者，方用前第二法。

【讲解】 这条原文讲了结胸证、痞证、柴胡证，采取了对比的手法。

“**伤寒五六日**”，指太阳病已经得了一段时间。“**呕而发热者，柴胡汤证具**”，指病向内传，传到少阳。呕是胆气内郁导致了胃气上逆，发热为正邪的交争，柴胡证的发热大多是往来寒热、休作有时。

“呕而发热” 可以看作是柴胡汤证的一个核心表现，在厥阴病篇的379条中也讲道：“呕而发热者，小柴胡汤主之。”厥阴病中出现“呕而发热”是阴证转阳、脏病返腑的表现。在干姜附子汤证中也以“不呕”来排除少阳病，所以少阳病往往都有胃气上逆的“呕”症。

本来应该用柴胡剂和解，却 **“以他药下之”**，可能病人同时有不大便，所以误用了攻下法。

误用攻下法以后，**“柴胡证仍在者，复与柴胡汤”**，虽经误治，但没有产生新的变证，有是证用是方，所以可以继续用柴胡汤，但是病程却可能出现一种特殊的表现——战汗。

“蒸蒸而振，却发热汗出而解” 是战汗的表现，先有寒战，然后汗出病解。这种战汗可以理解为服小柴胡汤后有效的一种标志，也可以看成不良反应。战汗是由于机体蓄积了能量再加上药物的资助以后，正邪剧烈相争，正气一鼓作气而抗邪外出，所以出现寒战、发热、汗出三个环节，如果三个环节都很顺利，病就好了，但不一定都很顺利，有时也可能会出现战而不汗的情况。这种情况要跟临床上的输液反应区分开来，输液反应的表现与战汗有相似之处，但病人有输液的背景，就不是服柴胡汤后的战汗了。

柴胡证误下后，柴胡证可能仍在，也可能转到其他方面。如果病人体内素有水饮，邪气也可能内陷而与水相结，就成了结胸，表现为 **“心下满而硬痛”**，用大陷胸汤来治疗。如果表现为 **“但满而不痛”**，就形成了痞证，应该用半夏泻心汤来治疗。这里也体现了结胸和痞证的区别，即疼痛的有无。其实用于治疗中焦痞证的还有后面的生姜泻心汤和甘草泻心汤，所以在这里张仲景比较斟酌的用了 **“宜半夏泻心汤”**，没有说一定要半夏泻心汤主之，临床上要根据具体情况来分析。《金匮要略》中对半夏泻心汤证的描述比较全面：**“呕而肠鸣，心下痞者，半夏泻心汤主之”**，即半夏泻心汤证除了痞以外，还应该有呕吐和肠鸣，所以我们又把半夏泻心汤证叫作呕利痞证，痞是半夏泻心汤证的主要病症特点，但能够与其他泻心汤鉴别的症状是呕吐比较明显，所以《金匮要略》的原文中特别把“呕”放前面。《伤寒论》中对半夏泻心汤证的这种写法可以称为以宾定主，即重点要讲半夏泻心汤，前面却讲种种过程，其实就是讲到了几种证候的鉴别诊断。

半夏泻心汤 7 味药，体现了辛开苦降甘调。半夏、干姜辛温开结，黄芩、黄连苦寒降泄除满，辛开苦降，调达气机升降，所以能够解除中焦气机壅滞的痞塞感。除了调节气机升降以外，还有一个重要的方面是要提供能量、动力，所以又用了参、枣、草，恢复脾胃的斡旋功能。此外，方中甘草、干姜、人参相配，相当于大半个理中汤，可以恢复脾胃功能。

半夏泻心汤有一个特殊的煎煮法需要注意，就是**"去滓再煎"**。**"有汁而干谓之煎"**，煎就是把液体物质加热以后浓缩的过程，所以去滓再煎就是去掉药渣以后继续加热，把药汤进一步浓缩。《伤寒论》中有很多方都要求"去滓再煎"，包括这里的三泻心汤，还有大小柴胡汤、柴胡桂枝干姜汤等，这些方的特点都是寒温并用，所以有人说去滓再煎能使寒温的药性更好地融合。

一般我们会以为，药汤越浓缩颜色会越深、味道会越浓，但事实上不一定。我教的一个境外班的同学专门做了个实验，结果是，没有去滓再煎的药液颜色比较深，去滓再煎的药汤颜色则比较淡、透亮，煎煮以后的甜甘苦味大减，味道也变淡。很多同学都吃过柴胡剂或半夏泻心汤，我都要求同学们尽量自己动手，观察一下颜色、味道的变化，同学们给我的回答大部分都是去滓再煎以后颜色会变淡，味道比较分明，先是苦，后是辛，然后是甜，辛、苦、甘三类药味都可以吃得出来，味道比较分明。

既然口感不同，成分应该有所不同，疗效应该也不一样。所以我们为什么这么尊崇《伤寒论》，因为它记载下来的经验是千真万确的。像去滓再煎这种煎服法，现代医学也有所研究，应该是其中成分有所改变，大家可以去检索一下这方面的文献，自己获取相关知识。有兴趣的同学也可以自己设计一些实验，来探寻去滓再煎的机理。

半夏泻心汤这张方在临床当中用得最多的是消化系统疾病，如消化性溃疡、慢性胃炎、十二指肠球炎，但一定要把握寒热错杂的病机，如何把握病机？

我个人心得有两点：①从舌象来看，一般来讲热证是舌红苔黄，寒证是舌淡苔白，但当病人表现出舌质很淡而苔黄，或者舌质很红而苔白的，就可以理解为寒热错杂；②根据病人的自诉，寒也受不了，热也受不了，吃点姜就会口腔溃疡、牙龈肿痛，稍稍吃点凉的萝卜白菜又会拉肚子，也可以理解为寒热错杂。消化系统疾病、慢性病，很多都是寒热错杂、虚实夹杂证。病人久病经常是不只找一个医生看，不只吃一种药，时间长了就会出现正气已虚邪气还在。胃多实、多热、多燥，而脾多虚、多寒、多湿，所以脾胃俱病就经常是寒热错杂证。

寒热错杂痞的三泻心汤重点在半夏泻心汤，其他两个泻心汤与半夏泻心汤有相似的地方，把半夏泻心汤搞明白了，其他两个方证就很好掌握，只要掌握鉴别点就可以了。

生姜泻心汤证

【原文】伤寒汗出解之后，胃中不和，心下痞硬，干噫食臭，胁下有水气，腹中雷鸣，下利者，生姜泻心汤主之。[157]

生姜四两，切　甘草三两，炙　人参三两　干姜一两　黄芩三两　半夏半升，洗　黄连一两　大枣十二枚，擘

上八味，以水一斗，煮取六升，去滓，再煎取三升，温服一升，日三服。附子泻心汤，本云加附子。半夏泻心汤、甘草泻心汤，同体别名耳。生姜泻心汤，本云理中人参黄芩汤，去桂枝、术，加黄连并泻肝法。

【讲解】“**伤寒汗出解之后**”，本为太阳病，发汗后太阳病解，但“**胃中不和**”，这是邪气内陷，可能是发汗不得法导致。现在的主要表现是“**心下痞硬，干噫食臭，胁下有水气，腹中雷鸣**”，噫气是打嗝的意思，宋代以前“噫”是饱食之息的意思，“**食臭**”是食物的气味，并非指臭味，整句意思就是打嗝有食物的气味，说明有饮食的停滞。“**胁下有水气**”既是病机也是症状，病位在胁下，病机是有水气，症状是病人感觉到两胁部的气过水声，实际应该是升、降结肠部位。“**腹中雷鸣**”，有人会形容肚子里面咕噜

声像刮台风，这是水气为患，气过水声，是咕噜咕噜的冲击感，其实就是肠鸣音亢进，有些严重的，旁边的人可能都能听到。**“下利”**，即同时伴有下利的症状。这个病证既有食滞，又有水饮，所以给生姜泻心汤证下一个定义，叫水饮食滞痞。

生姜泻心汤证与半夏泻心汤不同，这里有一个“硬”字，本来痞证应该是**“按之自濡”**，如果是**“痞硬”**的话，就是按起来有抵抗感了，说明不仅仅有气机不畅，还有食水壅滞，水饮食滞都属于有形之邪。所以我常常要去按一按病人的肚子，尤其是不会表达的小朋友，有硬硬的感觉一般都有食滞，如果软软的则虚证多现。

治疗用生姜泻心汤，是半夏泻心汤减去二两干姜，再加生姜四两，共八味药。此处生姜、干姜同用，干姜用于脾寒，生姜用于散水气。需要强调《伤寒论》里面用生姜有四个作用：①姜、枣、草搭配调胃气，②生姜配半夏降逆止呕，③桂枝新加汤中用生姜启阴气升津达表，④就是散水气。有水饮的病人，除了用生姜泻心汤，还可以考虑苓桂甘姜汤、真武汤。注意这里的煎煮法也是去滓再煎。

甘草泻心汤证

【原文】伤寒中风，医反下之，其人下利日数十行，谷不化，腹中雷鸣，心下痞硬而满，干呕心烦不得安，医见心下痞，谓病不尽，复下之，其痞益甚，此非结热，但以胃中虚，客气上逆，故使硬也，甘草泻心汤主之。[158]

甘草四两，炙　黄芩三两　干姜三两　半夏半升，洗　大枣十二枚，擘　黄连一两

上六味，以水一斗，煮取六升，去滓，再煎取三升，温服一升，日三服。臣亿等谨按：上生姜泻心汤法，本云理中人参黄芩汤，今详泻心以疗痞，痞气因发阴而生，是半夏、生姜、甘草泻心三方，皆本于理中也。其方必各有人参。今甘草泻心中无者，脱落之也。又按《千金》并《外台秘要》治伤寒䘌食，用此方皆有人参，知脱落无疑。

【讲解】 这条原文讨论了好几个问题，包括了发病过程、治疗经过、医生的判断、疗效以及仲景的思考，一气呵成。首先病人的原发病是 **“伤寒中风”**，伤寒也好，中风也好，总之是外来之邪，是太阳病。**“医反下之”**，太阳病当用汗法，用下法为误治。误下后病人表现为 **“下利日数十行”**，一天腹泻十几次，大便性状是 **“谷不化”**，即吃什么拉什么。腹泻同时也有 **“腹中雷鸣”“心下痞硬而满”“干呕心烦不得安”**，即中有痞硬，下有利，上有呕，与前面两个泻心汤证相似，说明这里也是一个寒热错杂痞，但从 **“下利日数十行”** 和 **“谷不化”** 来看，这个病人脾胃气虚的程度更为严重。

有的医生见到心下有痞硬，既有胀满，切诊又感觉有硬，于是做出了错误判断，认为要继续攻下，所以 **“复下之”**，结果 **“其痞益甚”**。本身是痞，不应当用下法，误用下法后更伤脾胃之气，使得痞证加重。所以仲景判断 **“此非结热”**，并非腑实内结，而是 **“胃中虚，客气上逆，故使硬也”**，这是仲景对病机的判断。“胃中虚”的“胃”包括了脾，“客气”指外来的邪气，提示误下以后更伤脾胃之气，邪气痞结中焦更甚。

这种脾胃气虚、痞利俱甚的痞证，治疗用甘草泻心汤。本方是在半夏泻心汤的基础上，把炙甘草的量增加到四两。方中没有将人参列入，根据林亿的按语，应是抄写过程中出现脱漏。以甘草作为方名，说明它在方中的重要性，炙甘草重用，且与人参相配伍，在于补脾胃之虚。这种下利严重的病人为什么不多用一点干姜，或者直接用四逆汤呢？其实这种下利还没有到脾肾阳虚的地步，只是因为肠蠕动太快，食物在胃肠中来不及运化，所以并没有用到四逆汤一类。

三个泻心汤证非常相似，需要进行鉴别。他们都是中焦脾胃的寒热错杂、升降失司，但有偏重不同，半夏泻心汤证的重点病机是胃气上逆，生姜泻心汤证是有水饮食滞，甘草泻心汤证则强调了脾虚肠寒。他们症状都有痞、呕、利，半夏泻心汤证强调呕，甘草泻心汤证强调下利，生姜泻心汤证强调干噫食臭、腹中雷鸣。治法上，半夏泻心汤强调降逆止呕，生姜泻心汤散水消滞，甘草泻心汤补中止利，共同点都是和中消痞。方药组成上，都有基础的七味药，半夏泻心汤以半夏为君药，生姜泻心汤减干姜加生姜，生姜、干姜同用，甘草泻心汤重用炙甘草。

记得我刚学《伤寒论》的时候，也是没搞懂三泻心汤证，从原文上看不出它们有很大的区别，所以在临床上的使用也分不太清楚的，有时候病人的表现就是三个方证的症状糅合在一起，我就开生姜泻心汤的八味药，然后把炙甘草多用点，就是相当于把几个方合在一起了。现在我理解方证对应不是刻板的，张仲景的方与证是绝对对应的，但临床上的病人不会病得与书中一模一样，所以临床用方就需要变通，如果不变其实就不是方证对应了。

在《金匮要略》中也有甘草泻心汤，用来治疗狐惑病，相当于现代医学所讲的白塞氏病，也叫眼口生殖器综合征，表现为口腔和阴部的反复溃疡。但治疗狐惑病的甘草泻心汤中用的是生甘草，取其清热解毒的作用。对于不是白塞氏病的口腔溃疡，只要是属于寒热错杂的，我也常用这条方，而且生甘草、炙甘草同用，一般生甘草用到15g以上，炙甘草至少保留6g。这种生、炙甘草同用的方法我是借鉴了李东垣的《脾胃论》，李东垣称其“泻阴火”，因为脾虚的人往往气郁而生内热，所以用炙甘草补气、生甘草泻火。

4. 其他痞证

痞证的核心症状是痞，病人的主诉就是痞。其他痞证作为类症鉴别，病位不一定在中焦，也不一定以心下痞为主要表现，而是其他病证影响到中焦气机，从而出现心下痞。这里有两个方证：旋覆代赭汤证、五苓散证。

旋覆代赭汤证（痰气痞证）

【原文】伤寒发汗，若吐若下，解后心下痞硬，噫气不除者，旋覆代赭汤主之。[161]

旋覆花三两　人参二两　生姜五两　代赭一两　甘草三两，炙　半夏半升，洗

大枣十二枚，擘

上七味，以水一斗，煮取六升，去滓，再煎取三升。温服一升，日三服。

【讲解】“伤寒发汗，若吐若下”，太阳病发汗为正治，但既用汗法，又用吐法和下法，就必会伤及正气。**“解后心下痞硬，噫气不除”**，虽然太阳病消失了，但新的病症又产生了，用“硬”字，必定是有形的邪气在内，有形之邪阻滞气机，所以有痞塞不通的感觉，胃虚气逆，所以嗳气不除。结合所用方药，推断这个有形之邪就是痰，所以此证被称为痰气痞。除此以外，还可以推断此方证舌质很淡，舌体偏胖，舌苔厚腻。

“噫气不除”是这句话的重点，有三种解读：①说明病人的嗳气打嗝频繁发作、久治不愈；②一般来说，正常人嗳气会使进食后的腹胀得到缓解，但“嗳气不除”说明心下痞硬不因嗳气而缓解消除；③说明用了前面的三泻心汤以后没效。

病机为脾虚痰气内阻，治疗用旋覆代赭汤。组成也是7味药，旋覆花、代赭石能消痰降逆、散结消痞，半夏、生姜降逆止呕化痰，参、枣、草扶正气恢复脾胃的斡旋功能。此方最大的技巧是，旋覆花用三两，代赭石用一两，旋覆花为花类药，一般用量轻，代赭石为矿物药，一般用量重，而此处的用量却正好相反。代赭石如果用量过大，可能直过病所，直入下焦，且会损伤脾胃。旋覆花虽然是花类药，但诸花皆升而旋覆独降，所以这里旋覆花重用、代赭石轻用。还有就是煎煮时把两味药放在同一个包煎袋中，旋覆花浮于水面，而代赭石沉重就会使包煎袋沉下去。

临床上这个方可以用于心下痞、嗳气，还可以治疗呃逆，也就是膈肌痉挛，还可以治疗肝气上逆的咳嗽，代赭石有镇肝降逆的作用。

我的一个病人，女性，是在广州做生意的福建人。不停打嗝，严重到不好意思跟顾客讲话，舌质淡，苔较厚，说明是脾虚痰湿，符合旋覆代赭汤的病机，开了旋覆代赭汤5剂，2剂即愈。这个病人姐妹三人一样的病，都是用这个方治好的。所以我的感觉是，只要病人是脾虚痰湿的胃气上逆，这条方一般都会有效。

五苓散证（水痞证）

【原文】本以下之，故心下痞，与泻心汤。痞不解，其人渴而口燥烦，小便不利者，五苓散主之。一方云，忍之一日乃愈。[156]

【讲解】五苓散证已经在前面太阳病里证的蓄水证讲过。本条病位在下焦，因为膀胱气化失司引起水气内停，所以病人小便不利，渴而口燥烦是气不化津、津不上承。水饮阻滞气机也可以出现心下痞，称为水痞，水痞证的心下痞一定有太阳蓄水的表现，这是鉴别点。

“本以下之，故心下痞”，用攻下法之后邪气内陷而形成心下痞证。**“与泻心汤”**说明按照痞证来治疗，所用的方不外乎前面学过的五个泻心汤，但治疗后**“痞不解”**，说明此证并非单纯的痞证。再结合**“其人渴而口燥烦，小便不利”**，说明此证的痞应该是水饮停于心下而阻滞气机所导致，口渴是由于气不化津，小便不利是膀胱气化不利。临床上这种病人虽然口渴，但舌苔却可能是水滑苔。治疗用五苓散温阳化气利水，水行气顺则痞除。

5. 痞证误下后下利的辨治

赤石脂禹余粮汤证

【原文】伤寒服汤药，下利不止，心下痞硬。服泻心汤已，复以他药下之，利不止，医以理中与之，利益甚。理中者，理中焦，此利在下焦，赤石脂禹余粮汤主之。复不止者，当利其小便。[159]

赤石脂一斤，碎　太一禹余粮一斤，碎

上二味，以水六升，煮取二升，去滓，分温三服。

【讲解】第三个痞证的类症是下焦滑脱痞。本来有痞证，误治以后产生了种种的变化，仲景设御防变，把可能出现的状况列出来，给大家很多思考、很多准备。

“伤寒服汤药，下利不止，心下痞硬”，本为伤寒，当用汗法，治后出现下利不止，必是服用了攻下一类方药，损伤脾胃之气，邪气内陷聚于中焦，出现下利不止和心下痞硬的症状。**“服泻心汤已，复以他药下之”**，误治后邪气内陷而成痞，泻心汤为正治之法，药后不解，可能是病重药轻，医者不查，既见泻心汤效微，便以为是有形实邪阻滞，则可能会误用下法，从而出现**“利不止”**。接下来医生又用温中散寒化湿的理中汤来治疗下利，结果**“利益甚”**。仲景的解释是，理中丸的作用部位在于中焦，而现在下利是病在下焦，所以理中无效。应该用赤石脂禹余粮汤来治疗，如果仍无效，可以再用利小便的方法。赤石脂禹余粮汤是以矿物类药来收敛止泻，应该用在纯虚无实证，否则就会闭门留寇，临床上这个方用得还是比较少的。

本条从泻心汤到理中汤，再到赤石脂禹余粮汤，再有利小便之法，好像是反复的误治，其实是设御防变，蕴含了医生对痞证及误治以后出现下利的思考过程，从中体现出仲景治利的四种方法：①是燮理升降法，燮理即调理的意思，三泻心汤辛开苦降即是；②是理中补虚法，理中汤即是；③是涩肠固脱法，赤石脂禹余粮汤即是；④是利小便实大便法，可以用五苓散。

这条原文还有另外一种解读，就是作为下焦滑脱痞。那么为什么下利日久会出现痞满的症状呢？肠胃不好的人或经常腹泻的人会脱肛，脾胃虚弱得更严重的会出现胃下垂，这是脾虚气陷，胃下垂后饮食要走的路就更长，所以经常会胃胀。越下利就越伤脾气，脾越虚则气越陷，所以此时急则治标，先用收敛的方法把泻止住，然而治本之法还是要补益脾胃、升阳举陷，才能真正达到治痞的目的。

（十）上热下寒证

黄连汤证

【原文】伤寒，胸中有热，胃中有邪气，腹中痛，欲呕吐者，黄连汤主之。[173]

黄连三两　甘草三两，炙　干姜三两　桂枝三两，去皮　人参二两　半夏半升，

洗 大枣十二枚，擘

上七味，以水一斗，煮取六升，去滓，温服，昼三夜二。

【讲解】“伤寒”，说明原来的病是太阳病，后面的症状是表邪入里所致，可以是误治而来。**“胸中有热，胃中有邪气”**，既讲病位，也有病性。**“胸中”**指示偏上的部位，提示上焦有热，根据后文症状及方药推测，其实是胸膈、胃脘有热。**“胃中”**，虽然说的是胃，根据后文可知，其实应该说的是脾，指脾中有寒邪。**“腹中痛，欲呕吐者”**，腹中痛因为脾中有寒，欲呕吐是由于胃热气逆。

黄连汤是由半夏泻心汤去黄芩加桂枝而成，可以看成是半夏泻心汤的变方。但黄连汤证没有痞的症状，没有胃胀，但也有消化道症状，上热表现为欲呕吐，下寒表现为腹痛，也有可能腹泻。半夏泻心汤原本是寒温并用，去掉黄芩，凉药就少了一味，加了桂枝，温药又多了一味。桂枝在这里起到交通上下阳气的作用，前面学过桂枝的各种不同的作用，如配芍药调营卫，配甘草补心阳，配桃仁活血化瘀，重用平冲降逆，这里又出现了一个新的作用。北京中医药大学伤寒教研室第一任主任陈慎吾教授在使用逍遥散的时候，常将薄荷改为桂枝，用桂枝交通上下、解郁、辛散开结气，对于体质偏寒的人比较适宜，我临床上也经常学习用陈老这种加减法。

“昼三夜二”白天喝3次，晚上喝2次，这种服法很特别，相当于1天喝5次，而且也强调了白天晚上都要喝药。后面的理中丸服法**“日三四，夜二服”**，也是白天晚上都要服药。说明对于有脾寒的病人，仲景通常要强调晚上喝药，晚上阳气不足，所以偏温补的药要在晚上服用。

有一个病人，是我教过的学生，手脚冰凉，肚子疼痛，病程已经很长了，吃了很多方都没有效，后来找到我看。她就表现出《伤寒论》原文中的症状，肚子痛、想吐，舌质淡，有点薄薄的黄苔，就用黄连汤，后来病人告诉我，一剂药吃下去就不痛了。这个病人有手脚冰凉的症状，很多医生都误认为是寒证，但是她其实又有热，所以寒热并用。

大家慢慢读《伤寒论》读到今天，感觉很多方都很相似，临床表现好像也差不了多少，从这种感觉中其实可以体会出仲景辨证的精细。当然要掌握也不容易，原文讲到的症状要知道，原文没讲到的症状也要知道，就像黄连汤证中没有痞，原文虽然没讲，但需要我们能够读出来。寒温并用是《伤寒论》中最精彩的亮点，临床的一些疑难杂病常常需要用到寒温并用之法。

（十一）火逆证

火逆证的条文简单提一下，没讲到的内容请大家自学。

【原文】太阳病二日，反躁，凡熨其背，而大汗出，大热入胃，胃中水竭，躁烦必发谵语。十余日振栗自下利者，此为欲解也。故其汗从腰以下不得汗，欲小便不得，反呕，欲失溲，足下恶风，大便硬，小便当数，而反不数，及不多，大便已，头卓然而痛，其人足心必热，谷气下流故也。[110]

太阳病中风，以火劫发汗，邪风被火热，血气流溢，失其常度。两阳相熏灼，其身发黄。阳盛则欲衄，阴虚小便难。阴阳俱虚竭，身体则枯燥，但头汗出，剂颈而还，腹满微喘，口干咽烂，或不大便，久则谵语，甚者至哕，手足躁扰，捻衣摸床，小便利者，其人可治。[111]

形作伤寒，其脉不弦紧而弱。弱者必渴，被火必谵语，弱者发热脉浮，解之当汗出愈。[113]

太阳病，以火熏之，不得汗，其人必躁，到经不解，必清血，名为火邪。[114]

脉浮热甚，而反灸之，此为实，实以虚治，因火而动，必咽燥吐血。[115]

微数之脉，慎不可灸，因火为邪，则为烦逆，追虚逐实，血散脉中，火气虽微，内攻有力，焦骨伤筋，血难复也。脉浮，宜以汗解之，用火灸之，邪无从出，因火而盛，病从腰以下，必重而痹，名火逆也。欲自解者，必当先烦，烦乃有汗而解，何以知之？脉浮故知汗出解。[116]

太阳伤寒者，加温针必惊也。[119]

【讲解】这里有几个名词，**“哕”**就是呃逆的意思，**“清血”**是便血的意思。

在张仲景的时代，气候总体偏寒，中原和北方地区尤甚，所以温法、火疗法用得比较多，火疗法包括熨背、火劫发汗、火熏、灸法、烧针、温针，现代的桑拿、红外线这些方法也可以算是火疗法。

有一年我去北京参加学生的毕业答辩，那是我第一次一个人去北京，在旅途中认识了一个从事计算机行业的人，也正在出差，他说很羡慕我们学中医的，他没有机会学医，但对中医很有感情。他说到他的家乡河南有一种治疗黄疸的方法，先用很厚很粗糙的草纸放在肚脐眼上，然后上面用艾条来熏，熏了以后肚脐就会流黄水，草纸湿透后就拿掉，然后黄疸就好了，他家乡有这种病几乎都用这种方法，他哥哥得了黄疸也是用这种方法治好的。我现在考虑，当时这个病人应该是急性黄疸型肝炎，尤其可能是甲型肝炎，因为甲型肝炎有自愈的倾向，预后比较好。也由此我就了解到在中原地区，火疗的方法是非常常用的。

像风寒湿痹之类的病证，现在还是有用火疗法的，都是通过改善局部循环来达到治疗目的。但是如果用的不对，或者滥用，就可能产生危害，所以这里的条文列举了种种变证，这些条文归纳起来就是火逆变证的六个方面。

①邪热扰乱神明：烦躁，惊狂（心主火，主神明）；②邪火扰乱气机：腹满或小便难，腰以下重而痹，奔豚；③热郁胃肠：腹满便秘，谵语，但头汗出（燥金）；④热入血分：衄、吐、便血或发黄（热甚动血）；⑤热毒

上炎：口干，咽燥咽烂（火性炎上）；⑥热邪灼伤阴津：口干，小便难，身体枯燥（火灼津）。

这些内容有相当一部分与后世的温病学有关，比如伤津、动风、动血、发黄。虽然《伤寒论》没有直白地讲卫气营血辨证，但也体现了一些营卫气血的层次。对于温病的治疗，张仲景没有给出方药，也有人说是张仲景写了但后世失传了，或者说仲景就没写，或者说是汉代医生在治疗温病方面的经验不多……这些都无从考证，但可喜的是后世温病学在这方面做了很大的贡献，从本节内容我们看到了伤寒和温病的渊源。

（十二）欲愈候

【原文】凡病若发汗、若吐、若下、若亡血、亡津液，阴阳自和者，必自愈。[58]

大下之后，复发汗，小便不利者，亡津液故也。勿治之，得小便利，必自愈。[59]

太阳病，先下而不愈，因复发汗，以此表里俱虚，其人因致冒，冒家汗出自愈。所以然者，汗出表和故也。里未和，然后复下之。[93]

太阳病未解，脉阴阳俱停，必先振栗汗出而解。但阳脉微者，先汗出而解。但阴脉微者，下之而解。若欲下之，宜调胃承气汤。[94]

【讲解】58条，**“凡病若发汗”**，凡病就不一定单指太阳病了，而是广义的外感、内伤。**“若发汗、若吐、若下、若亡血、亡津液”**种种误治，都要归到**“阴阳自和”**，就是说前面的处理产生了负面的影响，那我们就伤什么补什么，调和阴阳，最后使机体达到阴阳平和的状态，病也就能够好了。还有一种解读方式，就是把汗、吐、下、亡血、亡津液都看作祛邪的正面处理，最后也达到阴阳自和的状态。两种解读都可以，关键点在于“阴阳自和”，阴阳自和是中医治病最大的目标。

《伤寒论》不同条文中阴阳的含义不同，大体有以下三方面：①用阴阳来辨证，原文第7条“发热恶寒者，发于阳也”就是讲阳证，“无热恶寒者，发于阴也”是讲阴证；②提出调和阴阳的治法，如58条；③用阴阳辨脉，辨脉篇、平脉篇即是；④用阴阳讲病机，如“阴阳气不相顺接，便为厥”。

59条具体讲了一个如何阴阳自和的案例。病人“**大下之后，复发汗**”，既下且汗，易伤津液，“**小便不利**”是指小便量少，即是伤津液的表现，所以张仲景自己解释：“**亡津液故也**。”如何治疗呢？“**勿治之，得小便利，必自愈**”，“自愈”要活看，一种情况是不需要吃药，让病人安心静养，或配合一些饮食疗法。但如果真的是阴液不足，也可以通过养阴的方法来恢复津液，从而达到阴阳自和。

93、94条很特别，93条有“**其人因致冒**”，即头晕目眩的症状，94条有“**脉阴阳俱停**”，即三部脉沉浮难寻，突然找不到。仲景把这些症状描述出来，重在看其转归，有时确实是很危重的情况，但有时是机体自我调整的过程，是正气蓄积的短暂反应。94条虽然脉似俱停，但病人全身状况还好，所以可以不用恐慌。93条冒家汗出，突然头晕目眩是欲作汗之前的机体反应，是协调的过程。

这里特别强调欲解的关键是阴阳自和，自愈即人体自身机能的恢复，这是需要我们重视的。我经常治病治到某个阶段就要病人少吃一些药，或1周1～2剂，或3天1剂，就是要让病人自身机体慢慢恢复，而不完全依赖药物，我们的目标是通过中药调理以后，让病人恢复自我消化代谢、修复自愈的能力。

第四节　太阳病类似证

一、饮停胸胁证

十枣汤证

【原文】 太阳中风，下利，呕逆，表解者，乃可攻之。其人漐漐汗出，发作有时，头痛，心下痞硬满，引胁下痛，干呕短气，汗出不恶寒者，此表解里未和也，十枣汤主之。[152]

芫花熬　甘遂　大戟

上三味等分，各别捣为散，以水一升半，先煮大枣肥者十枚，取八合，去滓，内药末，强人服一钱匕，羸人服半钱，温服之，平旦服。若下少，病不除者，明日更服，加半钱。得快下利后，糜粥自养。

【讲解】 饮停胸胁证（十枣汤证）就是《金匮要略》中的悬饮病。悬饮的病人也会出现恶寒发热，甚至也可能有头项强痛，这种情况不是太阳病，而是由于营卫运行受到饮邪阻碍所导致的。所以营卫失常可以由外邪引起，也可以由机体内环境失常而引起。这里的恶寒、发热、头项痛不属于表证，要注意鉴别。治疗的关键是消除水饮，用十枣汤。

此处煎服法比较特别，**“平旦服”**，就是说要早上空腹服，目的是使药力直下祛邪。但是吃了以后不一定马上出现大小便多，还要继续观察，如果效果还不好，第二天需要再多加半钱。**“得快利止后服，糜粥自养”**，中病即止，顾护脾胃。

二、胸膈痰实证

瓜蒂散证

【原文】病如桂枝证，头不痛，项不强，寸脉微浮，胸中痞硬，气上冲喉咽，不得息者，此为胸有寒也。当吐之，宜瓜蒂散。[166]

瓜蒂一分，熬黄　赤小豆一分

上二味，各别捣筛，为散已，合治之，取一钱匕，以香豉一合，用热汤七合，煮作稀糜，去滓，取汁和散，温顿服之。不吐者，少少加，得快吐乃止。诸亡血虚家，不可与瓜蒂散。

【讲解】“病如桂枝证”，说明胸膈痰实证也与太阳病有相似之处，如寸脉浮，气上冲喉咽，都是与桂枝汤证相似之处，但头不痛、项不强则与太阳病不同。因为是痰实在胸膈，病变部位偏上，且病人气上冲喉咽，邪气有向上欲出之势，所以治疗上因势利导，用瓜蒂散涌吐。

瓜蒂散的服用法是**“温顿服之”**，前面我们学的桂甘汤、干姜附子汤也是顿服。由于本方纯为攻邪，易伤正气，所以**“诸亡血虚家”**不可以使用。

要理解这条原文，其实最好的方法是想一想晕车时的感受，晕车的时候，觉得自己又寒又热，背发麻，脸发青，手发凉，想吐不敢吐，有时又吐不出来，非常辛苦。这时只要能够吐出来，阳气输布马上就会恢复正常，晕车的症状就立刻得到缓解甚至消失。

三、风湿证

风湿证包括三个方证：桂枝附子汤证、白术附子汤证、甘草附子汤证。

桂枝附子汤证、白术附子汤证

【原文】伤寒八九日，风湿相抟，身体疼烦，不能自转侧，不呕，不渴，脉浮虚而涩者，桂枝附子汤主之。若其人大便硬，小便自利者，去桂加白术汤主之。[174]

桂枝附子汤方

桂枝四两，去皮　附子三枚，炮，去皮，破　生姜三两，切　大枣十二枚，擘　甘草二两，炙

上五味，以水六升，煮取二升，去滓，分温三服。

去桂加白术汤方

附子三枚，炮，去皮，破　白术四两　生姜三两，切　甘草二两，炙　大枣十二枚，擘

上五味，以水六升，煮取二升，去滓，分温三服。初一服，其人身如痹，半日许复服之，三服都尽，其人如冒状，勿怪，此以附子、术，并走皮内，逐水气未得除，故使之耳。法当加桂四两，此本一方二法，以大便硬，小便自利，去桂也；以大便不硬，小便不利，当加桂。附子三枚恐多也，虚弱家及产妇，宜减服之。

【讲解】前面在太阳中风的兼证中讲过桂枝去芍药加附子汤，桂枝附子汤在药味上实际就是桂枝汤去芍药加附子，但所用的剂量与桂枝去芍药加附子汤是不同的，而且这里是病在四肢经脉肌肉，与桂枝去芍药加附子汤证的病在胸中不同，所以另外进行了命名。

《伤寒论》中附子用量最大的就是桂枝附子汤，附子用到三枚，一枚附子大概20g，三枚就在60g左右。正因为附子用量比较大，所以出现了**“其人身如痹”“其人如冒状”**的变化，手脚麻木、头晕目眩，实际上是有点中

毒反应。仲景认为，这种情况如果处理得好，就是一种正面的逐邪反应，**“逐水气未得除，故使之耳”**，须继续服药。当然附子的量也不是越大越好，“虚弱家及产妇”，需要注意减量。

甘草附子汤证

【原文】风湿相搏，骨节疼烦，掣痛不得屈伸，近之则痛剧，汗出短气，小便不利，恶风不欲去衣，或身微肿者，甘草附子汤主之。[175]

甘草二两，炙　附子二枚，炮，去皮，破　白术二两　桂枝四两，去皮

上四味，以水六升，煮取三升，去滓，温服一升，日三服。初服得微汗则解，能食，汗止复烦者，将服五合，恐一升多者，宜服六七合为始。

【讲解】甘草附子汤是附子、白术、桂枝、甘草四味药组成，桂枝祛风、温阳通络，白术祛湿，附子散寒除湿，温阳通络散寒，所以治风寒湿痹，甘草甘缓，有缓图治之的意思。煎服法中强调了**“初服得微汗则解”**，也就是说治疗痹证需要取微汗。

这几个汤证都强调了附子的除湿止痛的作用，用于治疗风湿性疾病的疗效确实非常好，现在治疗风寒湿痹的方子大都会用附子、川乌、草乌，《金匮要略》也有乌头汤。

☞太阳病篇小结

讲到这里太阳病就讲完了，太阳病总共有160条原文，65个方证，《伤寒论》共有113方，那么仅太阳病篇就超过了《伤寒论》半数，所以学完太阳病以后，《伤寒论》的学习就过半了。太阳病篇系统讲述了太阳病本证、变证、类似证的辨证论治。

太阳病以“脉浮，头项强痛而恶寒”为提纲，根据病变特性分为太阳本证、变证和类似证。本证又分为表证、里证。表证有中风、伤寒和表郁

轻证，里证有蓄水证、蓄血证。变证则证候繁多、复杂。类似证有十枣汤证、瓜蒂散证，还有风湿证，它们不是太阳病，要注意与太阳病相鉴别。

太阳病本证的治疗以辛温解表为正治法。太阳中风证，宜调和营卫、解肌祛风；太阳伤寒证，宜辛温发汗、祛风散寒；太阳轻证，宜辛温小发其汗。若有兼证，则据证加减。蓄水证宜通阳化气利水，兼以解表；蓄血证宜泻热逐瘀。对于变证，则需“观其脉证，知犯何逆，随证治之”，尤其要注意表里先后缓急。

第二章
辨阳明病脉证并治

我喜欢用一个抛物线来描述六经病：太阳病是起始阶段，阳明病在高峰，少阳病开始走下坡了。疾病的发展过程中总会有一个巅峰，伤寒六经病的最巅峰就是阳明病。

当然也有特殊情况，有些体质很弱或者久病的人，感受外邪后有可能没有什么反应，或者反应很弱，既不恶寒也不发热。

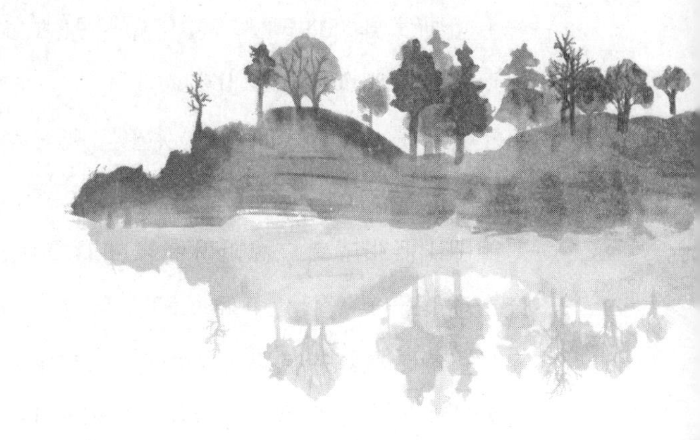

没反应并不一定是好事，最近一个香港的研究生发邮件给我，我看了以后很感慨，邮件里讲到台湾的一个学者在美国一所很有名的医学院里讲免疫系统与营养，讲到我们现在最多且难治病都与免疫系统有关，其中包括了三类：一类是免疫低下，也就是没有防御能力，艾滋病是最典型的；第二类是防御过亢，像过敏性鼻炎等过敏性疾病就是；第三类是该亢的不亢，该弱的不弱，细胞免疫低下，体液免疫亢进，比如很多肿瘤都与此相关。免疫系统很像卫气，是中医所说正气的一部分，它的功能就是保卫人体、抵御外邪，对敌人进行攻击，对正常生理组织不发生作用的。现在很多问题就是因为免疫系统的识别、鉴别能力下降，免疫反应紊乱，这些理念和中医是相通的。太阳病与卫气相关，跟免疫系统有关，所以很多免疫系统相关的疾病，或许可以通过调整太阳来解决。阳明病是正气抗邪、正邪交争非常剧烈的一个阶段，阳明病篇中最重要的莫过于阳明热证、阳明实证以及阳明发黄证，所以这几节对临床的指导意义非常大。

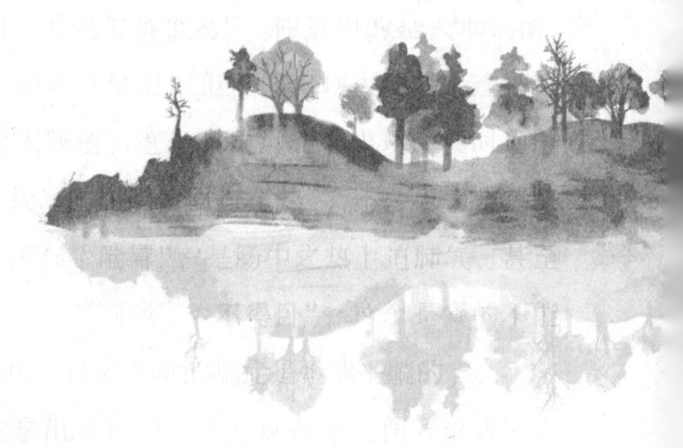

第一节　阳明病篇基础

一、阳明的生理功能

【生理】阳明之气用来概括胃肠的功能，包括胃、大肠、小肠的功能。胃主受纳，小肠主化物，大肠主传导，当然这些功能还需要脾的协助转输。阳明完成了饮食物的受纳、吸收、消化、排泄，并在这个过程中产生阴津阳气，所以是气血之海、气血生化之源、水谷之海，脾胃为后天之本，所有脏腑功能的能量来源都在于脾胃，我们常说“有胃气则生，无胃气则死”，说明阳明之气对疾病愈后影响非常大。

【经络】有个问题需要大家注意一下，我们在讲太阳病篇的时候只讲到足太阳膀胱，没有讲手太阳小肠，而手太阳小肠的功能在阳明病篇得到体现了，所以《伤寒论》中的六经与一般的经络概念是有区别的，因为张仲景不是机械地照搬，而是从临床实际出发思考。

阳明经脉循行于人身之前，面为阳明经气之外候。手阳明经起于食指端，上颈至面，于鼻旁交于足阳明经；足阳明经起于鼻旁，在面部有比较广泛的分布，向下行于人身之前。阳明经由鼻旁挟鼻上行而入目内眦，与足太阳经相交，所以虽说目为肝之窍，与厥阴关系密切，但从经脉连属来看，与三阳经的关系也非常密切，所以成都的陈达夫教授提出六经辨证治疗眼科病，是非常有道理的。

由于阳明经在面部的分支多、分布广，所以面部常被称为阳明经气之外候，通过面部望诊，常可候阳明病变，如满面通红，常常是阳明实热证。

二、阳明病概述

阳明病是在外来致病因素的作用下，因津液损伤而化燥入里，引起胃肠实热证。强调了阳明病不是内生，而是有外来的致病因素。

【病因】阳明病的形成与外邪有关：太阳病、少阳病误治，伤津化燥可以传入阳明；太阳病失治，自然传经可以入阳明；外邪直犯，不经过太阳阶段，可以一发病就出现在阳明；三阴病正气恢复，阴病转阳，脏病还腑，也可以形成阳明病。总之，阳明病的形成与发展需要一个过程，与燥的关系密切，因为阳明属燥金之气，喜润而恶燥，各种原因导致燥化，都容易传到阳明。内因也很重要，对于素体津液不足、燥热偏盛之人，外邪入里后更容易进入阳明。

【病位】阳明病的病位在胃肠，即胃、大肠、小肠。

【病性】阳明病的性质是实热证，这是阳明病的主流，但也有特殊情况，少数情况也可以出现阳明寒证。

【诊断】阳明病的诊断主要是依据脉证。原文谈到“伤寒三日，阳明脉大”，阳明是多气多血之经，正邪交争激烈，气血壅盛，所以脉象较大而实。阳明外证是“身热，汗自出，不恶寒，反恶热也”，外证含有“有诸内必形诸外”的意思，是内在病理的外在反应，是病人能够感觉到，医生也能看得到，很直观的。不恶寒、反恶热是阳明病里实热证与太阳病恶寒的重要鉴别点。

【分类】阳明病篇的内容包括本证和变证两类。本证是阳明病病机的最核心表达，其中又包括了阳明热证和阳明实证两大类。阳明变证跟阳明有关，也波及其他部位，比如阳明发黄证就不单单责之阳明，除了阳明之热，还有太阴之湿；由阳明气分影响到血分会出现血热证。

阳明病本证的阳明热证、阳明实证，以前的教材也曾经称为阳明经证、阳明腑证，表达不同，但内容基本一致，经腑是病位的概念，有一定的局限性，现在用病性分类应该更合适一些。热证是以弥散之热为主，邪热亢盛，充斥表里内外，未与有形之糟粕相结，根据上中下焦的不同又分为偏于上焦的栀子豉汤证，中焦白虎加参汤证，下焦猪苓汤证。实证是热邪进入阳明腑中，与有形之糟粕、宿食相结，包括了三承气汤证和麻子仁丸证，以及润导法证。阳明病多属里实热证，但极少数阳明病属寒证，阳明病寒证主要是吴茱萸汤证。

【治法】阳明病的治法主要是两类，阳明热证用清法为主，阳明实证用下法为主。阳明属燥，所以清下实热、保存津液是阳明病的主要治法，代表方有白虎汤、承气汤、茵陈蒿汤等。由于阳明病易于燥化、伤津，所以治疗禁忌中强调了禁用一切伤津之法，如发汗、利小便等方法，原则上都是要禁用的。

三、阳明病提纲

【原文】阳明之为病，胃家实是也。［180］

【讲解】《伤寒论》中六经病提纲证有三种模式：①是以脉证来辨证，如太阳病提纲证“脉浮，头项强痛而恶寒”，这两症一脉出现的频率最高，只要合并出现就可以辨为太阳病；②是找不出来特定的脉证组合，就抓一两个症状特点以辨证，如少阳病提纲证“口苦、咽干、目眩也”，反映了胆气内郁、气郁化火、胆火上炎的病理特点，但少阳病并不是只有这一个病机，它还有很多病机；③是以病机概括，阳明病就是以病机来作为提纲证，因为它症状太多，不能说哪个重要而哪个不重要，就干脆从病机来全面概括。

何为“**胃家**”？这里不是单讲胃，后面还有一个“家”字，这个概念就扩大很多了，在《内经》里面讲：“大肠、小肠皆属于胃。”所以胃家其实就包括了胃、大肠和小肠，从上到下的消化道，包括了饮食物的受纳、消化吸收、排泄的过程。

何为**"实"**?《伤寒论》中所出现的"实"有三种含义：第一是指坚实有力的脉象，如"脉反实"是指以虚实分类属实的一类脉；第二是指正气充实，如"须表里实，津液自和，便自汗出愈"，指的就是表里之气的充实、充沛；第三是指有形之邪，如热实结胸，强调了有形的实邪。

胃家实的"实"其实有多种解读方式，上述第三种含义就是一种，指的是邪实。还可以解释为，阳明病阶段属于极期阶段，是反应最亢奋的阶段，正邪交争剧烈，仗打得最火热的阶段。

还一种解释，《内经》讲"胃实而肠虚""肠实而胃虚""更虚更实，更逆更从"，胃肠不能都是满的，六腑以通为用，一定要虚实交替才是正常的生理状态，否则就会壅塞不通了。

我们今天一般引用《素问·通评虚实论》中的"邪气盛则实，精气夺则虚"来说明这个实，即指邪气亢盛，不仅包括燥屎内结这类有形邪实，像白虎汤证一类病症的无形之邪也是邪气实。所以这个胃家实就包括了整个阳明病，既包括热证，又包括实证，概括得很全面。

四、阳明病病因病机

【原文】问曰：病有太阳阳明，有正阳阳明，有少阳阳明，何谓也？答曰：太阳阳明者，脾约是也；正阳阳明者，胃家实是也；少阳阳明者，发汗利小便已，胃中燥烦实，大便难是也。[179]

问曰：何缘得阳明病？答曰：太阳病，若发汗，若下，若利小便，此亡津液，胃中干燥，因转属阳明。不更衣，内实，大便难者，此名阳明也。[181]

本太阳，初得病时，发其汗，汗先出不彻，因转属阳明也。伤寒发热，无汗，呕不能食，而反汗出濈濈然者，是转属阳明也。[185]

二阳并病，太阳初得病时，发其汗，汗先出不彻，因转属阳明，续自微汗出，不恶寒。若太阳病证不罢者，不可下，下之为逆，如此可小发汗。设面色缘缘正赤者，阳气怫郁在表，当解之熏之。若发汗不彻，不足言，阳气怫郁不得越，当汗不汗，其人躁烦，不知痛处，乍在腹中，乍在四肢，按之不可得，其人短气，但坐以汗出不彻故也，更发汗则愈。何以知汗出不彻？以脉涩故知也。[48]

【讲解】这一部分讲阳明病的病因病机，包括了四条原文，四条层层递进。

原文179条**“病有太阳阳明，有正阳阳明，有少阳阳明”**，讲了阳明病的来路，太阳阳明是从太阳传来，少阳阳明是从少阳传来，正阳阳明是直犯，起病就是阳明本证。**“太阳阳明者，脾约是也”**，胃受纳之后要通过脾的转输把津液输送给胃，为胃行津液，脾约是脾的运化功能因为胃热的影响而受到约束，不能为胃行其津液，津液偏渗于膀胱而不能滋润肠道，出现小便数、大便难。**“正阳阳明者，胃家实是也”**，即一起病就是提纲证所说的阳明病，这里应该特指三承气汤证，这种人往往属燥热体质。**“少阳阳明者，发汗利小便已，胃中燥烦实，大便难是也”**，由于经历发汗、利小便的误治，机体伤津化燥，转为阳明病。

但是大家要正确对待阳明病的病因问题，尽管原文提出了太阳传入、直犯、少阳传入三种病因，却只是示范作用，临床上远不止这三种病因，比如三阴病也可以传到阳明。尽管原文中将三种来路对应于三种阳明病，但这种对应并非绝对，太阳阳明并病不一定就是脾约，正阳阳明也不一定就是胃家实，少阳阳明并病不一定就是大便难，应该灵活看待。

181条**“何缘得阳明病？”**提示本条重点讲了阳明病的成因。**“太阳病，若发汗，若下，若利小便，此亡津液”**，汗、下、利这些误治都容易损伤人体津液，所以叫**“此亡津液”**。阳明本气为燥，伤津化燥后，最易转入阳明，所以说**“胃中干燥，因转属阳明”**。接着讲到**“不更衣，内实，大便难”**三种表现，分别对应 179 条中所说的**“脾约”“胃家实”“大便难”**。古人穿长袍，所以如厕必更衣，所以是以“不更衣”委婉地代指不大便，是一种文雅的说法。

“不更衣”“内实”“大便难者”三者都是大便秘结，但程度不同，有所差别。**“不更衣”**是不大便十余日而无所苦，代表的是脾约证，也就是麻子仁丸证；**“内实”**，除了不大便以外，还有全身的毒热反应，相当于阳明实证的承气汤证；**“大便难”**，有所求而不达称难，就是大便接近肛门了，想大便但又拉不出的情况。

通过 179 条与 181 条原文相互印证，也说明了 179 条中阳明病三种病因的临床表现不是绝对的，不管是什么原因，只要传到阳明，都可以出现这些相关的病症，临床上要具体情况具体分析。

185 条进一步论述阳明病的病因病机，并描述了相关表现。**“本太阳初得病时，发其汗”**，太阳病发汗没错，但要得法，**“汗先出不彻”**，即汗发不透，汗出的量、时间与范围都不够，不但不能祛邪，反而辛温助热，伤津致燥，**“因转属阳明也”**，变成了阳明病。

“伤寒发热无汗，呕不能食，而反汗出濈濈然者，是转属阳明也”，说明了由太阳病向阳明病转化的过程，也讲了阳明病的一些临床表现。**“发热无汗”**是太阳伤寒的表现，寒郁而阳气宣发不畅，郁而化热，就会向寒包火转化，最后可以完全热化而形成阳明病。叶天士说：“盖伤寒之邪留恋在表，然后化热入里，温邪则热变最速。”说明伤寒的化热与温邪的快速入里不一样，它需要一个寒郁化热的过程，要消耗自身的能量来热化，所以会经历由麻黄汤证到大青龙汤证，再到麻杏甘石汤证，再到白虎汤证这样一个逐渐演变的过程。同时此处指出了阳明病的汗出特点是**“汗出濈濈然”**，指的是连绵不断地出汗，这是由于里热亢盛逼迫津液外泄。**“呕不能食”**，前面我们经常以**“不呕”**来排除少阳病，本来呕不能食常是少阳病的表现，所以会很容易理解为少阳病，但阳明热盛的时候也会呕，这里不是少阳病。

第48条的原文排序靠前，有时候也可以放在太阳病的表郁轻证中。但这条同时也反映了疾病由寒变热，由太阳入阳明的过程，所以这里放在阳明病篇讲解。**“二阳并病”**是指先出现太阳病，然后又出现阳明的症状。**“太阳初得病时，发其汗，汗先出不彻，因转属阳明”**，与185条一样，由汗出不彻而转为阳明。病人**“续自微汗出，不恶寒”**，此为完全转为阳明病，汗出必是连绵不断，不恶寒说明已无太阳表证，治宜清泄阳明里热。

“若太阳病证不罢者，不可下，下之为逆，如此可小发汗”，如果内热已经产生，但太阳表证还在，就是寒包火之证，与大青龙汤证性质一样，但程度有别，可以用桂二越婢一汤小发汗的方法来治疗，不可纯用清下之法。**“设面色缘缘正赤者，阳气怫郁在表”**，此时的满脸通红，关键病机是余邪郁表，阳气郁遏。**“当解之熏之”**，呼应前面可小发汗，即用辛温发散的轻剂来小发其汗。

“若发汗不彻，不足言”，发汗不彻，不值一提，基本算不上发汗，导致**“阳气怫郁不得越”**，即阳郁于内，**“当汗不汗，其人躁烦”**，是阳郁化热的表现。栀子豉汤证在描述烦躁的时候用了“心中懊侬”一词，是一种烦闷殊盛不可名状的感觉，这里说**“不知痛处，乍在腹中，乍在四肢，按之不可得”**，与之相似，虽然很辛苦、很难受，但表达不出来，坐立不安，好像哪里都不舒服，很难定病位。**“其人短气”**，气出不畅，由于邪气郁遏、气机不畅、肺气不利导致。**“但坐以汗出不彻故也”**，“坐”应该读cuò，即追究起来还是因为汗出不彻所引起的。最好的办法是**“更发汗则愈”**，继续发汗就可以了。怎么知道是汗出不彻呢？**“以脉涩故知也”**，这里的涩脉提示了津液损伤，或者阴伤，或者阳郁。

五、阳明病脉证

【原文】问曰：阳明病外证云何？答曰：身热，汗自出，不恶寒，反恶热也。[182]

问曰：病有得之一日，不发热而恶寒者，何也？答曰：虽得之一日，恶寒将自罢，即自汗出而恶热也。[183]

问曰：恶寒何故自罢？答曰：阳明居中，主土也，万物所归，无所复传，始虽恶寒，二日自止，此为阳明病也。[184]

伤寒三日，阳明脉大。[186]

伤寒转系阳明者，其人濈然微汗出也。[188]

【讲解】 182 条讲述阳明病外证，是重点条文。**“阳明病外证云何”**，外证不是指表证，而是指阳明病形诸于外的表现。**“身热”**，阳明的阳气旺盛，邪入阳明，正邪交争非常激烈，所以一般都会有发热。阳明发热最常见的有两种情况：一是阳明热证发热，热势亢盛蒸腾，由内达外，就像蒸馒头的蒸笼一样，热气从里向外冒，可以形容为“蒸蒸发热”；二是潮热，发热像潮水一样定时而作，体温定时增高，尤其“日晡所发潮热”是最典型的。

“汗自出”，阳明发热的特点是伴有大汗出，而且一般情况下热度不为汗衰，这里所说不为汗衰的热度不是靠用手感觉，而是用体温计量出来的体温，有时手摸觉得不是很烫手，但一量可能有 40℃，因为汗出带走体表的部分热量，但真正的热邪是在于体内，热邪并没有真正的衰减，所以这种汗出没有祛邪的作用，而且这个汗出与在内的热邪有很大的关联，就是由内部的邪热逼迫津液外出而出现的。

“不恶寒”，有一分表证就有一分恶寒，因为已经没有表证了，而且现在是热证而非寒证，所以不会有恶寒，但只讲不恶寒还不足以体现阳明热盛的亢奋状态，所以加了一句**“反恶热也”**，反映阳明病表里俱热的状态。这里的“反”字是要引起读者注意，并说明恶热是阳明病所独有的，突出了阳明外证的特点。

刚讲完**“不恶寒，反恶热”**，183 条就来了一句**“病有得之一日，不发热而恶寒者”**，说明前面 182 条也不是绝对的，总会有特殊情况的存在。阳明恶寒与太阳恶寒的区别在于，阳明的恶寒**“虽得之一日，恶寒将自罢，即自汗出而恶热也”**，即虽然恶寒，但时间短、程度轻，不需要治疗就会快消除了，会很快热化。之所以出现这种情况，与自身阳气有关系，阳气越盛的人化热过程就越短暂，阳气相对不足的人这个过程可能就会长一点，有些阳气非常虚弱的，始终无法形成正邪的激烈抗争，也就很难表现为阳明病。而太阳病的恶寒程度较重，且短时间内不会自行缓解。182、183 两条连在一起，先言其常，后讲其变，体现了知常达变的思想。

阳明恶寒为什么能够自罢？184 条从天人相应的角度进行了解释，阳明主土，土承载万物，也化生万物，万物最后也要落叶归根，所以是**"万物所归，无所复传"**。当然"无所复传"也要灵活地看待，得了阳明病并不是绝对不传的，比如它可以伤阴而走向少阴病热化证，由气分走向了血分，也可以有"实则阳明，虚则太阴"的变化。

我的一个博士讲过他对阳明多热的一种理解，他原来是六年制西医出身，做医生很多年，读过西学中的学位班，但觉得不够，又从头开始读了广中医的本科、硕士，然后又来读博士，有非常曲折的行医之路，我觉得他的一些理解是可以借鉴的。他提到，空气的温度其实要靠太阳照射地面以后由地面再辐射而升高，太阳最强的时候是中午 12 点，但实际气温最高的时候是下午 2 点左右，有一个照下来以后再辐射出来的过程，由此就说明土能够伏火，太阳光要先照到土里面，阳热才能真正发挥它的作用，这种对阳明的理解也是很有意思的。

186 条**"伤寒三日，阳明脉大"**，讲到了阳明病的主脉——大脉。阳明热证的大脉是指脉洪大滑数，阳明实证的大脉是指脉沉实而大，虽然都是大脉，但在不同的病证中，大脉所伴随的复合脉象是有区别的。这种脉象的出现主要与阳明为水谷之海、气血生化之源的生理功能有关，再加上**"伤寒三日"**的时候，人体已经调动了旺盛的阳气来抗邪，正邪相争最剧烈，所以反映出来的脉必然是**"大脉"**。

188 条讲到**"濈然微汗出"**，阳明病的汗出特点，汗出虽微，却连绵不断，说明病已转入阳明了，是对 185 条"汗出濈濈然"的进一步说明。

第二节　阳明本证

一、阳明病热证

阳明病热证包括了四个方证：偏上焦的栀子豉汤证，中焦为主的白虎汤证、白虎加人参汤证，下焦的猪苓汤证。

1. 栀子豉汤证

【原文】阳明病，脉浮而紧，咽燥口苦，腹满而喘，发热汗出，不恶寒反恶热，身重。若发汗则燥，心愦愦，反谵语。若加温针，必怵惕烦躁不得眠。若下之，则胃中空虚，客气动膈，心中懊侬，舌上胎者，栀子豉汤主之。[221]

肥栀子十四枚，擘　香豉四合，绵裹

上二味，以水四升，煮栀子，取二升半，去滓，内豉，更煮取一升半，去滓。分二服，温进一服，得快吐者，止后服。

阳明病，下之，其外有热，手足温，不结胸，心中懊侬，饥不能食，但头汗出者，栀子豉汤主之。[228]

【讲解】221条开头就讲“**阳明病**”，说明这个病是从阳明开始的，然后罗列了一堆症状，这一堆症状需要我们仔细地鉴别。“**脉浮而紧**”，根据前面学习的内容，具备脉浮而紧的，最有可能是麻黄汤证，但这里不仅没提到麻黄汤证应有的恶寒、身痛等症状，反倒明显指出“**不恶寒反恶热**”，再加上“**发热汗出**”，正是182条原文中阳明病外证的表现，所以这里不是麻黄汤证，而是阳明病。“**脉浮而紧**”太阳伤寒证能见到，在阳明病也可以见到，浮代表有热，紧则代表邪实，邪热壅滞气机，也可以出现紧脉。

“**咽燥口苦**”，一看到口苦，大家可能就想到少阳病，但是苦为火之味，火盛的人经常都会出现口苦，并不是少阳所独有的。有人提出，少阳口苦的特点是早上口苦，而阳明热盛的口苦是中午口苦，可以作为参考。这里的口苦是阳明热盛，热伤津液所以咽燥。

“**腹满而喘**”容易让医者误认为阳明腑实证，但这里强调了“**发热汗出**”，发热能够作汗，说明津液损伤还没到很严重的程度，如果发热汗出不来了，那才是津伤太甚。阳明实证由于邪热内聚于肠腑，往往不能向外散发，这里热势既然能够透散出来，就说明还没有形成阳明腑实。所以这里的腹满不是阳明腑实，而是由热邪壅滞气机所形成的。肺与大肠相表里，阳明热邪迫肺就导致了喘。

一般我们会认为“**身重**”是湿，这种惯性思维也要打破。这里的身重就不是湿邪导致的，而是由于热邪壅滞气机，全身气机不畅通，人就会感觉身体很沉重。另一方面，因为壮火食气，热邪消耗全身之气，气的推动无力，同样也可以出现乏力少气的病症。

这种不典型性的病症很容易让人误判，所以后面出现了好几个“**若**”，如果认为是太阳病就可能“**若发汗**”“**若加温针**”，认为是阳明腑实证就可能“**若下之**”，都是误治之法。用了发汗、下法，邪热还在，而且用辛温药物、温针的方法会以热助热，更加损伤津液，加重了原有病情。“**心愦愦**”，烦闷的样子，“**怵惕**”，恐惧的样子，是由于热邪扰及心神，或者过汗损伤心阳、心阴，心神失养。这几种误判误治在临床非常多见，病人不会按照书本来得病，但书上的内容都是前人理性的归纳，学习书本内容，重要的是在于掌握其中的思维方法。

如果使用下法，不仅不能完全祛除邪气，反而损伤脾胃之气，邪热聚于虚损之处胸膈胃脘，所以叫**“客气动膈”**，心中懊侬的症状前面出现过，心中烦闷，莫可名状的一种感觉。这里还重点补充了一个**“舌上胎”**，《伤寒论》讲舌象不多，在脏结证中出现过**“舌上白胎滑”**，而这里栀子豉汤证是郁热留扰胸膈，所以必定是黄苔。

太阳病变证的栀子豉汤证和阳明病的栀子豉汤证，病因不同，太阳病的栀子豉汤证是由太阳病误治后邪气化热内陷胸膈而来，而阳明病的栀子豉汤证是由于阳明热证使用下法，余热留扰胸膈。虽然病因不同，但病机一致，症状一样，治疗都是用栀子豉汤清宣郁热。

原文228条讲得更加清楚，**“阳明病，下之”**，阳明腑实证使用了攻下法，但这里下后形成了栀子豉汤证，说明原来的阳明病可能仍有弥散之热，燥屎虽去，余热还在，所以**“其外有热，手足温”**。**“不结胸”**说明热未与水相结，没有形成结胸证。**“心中懊侬”**是热郁胸膈的典型症状。**“饥不能食”**，饥饿感明显却又不想吃东西，不是真正的胃阳气盛，而是由邪热所导致的，外来之热并不能帮助消磨水谷。

“但头汗出”：《伤寒论》中的但头汗出有四种情况。①由湿热而致，湿热发黄证会出现“但头汗出，身无汗，剂颈而还”；②水热互结的大陷胸汤证也会出现“但头汗出”，水湿性阴，会阻碍阳热布散，所以不能全身出汗，头为诸阳之会，在头部有可能突破阴质郁遏，所以其他地方不出汗而头部出汗；③火逆变证也会出现“但头汗出”，是由于阴不足而又阳热上蒸引起；④栀子豉汤证的郁热，郁热蒸腾于上，无法全身作汗。

“栀子豉汤主之”，用了非常肯定的语气，说明疗效也是十分肯定。临床上我也常用栀子豉汤，但通常都是合方运用，疗效是非常好的，只是遗憾没有试过单独用这个方。

2. 白虎汤证

【原文】 伤寒脉浮滑，此以表有热，里有寒，白虎汤主之。[176]

知母六两　石膏一斤，碎　甘草二两，炙　粳米六合

上四味，以水一斗，煮米熟汤成，去滓，温服一升，日三服。臣亿等谨按：前篇云，热结在里，表里俱热者，白虎汤主之。又云其表不解，不可与白虎汤。此云脉浮滑，表有热，里有寒者，必表里字差矣。又阳明一证云，脉浮迟，表热里寒，四逆汤主之。又少阴一证云，里寒外热，通脉四逆汤主之。以此表里自差，明矣。《千金翼》云白通汤。非也。

三阳合病，腹满身重，难以转侧，口不仁，面垢，谵语遗尿。发汗则谵语。下之则额上生汗，手足逆冷。若自汗出者，白虎汤主之。[219]

【讲解】 176条的**"表有热，里有寒"**是难解的地方，林亿的按语中已经做了校正，应当是表里俱热，白虎汤是辛寒清热的重剂，真的里有寒是不可以用白虎汤的。**"伤寒脉浮滑"**，我们常说白虎汤四大证中脉象是洪大脉，而在《伤寒论》中，白虎汤证是脉浮滑，白虎加人参汤证才是洪大脉。浮滑脉也能够提示热盛，太阳病脉浮是轻取即得、重按即减，而阳明病的脉浮是轻取即得而重按不减，提示了热邪充斥表里，气血壅盛。滑脉，脉象非常流利，代表了气血充盈，也属于实脉、阳脉。这种热是无形之邪热，没有跟燥屎相结，所以能够由内向外充斥表里，治疗用**"白虎汤主之"**。

白虎汤有四味药，石膏辛寒清热用到一斤，也就是250g，前面大青龙汤证的石膏用鸡子大，麻杏甘石汤石膏用到半斤，可以看得出来，从大青龙汤到麻杏甘石汤，最后再到白虎汤，石膏的用量越来越大。知母六两，用量也很大，其苦甘寒，清气分大热的同时还能够补充津液的不足。粳米是旱地里长的稻子，一般认为水稻长在水中而不怕水，所以有一定利水的作用，而阳明病最怕伤阴，所以白虎汤中不应该用水稻，若无粳米，我常用淮山30g来代替粳米。

石膏本身质地沉重，用量小的话效果不好，现在使用至少要在 30g 以上，或者更大量。我外婆家里预备了大块大块的石膏，因为她经常眼睛红肿疼痛，发作的时候，就将石膏放在火上煅，烧热后将石膏扔到装满水的铜盆中，然后把头弯下去，用布罩起眼睛，以热气熏之，效果也很好。阳明经上行目内眦，眼睛红肿很多都与胃火有关，而石膏可以清胃热。当然，眼睛的问题与三阳都有关系，还是需要进行辨证。

我先生有神经性皮炎，皮肤经常痒，有时还会粗糙、脱屑，想到什么方法都去试一下。家里有一株仙人掌，他就用仙人掌汁来抹皮肤，感觉效果还好，但有次抹眼睑的时候不小心弄到眼睛里去了，眼睛马上焮热红肿，很快就肿得一塌糊涂。我赶快查书，要看看仙人掌汁会不会有什么副作用，就看到一本书里说仙人掌汁入目会使人失明，这可不是小事情，马上打电话找到眼科主任，主任说他做了几十年眼科医生了，也还没见过仙人掌汁搞到眼睛里去的，也没有确切的处理经验，只能先做清洗。上午清洗，但到了中午已经开始出现角膜溃疡，而且很快就看不到了，主任说下午还要去，我先生不想去了，他觉得洗了以后汁液扩散开来，痛得更厉害。当时我正要出差，已经买好了下午的机票，于是就想赶快开药，那时我突然就想起我外婆用石膏时候的样子，所以首先就开了白虎汤，用了 100 多克石膏，还加了生地 60g、丹皮 30g、紫草 30g，相当于清营汤加减，用的量都很大。因为药太多，就一边煮一边当茶水一样喝，然后又叫了研究生帮忙照看。等我出差回来以后，3 包药还没有吃完，他已经好了很多，后来也没有再去眼科看，一直吃中药，最后一点痕迹都没有留下来。

219 条是白虎汤重证。**“三阳合病”**当然是太阳、少阳、阳明三经的证候同时出现，但本条的重心仍是在阳明。

“腹满身重，难以转侧”，在 221 条中出现过类似症状，是由于热邪壅滞气机，气机不畅，或壮火食气，气虚乏力。**“口不仁”**是指吃东西没味道，口中感觉失常，还有语言不利，也就是运动神经和感觉神经都受到了影响，是阳明热邪熏蒸于上，并且扰乱心神，舌为心之苗窍。**“面垢”**，面部如蒙油垢一般，也是邪热熏蒸所造成的，面为阳明经气之外候。**“谵语遗尿”**，谵语是热扰心神，小便失禁在这里不仅是膀胱的问题，更多的因为心神失常不能调控膀胱。在这条原文中除了一般的阳明热证表现以外，还强调了精神神志等心神受到影响的症状，自然是属于重症。**“若自汗出者，白虎汤主之”**为倒装，应在“谵语遗尿”之后，强调“自汗出”说明津液还没有消亡，也证明确实是阳明热证，所以才敢使用白虎汤。

因为是**“三阳合病”**，所以表现出的症状可能与太阳病、少阳病有相似的地方，所以容易出现误判误治。**“发汗则谵语”**，本就有谵语，发汗辛温助热，伤津更甚，心神受影响更严重，所以谵语更甚。**“下之则额上生汗，手足逆冷”**，若因腹满而用下法，不仅无形之邪不去，反倒损伤正气，阴津衰竭，阳气上越外亡而出现四肢厥逆，头部冷汗自出，这是转为阳气虚脱的阴证，需要用四逆汤来回阳救逆。

3. 白虎加人参汤证

【原文】伤寒若吐若下后，七八日不解，热结在里，表里俱热，时时恶风，大渴，舌上干燥而烦，欲饮水数升者，白虎加人参汤主之。[168]

知母六两　石膏一斤，碎　甘草二两，炙　人参二两　粳米六合

上五味，以水一斗，煮米熟汤成，去滓，温服一升，日三服。此方立夏后，立秋前乃可服，立秋后不可服。正月二月三月尚凛冷，亦不可与服之，与之则呕利而腹痛。诸亡血虚家亦不可与，得之则腹痛利者，但可温之，当愈。

【讲解】“**伤寒**”是指太阳病。**“若吐若下后”**，说明经过了误治。**“七八日不解”**，误治后经过了很长的时间疾病仍在，这也是一个表邪入里的过程，每一经的病证一般在7天左右会自愈或者传经，那么七八天不解的话就可以是传到了阳明。**“热结在里，表里俱热”**，既是诊断，也是病机，邪气化热，由表入里，形成阳明弥散之热，由内向外蒸腾，充斥内外，所以叫

表里俱热。根据原文 182 条，此证应该具备阳明外证的**“身热，汗自出，不恶寒，反恶热”**。

本证的特殊性在于**“时时恶风”**，就是有点怕风吹的意思。本来阳明病应该是**“不恶寒”**，当然也不应该恶风，那么这里**“时时恶风”**又作如何解释？是由于汗出肌疏，毛窍打开，不胜风寒而造成的，体现了气津损伤的病机，不仅有津液的损伤，还有气的损伤，气的固摄能力减弱，这是白虎加参汤证在白虎汤证基础上出现的一个特殊症状。

“大渴，舌上干燥而烦，欲饮水数升者”，以形象的语句强调了津液损伤的严重程度。

治疗用白虎汤泄热，加人参益气以生津。仲景用的人参是古代上党地区的人参，其功效相当于现在党参和西洋参之间的功效。张仲景用养阴药情况比较少，在这里是从源头上益气以生津，从而达到治疗效果。现在用白虎加参汤，我常用的是西洋参，如果继续发展，气虚更明显的话，可以用西洋参、红参各半搭配，补气作用更强，又不至于助热。

临床上在糖尿病的中期可能见到大渴的病人。我记得有一个病人，因为感冒发热来找我看病，看诊过程中就发现他拿着矿泉水不停地喝，而且通过询问得知，他并不是因为感冒而有意识地多喝水，而是忍不住地口渴，正符合条文中所说的“欲饮水数升者”。后来我让他去查血糖，发现血糖 30mmol/L 多，完全可以确诊糖尿病。当然，中医的治疗不是跟着血糖走，而是根据目前的症状来辨证，用了白虎加人参汤一段时间后，症状明显改善。在现代实验研究中，也的确发现白虎加参汤有良好的降血糖作用。

前面太阳病变证中讲白虎加参汤证时已经列出了方药，这里的 168 条又列出方药。这两处的方药剂量基本一致，唯此处人参减了一两。而且 168 条的煎服法有一些讲究，特别要求立夏后立秋前可服，而立秋后不可服。

为什么同样的方名在不同病证下的药物剂量和煎服法有所差别？因为太阳病变证的热化证强调的误治伤正，所以尽管有热，人参也用到三两。

而阳明病篇的白虎加参汤证首先强调的是里热证，邪热的亢盛是主要矛盾，此时补气需要谨慎，所以人参的量少一点。白虎加人参汤是以大寒的白虎汤为基础，冬天阳气潜藏，用寒凉之品也需要谨慎，所以仲景特别强调立夏后立秋前可服，体现仲景用祛邪法时的谨慎。通过这两处方药的对比，体现了张仲景处方用药的灵活性，而我们在临床上应用时，也应当根据实际情况而灵活处理。

【原文】伤寒无大热，口燥渴，心烦，背微恶寒者，白虎加人参汤主之。［169］

【讲解】“伤寒无大热”，是无热吗？为什么用白虎加参汤？这是因为病人有汗出，而汗出会带走体表的部分热量，使得皮肤摸起来不会太热，但里热还是很盛的，测量体温的话应该还是中高度的发热。我们病房原来有个病人，出现中枢性高热，每次体温报告是40℃，但因为他有汗出，皮肤摸起来的感觉的确不是太热。

“背微恶寒”是关键点。背为阳，太阳膀胱经循行于背部，督脉总督诸阳，也循行于背部，气具有温煦作用，背部的恶寒首先反映了气的损伤。但这里是“微恶寒”而不是“恶寒甚”，如果背部恶寒很严重的话，那就不仅仅是气的损伤，而是发展到阳虚了，气虚和阳虚实际上是浅和深的关系，这里用“微”来形容恶寒，反映出还在气虚的阶段。既然是阳明热证，为什么会出现背微恶寒呢？这是由于阳明里热亢盛，壮火食气，邪热耗伤人体之气，气的温煦功能减弱，因此而出现恶寒。

【鉴别】那么阳明的背恶寒如何与阳虚的背恶寒相鉴别呢？又如何与183条所说的“病有得之一日，不发热而恶寒者”相鉴别呢？

①从时间来讲，阳明病的背微恶寒一定是先有发热而后才出现恶寒的，在热、渴、汗等一派热象发生之后，恶寒才出现。②从范围来讲，这种恶寒仅仅在背，而不会累及在全身。③阳明病的恶寒程度比较轻，所以叫微恶寒。④这种恶寒是不能自罢的，除非把气津补足，其恶寒才可以消除，

而183条的恶寒是由表入里过程中的短暂症状，可以自罢。

【原文】伤寒脉浮，发热无汗，其表不解，不可与白虎汤。渴欲饮水，无表证者，白虎加人参汤主之。[170]

若渴欲饮水，口干舌燥者，白虎加人参汤主之。[222]

【讲解】有句话叫："有汗不能用麻黄，无汗不能用石膏"，因为麻黄汤证必然是寒邪闭表无汗之证，如果有汗，无论是太阳中风、表虚自汗，还是阳明汗出，都不是麻黄汤的适应证。而170条所讲，正是无汗不能用石膏，为什么无汗不用石膏？因为阳明里热迫津外泄，必定是有汗的。按本条所说"**伤寒脉浮，发热无汗，其表不解**"，是太阳伤寒表实证，寒邪闭表，若用石膏可能冰伏寒邪，甚至可能引邪内陷，只有在外寒内热的情况下，在发散表寒的基础上可少伍石膏，如大青龙汤或桂枝二越婢一汤。只有出现"**渴欲饮水**"而"**无表证**"，才能使用，渴欲饮水说明津液损伤严重，无表证说明太阳病已去，完全转入阳明。

222条紧接前面的221条，是阳明热证误用下法后，不但燥热未解，反而气津更伤，故见"**渴欲饮水，口干舌燥**"，仍然是用白虎加人参汤来治疗。

【鉴别】加上太阳病变证中的第26条，白虎加参汤证共有5条条文；白虎汤证有2条条文，加上厥阴病篇的共有3条。两个汤证都有热、汗、渴的症状，都具有胃热弥漫的病机，白虎加参汤证除了热的表现外，还突出的有气津损伤的表现，如"**欲饮水数升者**""**大烦渴不解**"都是强调津液损伤，而"**时时恶风**""**背微恶寒**"强调了气的损伤。白虎汤证的脉象是浮滑脉，白虎加参汤是洪大脉。白虎汤强调祛邪，白虎加参汤强调祛邪的同时又注意扶正。白虎汤多用于外感病发展过程中邪实而正气不衰的极期阶段，而白虎加参汤用于疾病过程中邪实而正稍衰的中期阶段。

4. 猪苓汤证

【原文】若脉浮发热，渴欲饮水，小便不利者，猪苓汤主之。[223]

猪苓去皮　茯苓　泽泻　阿胶　滑石碎，各一两

上五味，以水四升，先煮四味，取二升，去滓，内阿胶烊消，温服七合，日三服。

阳明病，汗出多而渴者，不可与猪苓汤，以汗多胃中燥，猪苓汤复利其小便故也。[224]

【讲解】223条是紧接着221条和222条的，三条顺序连贯。221是阳明热证误下后，余热留扰胸膈的栀子豉汤证；222条是误下后的第二种情况，形成了白虎加人参汤证；这里则是误下后第三种情况，形成了猪苓汤证。栀子豉汤证偏上、白虎加参汤证偏中、猪苓汤证偏下，所以有人说《伤寒论》体现出温病三焦辨证的雏形，有人把这三证称为“阳明清法三证”。

“脉浮发热，渴欲饮水，小便不利”列了三个症状，这是阳明有热、热盛津伤，同时下焦又有水饮内停，形成了阴虚水热互结的局势。病位在下焦，表现为**“小便不利”**，指的是小便量少，小便排泄不畅，甚至小便刺痛的意思，这是由膀胱气化失司和阴虚共同造成的。**“渴欲饮水”**，阴虚可以导致口渴，而膀胱气不化津、津不上承，也可以出现口渴。**“脉浮发热”**，**“发热”**是阳明热证的表现，**“脉浮”**代表阳热盛。

这三个症状概括出了阴虚水热互结的病机，治疗非猪苓汤莫属，所以叫**“猪苓汤主之”**。本方共有五味药，其中猪苓、茯苓、泽泻利水，阿胶养阴，滑石既可以利尿也可以清热。用量是各一两，又是日三服，也就相当于每次用5g，量很小。

原文224条讲猪苓汤的禁例。猪苓汤是个好方，但它毕竟以利水为主，养阴的力度不足，所以对于阴虚的人不能随便用。这里的**“汗出多而渴”**即强调了津液的不足，因为**“汗多胃中燥”**，在津液不足、胃中燥的情况下再利小便是不妥的，所以**“不可与猪苓汤”**。

我个人感觉临床上肝硬化腹水的病人和肝癌晚期腹水的病人最常见到

猪苓汤证。这类病人除了有腹水，到了后期肝肾综合征的时候还会出现小便量少，而且还特别口渴，但是病人知道喝下去以后排不出来，于是就忍着不喝，很痛苦，舌象是光红或者焦枯的。因为有腹水，大家都会想到要利水，现代医学也是要利尿，但小便常常是利不出来，这是因为虽然腹腔里水很多，但有效循环血量不足，抗利尿激素就会增加，导致利尿剂无效，所以还要注意补液养阴，恢复有效循环血量，这样小便才容易利出来。对于有脉浮发热的病人，往往合并有腹膜炎，但这种情况下腹膜炎的体征并不明显，可能只有一点压痛，反跳痛、腹肌紧张都不明显，不像结胸那样有“按之石硬”的板状腹。从现代医学来讲，这种情况要消炎。从中医来讲，就需要清热、养阴、利水，三种方法同时使用。

有一期经方班上，刘方柏教授曾经讲到一个治疗顽固性腹水的方，方中鳖甲、阿胶用量很大，我觉得这就是通过滋阴来利水的思路。我自己也是传染科医生出身，在传染科工作了8年，以前从事肝病研究，我见过太多各种各样肝病的病人，所以我觉得用这两个病从临床上解读《伤寒论》的猪苓汤是比较合适的。

我现在临床上内分泌病人比较多，也经常把猪苓汤用在糖尿病病人的尿路感染，还有女性更年期不明原因的小便隐性出血。

我记得有一个病人，40多岁的女性，主要问题就是镜下血尿，小便隐血（+++）。找过很多西医方面的专家，肿瘤、结核、结石这些都排除了，治疗也没有效果，镜下血尿就是消不掉。西医也没有办法，只能认为这属于正常状态。后来她想试试中医，于是找到我。仔细询问后发现，病人偶尔也会出现小便涩涩的感觉，排的不是很顺畅，有时会有点热感，小便颜色也经常偏黄，而且病人还时常有口腔溃疡，舌尖红，口干。于是就想到了猪苓汤，除了滋阴清热利尿的作用以外，阿胶还可以止血。四五十岁的人也会有一些肝肾虚，阿胶又可以补肝肾、养精血。用了猪苓汤以后，效果很不错，小便隐血慢慢减少，或者（+），或者（+－）。

对于糖尿病并发尿路感染，常常是刚用抗生素有效，但很快就没效了，症状总是反反复复，尿检白细胞总是几个加。我经常喜欢将五苓散合猪苓汤同用来治疗，可以算是寒温并用了。因为这类病人病程比较长，反复发作，病久会化热，同时又有阴虚或阳虚，或者有时候寒热不容易辨清楚，所以把两个方合在一起用，就不会有寒热的偏颇。

猪苓汤与五苓散都有小便不利、口渴、脉浮发热，病位都在下焦膀胱，很多相似之处，需要进行鉴别。在病机上，两者一寒一热，五苓散是寒兼表，猪苓汤是热兼阴虚。在用药方面，都用了猪苓、茯苓、泽泻三味，猪苓汤加了阿胶养阴、滑石清热，而五苓散加桂枝温阳化气、白术健脾利水。都有“脉浮发热”，五苓散的脉浮发热是指表证，猪苓汤的脉浮发热是指里热。

二、阳明病实证

在讲阳明实证由来之前，首先要理解热和燥之间的关系。热盛导致伤津致燥，燥盛也可以助热，所以燥和热是互为因果、恶性循环的关系。热盛伤津致燥，与病人体内素有的宿食或肠中糟粕相搏结而形成燥屎，由此形成阳明腑实证。

（一）攻下法

攻下法主要应用于三承气汤证，学习的时候注意两点。①局部腹部的症状。②全身的毒热反应。只有两者合在一起才形成承气汤证。当这两个病证都同时具备的情况下，又根据各自的特点分为偏于热为主的调胃承气汤证、偏于实以痞满为主的小承气汤证、痞满燥实俱全的大承气汤证。

1. 调胃承气汤证

【原文】阳明病，不吐不下，心烦者，可与调胃承气汤。［207］

甘草二两，炙　芒硝半升　大黄四两，清酒洗

上三味，切，以水三升，煮二物至一升，去滓，内芒硝，更上微火一二沸，温顿服之，以调胃气。

太阳病三日，发汗不解，蒸蒸发热者，属胃也，调胃承气汤主之。[248]

伤寒吐后，腹胀满者，与调胃承气汤。[249]

【讲解】207 条首先说“**阳明病，不吐不下**”，指出原发病就在阳明，没有经过吐法、下法的误治。根据前文就是直中阳明的意思，病直接起于阳明，没有经过误治，病人正气不虚。之所以没有经过太阳而直犯阳明，应该与个人体质有关。

“**心烦**”在这里代表了热扰心神。但仅一个“心烦”就要用调胃承气汤吗？栀子豉汤证也有心烦，为什么不用栀子豉汤呢？《伤寒论》的条文中有很多空白点，其实这种有空白点的写法更高明，因为如果写得很全面，那可能就一个典型的病人都找不到，方子就很难得到应用了，正因为有这些空白点，我们可以抓病机，扩展方子的运用范围。

所以并不是有心烦就要用调胃承气汤，而还应该抓住病机。这种病人一定会有大便不通、腹胀满、发热等症状，也就是一定要有可下之征，才能用本方。不然没有邪结在下焦，怎么能用攻下法？如果病人大便正常，就不能用承气汤了。

调胃承气汤通腑泄热、导热下行，重在泄热。其中大黄、芒硝以泄热为主，大黄有通便的作用，但此处主要用它来泄热。芒硝能够发肠中之汗，从而达到通下的效果，这个发汗不是发表的意思，而是芒硝进入肠道后形成高渗状态，使更多的水液进入肠道，达到增水行舟的效果，也有人认为这是间接滋阴的作用。炙甘草在这里有甘缓的作用，可以缓和本方的泄热通下的作用，同时也有扶正的作用，

“**大黄四两**”就是用到了 60g，“**芒硝半升**”有 80g，“**甘草二两**”有 30g，药量很大，而且是“**温顿服之**”，说明这是一次的用药量。“温顿服

之”不是强调它通大便的作用，而是重在泄热，这里需要赶快泄热以阻止病情发展。前面煎服法为“顿服”的方子还有桂枝甘草汤、干姜附子汤、十枣汤，这些方子所治疗的病证或是正气虚脱，或是邪气太盛，都是比较急的病证。

前面29条也出现过调胃承气汤，但服法是“少少温服之”，但与本条的“温顿服之”不一样，这叫作“一方二法”，相比较而言，“温顿服之”的力度必定要强于“少少温服之”。

248条“**太阳病三日，发汗不解**”，强调了阳明腑实与太阳病有关系，经过太阳病发汗，但汗不得法，或素体燥热，最终导致伤津致燥。阳明腑实的形成有两个原因：一是阳明主燥，阳明最怕伤津，津伤就容易燥化，所以像“**发汗利小便已，胃中躁烦实**”等很多治法都会导致阳明病；二是跟自身体质有关，素体胃阳偏亢是重要的内因，内外合因就很容易得阳明病。

“**蒸蒸**”是联绵词，是非常茂盛的意思，“蒸蒸发热”就是形容热强盛，像蒸笼里面热气向外蒸腾一样，病人有时候觉得他的热是从里边透出来的。蒸蒸发热，一是指持续性发热，二是指热处于旺盛的状态，还有从里达表的意思，反映出表里俱热的病机。既然“**属胃也**”，我们可以推断其表现应该还有腹胀、便秘、烦，甚至谵语，可能还有滑数脉。

249条，“**伤寒吐后**”，即以吐法误治，伤津致燥。“**腹胀满者**”，如果把后面的“**与调胃承气汤**”挖空让大家填空，大家很可能会觉得要填以治痞满为主的小承气汤。其实腹胀满是三承气汤证的共有症状，所以我们一定要把207、248、249三条合在一起看，才能比较完整地了解调胃承气汤证的临床表现。张仲景说“与调胃承气汤”，没有说调胃承气汤主之，意味着用药上还可以再三斟酌。

2. 小承气汤证

【原文】阳明病，其人多汗，以津液外出，胃中燥，大便必硬，硬则谵语；小承气汤主之；若一服谵语止者，更莫复服。[213]

大黄四两　厚朴二两，炙，去皮　枳实三枚，大者，炙上三味，以水四升，煮取一升二合，去滓，分温二服。初服汤当更衣，不尔者尽饮之，若更衣者，勿服之。

阳明病，谵语，发潮热，脉滑而疾者，小承气汤主之。因与承气汤一升，腹中转气者，更服一升；若不转气者，勿更与之。明日又不大便，脉反微涩者，里虚也，为难治，不可更与承气汤也。[214]

太阳病，若吐若下若发汗后，微烦，小便数，大便因硬者，与小承气汤和之，愈。[250]

【讲解】首先是213条，“**阳明病，其人多汗**”，阳明病热盛迫津外泄，必然会汗出，但汗多就会导致津液损伤，伤津又加重了燥化，由此出现胃中干燥，大便硬，所以说“**以津液外出，胃中燥，大便必硬**”。大便不通，肠中浊热会循经向上影响心神，就会出现神昏谵语，所以说“**硬则谵语**”。

这条原文一步一步地描写，逻辑性非常强，关键点是“**硬则谵语**”，谵语是由大便不通引起的，用小承气汤泻下通便，大便通后，邪有出路，上不扰心神，谵语自然能止。213条文最后一句特别讲了“**若一服谵语止者，更莫复服**”，意指见好则收，说明了本方的攻下力度较前面的调胃承气汤要强，体现张仲景用攻下法非常谨慎，同时也体现了仲景重视顾护正气、顾护胃气、顾护阳气的思想。小承气汤的组成中有行气药，方中大黄用四两，厚朴用二两，枳实用三枚，其通便力度要比调胃承气汤强，但与大承气汤相比还是要弱。

讲到神昏谵语的便秘，我也跟大家讲个案例。我有个在新疆工作很多年的病人，他的弟媳在广州工作，听他弟媳的介绍来广州找我的。这个病人主要是精神分裂症，有幻听、幻视，同时还有帕金森氏病，肌肉强硬，走路时是很典型地前倾，好像很害怕的样子，而且非常迟钝。他在新疆也看过很多医生，抗精神病药也用到了四五种。在广州治疗一段时间后，症状有所改善，但仍有反复。有一天他女儿就告诉我，她爸爸晚上神志不清乱打人，再仔细询问以后，发现这个病人已经1周没有大便，再看舌象，舌质紫暗，舌苔厚腻黄白相间很粗糙，脉象有力。我刚才讲过“二便不利治其标”，所以第一想到的就是要通大便。于是用大黄、芒硝各30g，担心一剂药泻不下来，就多开了几剂，但跟他女儿说了要见好就收。几天后复诊时跟我讲，当天就排便了，而且排了有半池的大便，整个家里都是臭的，病人排完大便后出了一身汗，感到很轻松，神志也清楚了。家属问可不可以继续用这张方，我说大便通了肯定就不能再用了。

其实这个病人本来是一个寒证，据病人自己说，背上像背了一座冰山，冷是从骨头里面透到外面的，他以前在新疆吃的药里面附子曾用到470g，但是也没有什么不良反应。来广州以后，我的辨证也是寒证，但是我用附子一般就10～15g，没用那么大量，我在临床上用得比较多的是几克附子的四逆汤，我把它叫作小四逆汤，效果也是挺好的，所以没必要盲目去追求大量。虽然是寒证，但在病变过程中，有可能出现阳郁化热，或是阳复太过的情况，这时候“二便不利治其标”是有其积极意义的。

所以在临床上大便不通而神志不清、神昏谵语的情况是肯定存在的，大便一通精神就转清。现在这个病人情况改善了很多，所有西药都已经停用，基本上表达、走路、思维方面都比较好了。

所以这就是中医的优势，在西医来看，心血管的问题要找心血管内科，肠胃的问题要找消化科，精神方面的问题要找神经内科或心理科、精神科，而中医从整体观念出现，可以把他们都联系在一起，心主神明，治心可以解决精神问题，心胃相关，治阳明也可以解除精神问题。

214条原文描述得比较全面。首先讲到“**阳明病，谵语，发潮热**”，从神志改变、发热特点来讲，三承气证中大承气汤证是最重的，小承气次之，调胃承气最轻，但这里虽然出现了谵语、发潮热，仲景却并没有用大承气，而是“**小承气汤主之**”，关键点就在“**脉滑而疾**”。脉滑而且跳得很快，说明了阳热盛，但同时也说明了邪热内敛的程度还不是很严重，如果真正到了热邪内敛内聚很严重的程度，脉象应该是很沉，甚至有沉涩的感觉。

阳明实证是由热、实两个因素构成，随着病情加重，热邪由弥散状态变得内收、内敛、内聚，最后内闭，也就是慢慢向里、向下聚集的。为什么到了大承气阶段热邪不能张扬？这与热邪伤阴有关系，如果津液仍然充足，热就可以随着津液向外作汗而出，如前面248条的“蒸蒸发热”，所以热邪向外弥散靠的是津液，津液没有了，热就弥散不出来了，所以反过来有汗出说明津伤不甚。这里的“**脉滑而疾**”也说明了热邪还有通过血脉向外透的趋势，内聚内敛的程度还不及大承气汤证。

此处的症状非常像大承气汤证，只是脉象还不是太符合，所以仲景用小承气汤来试探，毕竟小承气汤的攻下力度比大承气汤要弱。“**因与承气汤一升**”指的就是小承气汤。“**腹中转气**”，转气就是转矢气，肛门有排气，说明有腑实内结，而且药物推动有力，肠道产生了反应，肠蠕动加快，说明小承气汤已经起效，但力量还不够，所以“**更服一升**”，可以继续用。如果病人没有“腹中转气”，肠中没有对小承气汤产生反应，就不要再给药了。“**明日又不大便，脉反微涩者**”，如果到第二天大便干结，而且出现微涩的脉，说明津伤很甚，此时攻下就更要小心，所以张仲景说：“**此里虚也，为难治，不可更与承气汤也**”。

《中医诊断学》里讲涩脉是瘀血之脉，但在《伤寒论》中大多数情况都不是指瘀血，更多的是指示津液不足。涩脉的脉象如轻刀刮竹，这种情况好像很难感受，我个人的理解是，平人三部脉一定是连贯的，如果摸出来三部脉不连贯，是分隔的，这就是涩脉。拿刀刮竹子也是这种不顺畅的感觉，就像用粉笔在黑板上写字时，有时粉笔中间有一段空，笔下也会有这种滞涩脉的感觉。涩脉在临床上很多见，但不等于都是瘀血，津伤、痰阻、气郁、热结都可以出现涩脉。

条文中的“**微涩**”有两种解读方式，一种是既有微脉又有涩脉，另一种是微微出现涩脉。不管哪一种解读方式，总的说来都是由正气不足，疾病向着虚证转化。为什么会难治？因为一方面邪实还在，另一方面正虚也出现了，单纯攻邪会伤正，单纯扶正滋阴又可能敛邪。这个时候肯定不能单纯用承气汤，不得已要用承气汤的话，就一定要加扶正药，如兼阴液亏耗则可用《温病条辨》的增液承气汤，如果还兼有气虚不运药者可用新加黄龙汤，这是后世温病学对《伤寒论》补充和完善。

现代医家对转气问题还有另一种解读，认为不转矢气的情况与外科急腹症中的麻痹性肠梗阻有关，也称无动力性肠麻痹，肠道很难对药物产生反应，所以用攻下法也是不妥的。此外，绞窄性肠梗阻也不是承气汤的适应证，因为很容易诱发肠穿孔。

250条“**太阳病，若吐若下若发汗后**”，汗、吐、下几种治法都会伤津，燥热体质的人伤津更厉害，经过误治伤津后，病人出现“**微烦，小便数，大便因硬**”，为什么会小便数？阳明病的汗是由于里热迫津外泄，多尿同样也可能是里热迫津外泄的表现，由于小便多、汗多，津液损伤，所以就大便干。大便硬是疾病转归的一个很重要的环节，一定要用攻下法把大便排出，否则燥结会在体内持续吸收津液，更加耗伤阴津，疾病就会进一步发展。

尽管用的是攻下法，张仲景在这里表达的却是“**和之愈**”，重在调和，所以就不能顿服了，必须要把握药量，取轻下热结的作用。“和”字用得非常恰当，带有一种强调解决矛盾、解决问题的意思，这里比较温和的祛邪法，解决身体疾病，所以可以称作“**和之**”，同时还有通过药物给机体一个推力，让机体自身调节发挥作用去调和机体，最后使阴阳功能恢复正常的意思。

【鉴别】小承气汤证和调胃承气汤证相比，调胃承气汤证强调了以热为主，如“**心烦者**”“**蒸蒸发热**”，当然也有“**腹胀满**”的表现。而小承气汤证强调“**大便必硬，硬则谵语**”，大便一通，谵语就消除，所以重在通便，“**微烦**”与调胃承气汤证的心烦相比，说明热象不太重。小承气汤可以作为大承气汤的前奏，起试探运用，其痞满燥实比较轻，所以用的是轻下法，泻下作用要比大承气汤缓和一些。

3. 大承气汤证

【原文】二阳并病，太阳证罢，但发潮热，手足漐漐汗出，大便难而谵语者，下之则愈，宜大承气汤。[220]

大黄四两，酒洗　厚朴半斤，炙，去皮　枳实五枚，炙　芒硝三合

上四味，以水一斗，先煮二物，取五升，去滓，内大黄，更煮取二升，去滓，内芒硝，更上微火一两沸，分温再服。得下余勿服。

【讲解】“二阳并病”：指的是太阳和阳明并病，先有太阳病，而后出现了阳明病，两经证候之间有因果关系。然后讲**“太阳证罢”**，说明现在完全属于阳明病，表现为**“但发潮热，手足漐漐汗出，大便难而谵语”**，发潮热是大承气汤证的特点，津伤容易燥化，燥化容易伤津，燥化与津伤互为因果，病程越长，病情越重，愈演愈烈，由热证演变成实证，由调胃承气汤证演变成小承气汤证，再变成大承气汤证，因为津液不足不能作汗，热邪不能弥散而向外张扬，热势就慢慢收敛而与燥屎相结于下焦肠道，病变的部位也越来越局限，全身热象也不再十分明显，而出现定时发热的潮热，像潮水一样定时而至。

“手足漐漐汗出”是热邪迫津外泄的表现，虽然津液不足，不能全身作汗，但脾主四肢，所以可以在手足出汗。当然也不是所有的手足汗出都是阳明实证，现在手脚汗多的病人也很多，大体有两种，一种是冷汗，一种是热汗，热汗通常与阳明有关，冷汗更多是责之于脾阳不足，与太阴有关。虽然现代医学有阻断神经治疗手汗的方法，但毕竟是一种对人体组织有破坏性的治法，是无可奈何的方法。关键还是要理解其出汗的机理，人体其他地方不出汗就总得找个出口，所以手汗其实也是对人体有帮助的自我调节，如果让病人到运动场上运动，让全身汗腺发挥作用，那么手汗可能就被替代而慢慢收住了。

“大便难而谵语”：腑气不通，大便不出，谵语是浊热上扰心神。有潮热、手足漐漐汗出，再加便秘、腹胀、神昏谵语，确属阳明腑实证，且发热部位局限，发热时间固定，热邪深伏，燥屎内结，属大承气汤证，用大承气汤来峻下。

大承气汤可以看成是调胃承气汤与小承气汤的合方再去掉甘草。泻下

药物用量加大，厚朴半斤、枳实五枚，虽然两方大黄都是用到了四两，但大承气汤大黄是后下，增强了泻热通便的作用。这里需要说明一下虽然是后下，但还是要煮的，这与大黄黄连泻心汤中的用麻沸汤渍之须臾是不一样。

【原文】阳明少阳合病，必下利，其脉不负者，为顺也。负者，失也，互相克贼，名为负也。脉滑而数者，有宿食也，当下之，宜大承气汤。[256]

【讲解】第220条是太阳与阳明二阳并病，256条讲的是阳明和少阳的合病，如果结合179条来看，二阳并病有太阳阳明的意思，本条则指少阳阳明的意思。合病，说明是同时发病。

阳明少阳合病，如何理解**“必下利”**？阳明有两层含义：一种是阳明病，另一种是病位涉及阳明，涉及胃肠。比如前面讲过的**“太阳与阳明合病者，必自下利”**。这里的下利即提示病位在肠，涉及阳明。接下来的语句是在判断预后。**“其脉不负者，为顺”**，涉及木和土的关系，如果脉滑数，是胃脉为主，阳明偏盛，木不乘土，预后比较好；如果出现弦脉，说明木火偏旺，木旺乘土，预后就不好了。

“脉滑而数者，有宿食也，当下之，宜大承气汤”，这句话提出了大承气汤的第二个适应证。第一个适应证是阳明腑实证，第二个是有宿食停滞。宿食与阳明腑实有别，食积停留的时间长了，有可能化热，但还没有全身的毒热反应，但它也是一种有形之邪，如果不消除掉，一旦与热相结，就可以形成燥屎，所以有宿食停滞也在大承气汤的运用范围之内。小朋友的食积比较多见，几天不大便也可以应用大承气汤，但用量要谨慎。所以大承气汤不仅仅治疗热毒炽盛所致的神昏谵语的阳明腑实证，对于一些用消食导滞药无效的食积，也可以短暂地使用大黄或大承气汤，以通为补，以通为用，六腑以降为顺。宿食的病人脉常见滑数有力。

“当下之，宜大承气汤”，并不是很肯定的语气，说明根据具体情况也可以考虑其他的方法。

【原文】病人不大便五六日，绕脐痛，烦躁，发作有时者，此有燥屎，故使不大便也。[239]

阳明病，谵语有潮热，反不能食者，胃中必有燥屎五六枚也。若能食者，但硬耳，宜大承气汤下之。[215]

汗出谵语者，以有燥屎在胃中，此为风也。须下者，过经乃可下之。下之若早，语言必乱，以表虚里实故也。下之愈，宜大承气汤。[217]

阳明病，下之，心中懊憹而烦，胃中有燥屎者，可攻。腹微满，初头硬，后必溏，不可攻之。若有燥屎者，宜大承气汤。[238]

大下后，六七日不大便，烦不解，腹满痛者，此有燥屎也。所以然者，本有宿食故也，宜大承气汤。[241]

伤寒若吐若下后不解，不大便五六日，上至十余日，日晡所发潮热，不恶寒，独语如见鬼状。若剧者，发则不识人，循衣摸床，惕而不安，微喘直视，脉弦者生，涩者死。微者，但发热谵语者，大承气汤主之。若一服利，则止后服。[212]

病人小便不利，大便乍难乍易，时有微热，喘冒不能卧者，有燥屎也，宜大承气汤。[242]

【讲解】239条补充了燥屎内结的症状，病人不大便五六日，出现了绕脐痛，即腹痛的特点是绕脐痛，这是因为燥热内结，不断地内收内敛，病位越来越局限，已不再是满腹疼痛，而是局限性疼痛，这种情况说明燥结得更盛、更深，所以也是阳明大承气汤证的应用指征。病人有烦躁的症状，发作有时，疼痛的时候就发作。这种情况仲景辨为有燥屎，虽然原文中没有说要用大承气汤，但根据其他原文推测，一说到有燥屎就要用大承气汤。

215条，病人神昏谵语，有精神症状。潮热，是阳明实证的典型热象。**“反不能食者”**，本来阳明胃热盛往往是多食的，但现在不能食，说明**“胃中必有燥屎五六枚也”**，这个胃其实指的是肠中，是胃家的概念，仲景经常概括性的以胃代表肠。肠中有燥屎内结，这种情况要考虑用大承气汤，后面的**“宜大承气汤下之”**为倒装，应该紧接在此句之后。如果能食的，说明还没有达到燥结的状态，推测还没有形成燥屎，只是大便干而已。

217条关键词是**“风”**，指的应该是有表证、有太阳证，也就是现在这个病既有太阳证，又有阳明证。阳明证要下，但前提是**“过经乃可下之”**，也就是说表解后方可下，要先解表，遵循先表后里的原则。如果下的过早，就会损伤卫气，导致表虚，而原来就有里实，表虚里实，预后不好，则进一步加重了里实之证。

238条，关键词是**“燥屎”**。阳明病治法有清下两法，热证就不宜用下，即使是实证的话，用下也要得当，这里用下法后强调了其不良后果，所以是下之不当，可能是热重药轻，虽下而燥屎未去，所以病人心中懊侬而烦。当然懊侬而烦也可以出现于栀子豉汤证，但这里说有燥屎也，那就说明是阳明腑实。现在大便未通，上面又有邪热扰及胸膈，这个时候的治疗就不是单纯的清热宣郁除烦，而是要攻下，攻的方法还是用大承气汤。如果是腹微满，初头硬，后必溏，这说明是脾虚证，大便初头硬是因为脾虚气滞，大便长时间停留于肠道，水液被吸收，所以变得比较干燥，但后面拉出来却是烂的，体现了脾虚证的大便特点，这种情况就不能用攻下法了。

241条的关键词是**“大下后”**，大下以后出现六七日不大便，烦不解，腹微满，仲景说此有燥屎也，然后解释了原因是**“本有宿食故也”**。此处也提出了宿食的问题，这种病人往往大便是偏干的，没病的时候大便也比较干，而且经常2～3天1次，这种情况就很容易燥化形成阳明腑实证，所以阳明病的形成既有外因，还有内因，内因更关键，所以这里出现了大下后几天又出现燥结，这种情况还可以再用攻下。

212条比较重要，讲到阳明腑实重证的辨治和预后。首先讲到阳明腑实的成因是**“伤寒若吐若下后不解”**，形成了不大便五六日，甚至可能十余日，其最关键的症状是**“日晡所发潮热”**，前面条文都是讲潮热，而这里突出了日晡所这个时间，如果潮热在阳明经气当旺的时候出现，就说明热结得已经很深了。**“不恶寒”**，说明是热证，没有表证，更非寒证。**“独语如见鬼状”**，实际上是出现了幻视、幻听，是热邪影响到了心神，当然有这类症状的精神分裂症也可以从这方面来考虑治疗。进一步发展严重，则可以出现**“发则不识人，循衣摸床，惕而不安，微喘直视”**。对于这种病人，神志是不清楚的，连亲属都不认识了，循衣摸床，躁动不安，喘，眼球凝视不会转动，所以这时候的诊断就重望诊。阳热本身就会扰神，而且势盛还会耗伤阴津，阴津耗伤则邪热更盛，这种情况常常预后不良，治疗棘手。

对于这种情况，张仲景首先是对预后进行判断，**“脉弦者生，涩者死”**。对于阳明腑实燥结，如果脉象弦而有力，弦脉属实脉，说明其病机是邪实而正气不衰，所以还可以治疗；如果出现了脉涩，说明阴气都已经耗竭了，正虚邪实，所以预后是不良的。这种病人就像严重的急腹症出现了精神症状，如重症脑病，西医也同样认为是危重症。此时，对于脉弦的病人，仍然是可以考虑使用大承气汤。但这么严重的病人，不能反复地攻下，所以要**“一服利，则止后服”**，中病即止，尤其是在正气不足的情况下，更要见好就收。这也说明了仲景重视保胃气，毕竟大承气汤是一个峻下剂。

242 条关键词在**“小便不利，大便乍难乍易”**。仲景用的是大承气汤，大承气汤证本来应该是不大便，但特殊情况下也可以出现大便易，这种情况是由于小便不利，津液部分返入肠道，这个时候可能会出现大便时通时不通。除此以外，他还有一些症状，比如说**“时有微热”**，不要以为是热势不高，其实是因为热伏得太深。还有**“喘冒”**，是肠中之热上迫肺气，甚至热邪上扰元神之府，所以出现喘、头晕目眩。**“不得卧”**，这个是真的不能卧，能直立，但是不能躺下，临床上这种严重的喘症是不能平躺的。

有关于**燥屎**，我们可以把它拿出来讨论一下。我查过《伤寒论研究大辞典》，其中对燥屎的解释是：“指肠中宿食存积受热煎熬而形成的异常干硬的粪块，……常寄留于肠道弯曲折叠狭窄之处。”我觉得这个说法有问题，**燥屎不等于屎燥**，而这个描述更多的是指屎燥。《伤寒论》中的阳明实证不仅只有承气汤证，也包括了脾约、胃家实，他们的治疗方法都属于攻下法，其症状都有大便不通，大便都是干结的。同样都是大便干，仲景用了不同的方药来处理，这些情况下都有屎燥，但讲到燥屎的时候却只有承气汤证，所以燥屎不能简单地用粪块来认识。

我认为燥屎首先是包括了局部的屎燥，干结的粪块，但还有一个关键点，即全身的毒热反应，只有在出现这个情况的时候，才常用大承气汤来治疗。这种全身的毒热证包括现代医学讲的急腹症中胃肠道黏膜、腹膜的充血水肿、炎性渗出以及全身的感染中毒症状，这一系列的病理过程，应该属于燥屎的内容之一，而不是单纯的大便干结。它既是大承气汤的一个适应证，也是我们讲的痞满燥实坚的另外一种表达形式。

在原文中所讲的与燥屎有关的症状，如“**不大便五六日，绕脐痛**”(239)，“**手足　然汗出**”(191)，“**腹满不减，减不足言**”(255)，“**小便不利，大便乍难乍易**”(242)，**还有服小承气汤后转矢气者**(209)，这些都认为是有燥屎在里面，都可以用大承气汤。司外达内，审证求因，这是仲景的辨证思路，所以我认为燥屎是大承气汤适应证的一个代名词，是一种病理状态，而且这一状态是包含了这一组证候：潮热，谵语，手足濈然汗出，腹满硬痛拒按，不大便，或大便乍难乍易，热结旁流，舌红苔黄焦躁，脉沉迟有力。

辨承气汤的运用最关键的是把握它的适应证和运用时机，比如，尚有表证则不可下之太早，要过经才可下之；如果下之太晚，则出现循衣摸床，微喘直视，惕而不安的症状，这时就要把握这个度，所以仲景提出燥屎的概念，重在把握大承气汤灵活运用的原则。我们结合仲景原文来看，大承气汤的适应证，一个是包括了阳明腑实，可以用燥屎来概括，第二个就是杂病的实证，宿食燥热。

【原文】 伤寒六七日，目中不了了，睛不和，无表里证，大便难，身微热者，此为实也，急下之，宜大承气汤。[252]

阳明病，发热汗多者，急下之，宜大承气汤。[253]

发汗不解，腹满痛者，急下之，宜大承气汤。[254]

腹满不减，减不足言，当下之，宜大承气汤。[255]

【讲解】这几条原文都要背诵，很重要。前面三条的症状都不是很完整，反映的是病人主诉、主要体征，而且三条都提到了**"急下之"**，有共同的病理基础，被称为阳明三急下。

252 条病症是很重的。**"目中不了了"**，一般被认为是指视物不清楚，也有学者认为应该不是指病人的自觉症状，因为病人的神志已经不太清了，他讲的话能相信吗？所以应该讲的是病人神志不清。**"睛不和"**，眼球转动不灵活。**"无表里证"**，应该侧重指的是无表证，没有阳明外证，在内的话没有潮热谵语。这里的神志症状与前面大承气汤证重证的表现相似，望诊目光是呆滞无神的，或是一种凝视状态，代表了肝肾阴伤。阳明热盛、肝肾阴虚，病变向两极分化，一个是燥热越来越盛，一个是真阴的枯竭，正虚邪实，所以预后不良。我们先要留人治病，首先是人，所以仲景提出要急下。

253 条稍觉费解，这里都在讲阳明病，阳明病自然都有发热汗出，而这里最关键是持续发作，大汗淋漓，这种情况很容易导致阴津的消亡。前面讲了，阳明燥屎内结，往往不会持续发热，除了调胃承气汤证，一般都是潮热或日晡所发潮热，而现在阳明腑实内结且出现持续发热、大汗，很快就会导致阴津阳气的衰竭，所以预后不良。里热亢盛，逼津外亡，所以需要急下，所以不要小看发热汗多。

254 条看起来也很简单，发汗不解，腹满痛者。腹胀满其实是三承气汤都有的，甚至白虎汤重证也可以腹满，但这里的关键是病程短，发展得特别快，而且病情重，很快就出现腹部的硬满、拒按、疼痛，说明里热太盛，热极津竭，所以要紧急攻下。

《伤寒论》有九处讲到**"急"**，急下有六处，阳明三急下和少阴三急下，除此以外还有"少阴病，脉沉者，急温之"，还有 91 条的急当救表和急当救里。所以《伤寒论》也是一部危急重症的辨证论治专著，原文直接讲到急字，而且往往急和救连在一起，急救。

什么叫**急下**？首先，急下是一种治法，峻烈的攻下法，代表方是大承气汤，原文中讲到急下都是用大承气汤。第二，病很危重、很急，有可下之征，有腹痛，确实跟燥屎内结有关系，此时需要紧急地攻下。但是，急下是手段，存阴是目的，急引火热之邪从大肠而出，使津液不至于尽竭，所以叫作"**急下存阴**"。伤寒学派常讲"下不厌迟"，温病常讲"下不厌早"。在伤寒中，一般是一定要有可下之征才能用承气汤，而温病也用攻下法，但不一定要有可下之征，它把通腑作为一个祛邪的方法，也是引热邪从大肠而出的目的，包括湿热之邪。伤寒以大便溏为有效的标志，而湿温病是以大便干为有效的征象。诚如叶天士提出："伤寒大便溏为邪已尽，不可再下；温病大便溏为邪未尽，必大便硬，慎不可再攻也。"所以同是攻下法，伤寒和湿温病有所不同，它们的准入条件和要达到的目的不一样，温病学发展了仲景的攻下法。

我们常常把急下比喻作釜底抽薪，全身一派阳明的表现，大便不通，阳热之邪引起了气津的损伤，这时候如果要益气养阴，那是杯水车薪，无济于事，因为火太旺了，这边加水，那边就蒸腾掉了，所以一定要把火拿掉才是治本的方法，扬汤止沸，不如釜底抽薪，火去而不继续蒸腾津液，就能达到保存津液的目的。

在临床上，有些病情很危重的病人，大便不通是一个非常不好的状态，使用通下法有利于有害物质通过肠道排泄，从而扭转病势发展、恶化的趋势。比如急性中风的病人很多都是伴有大便干结的，一派火热之象，此时就可以考虑用攻下法把火从肠道泻下去。因为腹胀满，肠内压增高，使用攻下法后可以降低肠内压，改善肠道的循环。在攻下法使用的整个过程中，还可以调整我们体内的消化腺，使胃肠道消化腺的分泌功能趋于正常。

当然攻下法在急腹症方面的运用有更好的成就，天津医科大学的吴咸中院士所带领的团队，长期以来一直从事仲景攻下法治疗急腹症的研究，使得很多本来需要手术的病人免除了手术，这是中西医结合的成果。他们的理论和方药基本上来自于《伤寒论》，承气汤类只是其中一个部分，也包括后面要讲的大柴胡汤证，前面讲过的大陷胸汤，都是攻下范畴的方药。他们做了大量的基础研究和临床研究，建立了规范的临床路径。

255 条描述了大承气汤证腹胀满的状态，腹胀满可以出现在很多方证中，比如前面学过的厚朴生姜半夏甘草人参汤证也是腹胀满，后面要学的太阴病也可以腹胀满，所以阳明大承气汤证的腹胀满要与之区别。阳明病的腹满，是腹满不减，持续性的腹胀满，因为燥屎不通，腹满肯定不得消除。

“减不足言”有两个含义。①如果腹胀满能减轻，也就不是阳明病，不能用承气汤了。②腹胀满减轻一点，但是减轻的程度非常轻，根本不值得一提，这时候要用攻下。三承气汤证都有腹满，都用攻下，而只有大承气汤证特别强调了腹胀满，说明其症候严重，腹胀满特别典型。

【小结】我们来对承气汤类做一个小结。①病因：主要是由阳明热盛伤津所导致的，或者是伤津化燥，吐、下、利小便等治法导致津液损伤，从而燥化成实，热与肠道的糟粕相搏结而形成。

②证候特点：要有全身的毒热内盛表现；腹部局部的表现为痛和不大便。其中，调胃承气汤证重点描述是腹微满，腹胀满，但主要是热，气机阻滞不是特别突出；小承气汤证则是腹大满、便不通，气机壅滞的症状比较突出了；到了大承气汤证，则腹胀满的症状变得非常明显，甚至出现了绕脐痛。大便方面的症状，三承气汤证都是大便不通，但也可能出现大便乍难乍易，热结旁流的情况。饮食方面的表现，一般是能食，但如果腑气不通太严重的话，也可以出现不欲饮食。

③组成与用量。调胃承气汤证以热为主，所以治疗上以泻热为主，方中用大黄、芒硝、甘草。小承气汤证以实为主，大便不通，气机壅滞，所以治疗上还要行气，用大黄泻热，枳实、厚朴行气消胀。两者俱全的，热痞满、燥实俱重，用大承气汤，相当于调胃承气汤和小承气汤的合方去甘草。三承气汤都有大黄，而且用量都是四两，所以也有观点认为承气汤的

君药不应该是大黄，攻下的力度与大黄的量没关系，而与用了枳实、厚朴两味行气药有关，所以应该是枳实、厚朴为君，当然这种观点在一定程度上也有助于我们理解三承气汤。

攻下法在后世温病学中也非常重要，吴鞠通在仲景承气汤的基础上，发展出了五承气汤，用于温病过程中出现的各种腑实证候。在现代临床上，攻下法也是非常重要的治疗危急重证的方法。比如非典流行的时候，我们一附院温病教研室与急诊科合作，创造了医务人员零感染，病人零死亡、零后遗症、零转院的成绩。我们是怎么做的？第一是口服方药中含有承气汤，第二是承气汤灌肠。肺与大肠相表里，现代医学之病在肺，我们用通腑泄热的方法，假大肠为通道，使邪有出路，正如温病学中所说的“下不厌早”。应该说我们最大的经验就是攻下法的运用，这也是温病学对《伤寒论》攻下法最好的继承。

（二）润导法

前面讲了峻下、轻下、缓下三个下法，接着要讲的是润导法。润导法包括了润下法的麻子仁丸证和导下法的蜜煎导、土瓜根导以及猪胆汁导证。

1. 麻子仁丸证

【原文】 趺阳脉浮而涩，浮则胃气强，涩则小便数，浮涩相抟，大便则硬，其脾为约，麻子仁丸主之。[247]

麻子仁二升　芍药半斤　枳实半斤，炙　大黄一斤，去皮　厚朴一尺，炙，去皮　杏仁一升，去皮尖，熬，别作脂

上六味，蜜和丸如梧桐子大，饮服十丸，日三服，渐加，以知为度。

【讲解】“趺阳脉浮而涩”，趺阳脉即足背胫前动脉搏动处，属足阳明胃经，可以候胃气强弱。中医诊脉本来是三部九候诊法，包括了人迎、寸口、趺阳，后来才慢慢发展为独取寸口。但三部九候诊法在关键时刻还是有意义的，有一些病人情况特殊，寸口脉摸得不太清楚，这时候就需要用上人迎、趺阳。重症肌无力的病人也需要诊趺阳脉，邓铁涛教授来我们病

房查房的时候，我就见到邓老弯下身来诊趺阳脉，因为趺阳脉候胃气强弱，对于判断重症肌无力的程度有比较重要的意义，而且邓老也是补土派，特别重视脾胃功能，重用黄芪、五爪龙来治疗重症肌无力是他的特色，心血管疾病、肝病，很多病证邓老都从脾胃论治，因为脾胃为后天之本。对于一些危重病人我们也常要采集趺阳脉的信息。所以在这里仲景是特别强调了诊察脾胃之气盛衰的临床价值。

“趺阳脉浮而涩”既是讲脉象也是在讲病机，后面进一步解释**“浮则胃气强，涩则小便数”**，胃气强并不是说生理状态的胃气强大，而是指胃热的病理状态。浮不单为表证所独有，比如热痞的**“其脉关上浮”**就代表中焦之热，这里也是指胃热。**“涩则小便数”**蕴含着一个因果关系，但要颠倒过来，是由于小便数而导致了津液不足的脉涩，那么为什么会小便数呢？这是在脾运化转输过程中津液布达失调，该多的不多，该少的不少，津液分布不均匀，本来应该走肠道起润滑作用的津液从小便走了，所以出现小便数、大便难。

“浮涩相抟”不是说它们两个要打仗，而是讲阴虚、燥热两个因素相合，从而导致津液不足，产生大便干结的症状，这就叫作**“其脾为约”**，也就是脾约证，脾约证的主要病机当然是脾约，脾约的定义我们前面已经学习过。

脾约的形成，是因为热邪影响到脾敷布津液的功能，所以既有热的因素，也有津液布达失常，局部津液不足的关系，治疗用麻子仁丸润肠之燥、缓通大便，即润下或称润肠通下。

麻子仁丸中含有小承气汤的组成药物枳实、厚朴、大黄，在此基础上加了三味药：麻子仁、芍药、杏仁。麻子仁润肠通便，肺与大肠相表里，杏仁降肺气而润肠通便，芍药有敛脾阴的作用。这里要注意芍药的用量，脾胃弱的人重用芍药会导致腹泻，尤其脾胃虚寒的人更甚，所以在太阴病篇讲道：**“设当行大黄芍药者，宜减之，以其人胃气弱，易动故也。”**仲景把大黄、芍药列在一起，说明脾胃虚弱的人对芍药很敏感，虽然它有阴柔酸敛的作用，但毕竟还是偏向于攻伐，大便不通用其通便的作用当然是恰到好处。

上面的药物用蜜做成丸，蜜有甘缓的作用，再加上丸者缓也，就让整个药丸起到了缓下的作用。**“蜜和丸如梧桐子大”**，梧桐子有多大呢？应该和黄豆差不多，或者比黄豆大一点点。**“饮服十丸，日三服，渐加，以知为度”**，“知”是指见到效果就可以收手的意思。注意“渐加”这个词，慢慢增加用药量，说明其攻下是缓之又缓、慎之又慎的。

现在这个药也有中成药，多用于老年人的便秘、习惯性便秘、产后便秘这些精血不足又夹一点实邪的便秘，而且效果还很不错。经常有病人问这个药能不能长期吃，我觉得这要看情况，有时脾胃虚寒的人短暂用一下也是可以的，但还是要根据原文中“渐加”“以知为度”为标准，见好就收就可以了。

有个病人跟我说她大便干结 30 多年，看了上百个医生，她现在已经五六十岁了，我给她开方有时候还真少不了大黄，但现在已经好很多了，服药也改成了间隔几天吃一副，有时候便秘特别严重就每日服，有时候便秘缓解了就隔日服。

【鉴别】脾约证与阳明腑实证都有大便不通，需要进行鉴别。阳明腑实证有局部腑实的闭塞、胀满甚至疼痛的表现，更强调有全身热毒证表现；脾约证也有大便不通，但症状表现上比腑实证要轻，全身毒热症状不明显，或者没有，一般没有太大的痛苦表现，病人半个月不大便都不会出现腹痛，而且脾约证更强调虚的一面，是虚实夹杂的，当然脾约证也有热象，可以表现出舌红苔黄，脉偏细数，口渴等症状。阳明腑实证是实证，病位在阳明，脾约证是虚实夹杂证，病位在阳明、太阴，责之于功能失调。

2. 蜜煎导、土瓜根导、猪胆汁导证

【原文】阳明病，自汗出，若发汗，小便自利者，此为津液内竭，虽硬不可攻之，当须自欲大便，宜蜜煎导而通之。若土瓜根及大猪胆汁，皆可为导。[233]

蜜煎方

食蜜七合

上一味，于铜器内，微火煎，当须凝如饴状，搅之勿令焦著，欲可丸，并手捻作挺，令头锐，大如指，长二寸许，当热时急作，冷则硬。以内谷道中，以手急抱，欲大便时乃去之。疑非仲景意，已试甚良。

又大猪胆一枚，泻汁，和少许法醋，以灌谷道内，如一食顷，当大便出宿食恶物，甚效。

【讲解】 233 条原文讲的是导下法。导有因势利导的意思，是中医的一种治疗策略，顺着机体的趋势就近治疗，病人想大便但排不出，导而通之就是有效的治疗方法。同时导也指使用润滑类药物，把药物纳入肛门内，从而帮助排便，相当于现在的灌肠疗法，是外治法的一种。常把导法与方证连在一起叫作“导证”，如蜜煎导证、土瓜根导证、猪胆汁导证。

导法的适应证是大便难，大便已经接近肛门但排不出来，这种状况是很痛苦的。胃家实（或称内实）、脾约和大便难三者当中，最痛苦的是内实（即三承气汤证），大便难次之，脾约证表现最轻微，病人不大便十余日无所苦。

我记得有一次我父亲在我这里住的时候，我在家里备课，发现他总上厕所，一问之下，原来想要大便却便不出来，欲便而不得，非常痛苦。他原来总是吃大黄做成的一种成药，但这里买不到，他就让我去买点大黄来，我就开了点大黄。喝了药以后马上就有大便，但大便之后以后就开始打嗝，这是不好的现象。频繁的泻下通便会耗伤正气，而且老人家年纪也很大，所以这时出现的打嗝很有可能预示着中气的不足，所以我就赶快煮了人参汤给他喝。由此我也知道了大便难是非常痛苦的。

曾经我小孩也有一次大便难的经历，那时我住在医院里，小孩由保姆带。有一次保姆就很急地跑到病房来找我，因为我小孩大便便不出，手抓得紧紧地使劲，然后就出现四肢冰凉，出冷汗，保姆吓坏了就赶快来找我。其实大便已经接近肛门了，就用手把它抠出来。通过这个案例大家就知道大便难也可以出现脱证了。

所以不要小看大便难，其实这是个大问题，老人家、小朋友，尤其是还在喝奶的小朋友都容易出现大便难。小朋友不会讲他哪里痛苦，老人家虚脱没力气了也讲不出来，这个时候旁观者要知道情况不妙。

蜜煎导的制作方法在原文中写得比较长，其实做起来很简单。

我们病房有个病人经常大便不通，他儿媳就做蜜煎导给他用。她还做了示范，先把蜂蜜放到锅里面加热，直到融了起泡泡，然后冷却到一定程度以后，把手打湿捏起来搓，手打湿了就不会沾蜂蜜，搓到有拇指粗，然后把前面的部分稍稍弄尖一点，一条一条地摆放在盒子里，然后把盒子放进冰箱，需要用的时候就从冰箱取出来，放到温水里稍稍浸泡一下，蜂蜜表层就溶解而变得滑滑的，就可以塞入肛门了。

如果不是用蜜煎导，而是用猪胆汁呢？原文说的**“以灌谷道内”**，我也经常想，张仲景是怎么把猪胆汁灌进去的呢？现代医学有专门用于灌肠的器械，张仲景时代用的是什么呢？现在也是众说纷纭。当然今天基本已经不用土瓜根导、猪胆汁导了，现在最简单的方法是用白肥皂，切成一条条的，在水里面泡一下就变滑了，然后就可以塞到肛门里面，西医也会用肥皂水灌肠。但现在肥皂越来越少了，有一些洗涤剂是碱性的，不能用来灌肠，否则会灼伤肠道，肥皂是用动物脂肪做的，是天然的东西。在猪胆汁导中**“和少许法醋”**也是这个道理，因为猪胆汁是碱性的，所以要加点醋来中和。

现在西医用灌肠疗法也很多，比如昏迷的病人、高热的病人就经常灌肠给药，小朋友吵闹，输液、服药不配合，所以也有退热用的肛门栓剂，肾功能不全的病人也可以用灌肠疗法，相当于肠透析。

我们医院在治疗非典的时候，即使病人没有大便难，我们在口服药物中仍然使用承气类药物，以使邪气有出路，同时也会用承气汤来灌肠，使热邪从胃和大肠泻出去，所以病人的病情都恢复得比较好。

还有土瓜根导，但土瓜根到底是什么，现在众说纷纭，我认为应该是一种含汁液较多的植物。蜜煎偏重于滋润，土瓜根应该有滋润也有清热的作用，猪胆汁非常寒凉，完全是以泻热为主，不过猪胆汁也有滋润的作用，后面有通脉四逆加猪胆汁汤、白通加猪胆汁汤，都用到猪胆汁。几种方法都是肛门给药，看起来好像差不多，但因为各自药性不同，所以适应证也有差别。

(三) 下法辨证

【原文】阳明病，脉迟，虽汗出不恶寒者，其身必重，短气腹满而喘，有潮热者，此外欲解，可攻里也。手足濈然汗出者，此大便已硬也，大承气汤主之。若汗多，微发热恶寒者，外未解也，其热不潮，未可与承气汤；若腹大满不通者，可与小承气汤，微和胃气，勿令至大泄下。[208]

阳明病，潮热，大便微硬者，可与大承气汤，不硬者不可与之。若不大便六七日，恐有燥屎，欲知之法，少与小承气汤，汤入腹中，转失气者，此有燥屎也，乃可攻之。若不转失气者，此但初头硬，后必溏，不可攻之，攻之必胀满不能食也。欲饮水者，与水则哕。其后发热者，必大便复硬而少也，以小承气汤和之。不转失气者，慎不可攻也。[209]

得病二三日，脉弱，无太阳柴胡证，烦躁，心下硬。至四五日，虽能食，以小承气汤，少少与，微和之，令小安，至六日，与承气汤一升。若不大便六七日，小便少者，虽不受食，但初头硬，后必溏，未定成硬，攻之必溏；须小便利，屎定硬，乃可攻之，宜大承气汤。[251]

阳明病，本自汗出，医更重发汗，病已差，尚微烦不了了者，此必大便硬故也。以亡津液，胃中干燥，故令大便硬。当问其小便日几行，若本小便日三四行，今日再行，故知大便不久出。今为小便数少，以津液当还入胃中，故知不久必大便也。[203]

【讲解】辨大便的时候涉及小便，辨大承气汤的时候涉及小承气汤，《伤寒论》中有7处辨燥屎，前面讲了6次，这里的209条是第7处。很多内容我们前面都学过了，在这里是再综合地讲一下如果辨下法，何时当下，何时不当下。

208条，**"阳明病，脉迟"**，阳明病出现迟脉必是迟而有力之脉，是由于腑气不通、气机郁滞而导致，所以迟脉不一定都是主寒证，阳明证严重的时候也可以出现迟脉，但它是有力之脉。**"虽汗出，不恶寒者"**，说明肯定不是表证了，所以后面说**"此外欲解"**。**"其身必重"**，不是湿邪导致，而是因为热壅气滞。**"短气腹满而喘，有潮热"**，短气是由邪气阻隔、气机不畅、腑气不通、肺气不降，腹满与潮热都是阳明病实证的表现，当然要用攻下法，所以说**"可攻里也"**。**"手足濈然汗出者，此大便已硬也"**，前面特别把**"汗出濈濈然"**作为阳明病的标志，这里的"手足濈然汗出"就提供了辨证思路，前面220条所说的"手足漐漐汗出"与此同意。所以用**"大承气汤主之"**。

"若汗多，微发热恶寒者"，是表证未罢，即使汗多有里热迫津外泄的因素，也是一个表里同病，而且里热能够向外透发，没有形成热邪深聚的潮热，所以不能用承气汤，应该先表后里，就像217条说的"过经乃可下之"。

"若腹大满不通者，可与小承气汤"，症状没有大承气汤证那么重，以痞满为主，有腹胀满不通，所以用小承气汤通便消痞消满即可，不需要大承气汤峻下，所以叫**"微和胃气，勿令至大泄下"**。

209条又讲到了辨燥屎，而且再次讲到了小承气汤试探法的运用。**"阳明病，潮热，大便微硬者，可与大承气汤"**，这里的"微"字应该是衍文，条文的意思应是潮热、大便硬，邪热内聚内敛，所以可与大承气汤，若大便不硬的自然不能够用。

如果已经有几天不大便了，担心可能有燥屎，但把握得不太准，可以先用小承气汤试探。如果只是以痞满为主，用小承气汤把大便一通，痞满就消了。如果小承气汤力度还不够，没有把大便推下来，但可以把气推下来，就会出现转矢气。转矢气也说明了有燥屎，只是药力不够，这时可以改用药力更大的大承气汤。

“若不转失气者，此但初头硬，后必溏”，一般来讲，初硬后溏往往是脾虚不能运化，脾气不足，推动无力，大便停积的时间比较长，水分被肠道吸收了就容易燥化，所以最初的部分比较干硬，而后面的部分因为运化能力差，还没来得及吸收，所以排出来是稀溏的。这不是典型的阳明腑实证，所以不能用攻下法。如果强行以承气攻之，必然更加损伤脾气，出现饮水后打嗝的症状，所以一定要谨慎不可误用下法。当然，除了考虑脾虚以外，也有可能是麻痹性肠梗阻。

“其后发热者，必大便复硬而少也，以小承气汤和之。”前面的内容是关于攻下法，这里则是用了攻下以后，病人又出现燥热内结，可能还需要再次攻下，在下后伤阴、余热不尽的情况再用攻下，就不宜用峻猛的大承气汤，而应该用小承气汤比较妥当。所以小承气汤既可以当先锋开前路，也可以扫尾收功。**“若不转失气者，慎不可攻也”**，不转矢气为没有反应，意味着正气不足、预后不良，当然不能用承气汤来攻下。

251 条也是讲试探法的运用，大家可以把它和前面讲的试探法联系起来理解。

我记得我读硕士的时候，有个同学是伤寒的研究生，他的毕业论文就是试探法的探讨，洋洋洒洒几万字，不仅讲了张仲景的试探法，而且还对后世的运用进行了总结研究。我现在教《伤寒论》也知道了张仲景用试探法是很高明的，人体很复杂，病情也很复杂，模棱两可的时候很多，我们不可能把什么病都搞定，有时诊不清楚是什么病，或者定不下治疗方案，都会试探一下，就像西医的诊断性治疗。

203 条讲阳明病中大小便的关系。**“阳明病，本自汗出，医更重发汗”**，即阳明病本来就有汗出，通过后面的“**病已差**”说明这时可能兼有表证，先表后里，所以又用发汗的方法，汗后表证解除，但必然损伤津液，所以出现“**尚微烦不了了**”，说明燥热仍在，即原文中所说“**此必大便硬故也。以亡津液，胃中干燥，故令大便硬**。”

这时要注意询问病人的小便，通过小便可以推测大便的趋势。如果小便原来是1天3~4次，今天变成了2次，就可以推测小便减少是因为津液还入胃肠，那么大便可能不需要攻下或用轻剂攻下就会排出。反之，如果小便量多，津液偏渗于膀胱，大便自然就硬。

（四）下法禁例

下法是个双刃剑，有正面也有反面，如果运用得恰到好处，效果是立竿见影，如果用得不当，也可能祸不旋踵，所以仲景在这里特别提了下法的五个禁例。

【原文】 伤寒呕多，虽有阳明证，不可攻之。[204]

阳明病，心下硬满者，不可攻之。攻之利遂不止者死，利止者愈。[205]

阳明病，面合色赤，不可攻之，必发热。色黄者，小便不利也。[206]

阳明中风，口苦咽干，腹满微喘，发热恶寒，脉浮而紧，若下之，则腹满小便难也。[189]

阳明病，不能食，攻其热必哕，所以然者，胃中虚冷故也。以其人本虚，攻其热必哕。[194]

【讲解】 204条“**呕多**”为病势向上，如果用攻下法，就是逆其病势，当然不妥。如果是栀子生姜豉汤证的“若呕者”，自然也不能用攻下法。或者说“呕多”涉及少阳，同样也不可以用攻下法。即使少阳阳明合病，更多的情况也是治从少阳，而不用攻下。临床上这种呕也可以见于绞窄性肠梗阻，妄用攻下容易引起肠穿孔，预后不好。

205 条**“心下硬满”**说明邪结位置偏高，还没有完全入腑，同时也不排除是心下痞的可能，所以这个时候不可以攻下。如果用了攻下法以后出现下利不止，是更伤脾阳，若下利不止，阴竭于下，阳脱于上，预后不良。

206 条**“面合色赤”**，面为阳明经之外候，阳明经气被郁，邪热在经，没有形成腑实，所以**“不可攻之”**。**“必发热，色黄者，小便不利也”**，热邪未与肠中糟粕相结而形成腑实，那么就有可能与湿邪相合，形成湿热发黄，这里仅仅是提示有这样一种可能，并非一定。

189 条病人有**“口苦咽干，腹满微喘，发热恶寒，脉浮而紧”**，实际上是三阳合病，但津伤比较重，这时也不可下。用攻下法可能会导致脾胃运化失司、水湿不能运化，出现**“腹满小便难”**。如果结合 219 条来看，也可能是阳明热证，当然也不可以攻下。

194 条所描述的是阳明寒证，**“不能食”**，胃虚不能受纳，病位还是在阳明，腑实严重的情况下也可以出现不能食，但下一句**“所以然者，胃中虚冷故也”**已经一锤定音了，张仲景明明白白地告诉我们这就是一个虚寒证。由此也可以解释了**“攻其热必哕”**，因为这个热并非真的热，是在胃中虚的情况下出现的脉数，而攻下法更加损伤阳气，导致胃阳更伤、胃失和降、胃气上逆。

第三节 阳明病变证

一、发黄证

发黄证里的内容有三个，包括了茵陈蒿汤证、栀子柏皮汤证和麻黄连轺赤小豆汤证，顺便也讨论了寒湿发黄证以及火劫发黄证。

（一）湿热发黄证

1. 茵陈蒿汤证

【原文】 阳明病，发热汗出者，此为热越，不能发黄也。但头汗出，身无汗，剂颈而还，小便不利，渴饮水浆者，此为瘀热在里，身必发黄，茵陈蒿汤主之。[236]

茵陈蒿六两 栀子十四枚，擘 大黄二两，去皮

上三味，以水一斗二升，先煮茵陈减六升；内二味，煮取三升，去滓，分三服。小便当利，尿如皂荚汁状，色正赤，一宿腹减，黄从小便去也。

伤寒七八日，身黄如橘子色，小便不利，腹微满者，茵陈蒿汤

主之。[260]

阳明病，无汗，小便不利，心中懊憹者，身必发黄。[199]

【讲解】236条首先讲到“**阳明病**”，讲过前面的内容，我们印象中的阳明病就是“**胃家实是也**”的里实热证。阳明病有燥热，阴虚会燥热，燥热会伤阴，两者互为因果，但还有另外一种阳明病，病人本身脾气不足、运化失司，体内素有湿邪，热就会与湿相结，湿热蕴蒸，走向发黄。脾和胃密切相关、相反相成，共同维持饮食物的消化、吸收、排泄，它们既有分工又有合作，病理上往往热证偏于阳明，虚证偏于太阴，所以说“实则太阳，虚则太阴”。前面讲的麻子仁丸其实也是太阴和阳明的功能失调，湿热发黄证也关乎阳明和太阴。

阳明病的特征应该是汗多，尤其阳明热证更是，汗出是由于热邪迫津外泄，在汗出的过程中，热邪可以由内向外透发，以发散部分的热势，所以这种汗出也是一种自身的调节，即原文所说“**发热汗出者，此为热越**”，“热越”是指邪热向外发越，热有出路，就不会郁结在里，所以这种状态一般不会发黄。

“**但头汗出，身无汗，剂颈而还**”，实际上就是说病人少汗，从伤寒的角度来讲，少汗的原因有三个：第一是津亏不能作汗，比如大承气汤证的汗是“手足濈然汗出”，津液不足，无法全身出汗；第二是表闭了而汗不出；第三是热邪被湿邪郁遏，热不能外扬。这里的少汗就是第三种情况，湿性黏滞，阻遏气机，热不得外越。

“**小便不利**”是湿热相结，郁阻三焦，不得下泄，湿邪也没有出路。湿阻气机，津液不能正常布散，而且热盛伤津，所以“**渴饮水浆**”，但喝进去的水也得不到运化，反助湿邪。“**此为瘀热在里**”，此处的“瘀”不是指瘀血，而是同“**郁**”，实际是指邪热郁滞。“**身必发黄**”，即出现了黄疸，是由郁热在里、土色外泄而导致。当然也可以看作是湿热熏蒸肝胆，胆汁外溢而形成。

仲景时代应该更强调黄为土色，所以他对黄疸的理解应该是“**土黄**

说”，如果脾胃受损伤、脾胃有病的话，会特别反映出黄色来，所以古人认为黄疸是土色外泄，其病位在中焦。而现在则有“**胆黄说**”，认为是湿热内蕴影响到肝胆疏泄失常，胆内藏精汁，湿热蕴阻后胆不能疏泄，胆汁就会返流入血液，泛滥全身而出现身、目、尿黄，这个解读其实是结合了现代医学对黄疸的认识。

治疗的目标是清热利湿退黄，用了茵陈蒿汤。茵陈是治疗黄疸的圣药，尽管它是寒性的，但无论寒热虚实都会用到，其用量六两，相当于每次用二两，也就是30g，与现在用量差不多；栀子能够清热利湿、清利三焦，同时又可以利小便，使湿从小便而走；大黄泻热通便，假大肠以出路以泄热，这里强调的是大黄的泄热作用。现代研究发现，大黄具有很强的活血利胆的作用，使用大黄后胆汁的分泌排泄会非常通畅，由此可以加速黄疸消退。此方清热利湿，又能通腑，所以用于治疗湿热内蕴兼有大便不通畅的黄疸效果更好，当然大便通畅的也可以使用。

“**小便当利**”说明这个方利小便的作用也很强，“**尿如皂荚汁状，色正赤**”，皂荚汁是棕红色，黄疸很深的时候小便常常有点带红色。“**一宿腹减，黄从小便去也**”，体现了茵陈蒿汤既能利小便，又可以通大便，使湿热之邪从二便而去，所以说茵陈蒿汤是治疗湿热发黄非常有效的方剂。

260条还是讲茵陈蒿汤证。“**伤寒七八日**”，说明病程比较长，这个时间符合临床实际，一般黄疸的前期多有恶寒发热等类似感冒的症状，往往一个星期以后病人才出现黄疸，所以伤寒七八日的时间描述得很准确。本条补充了“**腹微满**”，有腹部胀满的症状，由湿热阻滞气机导致。

本条还补充了黄色的特点是“**身黄如橘子色**”，强调黄色是特点是像橘子色一样。一般认为橘子色是黄而明亮的颜色，现在的《中医内科学》将黄而鲜明和黄而晦暗作为阳黄和阴黄的鉴别点，但是也不尽然，橘子也有不明亮的，有些病人本身皮肤很黑，得了阳黄肯定就不会很明亮，有些人皮肤本来就很白，即使得了阴黄看起来也可能偏亮。以大便干结还是偏烂来辨阳黄和阴黄也不合理，按我临床所见，湿热型黄疸的病人尤其是患有病毒性肝炎的病人大部分是大便烂，很少有大便干的，也就是说大便烂也可能是阳黄。刚才讲茵陈蒿汤里面有大黄，反推茵陈蒿汤证应该伴有不大便，但临床上湿热蕴结而大便烂的黄疸用大黄同样有效，所以不一定要大便干结才能用，这也说明了大便烂的发黄可以属于阳黄。温病学中治疗湿热病用清法频下，以大便干燥为湿邪尽去、不可再下之征象，是对下法用于湿热病的发展。阴黄、阳黄的辨别关键在舌脉，湿热发黄肯定是舌红苔黄腻，脉偏数或滑数，寒湿发黄是舌淡苔白厚腻，脉缓或迟而无力。

199 条中**“无汗，小便不利”**的症状前面讲过了。又补充了**“心中懊侬”**，《伤寒论》里的“心中懊侬”都是热证，如栀子豉汤证、承气汤证、大陷胸汤证，还有这里的湿热发黄证，都可以出现“心中懊侬”，总的来说都是有热，或者夹湿夹水。**“身必发黄”**中的“必”字要活看，因为前面描述了无汗、小便不利，这种情况出现黄疸的可能性很大，所以用了个“必”字，但不能说是一定发黄。

黄疸是中医的优势病种，甚至连西医医院的传染科也用中医的茵陈蒿汤，现在茵陈蒿汤也做成了针剂——茵栀黄注射液，此外还有各种类型的中成药，临床使用更加方便。

2. 栀子柏皮汤证

【原文】伤寒身黄发热，栀子柏皮汤主之。[261]

肥栀子十五个，擘　甘草一两，炙　黄柏二两

上三味，以水四升，煮取一升半，去滓，分温再服。

【讲解】**“伤寒身黄发热”**，有身黄、发热的症状，其他症状都没讲，紧接着就是**“栀子柏皮汤主之”**，其他症状可以根据病机再进行补充。因为这里特别强调了发热，在湿热发黄的三个方证中只有栀子柏皮汤证专门强调了发热，所以有人提出栀子柏皮汤证的病机是湿热内蕴、热重于湿，既然热偏重，就应该还有渴、烦，舌红苔黄脉数。但临床上看到的病毒性肝炎病人有相当多是不发热的，发热的很少见，高热的更少见，所以也有人认为这条原文的病机是湿热内蕴而兼有气虚，因为在栀子柏皮汤的组成中

不用大黄，而且还有**“甘草一两，炙”**，清热利湿的同时还用炙甘草照顾脾胃之气。临床上单用栀子柏皮汤还是比较少的，我们经常会把它和茵陈蒿汤合方使用，也就是在栀子柏皮汤的基础上加茵陈、大黄。

现代研究发现甘草有非常好的护肝作用，比如甘草中提取的甘草酸二铵有抗炎、改善肝功能的作用，被做成了口服药和针剂，是现在肝病科常用的药物。所以临床开方甘草不能少，张仲景用的是炙甘草，如果气虚不甚，我觉得用生甘草更好，因为生甘草还有清热解毒的作用。

3. 麻黄连轺赤小豆汤证

【原文】伤寒瘀热在里，身必黄，麻黄连轺赤小豆汤主之。[262]

麻黄二两，去节　连轺二两，连翘根是　杏仁四十个，去皮尖　赤小豆一升　大枣十二枚，擘　生梓白皮切，一升　生姜二两，切　甘草二两，炙

上八味，以潦水一斗，先煮麻黄再沸，去上沫，内诸药，煮取三升，去滓，分温三服，半日服尽。

【讲解】“伤寒瘀热在里，身必黄”，仍然有黄疸，仍然是湿热发黄，但原文讲得很简单，所以有些症状需要以方测证。方中用了麻黄、连翘、杏仁、生姜这些走表开肺的药，所以推测还有表证，应该有恶寒发热。既然用了麻黄，那么这个病人可能没有汗出，而且因为表郁，往往可能有皮肤痒。

药物组成中有味生梓白皮，现在的药房一般都没有，可以用桑白皮替代，同时能加强解表宣肺、利湿的作用。如果表证不是特别重，可以在方中加茵陈，茵陈是退黄圣药。**“连轺”**，一种说法认为是连翘的根，一般用连翘来代，所以有人干脆把方名叫做麻黄连翘赤小豆汤。煎药用的是**“潦水”**，是指地面上流动的雨水，取其流动的意象。我曾经看过一个报道，说是外国的一家理发店收集雨水来洗头，觉得对头发保护得特别好，认为雨水可能含有某些矿物质，酸碱性也不太一样。但是由于我们今天的环境问题，现在的雨水恐怕真的是不能用来煎药了。

这个方对于黄疸初期阶段的效果非常好，临床上也可以拓展运用范围，

比如可以运用到过敏性疾病，尤其是皮肤病，现在临床上常见的一些荨麻疹是内有湿热而外有寒邪的，可以说是寒包湿热，麻黄连轺赤小豆汤对这种荨麻疹的效果很好。

【鉴别】茵陈蒿汤证、栀子柏皮汤证、麻黄连轺赤小豆汤证，三个方证都是讲湿热发黄。从病机来讲，茵陈蒿汤证是湿热内蕴兼有里实；麻黄连轺赤小豆汤证是湿热内蕴兼有表证，而且应该偏于表寒证；栀子柏皮汤证是湿热内蕴，有医家解释是热重于湿，也有解释为兼有气虚。从症状来看，它们的共同特点是身、目、尿黄，小便不利，无汗，但从临床上来看，小便不利的症状不一定很明显，由于有黄疸，小便浓度会特别高，所以才会有滞涩不畅的感觉，因此小便不利不一定是小便量少的意思，而是小便排泄有点不畅的意思，如果真的是黄疸同时小便量少，就像肝肾综合征了。三个方证的症状区别点在于：**茵陈蒿汤有腹胀满，栀子柏皮汤发热比较重，而麻黄连轺赤小豆汤证兼有恶寒发热、身痒**。

另外，病毒性肝炎属湿热困阻的病人，经常会有食欲减退、疲倦，对于这种情况，我反复强调不能随便用补气药，千万不要因为疲倦就用大量的黄芪、党参，用了以后转氨酶会升得更快，张仲景的茵陈蒿汤中就没有扶正药物，在栀子柏皮汤中也仅仅加了一点甘草而已。虽然在表现上好像有虚象，但实际上不是，根据舌脉就可知道实情。一般来说，肝功能全部正常以后，清热利湿的药还要用一到两周，叶天士说“恐炉烟虽熄，灰中有火”，所以要除邪务尽。有些人甚至用温阳的方法来治疗湿热发黄，我个人认为不太妥，不是所有病都是阳虚的，还是要辨证论治，而且仲景补阳也不一定就要用附子、干姜，条条大路通罗马，补阳也有很多种方法。

（二）寒湿发黄证

【原文】阳明病，脉迟，食难用饱，饱则微烦头眩，必小便难，此欲作谷瘅。虽下之，腹满如故，所以然者，脉迟故也。[195]

【讲解】“谷瘅”中“瘅”通“疸”，根据病证描述，“谷瘅”是水谷不化、湿郁不去而成，有湿热与寒湿之分，本条所讲的谷瘅是寒湿发黄。

“阳明病，脉迟”，热证、实证是阳明病的主流，但实热证的脉象是浮滑、洪大，即使出现迟脉也是迟而有力的，但任何事情都有两面性，阳明病也一样，也有寒证，而阳明病寒证的脉迟必是迟而无力。

“食难用饱”有两种理解：第一种，病人很能吃饭，怎么吃都吃不饱；第二种，病人食欲减退，不能达到平时的饭量。此处应该是指食欲减退，说明病人消化不好，受纳谷物有限。关键点在于“饱则微烦头眩”，吃饱所带来的不良反应是微烦头眩，为什么会这样？因为脾的运化功能减退，饱则水谷不化，湿郁食滞，郁蒸扰心则烦，清阳不升则头眩。**“必小便难”**，小便难与脾的阳气不足有关，是因为湿郁不化，阻于中焦。湿无出路，与寒相结，就有可能出现寒湿发黄。**“欲作谷瘅”**，意思就是有进一步发展成黄疸的趋势。**“虽下之，腹满如故”**，这种黄疸属寒湿发黄，用攻下法更加损伤脾阳，病情加重，所以下后腹满如故，甚至还可能加重。

临床上确实湿热发黄较多，寒湿发黄较少。在肝病的辨证分型中，急性肝炎都是以湿热为主，慢性肝炎往往属肝郁脾虚、肝郁气滞或肝肾阴虚，也有属于脾肾阳虚的，但确实少见，不过少见不等于没有，我也见过寒湿发黄的案例。

关于湿热发黄与寒湿发黄的鉴别，前面讲茵陈蒿汤的时候已经提到了，最重要的是舌象和脉象，寒湿的舌脉是舌淡苔白厚腻、脉沉迟或者脉缓，湿热的是舌红苔黄腻、脉滑数。

（三）被火发黄证

【原文】阳明病，被火，额上微汗出，而小便不利者，必发黄。[200]

【讲解】被火发黄或称火劫发黄的原意应该是用了火疗法然后出现了发黄，临床上多见于药物性肝损害和急性传染病（如黄疸型的流行性出血热）出现的黄疸。现在真正是因火疗法而导致的发黄是比较少的。被火发黄往往责之于火盛伤津、热入血分，应该采取滋阴凉血解毒的治法。

顺便提一下药物性的肝损害，肝病治疗最基本的原则是用药越少越好，因为药物本身要经过肝脏代谢，会增加肝脏的负担，所以经常有人好心办坏事，为了保护肝脏开了一大堆的药，反而增加了肝脏的负担。所以我治疗肝病的原则是少用药，众多护肝药里我只选一到两种就可以了。

【小结】 这里总结一下仲景伤寒的治黄7法。

湿热发黄包括了茵陈蒿汤证、栀子柏皮汤证、麻黄连轺赤小豆汤证，治法分别是清下清利（清热利湿通腑）、清解（清热解表）、清化（清热化湿）。治疗火劫发黄要凉血退黄，治疗寒湿发黄用温化，治疗蓄血发黄要活血化瘀。少阳病篇还会讲到用小柴胡汤和解的方法来退黄疸。这7法基本上能够体现在当今临床治疗的方方面面，当然如果把《金匮要略》黄疸病篇的谷疸、酒疸、女劳疸、黑疸结合起来就更完善了。

二、血热证

（一）衄血证

【原文】 阳明病，口燥，但欲漱水不欲咽者，此必衄。[202]

脉浮发热，口干鼻燥，能食者则衄。[227]

【讲解】 202条的关键是衄血，在这里主要是鼻子出血，严重的话可能出现吐血、便血、发斑（肌衄）等。衄血证有一个特有的症状"**口燥，但欲漱水不欲咽**"，这是由于阳明热入血分，损伤血中津液，虽津伤口渴，出现咽干口燥，但血分之热蒸腾血中津液上承于口，所以病人表现为但欲漱水而不欲咽，水在嘴里含一含又吐出来。

227条还是讲阳明热盛、热入血分。"**脉浮**"代表热证，为热邪鼓动气血之象。"**发热**"是阳明的表现。"**口干鼻燥**"也是阳明热盛伤津的表现。"**能食**"是因为阳明热能够消谷，所以胃口偏旺。"**则衄**"提示阳明热盛可能波及血分从而出现衄血。

后世温病学发展出卫气营血辨证来辨治温热病，在温病发展进程中，也非常容易出现阳明气分热盛而窜入血分，从而形成血热动血或气血两燔的病证，治疗常用气血两清之法，如白虎汤合犀角地黄汤（犀角以水牛角代），伤寒阳明衄血证的治疗可以参考。

（二）下血证

【原文】阳明病，下血谵语者，此为热入血室，但头汗出者，刺期门，随其实而泻之，濈然汗出则愈。[216]

【讲解】本条特别强调了**"热入血室"**这个病证。"血室"是指胞宫，"热入血室"的成因一般是经期外感，临床上常表现为经水不利、时来时断，同时出现神志症状。阳明病也可以出现"热入血室"，热邪内迫入营血，可以出现扰神、动血，热势上蒸，也会出现但头汗出。仲景这里给的治疗方法是**"刺期门，随其实而泻之"**，期门为肝经的募穴，刺期门可以疏利肝胆之气，宣泄胞宫血热。

期门并不好刺，肝脏活检需要肝穿刺，这个穿刺的位置差不多就是期门穴的部位，穿刺时要求病人做呼气的动作，膈肌上移，然后要病人憋气，快速进针穿刺，有时候如果没把握准确，病人一下子憋不住，膈肌下移，就很容易刺破胸腔引起气胸。所以还是谨慎为好，在《针灸学》中也提到期门要求浅刺。

《伤寒论》少阳病篇也有热入血室证，补充了用小柴胡汤治疗的方法，可与此处互参。

（三）蓄血证

抵当汤证

【原文】阳明证，其人喜忘者，必有蓄血。所以然者，本有久瘀血，故令喜忘。屎虽硬，大便反易，其色必黑者，宜抵当汤下之。[237]

病人无表里证，发热七八日，虽脉浮数者，可下之。假令已下，脉数不解，合热则消谷喜饥，至六七日不大便者，有瘀血，宜抵当汤。[257]

若脉数不解，而下不止，必协热便脓血也。[258]

【讲解】前面我们讲过太阳蓄血证，轻的用桃核承气汤，重的用抵当汤，这里的阳明蓄血证也是用抵当汤治疗，一个在太阳，一个在阳明，病位不同，但用方一样。太阳蓄血证的病位主要在下焦，包括了膀胱、胞宫、肠，但阳明蓄血的病位在消化道。

阳明蓄血证有喜忘、健忘的神志症状。与太阳蓄血证“其人如狂”的表现不同，阳明蓄血其来也渐，平稳缓和，而症状也显得比较平和，不像急性发作。这类症状临床上很多，比如阿尔茨海默病，也就是老年痴呆症，就是比较严重的喜忘。中医对喜忘的第一个认识是有瘀血，所以原文说**“必有蓄血”**，说的就是瘀血。本来有瘀，再加上阳明有热，**“屎虽硬”**即说明阳明有燥热，但却**“大便反易，其色必黑”**，虽然大便很干，但排泄得很顺畅，而且颜色是黑的，很像我们现在所说的柏油样便，这就是消化道的出血。

消化道出血治疗应该要止血，但抵当汤却是破血的，这是祛瘀生新的方法，瘀血不去，新血不生，如果不把消化道的出血及时清理干净，就会分解、发酵，产生毒素，毒素被吸收以后容易引起肝昏迷。所以现代医学的治疗要求禁食、止血，而中医认为以通为补、以通为用，破血化瘀、活血止血、祛瘀生新，肠道中的瘀血一定要清除掉。

当然中医对喜忘的认识除了瘀血，还有肾虚，肾藏精上通于脑，肾气虚、肾精不足就会影响到脑的功能，现代医学多见于血管硬化、脑萎缩导致脑供血不足，这时就要从肾论治。

257 条也是讲抵当汤。病人**“无表里证”**，表里偏义，侧重于指没有太阳病。**“发热七八日，虽脉浮数者，可下之”**，脉浮数责之于阳明气分有热，可以用清下法治疗。**“假令已下，脉数不解，合热则消谷喜饥”**，虽已下之，但热结在里，气分有热，又波及血分，**“合热”**即指血分热和气分热合在一起，**“消谷喜饥”**为气分热的表现。这里只讲了不大便的症状，其实应该还有瘀血的相关症状表现。治疗用抵当汤，既可活血化瘀，又可泄热通腑。

258 条也是气分波及血分，灼伤阴络、迫血妄行而出现**“便脓血”**。

把种种趋势归纳在一起，阳明血热证为气分影响到血分、可以伤阳络、可以伤阴络、可以入血室、也可以出现蓄血证。概括起来，偏下偏里的叫阴，偏上偏表的叫阳。伤阳络的则衄血，会伴随有口燥鼻干等症状，也包括了其他部位的出血。伤阴络的有偏下焦的热入血室，病人表现为月经时来时断，同时有神昏谵语的症状。伤阴络的还有阳明蓄血证，出现消谷善饥、不大便。不大便既可以在气分，也可以在血分，抵当汤既能够通大便，又能够活血，两个方面都可以兼顾。

第四节　阳明证候辨

一、辨中风中寒

【原文】阳明病，若能食，名中风；不能食，名中寒。[190]

阳明病，若中寒者，不能食，小便不利，手足濈然汗出，此欲作固瘕，必大便初硬后溏。所以然者，以胃中冷，水谷不别故也。[191]

阳明病，反无汗，而小便利，二三日呕而咳，手足厥者，必苦头痛。若不咳不呕，手足不厥者，头不痛。[197]

阳明病，但头眩，不恶寒，故能食而咳，其人咽必痛。若不咳者，咽不痛。[198]

若胃中虚冷，不能食者，饮水则哕。[226]

食谷欲呕，属阳明也，吴茱萸汤主之。得汤反剧者，属上焦也。[243]

吴茱萸一升，洗　人参三两　生姜六两，切　大枣十二枚，擘

上四味，以水七升，煮取二升，去滓，温服七合，日三服。

二、辨虚证实证

【原文】夫实则谵语，虚则郑声。郑声者，重语也。直视谵语、喘满者死，下利者亦死。[210]

发汗多，若重发汗者，亡其阳，谵语。脉短者死，脉自和者不死。[211]

阳明病，脉浮而紧者，必潮热，发作有时。但浮者，必盗汗出。[201]

脉阳微而汗出少者，为自和也，汗出多者，为太过。阳脉实，因发其汗，出多者，亦为太过。太过者，为阳绝于里，亡津液，大便因硬也。[245]

脉浮而芤，浮为阳，芤为阴，浮芤相搏，胃气生热，其阳则绝。[246]

阳明病，法多汗，反无汗，其身如虫行皮中状者，此以久虚故也。[196]

【讲解】阳明病分为两个部分，一是辨中风中寒，一是辨虚证实证。这些条文中除了第243条有**"吴茱萸汤主之"**，其他条文都没有出方药。第243、196两条原文比较重要。

太阳病有中风与伤寒，阳明病也有中风与中寒。太阳病篇的风和寒病性相同、程度不同，病人表现为恶寒或者恶风；但阳明病篇的中风和中寒是对立的。体质比较强、胃气素强的，表现为**"能食"**，病邪从热而化的，叫中风，突出阳的概念；胃气弱者，表现为**"不能食"**的，从寒而化的，叫中寒，突出阴的概念。

尽管阳明病以热实为主，但也有虚有寒的情况。第243条病位在胃，**"食谷欲呕，属阳明"**，主要表现是呕吐，是阳明寒证的证候特点，治以吴茱萸汤。**“得汤反剧”**，用了吴茱萸汤效果不好，就不是吴茱萸汤证，**“属上焦也”**，应该属于上焦有热。吴茱萸汤证在阳明病篇、少阴病篇、厥阴病篇都有出现，病因不同，共同病机都是胃气上逆、浊阴上犯。

196条讲的阳明虚证，**“其身如虫行皮中状”**，形容病人皮肤里好像有虫子在爬一样，一种怪怪的感觉。为什么**“反无汗”**？为什么辨为虚证？这是因为汗出太多损伤津液，导致津液不足而不能作汗，汗不出则阳郁在里，于是出现痒、痛、麻，如虫子爬等异样的感觉，不同的病人感觉不一样。病机上是**“久虚故也”**，是津液不足、阳热内郁所致，治疗上除了要清热、开郁，还要大量补充津液，使津液充足能够作汗，热才能散掉，症状才会消除。

191条强调了**“欲作固瘕”**。“固瘕”是胃中虚冷、水谷不消而结积的病证，其特征是大便初硬后溏。条文中的**“手足濈然汗出”**有启发价值，现在手汗的人很多，可以从《伤寒论》中寻找思路。手足汗出是有寒热的区别，阳明热证有“手足濈然汗出”，阳明寒证也有“手足濈然汗出”。阳明寒证手汗的病机是脾胃阳虚、中焦寒湿，或气不摄津，或寒湿外溢；阳明腑实证手汗的病机是津液不足、阳热内收内敛内聚。属热的手肯定是温的，汗是热黏的；属寒的则手脚凉，汗是冷的。治疗或清阳明，或补脾阳，一般从阳明论治的比较多。此外，用五苓散重新调整津液敷布也可以治疗手汗。

☞ 阳明病篇小结

阳明病篇共78条原文，方证16个，系统讲述了阳明病及其变证的辨证论治。

阳明病以“胃家实”为提纲，外症为“身热，汗自出，不恶寒，反恶热”。根据邪热是否与肠中糟粕相结，分为阳明热证和阳明实证。热证宜清，有栀子豉汤证、白虎汤证、白虎加人参汤证、猪苓汤证；实证宜下，有三承气汤证、麻子仁丸证。

阳明病变证有湿热发黄的茵陈蒿汤证、栀子柏皮汤证、麻黄连轺赤小豆汤证；有血热证的衄血证、下血证、蓄血证。

除了阳明里热实证以外，也包括不典型的阳明病证，如阳明虚证、寒证。

第三章
辨少阳病脉证并治

很多同学都有一个疑问：既然太阳是表，阳明是里，少阳是半表半里，那么病应该是由表传到半表半里，再传到里，所以应该是从太阳-少阳-阳明，为什么仲景讲完太阳病紧接着讲阳明病，而不是少阳病呢？

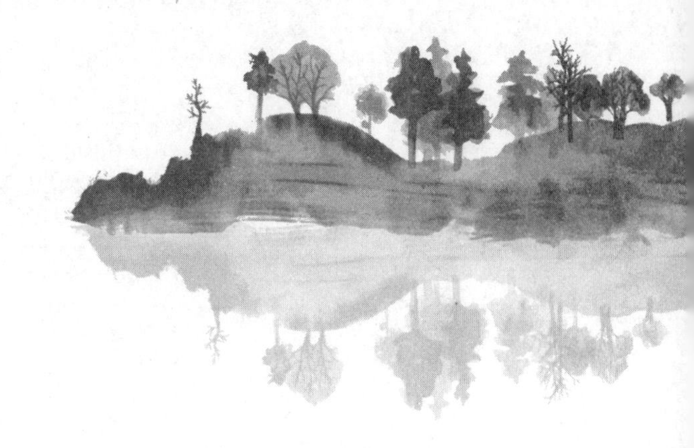

从疾病发展的过程来看，发病后都会有一个高峰期，很多疾病都有这样的趋势，除非体质很弱或患有多种慢性病的病人高峰期可不体现出来，高峰期过后机体的反应性会逐渐衰减，所以我经常画一条抛物线来体现六经病发展规律。在疾病反应最亢奋的阶段，邪盛而正气不衰，邪正交争剧烈，可以理解为阳明病。而少阳病介乎阴阳之间、表里之间，最关键是理解少阳介于阴阳之间，前面（阳明）是高峰期，然后机体开始衰弱，往里就进一步发展成为三阴病，所以少阳体现的是正气从反应剧烈到反应开始衰减的过程，应该是在阳明之后，但少阳病邪气还在，只是正气没有阳明病阶段那么亢奋。临床治病是灵活的，具体病证的传变过程可以和书上不完全一样。

我在临床第一爱用桂枝汤，第二就是柴胡汤，这两个方我用得最多，两方合用的情况也非常多。很多临床医生都喜欢用柴胡汤，首届全国优才班的时候要广州推荐一位有名望的伤寒老师，当时我们推荐了张横柳教授，他讲得最好的就是小柴胡汤，结果组织者希望我们换一个题目，因为全国讲伤寒的老师报的题目都是小柴胡汤，看来我们全国的伤寒老师差不多都是柴胡老师，由此可见在临床上少阳病是非常多见的，少阳病篇的方子是使用频次最高的。

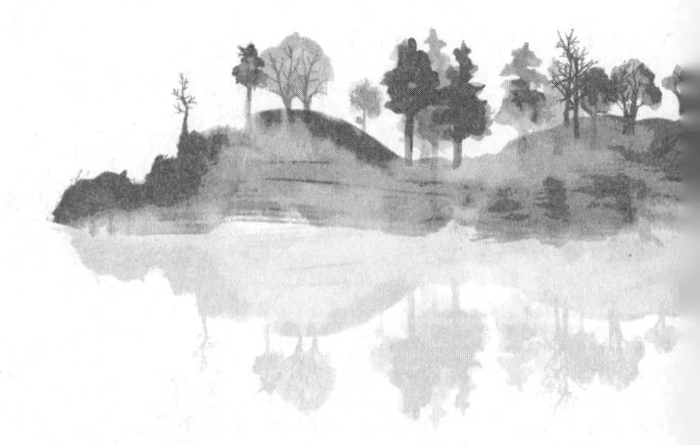

第一节　少阳病篇基础

一、少阳的生理功能

少阳包括了足少阳胆和手少阳三焦，包括了经脉和相关的腑，少阳的功能是它们功能的概括。少阳为枢，就像门的轴，可以影响到门的开与闭，它并不是一半在表一半在里，而是跟表里有关，表里出入跟少阳的功能有关。

胆	主疏泄，助胃消化 藏精汁，内寄相火	少阳功能	疏泄胃肠 转枢气液 通调水道
三焦	主持诸气 决渎水道		

少阳胆的功能是藏精汁、寄相火、主疏泄。疏泄功能可以帮助胃肠消化，所以胆囊切除的病人消化能力会下降，尤其对脂肪类食物的消化功能会明显下降。少阳胆对胃肠的疏泄功能主要是通过胆汁实现的，与其“藏精汁”的功能相关，精汁即是胆汁。此外，胆的疏泄功能除了帮助胃肠消化，还能调达情志，所以肝胆气郁的人常常情志不能调达。虽然说“江山易改，本性难移”，但我认为还是情志可以在一定程度上得到调整的。少阳

内寄相火，主决断。有些胆气强盛的人，决断能力很强，很强势，说话斩钉截铁，非常干脆。但有些人就经常犹犹豫豫拿不定主意，这是胆气不足，决断能力下降的体现。脏腑功能要靠火来推动，除了心火称君火，其他的火都叫相火，相火来源于命门，可以内寄于胆，所以少阳与命门和肾的关系也很密切。

少阳胆既与肾和命门的关系密切，又与脾胃的关系密切，也就是与先天、后天两个方面的关系都很密切。《黄帝内经·素问》中说："凡十一脏者，取决于胆。"五脏六腑都与胆有关系，临床上很多疑难杂病常常可以从胆入手进行治疗，因为胆能够维持人体的机能代谢，提供一种不烈不温而恰到好处的正能量。

三焦为原气之别使，主持诸气，为决渎之官。三焦是水火元气运行的道路，三焦不通畅会带来很多问题。"焦"《说文》曰：火所伤也。我们可以把它比作能量代谢，有能量代谢才能维持各种生理功能，所以可以说人身无处不三焦。说到水液代谢，大家马上会想到肺脾肾，学了太阳病篇我们知道了膀胱在津液代谢中也很重要，到了少阳病篇，我们还要重视三焦主决渎，通水道的功能。

少阳经脉与厥阴经脉是表里关系，它们都行于人身之侧，浅层的是少阳，深层的在厥阴。少阳胆经的具体循行大家参考一下教材，其中要注意其循行部位包括胸胁、头角、耳旁、目外眦。我们常说前额痛属阳明、后项痛属太阳、巅顶痛属厥阴、两侧头痛属少阳，都是跟经脉的循行有关系。耳、眼部有很多疾病也与少阳有关，所以耳鼻喉科、眼科用经方，尤其是柴胡剂的情况也非常多。少阳三焦经脉过胸中，与心包有关，所以很多胸部的疾病，胸闷、心烦、心悸，也可以从少阳论治。总之，手足少阳经脉都行于人身之侧，对于少阳病的诊断和治疗有非常重要的价值。

二、少阳病概述

少阳病可以由传经而来，按《伤寒论》原书的顺序，是由太阳病传为阳明病，再由阳明病传为少阳病，而实际上，少阳病可以由阳明病传来，也可以直接由太阳病传来。除了传经，还有起病就表现为少阳病的，叫作直犯。当然少阳病也可以由阴证转来，可以由厥阴病脏病还腑而来。

【病位】少阳病的病位在半表半里，涉及胆和三焦，其基本病机是胆气内郁、三焦失司，病性为热证。三阳病中，少阳病相对来讲是正气不足的，但毕竟还在阳证阶段，正气没有完全被打败，只是能力差一点。

【特点】少阳病的特点有两个方面。①经腑同病。前面讲的太阳病有太阳表证、太阳里证，阳明病有阳明热证、阳明实证，其实就分别是太阳病和阳明病的经证、腑证，一般经证、腑证是分开的。而少阳病的特点是经腑同病，典型的小柴胡汤证除了有经脉的症状，还有胆腑、三焦的症状。②容易气郁，郁而化火，因为胆主疏泄，疏泄失司，则气机郁滞。三焦主决渎，如果三焦气郁则会生痰、生湿、生饮，容易产生阴质的东西。

【诊断】少阳病的诊断主要依据脉症。少阳提纲证谈及的口苦、咽干、目眩，加上小柴胡汤证第 96 条的往来寒热、胸胁苦满、嘿嘿不欲饮食、心烦喜呕，再加上脉弦，这就是柴胡八症。

【兼证】由于少阳处于半表半里的特殊部位，所以往往兼夹证很多，如兼太阳的柴胡桂枝汤证，兼阳明的大柴胡汤证、柴胡加芒硝汤证，兼太阴的柴胡桂枝干姜汤证等。少阳三焦与水液代谢有关，容易出现水饮的问题。木与土的关系密切，往往容易出现太阴的病证。

“太阳主表，其气畏闭，发汗以启闭”“阳明主里，其气畏亢，清下以平亢”“少阳主枢机，其气畏郁，和枢机，解郁结”，少阳主半表半里，最怕气郁，治以“和枢机”“解郁结”，指的就是和解法，有的老师讲少阳病会把“和解法”省略为“和法”，其实是不妥的，因为像三泻心汤、桂枝汤这类寒温并用，具有调和作用的方子都可以算作和法，而这里强调和解法，说明这是祛邪的方法。正因为它毕竟是以祛邪为主，所以对于单纯的虚证是不适合的，脾胃虚寒的人服用小柴胡汤后就经常会出现腹泻。

三、少阳病提纲

【原文】少阳之为病，口苦、咽干、目眩也。[263]

【讲解】提纲证有不同的写法，太阳病提纲证是以脉证为依据，符合一脉两症就属于太阳病；阳明病是以病机为依据，因为阳明病内容太多，用脉证来表达不够完善，所以从病机角度切入，揭示其里实热证的本质。而少阳病提纲证的写法是以病机特点为依据，**“口苦、咽干、目眩”**，口、咽、目都在头面部，反映出少阳病胆气内郁、胆火上炎的病机特点。但要注意，“口苦、咽干、目眩”不是少阳病症的全部，少阳病的表现是非常多样的，永远讲不完，提纲证只是强调了一个病机特点。

符合这个提纲证就可以诊断为少阳病，大家往往会想到少阳病的代表方是小柴胡汤，但是小柴胡汤证跟少阳病提纲证并不完全吻合。我们伤寒教研室的第一任主任何志雄教授认为针对少阳病提纲证的治疗方案不应该是小柴胡汤，而应该是四逆散加黄芩，或黄芩汤加柴胡。四逆散疏肝解郁，再加黄芩清热；黄芩汤清热，再加柴胡的引经、祛邪。两个方都定位于少阳而以疏泄胆热为主，何老的这种认识也是有许多专家赞同的。

再继续分析一下**“口苦、咽干、目眩”**。首先讲一下口苦。苦，火味也，口苦并不一定是少阳所独有，只要有火都可以口苦。一般来讲少阳胆火的口苦多在早上，早上阳气初升，如果升不起来，就容易郁而化火，所以病人把眼睛一睁开就感觉口苦得要命。如果是午睡后起来感觉口很苦，到了下午更明显，这种火就可能在阳明。

咽干与口渴是有区别的，口渴是大量喝水，咽干只是感觉咽喉部干。咽干是由于火郁，火性上炎，灼伤津液，所以反映为上部的津液受伤。阳明之热呈现弥散状态，对全身津液都有损伤严重，所以有明显的口渴。

目眩，是由于胆火上炎，清窍被扰。临床上头晕目眩的人也很多，是不是都是火呢？肯定不是，太阳病篇学过苓桂术甘汤证的“起则头眩”，是由于脾虚水停，清阳不升；天麻钩藤饮所治疗的肝风上扰也有眩晕；半夏白术天麻汤治疗的风痰上扰也有眩晕。

少阳病的关键在于郁和火，所以少阳病的舌质偏红，苔可以是薄薄的黄苔，脉象弦细。

四、少阳病治禁

【原文】少阳中风，两耳无所闻，目赤，胸中满而烦者，不可吐下，吐下则悸而惊。[264]

伤寒，脉弦细，头痛发热者，属少阳。少阳不可发汗，发汗则谵语，此属胃。胃和则愈，胃不和，烦而悸。[265]

【讲解】264条讲“**少阳中风**”，可以认为它指的是少阳的表证、经证。“**两耳无所闻，目赤**”，与胆火上炎有关，少阳经脉起于目外眦，绕耳后，胆火上炎可能出现耳聋、目赤。一般来说，少阳病的耳聋应该是突然发生的，而且可能多由情志因素诱发，比如吵架生闷气后出现耳聋。“**胸中满而烦**”，胸中也是少阳经脉的循行路线，少阳受邪，经气不利，所以出现胸闷。少阳经脉通于心，气郁化火，可以循经而上扰心神，从而出现心烦。

上焦有痰热可以用吐法，下焦有燥热可以用下法，但少阳气郁化火却不可行吐下之法，因为它还有正气不足的一面，单纯攻邪容易伤正，出现“**悸而惊**”。心气虚则悸，胆气虚则惊，264条强调了误治以后损伤气血，气血耗伤而产生变证。所以此条除了补充少阳经证的表现，还强调了少阳病的治禁。

讲完少阳中风，265条接着讲伤寒。“**脉弦细，头痛发热者，属少阳**”，其实太阳、阳明都可以有头痛发热，这里之所以辨为少阳，关键是脉弦细。当然具体地看，少阳病的头痛发热也有自己的特点，其发热往往反映为往来寒热，如果再向里入腑可能会变成持续性发热，其头痛的特点是两侧头痛。

“少阳不可发汗”，因为少阳病病位不在表，所以不能发汗，汗多伤阴，如果用了发汗的方法，病人又素体胃热偏盛的话，就容易转属阳明，很快热化甚至出现神昏谵语，所以说 **“发汗则谵语，此属胃”**，也就是邪从少阳传入了阳明。**“胃和则愈，胃不和，烦而悸”**，可以用小承气汤少少温服之，稍稍泄热，以达到胃和的目的，否则就可能出现心烦心悸的症状。

第二节　少阳病本证

1. 小柴胡汤证

【原文】 伤寒五六日中风，往来寒热，胸胁苦满，嘿嘿不欲饮食，心烦喜呕，或胸中烦而不呕，或渴，或腹中痛，或胁下痞硬，或心下悸，小便不利，或不渴，身有微热，或咳者，小柴胡汤主之。[96]

柴胡半斤　黄芩三两　人参三两　半夏半升，洗　甘草炙　生姜各三两，切　大枣十二枚，擘

上七味，以水一斗二升，煮取六升，去滓，再煎取三升。温服一升，日三服。若胸中烦而不呕者，去半夏、人参，加栝楼实一枚；若渴，去半夏，加人参，合前成四两半，栝楼根四两；若腹中痛者，去黄芩，加芍药三两；若胁下痞硬，去大枣，加牡蛎四两；若心下悸，小便不利者，去黄芩，加茯苓四两；若不渴，外有微热者，去人参，加桂枝三两，温覆微汗愈；若咳者，去人参、大枣、生姜，加五味子半升、干姜二两。

【讲解】 前面提纲证只展示了少阳病胆火上炎的一个方面，而小柴胡汤证则是典型的少阳病，反映了少阳经腑受邪、枢机不利。

“伤寒五六日中风”，从字面来看很奇怪，好像是伤寒得了五六天，又

得了中风病，其实不应这样理解，这是一种互文见义的写法，应该理解为中风或伤寒五六日，也就是外感有一段时间了，到了外邪将解或传经之期。病好了没有呢？太阳病的症状已不明显了，现在的表现是“往来寒热”指的是恶寒的时候不发热，发热的时候不恶寒，寒热交替。

对于**“往来寒热”**有三种解读：①少阳外连太阳内接阳明，出于太阳就会恶寒，入于阳明就会发热；②少阳为阴阳之枢，病在三阳就发热，病到三阴就会恶寒；③跟正邪的强弱有关，正能抗邪的时候就表现为发热，邪气胜正的时候就出现恶寒，反映了正邪纷争、邪气进退，关键点在正气不足。我们一般遵从第三种解读。三阳病都有发热，却各有不同，太阳病的发热是发热、恶寒同时并见，阳明病一般不会恶寒，表现为但热不寒，少阳病的特点则是往来寒热。

“胸胁苦满”，指胸胁部胀满不适。“满”读作 mèn，其意与“闷”同。“苦”是形容词做动词，因胸胁的胀满不适而感到痛苦。胸胁部位是少阳经脉循行经过的地方，少阳经气不利，所以在胸胁部感到胀满不适。

“嘿”读作 mò，嘿嘿同默默，是表情很沉默、不想讲话的意思，反映出病人的情绪忧郁。**“不欲饮食”**，不想吃饭，胃口不太好，吃什么都不香，是由于木郁乘土所致。

“心烦喜呕”，心烦是胆热上扰心神。“喜”是善、多的意思，很想呕吐，而不是喜欢的意思，病机是胆气犯胃、胃气失和、胃气上逆。前面不欲饮食，这里又是喜呕，说明少阳病很容易见到消化系统的症状。

“往来寒热”“胸胁苦满”“嘿嘿不欲饮食”“心烦喜呕”是少阳病八大主症中的四个，另外还有提纲证的“口苦”“咽干”“目眩”，再加上第 265 条说的“脉弦细”，常称为少阳八症。

原文中列了很多或然症，或然症是可以发生也可以不发生的，或多或少，不一定必备。或然症体现了少阳容易兼夹阳明、太阳或者太阴的病机特点。

“胸中烦而不呕”，胸中烦是胆火扰心，但不一定每个病人都呕，胆火犯胃是经常发生的，但却不是一定发生。**“或渴”**，口渴提示伤津严重，往往是因为少阳胆火伤津燥化而兼有阳明之热。**“腹中痛”**，腹为脾所主，木郁土壅，脾络不和。**“胁下痞硬”**，胁下是少阳经循行部位，主症中本有胸胁苦满，现在除了感觉到胀满，甚至还有硬结的感觉，这是气郁重症，甚至可能还夹有水饮、痰浊。**“或心下悸、小便不利”**，三焦决渎失调、膀胱气化失司导致水停，从而出现小便不利，水气凌心则出现心悸。**“或不渴，身有微热”**，微热是兼有太阳表证，不渴说明伤津不甚。**“或咳者”**，依据加减法中加干姜、五味子，说明是寒饮犯肺。

典型的少阳病病机是邪犯少阳，胆气内郁，枢机不利，既有胆胃的问题，也有三焦的问题，其中胆的问题又包括了胆经和胆腑，而且七个或然症还涉及了太阳、阳明、太阴，心下悸、心烦的症状说明也与心有关。治疗的方法是和解枢机、祛邪达表。

小柴胡汤共七味药，可以分成三组：柴芩一组，姜夏一组，参枣草一组。

第一组：柴胡走少阳之表，退热作用很好，还可以解少阳胆经的郁滞。黄芩走少阳之里，清胆腑之热。柴芩相配，经腑同治，既能解郁，又能清火。这里的柴胡重在解郁开表，用量很大，用到半斤，是三服量，也就是每服要用到40g。我们现在也没有用这么大量，我用柴胡最多也就是20g，个别用到30g，而且柴胡也挺贵，如果觉得柴胡解表不够力，可以加青蒿。南方人的腠理比较疏松，容易出汗，所以柴胡用量更要小一点。但是总的来说，用于解表应该是重用，15g左右，单纯疏肝用10g左右，如果是升阳举陷，用量可更少。

我觉得柴胡的发汗作用还是很强的，现在有柴胡注射液，有明显的发汗退热作用。柴胡用于汤剂的发汗作用与用量有关，有些更年期的女性病人，有肝郁要用柴胡，即使只用10g，病人还是说吃了药汗出很多，但是对于肝郁的病人来说，柴胡是最关键的药物，不用又不行，所以减到8g，仅仅是这2g的差异，汗多的问题就解决了。温病学家认为柴胡劫肝阴，可能与其汗多伤津有关，所以《红楼梦》中提到**鳖血拌炒柴胡**，今天的药房有醋柴胡，也是对其发汗作用的一种佐制。

第二组药是半夏、生姜，相当于小半夏汤，有三个方面的作用：①两味均为辛温药物，辛散作用能够助柴胡开表、解郁；②少阳除了有胆还有三焦的问题，所以往往夹有痰饮，这对组合有化痰消痞的作用；③小柴胡汤证本有“喜呕”的症状，胆气犯胃，胃气上逆，用姜、夏可以降逆止呕。此外，姜、夏辛温之性与黄芩苦寒相配，正成辛开苦降之势。

第三组药是参、枣、草。人参配甘草是仲景补气健脾的一个主打方元（或称方根），理中汤、四君子汤都含有参、草的组合。如果正气不虚、脾不虚的话，可以去掉其中一味，或两味都去掉，如大柴胡汤中就因为正气不虚而去掉人参、甘草。这组药在这里有两个作用：第一，扶正以驱邪，因为少阳病有正气不足的一面，这组扶正药可以助少阳正气抗邪；第二，防止阳证转阴，如果在三阳阶段正气没守住，病就会走向三阴，首当其冲是太阴，《金匮要略》中说：“见肝之病，知肝传脾，当先实脾。”强调了木和土的关系，所以用扶正药预防疾病传变。

小柴胡汤有和枢机、解郁结、畅气机、调三焦、化痰饮的功效，陈修园对它评价很高，认为无论男女老少用之均可左右逢源。此方煎法是去滓再煎，前面学过的三泻心汤、旋覆代赭汤都是去滓再煎。前面太阳病篇已经讲过《伤寒论》的煎、煮、熬是不一样的概念，煮与我们今天讲的煮药一样，但熬则是火焙把药烤干的意思，煎则有浓缩的意思，即《方言》中所说：“有汁而干谓之煎。”为什么要浓缩呢？有一种观点认为，对于这种有胃胀的人，尤其是三泻心汤的痞证，病人服不下太多的药液，所以就先行浓缩一下，容积就少一些；另一种观点认为，需要去滓再煎的往往都是寒温并用的方，通过去滓再煎，可以使药性更好地协调。

我前面讲半夏泻心汤的时候，曾经讲到过有同学亲自做过相关的实验。按一般的认识，去滓再煎应该是颜色变深、味道变浓才对，但实际上却是颜色变淡、味道也变淡。到底是不是这样，大家也可以亲自去验证。那么具体的有效成分是不是会有所改变，还需要通过更多设计严谨的实验来验证。但做实验是为了提高临床疗效，不能为做实验而做实验。而且不管现在有没有实验的依据，我们一般都应该遵循仲景的要求来做。

《伤寒论》中有加减法的方有 7 个：**小柴胡汤、小青龙汤、四逆散、通脉四逆汤、真武汤、理中丸以及枳实栀子豉汤**。一方面我们要了解加减法的基本要素，临床有针对性地运用，可以获得很好的效果；一方面加减法也反映了仲景的临床用方模式，给我们做了根据临床具体情况而变通的示范。比如，对于小柴胡证兼有咳嗽的，我经常加干姜、五味子，但我常常不去参、枣、草，因为现在很多人正气不足，尤其慢性咳嗽，病程很长，一定要补正气。又如，胁下痞硬加牡蛎，临床上肝胆系统疾病，肝脾肿大者，加上牡蛎都取得较好效果。

我们伤寒教研室的张横柳教授讲小柴胡汤很有见地，他临床上擅长于神经内科，把《伤寒论》柴胡剂用得淋漓尽致。他理解往来寒热有三种概念：第一种是恶寒、发热交替出现；第二种是病人同时既怕冷又发热，但这种症状是一阵阵地发作，就像太阳病表郁轻证的发热恶寒一日二三度发或一日再发，如疟状，这种情况也用柴胡剂；第三种是病人没有恶寒，只是发热，但这种发热是定时而作，其实就是一种潮热，也用柴胡剂。

张教授把往来寒热理解为交替出现的动态发作性的疾病，更扩展为一种动静往来的发作性疾病，动静也是阴阳的一种解读。比如，时痛时不痛的胃脘痛，时咳时不咳的咳嗽，都是一种动静往来，用柴胡剂有可能有效。张教授治小儿癫痫很有心得，癫痫也是发作性的疾病，动静往来，他就重用柴胡剂。还有一些皮肤病、过敏性疾病，如过敏性鼻炎、荨麻疹，也是动静发作，都可以考虑用柴胡剂。这种理解方式为我们临床上解决很多疑难病提供了思路。

临床上小柴胡汤的应用很广泛，概括起来最常用的有三个方面：①用于发热性疾病，退热效果非常好；②用于消化系统疾病，包括了肝、胆、胰腺、胃肠道问题，包括治疗乙型肝炎、胆囊炎、胆囊息肉、慢性胰腺炎，都用得上小柴胡汤；③精神系统方面的疾病，如心理疾病，因为小柴胡汤有疏肝解郁的作用，原文中也讲到了“嘿嘿”的症状。

现代心理疾病非常多，很多病人不仅有身体健康的问题，还有心理问题，而小柴胡汤能够条达气机、舒畅情志，这也是柴胡剂用得非常广泛的一个原因。我在上博士班课的时候，有个西班牙的学生，他妈妈得了癌症，他在课堂上分享了他对中医的理解，他对中医的理解就一个“人”字，一个“人”字有三个出口，他认为这三个出口对应心灵、肉体、气机。我觉得他抓到了要点，学得非常好，因为他的理解与我们所说的精、气、神是很相符的。他的母亲70多岁，肿瘤是用西医治疗的，做完手术以后恢复得非常快，西医把他母亲作为一个案例来思考，思考为什么一位70多岁的老人家能恢复得这么快，他说最关键是他们全家给了母亲很多关爱，他每天都打电话，让他母亲觉得很温暖，所以有信心来康复。现在他母亲伤口愈合得非常好，就是怕风，精神稍差，他觉得抵抗力弱容易得外感，应该未病先防，就想到了要用桂枝汤，桂枝汤调理身心气血阴阳表里，也蕴含了和法的意味在其中，我建议他用桂枝汤合玉屏风散，可能效果更好一些。

关于临床运用小柴胡汤，我总结了一句话：**“清清楚楚小柴胡，不清不楚小柴胡，不犯禁忌。”**临床上当然症状越多越好辨证，如果柴胡八症都具备了，当然就是清清楚楚的小柴胡汤证，自然可以用小柴胡汤来治疗。但是仲景又讲过“但见一证便是，不必悉具”，也说明很多病人不一定会清清楚楚地符合这八症，对于不清不楚的，疑难复杂的，从头到脚、从里到外都是病，难于辨证的，往往也可以先从少阳入手，就是不清不楚小柴胡。当然要有一个底线，不能有犯禁忌，后面会讲到小柴胡汤的使用禁忌。

【原文】血弱气尽，腠理开，邪气因入，与正气相抟，结于胁下。正邪分争，往来寒热，休作有时，嘿嘿不欲饮食。脏腑相连，其痛必下，邪高痛下，故使呕也，小柴胡汤主之。服柴胡汤已，渴者，属阳明，以法治之。[97]

【讲解】本条紧接96条，是对96条的进一步解释。对96条的症状、病因、病机做了解读，并阐述了小柴胡汤证的形成机理、表现以及转归。

"血弱气尽，腠理开，邪气因入"是讲病因。"正气存内，邪不可干""邪之所凑，其气必虚"，邪气之所以能够往里传，与正虚有关，正气不足，腠理打开，邪气才因此能够进入。**"与正气相抟，结于胁下"**，胁下是病位，正邪相搏、正邪交争是病机。**"往来寒热，休作有时"**讲的是症状。

"脏腑相连，其痛必下，邪高痛下，故使呕也"，这里应该是有五行的概念在里面，克我者为高，我克者为下，反映了少阳病中木与土的相乘关系。也可以把高、下看作是部位，邪高的病位在少阳，痛下的部位在胃家偏下的地方。木旺乘土，木郁土壅，脾胃皆属土，这句话既解释了为什么会痛，也解释了为什么会呕。

"服柴胡汤已，渴者，属阳明"，口渴可作为阳明病的象征，是对阳明病具有诊断价值的一个症状。少阳病之所以进一步发展成为阳明病，或因汗多化燥，或素体燥热。**"以法治之"**，即以治阳明之法来治疗，用白虎汤或白虎加人参汤。

【原文】本太阳病不解，转入少阳者，胁下硬满，干呕不能食，往来寒热，尚未吐下，脉沉紧者，与小柴胡汤。[266]

【讲解】本条讲太阳病转为少阳病。**"胁下硬满"**为少阳经气不利。**"干呕不能食"**是木郁乘土，胆火犯胃。**"往来寒热"**是正邪分争、少阳枢机不利。**"尚未吐下"**，指没有经过误治，自然传变。

这里特别强调了**"脉沉紧"**，如何理解"脉沉紧"？一般新病的气郁，其脉象应该是弦或偏弦，但病久的气郁其病位逐渐向里走，而且有正气的相对不足，脉象就可能表现为沉而紧。而且后面说的是**"与小柴胡汤"**，用词斟酌，没有肯定的用小柴胡汤，因为病从表而来，虽然没有经过误治，但既然传到少阳，肯定有正气不足，且病程较长，所以可以考虑应用小柴胡汤扶正以驱邪。

【原文】伤寒中风，有柴胡证，但见一证便是，不必悉具。凡柴胡汤病证而下之，若柴胡证不罢者，复与柴胡汤，必蒸蒸而振，却复发热汗出而解。[101]

【讲解】“伤寒中风，有柴胡证”，就是说原有的病证是太阳病伤寒证或中风证，现在出现了柴胡证，也就是前面讲的小柴胡汤证。

“但见一证便是，不必悉具”，这句话非常重要，是讲小柴胡汤证的运用指征，关键是“不必悉具”，因为少阳病的生理病理特点决定了它的表现是多种多样的，所以如果要等到症状全部齐备才处方用药是不妥的，应该是只要有反映病机的症状出现，就可以用小柴胡汤。“但见一证便是”，这一证应该是能够反映小柴胡汤病位病性的。

前面264条讲过少阳病**“不可吐下，吐下则惊而悸”**，所以这里的**“柴胡汤病证而下之”**是明显的误治，误治以后病证通常都会发生变化，但也有特殊情况，现在这个病人**“柴胡证不罢”**，说明变证还没有发生，有是证用是方，可以**“复与柴胡汤”**，但毕竟损伤了正气，要付出代价，这种情况下就会出现战汗现象，**“蒸蒸而振，却复发热汗出而解”**。战汗的表现是先有明显的寒战，恶寒伴有颤抖，接着出现发热，发热以后出汗，汗出热退而病愈。这其实就是人体得到药物资助以后蓄积能量，与邪气一战而决。

战汗是一种机体抗邪状态的表现，却不是每个病人都会出现。战汗需要与临床上的输液反应做鉴别，输液反应类似于战汗，但却是以输液状态为背景，是输液过程中的一种不良反应。

【原文】伤寒四五日，身热恶风，颈项强，胁下满，手足温而渴者，小柴胡汤主之。[99]

【讲解】本条是三阳合病。身热、恶风提示太阳病，恶寒、发热并见为太阳病的特征。颈项强、胁下满闷提示少阳病，胁下颈项为少阳经循行部位，经气不利导致满闷、强直，项强也可以提示太阳病；手足温而渴者提示阳明病，脾胃主四肢，手足跟阳明经相关联，温为发热，口渴为热邪伤津。

前面阳明病篇219条也讲到三阳合病，但偏于阳明，所以治从阳明。此处三阳同病，三阳证候均见，太阳病要汗，阳明病要清下，但少阳不能汗吐下，所以就用小柴胡汤和解，既能走表也能走里。

【原文】伤寒，阳脉涩，阴脉弦，法当腹中急痛，先与小建中汤，不差者，小柴胡汤主之。[100]

【讲解】本条讲述太阴腹痛与少阳病同见。**“伤寒”**指太阳病。**“阳脉涩，阴脉弦”**，阴和阳指的是浮取和沉取，我们前面讲过涩脉在《伤寒论》常主气血不足，弦主少阳病。**“法当腹中急痛”**，结合前面的脉象，是气血不足、经脉失养，同时又有木郁乘土所导致的。仲景先用小建中汤以扶正，如果用了小建中汤还不好，再用小柴胡汤。很多时候消化系统的症状要考虑到肝胆问题，肝胆的症状要想到消化系统的问题，木和土的关系非常密切。如果是太阴病的腹痛，往往会有寒湿下利的表现，而这里只是气血不和、经脉失养。病人既有少阳病又有太阴不足，治以先补后和。

有些同学一到考试就会出现肝郁，尤其留学生比较多见，我经常是用小柴胡汤来治疗。有一次有个女生问我：“老师，我吃了小柴胡汤以后怎么会又吐又泻啊?”怎么会这样？我没用承气汤啊，小柴胡汤怎么会有这种反应？于是马上想到《伤寒论》的这条原文，于是再仔细了解病史，果然这个同学平素脾胃不太好。既有肝郁又有脾胃弱，于是让她先服了几剂小建中汤，然后再用小柴胡汤就没有问题了。

班上一个同学跟我讲她妈妈的更年期表现，是典型的少阳病，但是喝了小柴胡汤以后感觉肠胃不好，腹泻，于是我建议她妈妈先喝5剂小建中汤，然后再喝小柴胡汤。后来同学告诉我，用了这种方法以后，人很舒服，也没有再腹泻了。

小柴胡汤的加减法中有腹中痛者加芍药，这是以肝郁为主的，加芍药能够缓急止痛，如果用赤芍也可以活血通络止痛。而本条所论是土虚木来乘，以土虚为主，程度不同，先后有别，大家要分清楚。

【原文】阳明病，发潮热，大便溏，小便自可，胸胁满不去者，与小柴胡汤。[229]

【讲解】发潮热是阳明腑实证的表现，但阳明腑实证除了潮热以外，还应该有腹满痛、不大便，这里却是“**大便溏**”，说明腑实还没有形成，“**小便自可**”说明津伤也不甚，所以此时虽有阳明证，但热结不盛。“**胸胁满不去**”为少阳病的表现。所以此条实际是少阳兼有阳明，以少阳为主，阳明热势不甚。治从少阳，“**与小柴胡汤**”，说明小柴胡汤并非唯一的处理方法，根据阳明热势的情况，如大柴胡汤、柴胡加芒硝汤等也在可考虑的范围之内。

【原文】阳明病，胁下硬满，不大便而呕，舌上白胎者，可与小柴胡汤，上焦得通，津液得下，胃气因和，身濈然汗出而解。[230]

伤寒五六日，头汗出，微恶寒，手足冷，心下满，口不欲食，大便硬，脉细者，此为阳微结，必有表，复有里也。脉沉，亦在里也。汗出为阳微，假令纯阴结，不得复有外证，悉入在里，此为半在里半在外也。脉虽沉紧，不得为少阴病。所以然者，阴不得有汗，今头汗出，故知非少阴也，可与小柴胡汤。设不了了者，得屎而解。[148]

【讲解】230条首先讲“**阳明病**”，定位很清晰。然后“**胁下硬满，不大便而呕**”，胁下硬满是少阳病；“**不大便而呕**”即腑气不通，胃气不降，是阳明病。既有少阳病又有阳明病，很多人会想到用大柴胡汤，但接下来的语句“**舌上白胎**”很关键，如果是阳明腑实证应该是黄苔，白苔说明了还没有完全化热，阳明腑实没有真正形成，所以不能用大柴胡汤，“**可与小柴胡汤**”，没有说小柴胡汤主之，还是比较斟酌。

“**上焦得通，津液得下，胃气因和，身濈然汗出而解**”，这段文字解读了小柴胡剂的作用机理。上焦为水之上源，用小柴胡汤和解枢机，上焦通调水道功能正常，津液自然得以敷布，胃气得以滋润，恢复通降功能，上焦得布、营卫调和、表里通畅，所以病人出现汗出而病解。有形之邪通过大便而走，无形之邪通过汗出而走，虽然小柴胡汤治的是半表半里，但实际它是既走表又走里、寒温并用、辛开苦降甘调，能够扶正祛邪，又能够通达上下、宣通内外、调达气机，从而起到祛邪的目的。

148 条讲了“**阳微结**”的辨治及与“**纯阴结**”的鉴别。“结”是指大便秘结，“微”字说明程度上与承气汤有所区别，承气汤是真正的热结、阳结，而阳微结也有大便不通，但程度不太重。纯阴结则完全是寒证，是指脾胃阳虚、阴寒内盛，阳气推动无力而导致的大便不通，也可以叫阳虚便秘，纯阴结的治疗可以考虑《金匮要略》中的大黄附子汤。

太阳病经过一段时间，病人出现了“**头汗出**”，而其他地方没有汗出，是郁热熏蒸于上。“**微恶寒**”说明还有点表证，阳郁也可以出现恶寒。“**手足冷**”不是寒证，而是阳气郁结在里、不能外达。“**心下满，口不欲食，大便硬**”，都与热郁有关。少阳病脉象为弦细，因为血管紧张而收缩，所以脉体较细，与气郁、气血运行不利有关。虽有热结，但不太甚，所以叫阳微结。治从少阳，用小柴胡汤。接着讲脉沉，沉亦主里，纯阴结是纯粹的少阴或三阴气机郁滞，其特点是没有表证。

阳微结实际上是三阳同病的轻证，既涉及表，也涉及里，所以叫“**半在里半在外也**”。一般来说，用小柴胡汤以后，可以“上焦得通，津液得下，胃气因和”，津液布达而大便可通，但是如果“**不了了**”，没完全好怎么办？“**得屎而解**”，张仲景没有处方，我们推断可再加一剂小承气汤轻下。

大便不通在临床上很常见，其中有很多都跟肝郁、气郁有关，与生活节奏太快、压力太大等多方面的原因有关，小柴胡汤通过调气解郁来通大便，非常常用。

2. 小柴胡汤禁例

【原文】得病六七日，脉迟浮弱，恶风寒，手足温。医二三下之，不能食，而胁下满痛，面目及身黄，颈项强，小便难者，与柴胡汤，后必下重。本渴饮水而呕者，柴胡汤不中与也，食谷者哕。[98]

【讲解】前面我讲过："清清楚楚小柴胡，不清不楚小柴胡，无犯禁忌。"而这一条就是讲小柴胡汤的禁例，小柴胡汤现在用得太广泛了，所以掌握它的禁忌非常重要。

小柴胡汤不仅是在中国应用得很广泛，日本差不多也是全民都在用小柴胡，他们发现小柴胡汤有非常好的生物调节剂的作用，好像什么病都适用，但是后来出现问题了，这就是日本的小柴胡汤事件。日本不太重视中医学的理论研究，不太重视学习《伤寒论》原文，肯定没有注意到小柴胡汤的禁忌证。任何东西都是双刃剑，是药三分毒，有病没病都来吃药是不对的，小柴胡汤也有不良反应，这个要引起重视。中医强调辨证论治，不经过辨证论治使用药物，不良反应当然就会出现。

条文中主要讲了两种不能使用小柴胡汤的情况。第一种情况。**"得病六七日"**，患病已经有一段时间，病人**"脉迟浮弱，恶风寒，手足温"**，提示应该有太阳表证，浮主表，弱示正气不足，既有表证又有里虚，是虚人外感。但脉又有迟象，且有手足温，结合太阴病篇的**"手足自温者，是为系在太阴"**，说明病人又不是单纯的表证，而是太阴病兼表。表证不可下，太阴病亦不可下，结果现在反而**"医二三下之"**，应该是医生看到了病人有太阴病中焦胀满或太阳病里气失和、大便不通，误以为有可下之征。

误下之后，病邪内陷，尤其病人本身正气不足，攻下更伤脾阳，脾阳不足、寒湿困阻，气机不畅，小便不利，寒湿郁阻而出现黄疸，此属于寒湿发黄的范畴。寒湿困脾，运化失司，所以病人**"不能食"**。之所以出现**"胁下满痛"**，在于脾虚寒湿、气机郁滞，影响到肝胆疏泄，仍是木和土的关系失调，但这里的主要问题是在脾胃。也正因为出现了**"胁下满痛"**，很容易让人误以为这是少阳病，从而误用了小柴胡汤。使用小柴胡汤的后果是**"后必下重"**，虽然小柴胡汤是寒温并用、攻补兼施，但毕竟偏于寒、偏于攻，用于脾胃虚寒之人，会加重病情，甚至引起脾虚气陷，出现泄利下重。这种下重不是白头翁汤所治疗的湿热下利证，而是气虚气陷证。所以临床上对于有脾胃虚寒的人，用小柴胡汤一定要小心。

接着讲的是第二种情况。病人表现为**“本渴饮水而呕”**，小柴胡汤证也会出渴、呕，但这里的渴和呕是相关的，是因为饮水而引发呕或呕的加重，说明中焦原有脾胃虚损、水饮内停，水液进入后不得运化，加重中焦水饮，引起呕吐加重。这种情况也不能用小柴胡汤，否则出现**“食谷者哕”**，脾胃更伤，甚至出现胃气衰败的哕、呃逆。**“饮水则哕”**的“哕”没那么简单，多提示预后不良，病人生命垂危。当然，偶尔吃饱了打两个嗝没问题，但如果是老年人、重症病人就要小心。

我们病区的一个病人，退休第2天就发高热，原因查不清楚，先说是甲状腺功能亢进症，后来又说是风湿病，在几个医院轮来轮去反复治疗。有一段时间是住在我们病区，此间确诊了肿瘤，诊断清楚以后，病人觉得去西医院可能更有希望，于是就要求转院。上午送病人走，是走出去的，后来听说下午到了西医院就过世了，我们都觉得非常惊讶，他家属说到了西医医院还没用过药，所以也怪不得西医。后来回想起来，这个病人在我们病区的时候胃口还很好，经常煲汤喝，一餐可以吃一条鱼，就是有一点，他转院前打嗝打了1个多月，什么药都止不住，这也许就已经预示着这个病人命不久矣。

所以不要小看小柴胡汤禁例这一段话，那么多沉痛的教训！所以要客观地认识小柴胡汤，尽管是非常好的方子，也有不适用的情况。

第三节　少阳病兼变证

一、变证治则

【原文】若已吐下发汗温针，谵语，柴胡汤证罢，此为坏病。知犯何逆，以法治之。[267]

【讲解】本条讲少阳病误治变证的处理原则。少阳病变证处理原则与太阳病变证的处理原则是相通的，也就是原文第16条的“观其脉证，知犯何逆，随证治之”，所以两者可以互参。这两处的变证处理原则，也不仅限于太阳病和少阳病的变证，它们可以作为六经病所有变证的处理原则来看待。

二、辨证示例

1. 柴胡桂枝汤证

【原文】伤寒六七日，发热，微恶寒，支节烦疼，微呕，心下支结，外证未去者，柴胡桂枝汤主之。[146]

桂枝一两半，去皮　黄芩一两半　人参一两半　甘草一两，炙　半夏二合半，洗

芍药一两半 大枣六枚，擘 生姜一两半，切 柴胡四两

上九味，以水七升，煮取三升，去滓，温服一升。本云人参汤，作如桂枝法，加半夏、柴胡、黄芩，复如柴胡法。今用人参作半剂。

【讲解】“伤寒六七日，发热微恶寒”，发热、恶寒并见，是太阳病的发热特点，提示太阳病还在。**“支节”**即四肢关节。**“烦”**既是症状也是形容词，疼痛的病人必定心烦，同时烦还有剧烈的意思，说明疼痛非常严重。四肢关节的疼痛与太阳病有关，也是太阳中风的表现。在太阴病篇还会讲到太阴中风，太阴体质的人受了外邪就是四肢烦疼，也是用桂枝汤来治。

“微呕，心下支结”，微呕是少阳胆热犯胃引起胃气上逆，用“微”说明不是很剧烈。“心下支结”与胸胁苦满症状相似，但程度要轻，支结是有支撑结聚的感觉，跟胀满疼痛程度有区别。

所以这个病证实际上就是太阳少阳合病，但是都不太重。仲景用了双解的方法，用柴胡桂枝汤解太阳少阳两经之邪，这个方就是把桂枝汤、小柴胡汤两个方合在一起，各减一半量而成。桂枝汤有三种归类方法，可归入汗法、补法、和法，反映了桂枝汤应用的广泛性，在外调营卫，在里补气血、调阴阳，被称为群方之冠。临床运用最广泛的两个方合在一起，其运用频次也非常高。

运用柴胡桂枝汤，可以抓住病人情志方面比较忧郁，而且必然会反应有疼痛的症状，如颈项痛、肩膀痛、胸胁疼痛。很多40～50岁的女性都有这些问题，颈项不舒服，或肩膀不舒服，甚至手抬不起来，这就是“支节烦疼”。颈项后面属太阳膀胱经，两侧属少阳胆经，太阳少阳合病，就用柴胡桂枝汤。

我在前面太阳病生理一节讲过用桂枝加附子汤治好了我们门卫太太的汗证，现在这个病人是门卫自己，他关节疼痛，有时手都抬不起来，病程已经有很多年，要我给他开方。我开了20多剂，开始效果非常好，后来就持续在平台期，既不好也不坏，于是他吃了20多剂就没再吃了。过了一段时间他不知道从哪里弄的药酒，喝了20多天，也是不好不坏，后来也没喝

了。最近几天天气很冷，以前他是痛到手都抬不起来，但现在即使吹了风也没有太严重的症状出现。对于慢性病，肯定不是一两剂中药就能痊愈的，而慢性病也不用天天吃药，还是应该间断地吃，他的药酒什么成分我不知道，但刚开始使用获得的疗效，的确是靠使用柴胡桂枝汤产生的。

2. 大柴胡汤证

【原文】太阳病，过经十余日，反二三下之，后四五日，柴胡证仍在者，先与小柴胡。呕不止，心下急，郁郁微烦者，为未解也，与大柴胡汤，下之则愈。[103]

柴胡半斤　黄芩三两　芍药三两　半夏半升，洗　生姜五两，切　枳实四枚，炙　大枣十二枚，擘

上七味，以水一斗二升，煮取六升，去滓，再煎，温服一升，日三服。一方加大黄二两，若不加，恐不为大柴胡汤。

伤寒发热，汗出不解，心中痞硬，呕吐而下利者，大柴胡汤主之。[165]

【讲解】103条前面的部分是病史，太阳病为原发病，然后**“过经十余日”**，离开本经传到另一个经叫“过经”，病邪过了太阳传到少阳10余天，病程很长。**“反二三下之”**，医者辨证不清，看到不大便的症状就用攻下法，其实并非是阳明可下之证。经过了这样一个过程，**“柴胡证仍在”**，应有是证用是方，可以继续先用小柴胡汤和解的方法。

接下来的病情发生了变化，**“呕不止”**，仍属少阳，胆热犯胃，但相比96条的**“喜呕”**，这里的症状更加严重。**“心下急”**，可以理解为“心下支结”加重，感觉胃脘部有一种支撑结聚的感受。**“郁郁微烦”**，出现抑郁而烦闷的精神症状。再根据所用方药推断，此证由少阳不解，阳郁加重，热盛津伤而入于阳明，成少阳阳明相兼之势，治疗用大柴胡汤**“下之则愈”**。

郝万山教授还有另外一种解读，我觉得也很恰当。他认为是邪热郁于胆腑，与胆腑内藏的精汁相结合而形成的少阳胆腑实热证。他这种提法的

病位是少阳胆腑，而非阳明胃肠之腑，也是非常符合临床实际，如急性胆囊炎、胆结石急性发作，还有急性胰腺炎一类的疾病常常都会有这种表现，除了呕吐还有疼痛的表现，“心下急”含有胀满疼痛的意思，所以用大柴胡汤能取得很好的疗效。

165条也是大柴胡汤证，其下利属热结旁流，特点是下利秽浊，气味非常难闻，而且可能没有粪渣，只是一些水液。前面讲大承气汤证燥屎内结、大便乍难乍易也是一种热结旁流。这种下利需要通因通用，仍然用大柴胡汤攻下。

大柴胡汤是由小柴胡汤去掉人参、炙甘草，再加上枳实、芍药、大黄组成的。其中人参、炙甘草是补气扶正的，但现在邪热很盛，用之不宜；用大黄、枳实可以假大肠以出路而泄热，使胆汁能够顺利地排出来，像这种情况，大便硬与不硬都可以用大黄，用大黄不是重在通便，而是帮助胆汁的排泄，胆也强调以通为用，如果病人也有大便不通，那大黄、枳实就更重要了。芍药在方中有两个作用，一方面可以缓急止痛，另一方面芍药也有活血利胆的作用，具体运用的时候可以根据实际情况选择白芍或赤芍，或赤白芍同用，如果兼有黄疸的我们主张用赤芍、丹参。本方也需要去滓再煎。

3. 柴胡加芒硝汤证

【原文】伤寒十三日不解，胸胁满而呕，日晡所发潮热，已而微利。此本柴胡证，下之以不得利，今反利者，知医以丸药下之，此非其治也。潮热者，实也，先宜服小柴胡汤以解外，后以柴胡加芒硝汤主之。[104]

柴胡二两十六铢　黄芩一两　人参一两　甘草一两，炙　生姜一两，切　半夏二十铢，本云五枚，洗　大枣四枚，擘　芒硝二两

上八味，以水四升，煮取二升，去滓，内芒硝，更煮微沸，分温再服，不解更作。臣亿等谨按：《金匮玉函》方中无芒硝。别一方云，以水七升，

下芒硝二合，大黄四两，桑螵蛸五枚，煮取一升半，服五合，微下即愈。本云，柴胡再服，以解其外，余二升加芒硝、大黄、桑螵蛸也。

【讲解】从原文的描述来看，**“十三日不解”**，说明病程比较长，一般7日是自愈或传经之期，这里过了两个时段。**“胸胁满而呕”**，说明仍是少阳。**“日晡所发潮热”**是典型的阳明实证的潮热表现。所以这是少阳兼有阳明实证，应当用大柴胡汤来治疗，所以说**“此本柴胡证”**。而使用大柴胡汤后，药证相符，应当痊愈，不应该出现药后继续微利之证，所以说**“下之以不得利”**，是对前面**“已而微利”**提出了疑问。紧接着做出了解答，**“今反利者，知医以丸药大下之”**，之所以会继续出现下利，在于医生错误地使用了丸药来攻下，这种攻下的丸药大多是以巴豆为主的温之下药，药后积滞可以暂去，而燥热不除则症状不得缓解或反更甚，所以说**“此非其治也”**。**“潮热者，实也”**，仍然有潮热，说明仍有阳明实证，仍然应该攻下，处理方法是**“先宜服小柴胡汤以解外，后以柴胡加芒硝汤主之”**，先用小柴胡汤和解，如果不好再用柴胡加芒硝汤和解兼以攻下，步步为营，体现了仲景顾护正气的思想。

【鉴别】本证也是少阳兼里实证，需与大柴胡汤证做鉴别。首先看正气是否受到损伤，第二个区别是阳明腑实偏重于燥热还是偏重于痞满。大柴胡汤是小柴胡汤去人参、甘草，说明其正气未伤，加大黄、枳实、芍药，相当于加了小承气汤，小承气汤证是以痞满为主的阳明腑实。柴胡加芒硝汤则用了完完整整的小柴胡，因为经过反复误治，正气不足，所以没有去人参、甘草，更加上了芒硝，芒硝是调味承气汤的组成药物之一，可以起润燥通便的作用，治疗的是以燥结为主的病证。

大柴胡汤、柴胡加芒硝汤，还包括前面的三承气汤、大陷胸汤，都属于攻下法的范畴，在急腹症的治疗中运用广泛。除了用于外科急腹症，大柴胡汤在杂病方面应用也非常多，如抑郁症、焦虑症等身心疾病用得也很多。我临床上也经常用大柴胡汤，但一般的杂病我常常不弃人参、甘草，因为杂病的病人多有正气不足，再加上枳实、大黄、厚朴，有时再加芒硝，相当于把大柴胡汤和柴胡芒硝汤合用了。运用的时候要注意，该下手时就下手，要果断，大便一通，气机通畅调达，人就立刻会感觉舒服，但也要注意见好就收，祛邪是为了护正气，过度祛邪必然会伤正。

4. 柴胡桂枝干姜汤证

【原文】伤寒五六日，已发汗而复下之，胸胁满微结，小便不利，渴而不呕，但头汗出，往来寒热，心烦者，此为未解也，柴胡桂枝干姜汤主之。[147]

柴胡半斤　桂枝三两，去皮　干姜二两　栝楼根四两　黄芩三两　牡蛎二两，熬　甘草二两，炙

上七味，以水一斗二升，煮取六升，去滓，再煎取三升，温服一升，日三服，初服微烦，复服汗出便愈。

【讲解】**“伤寒五六日”**，太阳病经过了一定的时间。有人说《伤寒论》原文中经常有五六日、七八日、十余日、十三日，很难背，这些日期有意义吗？有人说这是约略之数，可以不用管，我倒觉得这些都是仲景留下来的真实案例，病人就是得了这么长时间的病，于是就这样写了，真实地反映了病人的病程、治疗经过。**“已发汗而复下之”**，病在表，发汗是对的，但没有实邪用攻下法就不妥了，用下法会引邪内陷、徒伤正气，导致后面一系列变证的发生。

“胸胁满微结”是因为少阳经气不利，与胸胁苦满、心下支节的意义相似。**“小便不利”“渴而不呕”**，热伤津液可以口渴，气化不利、津不上乘也可以口渴，如果舌面很干就是津液损伤而渴，如果是水滑苔，那口渴就与气不化津有关，责之于三焦气化失司、水饮内停。**“但头汗出”**是邪郁少阳，枢机不利，三焦决渎失司导致的。**“往来寒热”**是少阳病的典型热象。**“心烦”**为胆热扰心。

此证一方面涉及少阳胆腑，另一方面又涉及少阳三焦，既有少阳枢机不利，又有三焦决渎失司，水饮内结，所以治疗用柴胡桂枝干姜汤和解少阳、温化水饮。方中有7味药，寒温并用。柴胡、黄芩相配，为小柴胡汤的

主体成分，透邪解郁、清胆热；桂枝、干姜辛温，通阳化饮，桂枝又可畅达气机；牡蛎软坚散结消痞；天花粉生津止渴，以此推断此证还有阴伤的问题。注意此方亦需去滓再煎，而且煎服法中特别谈到**“初服微烦，复服汗出便愈”**，通调三焦，营卫调和，身濈然汗出而解，说明这个方也有解表的作用。

刘渡舟教授对柴胡桂枝干姜汤证的病机提出了**“胆热脾寒”**的见解，也可以作为临床运用的参考。胆热脾寒是脏腑辨证，从六经来讲也就是从少阳涉及太阴，这个见解非常到位。太阴有寒，所以用了干姜，干姜配甘草相当于半个理中汤，脾主运化水湿，温脾就可以达到利水的目的。刘渡舟教授善于用这个方来治疗慢性肝炎，而临床上慢性肝炎的病人最常见的证型是肝郁脾虚。我临床上治疗慢性肝炎也常用柴芍六君汤，或是用四逆散合四君子汤，如果不是脾气虚而是脾阳虚证，就会用到柴胡桂枝干姜汤。

临床使用时可以抓住胆热、脾寒、阴虚三个要点，当然也是可以变通的，如果病人没有阴虚，我觉得花粉可以不用。前面第100条的少阳兼太阴是先补后和，先与小建中，后与小柴胡，但那是气血亏虚，如果是脾阳虚，就可以用柴胡桂枝干姜汤与理中汤合用，或是先用几天理中汤，再用小柴胡汤。我临床上除了用柴胡桂枝干姜汤治疗肝胆系统疾病，很多糖尿病病人也会用这个方，从口渴角度来治疗糖尿病病人，口渴在糖尿病中后期都会出现，只要抓住病人情绪低落、抑郁，就用这张方，然后再多加一些养阴药。还可用于肠易激综合征，病人一紧张就腹泻，也可以从肝郁脾寒来思考，用柴胡桂枝干姜汤合痛泻要方。

5. 柴胡加龙骨牡蛎汤证

【原文】伤寒八九日，下之，胸满烦惊，小便不利，谵语，一身尽重，不可转侧者，柴胡加龙骨牡蛎汤主之。[107]

柴胡四两　龙骨　黄芩　生姜切　铅丹　人参　桂枝去皮　茯苓各一两半　半夏二合半，洗　大黄二两　牡蛎一两半，熬　大枣六枚，擘

上十二味，以水八升，煮取四升，内大黄，切如棋子，更煮一两沸，

去滓，温服一升。本云柴胡汤，今加龙骨等。

【讲解】柴胡加龙骨牡蛎汤证，又叫邪气弥漫烦惊谵语证，或者叫作心胆不宁证。少阳病兼有心胆不宁，烦惊谵语。

“伤寒八九日”，还是与太阳病有关。其实整个《伤寒论》都是与外邪有关的，现在有一种观点，认为中药治疗以后病人所出现的感冒症状，是由于中药扶正以后正气抗邪、邪气从里达外。所以有时候病人本来没感冒，吃了药以后第二天就发热了，应该不是那么凑巧吧？其实是正气得到药物资助以后，正气抗邪，由表而来，由表而出。所以临床上也是看得到这种现象的，服用中药后邪气一波一波地被扫出去，病人一次次地出现三阳症状，这是邪气外达，邪有出路。那么反过来讲，感冒的痊愈也需要一个过程，免疫系统抗体的产生也是需要一个过程，用寒凉药物以后马上热退，其实是起了反作用，表面上好像是好了，其实是冰伏其邪，反倒把病程拖得更长，邪留于内，日积月累就形成了很多的疑难杂病。

回到本条原文，太阳病误下以后邪气内陷，出现了变证。**“胸满烦惊，小便不利，谵语，一身尽重，不可转侧者”**，“胸满”是肝气郁结。“烦惊”即心烦又惊恐，为心胆不宁，严重的还可能出现神昏谵语，这些都与痰热有关。小便不利与三焦决渎失司，水道不通有关，亦属少阳，同时小便不利也造成了水饮内停。一身尽重，不可转侧，是邪气弥漫，三焦气化失司，气机壅滞，经气不利。

柴胡加龙骨牡蛎汤是小柴胡汤去掉甘草，加上茯苓、桂枝、大黄、龙骨、牡蛎、铅丹。因为现证以邪气弥漫为主，甘草的甘缓不利祛邪，所以去掉。桂枝有平冲降逆的作用，同时桂枝配茯苓以利水、通利三焦。大黄通过清泄阳明以泄心包之热。龙骨、牡蛎、铅丹潜镇安神。总的来说，这个方调畅三焦气机，通阳泄热，使邪从大、小便而去，又有潜镇安神的作用。

铅丹，是四氧化三铅，一种粉末状物质，因为长期使用可能导致铅中毒，所以现在基本不用了，有时候可以用生铁落来代替。还有一种方法是兑服磨刀水或煮磨刀水，但现在的刀也不是原来那种铁打的刀了。所以现在可以用琥珀粉来代替，取其镇静安神的作用。

我的一个病人，是个狱警。主要问题是幻听，总是感觉有人在耳朵里面说话，听到有些人在恐吓他，所以病人很害怕，通宵不能睡觉，状态非常差。这个病人又矮又胖，我要他转身过来，他转了好久才转过来，我马上就想到“身重不可转侧”，这个病人反应非常迟钝，胸满、烦惊、谵语，半夜神昏谵语讲胡话。我开的就是柴胡加龙牡汤，效果很好。

我一个病人的小孩，也在中医药大学上课，有一次解剖课上，手不小心沾了福尔马林水，就觉得手特别脏，拼命地洗，刚开始也就是洗洗手，后来就洗澡，一洗几个小时不出来，总是觉得自己好脏。后来诊断为精神病，就休学了，看过西医，服了抗精神病药，人是不烦躁了，但是傻呆呆的。我没看病人，通过电话开了柴胡加龙骨牡蛎汤，后来告诉我效果非常好，恢复上学了。过不没多久，有一次过马路的时候太急了，差点被车撞到，受到惊吓以后又复发了，还是服柴胡加龙牡汤，还有效。

三、少阳病传变与预后

【原文】伤寒六七日，无大热，其人躁烦者，此为阳去入阴故也。[269]

伤寒三日，三阳为尽，三阴当受邪。其人反能食而不呕，此为三阴不受邪也。[270]

伤寒三日，少阳脉小者，欲已也。[271]

【讲解】这三条讲少阳病的传变和预后。第269条以“**躁烦**”作为阳去入阴的依据，“**无大热**”是表无大热，所以“**阳去入阴**”指的是邪气由表入里，里证躁烦可以是阳明、少阳或三阴证，需结合具体脉证判断。

第270条以“**能食而不呕**”作为“**三阴不受邪**”的依据，所以说胃气对于判断病情进展很重要，能食不呕表明脾胃功能正常，所以是未传三阴。

第271条以脉证是否相应判断预后，《素问》中说："大则邪至，小则平"脉小提示邪气渐衰，但仍需要与症状相参，如果脉小而症状加重，或脉大而症状不显，皆是脉证不符，都不是好的现象。

热入血室证

【原文】妇人中风，发热恶寒，经水适来，得之七八日，热除而脉迟身凉。胸胁下满，如结胸状，谵语者，此为热入血室也，当刺期门，随其实而取之。[143]

妇人中风，七八日续得寒热，发作有时，经水适断者，此为热入血室，其血必结，故使如疟状，发作有时，小柴胡汤主之。[144]

妇人伤寒，发热，经水适来，昼日明了，暮则谵语，如见鬼状者，此为热入血室。无犯胃气，及上二焦，必自愈。[145]

【讲解】虽然教材把热入血室证作为附录的部分，但是这几条还是很重要。首先要知道什么叫血室，血室是指胞宫，女子所独有，因为原文都强调了发病与月经相关。最近有些文献提出男子也有热入血室证，也是一家之言，我觉得要斟酌，但仲景的原意肯定不是这样的。

现在临床常见的经期外感都会用到热入血室这个概念，小柴胡汤可以治疗经期外感，有时候我会加上四物汤。有人觉得月经期是禁区，不能吃药，我倒是认为经期是最好的治疗机会，尤其月经不调有瘀血有邪气的，月经是一个出口，可以因势利导，使邪有出路。

热入血室的病人可能出现一些精神症状，这跟少阳有关系。胞宫与冲脉相关，冲为血海，冲脉的气血要靠肝来疏泄，肝胆同气，两者共主疏泄，所以调节少阳可以作为治疗的切入口。

仲景也用了"刺期门"的方法，但期门刚好是在胸膜的折叠区，如果刺不好就容易引起气胸，一般来说期门要浅刺、斜刺，需要病人呼气之后屏住呼吸来刺。郝万山教授认为仲景刺期门的方法相当于局部放血疗法，并讲过相应的案例，有兴趣的同学可以自己去检索相关文献。

☞ 少阳病篇小结

少阳病篇共有26条原文，载方6首，讲述了少阳病本证、兼变证的辨证论治。

少阳病“口苦，咽干，目眩”为提纲，本证是小柴胡汤证，小柴胡汤的临床运用非常广阔，三阳合病治从少阳，少阳阳明合病治从少阳，少阳太阳合病也可以治从少阳。

少阳兼证包括兼太阳的柴胡桂枝汤证，兼阳明的大柴胡汤证、柴胡加芒硝汤证，兼太阴的柴胡桂枝干姜汤证，以及心胆不宁的柴胡加龙骨牡蛎汤证。小柴胡汤兼表证是在小柴胡汤的基础上加桂枝，柴胡桂枝汤证也是兼有太阳病，两种情况有什么不同，大家也可以思考一下。

关于少阳半表半里为何要放在阳明之后这个问题，我也做了一个解读。临床中既可以从太阳传少阳、传阳明，也可以从太阳传阳明再传少阳，这种传变的先后顺序是以正气强弱为依据，反映了疾病的状态，临床上不要拘泥于绝对的六经顺序。

第四章
辨太阴病脉证并治

太阴病是三阴病的初起阶段，主要以寒证、虚证为主，跟三阳病不同。太阴病是疾病走到了抛物线的节点，从反应最旺盛、最亢奋的阳明病进入了衰减阶段，疾病再继续发展就是三阴病了，最后就将走向疾病的终端，到达生命的终结。

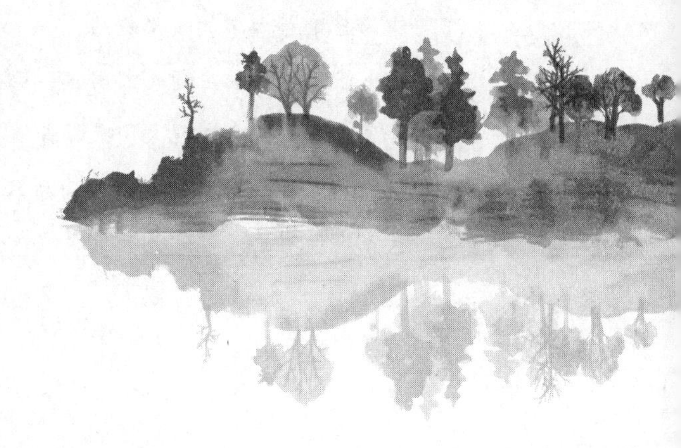

我们先看两个案例。

案1：病人女，47岁，感冒2周余。诉头晕，流涕，咳嗽，无痰，咽痛、干痒，口渴欲饮，全身乏力，腹胀，大便稀，小便黄，纳差，欲呕，舌淡无苔，脉细滑。处方：紫菀10g，荆芥12g，百部15g，前胡10g，桂枝10g，茯苓15g，白术10g，干姜10g，党参15g，炙甘草6g，薏苡仁30g，藿香10g。2剂水煎服。

这个病人47岁，处于更年期，头晕、流鼻涕、咳嗽无痰、咽痒，这是太阳病；口渴又疲倦、腹胀、大便稀，是脾虚有湿。我开的方大家能读懂吗？除了解表止咳，还有苓桂术甘汤、理中汤。

案2：谭某，女，48岁。糖尿病史，双腿恶寒已3年余，背椎骨麻木感，面部麻痹感，视矇，头晕，心悸，午后潮热，尿黄，大便稀烂，舌暗苔白滑，脉沉细。处方：熟附子10g，桂枝10g，党参15g，白术10g，炙甘草6g，干姜10g，茯苓15g，陈皮6g，白芍10g，法夏10g，柴胡10g，三七10g，首乌15g，枸杞10g。5剂。

这个病人有麻木、心悸、视矇，是糖尿病的并发症，也跟更年期肝肾不足有关，潮热是更年期的表现。大便烂，舌暗苔白滑，脉沉而细，说明脾阳虚，而且一定程度上涉及了少阴。我开的方是由附桂理中汤合柴芍六君加减化裁的。

我们今天的主题是太阴病，理中汤是太阴病本证的主治方，但是大家在预习时会发现太阴病篇并没有写理中汤，而理中丸（汤）是在后面的霍乱病篇出现，太阴病篇只提了一句“宜服四逆辈”，不知道大家有没有思考过仲景为什么要这么写？

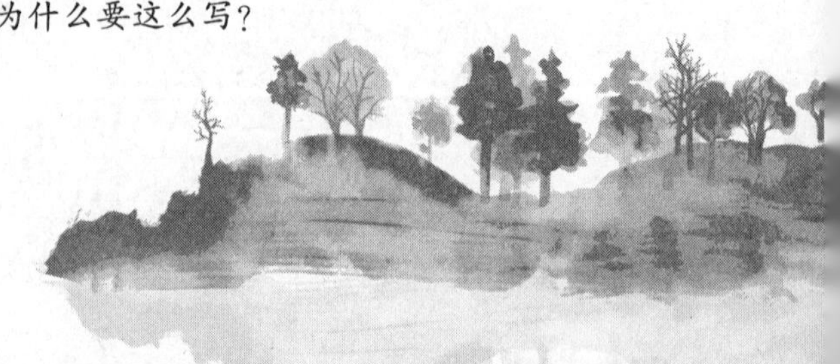

第一节　太阴病篇基础

一、太阴的生理功能

太阴有足太阴脾、手太阴肺，可是在太阴病篇主要涉及的是足太阴脾，《伤寒论》六经辨证含有经络的概念，但却不完全等同，肺主皮毛，手太阴的病证都出现在了太阳病篇，如麻杏甘石汤证、桂枝加厚朴杏子汤证、小青龙汤证、麻黄汤证，都有手太阴的问题，所以这里只涉及足太阴。

太阴之气是脾主运化功能的概括，与饮食物的消化、吸收、排泄有关，也就是跟消化系统有关，涉及后天之本。脾主运化的功能包括了运化水湿和运化水谷精微两个方面，所以病理上会有水湿内停、精微不足两个问题。足太阴脾经的经络布于大腹，属脾络胃，所以脾主大腹，偏虚寒的大腹病变大多责之于脾，而偏阳热性质的大多责之于胃。

与太阴关系最密切的脏腑，首先是脾和胃，二者是表里关系，相反相成，一个主运化，一个主受纳，一个喜燥恶湿，一个喜润恶燥，一个以升为健，一个以降为顺，共同完成了饮食物的受纳、吸收、消化、排泄。在阳明病篇的时候要讲到脾的转输功能，在太阴病篇同样也要讲胃的功能，它们是相互合作的，在不同篇章中只是偏重不同。

还有就是脾和肾，这是先天与后天的关系，我们在三阴病中先谈太阴病，接着谈少阴病，少阴的重点是寒化证，所以脾阳虚往下深入就会发展为肾阳虚，而肾阳虚一般也都包含了脾阳虚，四逆汤中用到附子、干姜，附子温肾阳，干姜补脾阳，实际是脾肾双补。脾肾的这种关系在临床上最为常见。

二、太阴病概述

太阴病是脾运失常所引起的病变。运化转输功能主要靠脾，其动力的来源是脾中的阳气，所以一旦脾阳不足，则运化失司，湿邪停聚，阳虚生寒，寒湿内阻，所以太阴病也叫脾虚寒湿证。相对少阴病来讲，它的层次比较轻，范围比较小，局限在太阴，而少阴病的范围很广，少阴阳气不足代表了全身阳气不足，太阴病还是局部的阳气不足，预后相对还比较好，甚至还有一定自愈倾向。

【病因】太阴病的病位在脾，其来源是多方面的，可以由太阳传入，也可以由阳明攻下太过损伤脾阳而转属太阴，也可以由少阳病进一步发展，小柴胡方中的参、枣、草就有防止阳证转阴、防止邪气内传太阴的意义，即“见肝之病，知肝传脾，当先实脾”，所以说三阳病都可以传太阴。太阴病进一步发展则可以传向少阴、厥阴。此外，也有外邪直中所导致的太阴病。

有一部分与脾功能失常相关的病证体现在太阳病变证中，包括脾不运化水湿、脾虚水停的苓桂系列，脾虚气滞腹胀证的厚朴生姜半夏甘草人参汤证，太阴脾虚寒湿兼有表证的桂枝人参汤证，以及气血不足、外邪内扰的小建中汤证，这部分内容严格地说也应该归属太阴，但出现在太阳病篇的内容与太阴病篇的层次不一样，太阴病篇的主要涉及脾主运化方面的问题，尤其反映了脾阳不足、气机升降失司、寒湿内阻的病理，没有面面俱到地谈脾的所有病变，如脾的转输功能就没有谈。

【诊断】太阴病的诊断以外证为依据。根据提纲证，腹满、腹痛、呕吐、腹泻就是太阴病的特点，是脾阳不足、寒湿内阻的表现。太阴病的脉往往是缓脉比较多见。由于脾的经脉循行于腹的深部，一般腹部胀满是其经络表现的症状之一，“气不利则满，血不和则痛”，太阴病腹痛证也涉及气血的问题。

【转归】太阴病的转归虽然不是学习重点，但很有特色，在临床上也有非常重要的指导价值。首先它有虚实的不同，“实则阳明，虚则太阴”，实证长期攻伐，阳明病攻泻太过就可能传为太阴病，反之，太阴病长期温补也可能化热化燥传为阳明病。现在很多人为美减肥，喜欢用一些泻药，瘦是瘦了，但损伤了太阴，导致脾胃虚寒。有些人脾胃不好，本来经常拉肚子，长期吃附子理中丸后，就可能出现大便很干，然后就出现上火的症状，这就是转属阳明了。

由于脾和肾的关系，脾阳不足可以进一步转化为肾阳虚，这也是临床上很常见的太阴病转归，腹泻时间长了，到后期出现手脚冰凉，精神状态很差，就是转入了少阴。

尽管太阴病属于三阴病，但由于它还处于初起阶段，阳气不足是局限的，程度也是有限的，所以太阴病可以治疗，而且是非常好的治疗时期，但阳复太过就可能转化为阳明病，也有可能脾湿与胃热夹杂在一起形成湿热发黄证，所以阳复要恰到好处。

还有一种脾阳恢复表现为病人拼命地拉肚子，泄完后人变得舒服了，下利自然停止，这是脾阳自行恢复，把体内的垃圾扫除干净的现象，即原文所说的“脾家实，腐秽当去”，这是个好现象，临床上经常能见到。

太阴病本证的治法是温中散寒、健脾祛湿，代表方最恰当的应该是理中汤，但书中写的是“四逆辈”，在讲原文之前，大家可以先自行思考这种写法的意义。

三、太阴病提纲

【原文】太阴之为病，腹满而吐，食不下，自利益甚，时腹自痛。若下之，必胸下结硬。[273]

【讲解】273 条主要讲了太阴脏寒病以其主要表现，脏寒即指太阴脾脏的虚寒。六经病提纲证表述方式各有风格，本条是以证候为主。

"腹满而吐，食不下，自利益甚，时腹自痛"，几个症状概括起来，都是中焦的症状。太阴病的病机是脾阳不足、运化失司、寒湿内停，还导致气机紊乱。脾以升为健，胃以降为顺，如果脾阳不足、寒湿内阻，也可以影响到胃而引起胃气上逆。脾气不升而下陷，则出现下利；胃气不降而上逆，则出现呕吐。寒湿阻滞于中焦，气机不畅，则出现腹满，严重时不通则痛。

最关键的一句是**"自利益甚"**，对于自利益甚有三个层次的理解。第一层理解：由于脾阳不足，寒湿下注，就导致腹泻，腹泻之后，减轻了脾的负担，短期内症状会有所减轻，但长期的下利会持续地损伤脾阳，脾阳受损越来越严重，所以下利的症状也是越来越重。第二层理解：脾主升清，脾病往往表现为脾不升清的下利，胃主降浊，胃病往往表现为胃气上逆的呕吐，所以这里"自利益甚"是相对于呕吐而言的，意思是下利比呕吐要严重，反映了病位在脾，如果呕吐比下利明显，可能就是阳明寒证的吴茱萸汤证了。第三层理解：随着下利的持续，脾阳的不断损耗，全身各方面的症状都会越来越重。

太阴病腹部胀满的特点是时轻时重，腹痛也是时轻时重、时作时止，不是持续的，所以叫作"时腹自痛"。它除了腹痛还有下利，而下利可以暂时把寒湿排出，所以有些腹痛的人腹泻以后病人会暂时舒服一些，但脾阳并没有恢复，又会继续产生寒湿，然后腹痛又作。还可以补充一点，太阴病的腹痛是喜温喜按的。**"食不下"**，胃口不好，不想吃饭，与脾不运化有关。食欲的好坏与胃主受纳和脾主运化的功能都有关系。

原文中没有讲舌脉，我们可以做个补充，太阴病舌质常常比较淡嫩，舌体偏胖，舌边可能有齿印，舌苔可能偏腻；脉缓，有时可能偏沉或可能偏紧，尤其有腹痛症状的时候脉会偏紧。

“若下之，必胸下结硬”，通过不良反应来提示太阴病的禁治，太阴病是脾阳不足、寒湿内阻，苦寒攻下是绝对不能使用的，若见腹满、腹痛而妄用攻下，必然更加损伤脾阳，寒湿更甚，寒湿郁结则出现胸下结硬的症状，有人提出这是误下以后出现了脏结，这种理解方式可供参考。

前面讲过的厚朴生姜半夏甘草人参汤证，也叫脾虚气滞腹胀证，定位也是在脾，主要是脾气虚，而且是虚实夹杂，有正气不足的一面，也有邪实的一面，治疗宜攻补兼施，所用的方也被称为三补七消。太阴病提纲证则是脾阳虚寒湿内停，以虚为主。

阳明腑实证也有腹胀腹痛，但其腹部胀满疼痛的特点是**“腹满不减，减不足言”**，就是说腹满的症状基本上不会减轻，而且是腹痛拒按，阳明腑实证除了腹部症状，同时还有全身热毒表现，脉象沉而有力、沉滑而大、沉实而大，舌红苔黄腻，质地苍老。与纯属虚寒的太阴病不难区分。

第二节　太阴病本证

【原文】 自利不渴者，属太阴，以其脏有寒故也，当温之，宜服四逆辈。[277]

【讲解】 277 条原文看似简单，却很有深意，而且有非常重要的鉴别诊断价值，在治疗方面蕴含了治未病的思想。

太阴病的下利是由于脾阳不足、不能运化水湿，导致寒湿内停、寒湿下注，且伴有升降失司，其下利的特点往往是便溏、便烂、不成形，而非完谷不化。

“自利不渴” 中的不渴有两层意思：①排除了热利，因为热盛伤津必然会有口渴，所以这里提示不是热证；②排除了少阴下利，因为少阴下利是“自利而渴”，因为少阴阳气不足，气化不利，津不上承，所以会渴。太阴病是寒湿为患，所以不渴。

此外，太阴病的下利也比少阴病的下利程度要轻，少阴病的下利表现为下利清谷、完谷不化。所以后文说 **“属太阴”**，就是通过自利与不渴并见而确立为太阴病。

“以其脏有寒故也”，是张仲景为此证下的诊断，这里的脏指的是脾脏，脾阳不足、寒湿阻滞是其病机。张仲景的自注句不多，所以这里值得重视，明确告诉我们，这里是脾脏有寒的证候。

怎么处理呢？原文中提出了治则**“当温之”**，即采用温中散寒、健脾燥湿的方法。给出的方药与前面的条文写作方法都不一样，**“宜服四逆辈”**，所以这里的关键就是如何理解“四逆辈”。四逆辈不仅仅指四逆汤，“辈”是一类的意思，应该包括了理中丸、附子理中丸、四逆汤、附子汤、真武汤等一类具有温阳、散寒、燥湿作用的方药，根据具体轻重、兼夹的不同而区别使用。

同时还要理解为什么用**“宜四逆辈”**这种提法，这种提法的好处在于：①四逆汤的组成是附子、甘草、干姜，干姜配甘草相当于半个理中汤，既能补肾阳，也能温脾阳，补火暖土；②脾阳虚很容易发展为肾阳虚，由太阴病转为少阴病，这种转化在临床上非常常见，所以这里蕴含了治未病的思想，已病早治、病重防变。仲景的思路抢先一步，若等到少阴病症状都很明显了才来考虑治疗，可能已经晚了，所以要提早干预，补脾阳的同时就照顾到肾阳，脾肾双补，以火暖土、以火生土。

第三节　太阴病兼变证

1. 桂枝汤证（太阴病兼表证）

【原文】太阴病，脉浮者，可发汗，宜桂枝汤。[276]

【讲解】桂枝汤在太阳病篇学过，但在太阴病篇也要讲桂枝汤，甚至到后面霍乱病篇还要讲桂枝汤，所以桂枝汤是贯穿整个《伤寒论》的，不愧为群方之冠。太阴病兼外感可以用桂枝汤，也正说明了桂枝汤具有补脾胃、调理脾胃的作用。

一提到太阴病，我们马上会想到提纲证的“腹满而吐，食不下，自利益甚，时腹自痛”，但提纲证肯定不是用桂枝汤，所以本条原文中所说的**“太阴病”**是指脾胃虚寒的体质。太阴体质的人，平常好像没什么问题，但吃东西稍有不慎就容易腹泻，一点凉的东西都不能吃。像这种脾胃虚寒的人如果得了外感，可以用桂枝汤来治疗。

我们临床辨证当然是信息越多越好，症状越多就越容易诊断，但这条原文中对于外感的表现写得很简单，就一个脉浮。在太阳病篇强调了正气抗邪向上向外而出现浮脉，所以浮脉往往是表证的标志。对于这种情况，仲景用药是比较斟酌，是不是一定要用桂枝汤？仲景只是说可以用，**“可发汗，宜桂枝汤”**。

桂枝汤证、桂枝人参汤证、小建中汤证，都跟太阴有关系，太阴兼表的可以用桂枝汤，那什么时候用桂枝人参汤？桂枝人参汤不是用于脾虚体质的人，而是已经有了脾阳不足，已经有**“利下不止，心下痞硬”**的典型的太阴病症状的人，兼有表证则应该还有发热的情况。所以桂枝人参汤是理中汤的加减方，是理中汤加桂枝，是以理中汤为主，以治疗脾虚寒湿为主，以理中汤治太阴，加桂枝后下以治太阳，表里同治。

小建中汤证也是太阴病兼有外感，但其表现很特别，不是肺卫的症状，而是**“心中悸而烦”**，是因气血不足、外邪复扰所导致。而且中焦的问题在于气血不足为主，而非阳虚寒湿为主，所以仲景用了小建中汤，健脾胃、补益气血，扶正以祛邪。

三个方都用桂枝来解表，程度有别。里证比较轻的就直接用桂枝汤解表，调和营卫、解肌发汗，方中同时有姜、枣、草顾护脾胃之气。表里相当的话，可以用桂枝人参汤或者小建中汤一举两得，小建中汤重在补气，桂枝人参汤重在温脾阳。而如果是前面提纲证中所讲的太阴病，而同时兼有外感的话，下利比较甚，里证为急，就应该先里后表，直接用理中汤或者四逆汤。所以这里也体现了表里同病的三种处理原则：单纯解表、表里同治、单纯治里。

2. 桂枝加芍药汤证、桂枝加大黄汤证（太阴腹痛证）

【原文】本太阳病，医反下之，因尔腹满时痛者，属太阴也，桂枝加芍药汤主之。大实痛者，桂枝加大黄汤主之。[279]

桂枝加芍药汤方

桂枝三两，去皮　芍药六两　甘草二两，炙　大枣十二枚，擘　生姜三两，切

上五味，以水七升，煮取三升，去滓，温分三服。本云，桂枝汤，今加芍药。

桂枝加大黄汤方

桂枝三两，去皮　大黄二两　芍药六两　生姜三两，切　甘草二两，炙　大枣十二枚，擘

上六味，以水七升，煮取三升，去滓，温服一升，日三服。

【讲解】太阴腹痛证，病在太阴经脉，是太阴经脉气血失和，也叫气血失和证或者脉络不和证。脾主大腹，所以腹痛、腹胀是太阴病的特点。

“本太阳病，医反下之”：太阳病当汗，反用下法，是为误治。误下后导致外邪陷于太阴经脉，由于病症是在太阴经脉中，所以病人没有呕吐、腹泻等脾脏寒湿的表现，也没有气机升降失调的表现。

在原文中，这种邪在太阴经脉之中的病证有程度不同的**两种情况**，分别治以不同的方药。①是**“腹满时痛”**，这个症状好像跟太阴病本证的**“腹满”“时腹自痛”**有点相似，但没有呕利，排除了本脏寒湿。“气不和则满，血不利则痛”，这里的腹满持续存在，而痛是时发时止的，反映了脾经以气不和为主，兼有血不利。②是“大实痛”，疼痛也成为持续存在的，说明脾经中的气血不利都很严重，而且可能更侧重于血不利。

第一种情况，所用的方是桂枝加芍药汤，即桂枝汤原方中芍药重用，由三两变六两，除了取芍药缓急止痛的作用以外，还用到它活血化瘀的作用，《伤寒论》中并没讲清楚是赤芍还是白芍，我个人建议赤白芍同用，白芍缓急止痛，赤芍活血化瘀，两者兼顾。这里芍药用量特别重，90g，每服也有30g，我有时候也用到50g。

第二种情况，特点是疼痛剧烈，实证表现明显，甚至有瘀血内停，所用方桂枝加大黄汤，是在桂枝加芍药汤的基础上再加大黄二两，其中的芍药用量也是六两。这里用大黄有两种解释：一种认为疾病可能由太阴转向阳明了，“大实痛”可以理解为实证，疼痛剧烈，程度重，有不大便或大便偏干，那么就取大黄通腑泄热的作用；另一种理解认为大黄本身是活血化瘀作用很强的药物，加大黄强调了活血化瘀。两种认识都可以，我们的理解偏于后者，而临床上的病人在腹满时痛的同时兼有大便干结，使用本方就更恰当了。

【鉴别一】太阴病本证就有腹痛，需要与本条相鉴别。太阴本证的腹痛是由于脾虚寒湿内盛，所以一定有呕利症，舌苔比较腻。桂枝加芍药汤证、桂枝加大黄汤证没有寒湿证的表现，没有呕利，仅仅是腹痛，脾络不和、寒湿不显是其特点。

【鉴别二】桂枝加大黄汤证也要跟阳明腑实证鉴别。太阴、阳明相互关联，症状病机经常夹杂在一起。阳明腑实证的腹痛，除了局部的腹痛，不大便的症状很明显，而且必伴全身的毒热症状；桂枝加大黄汤证则没有这种毒热表现，大便可能仅是偏干或排泄不畅。阳明病用大黄在于攻逐燥结，桂枝加大黄汤用大黄在于活血化瘀。

我治过一个女性病人，腹痛好几年，什么检查都做过，但什么病都查不到，没有什么器质性的病变，但就是腹痛。病人面色比较㿠白，比较怕冷，其腹痛是喜温喜按的。用桂枝加芍药汤，吃了几服药，一直没有复发。

现在腹痛的人不少，原因清楚的有，原因不清的也很多，当然我们还是要先建议病人做该做的检查，不要耽搁病人。中医走到今天，作为一个负责任的医生，是要有西医基础的，能诊断清楚就一定要先诊断清楚，当然也是为了适应现在特殊的医疗环境。

我还用这个方治疗过痛经。病人已经结婚多年，但不敢怀孕，因为这个女孩子痛经非常严重，痛到不能上班，痛得在床上打滚，每次都要急诊打止痛针。我开的是桂枝加芍药汤合当归四逆汤，芍药的量用得很重，用到50g，有效。但是后来病人胃痛，又去看消化科了。

【原文】太阴为病，脉弱，其人续自便利，设当行大黄芍药者，宜减之，以其人胃气弱，易动故也。[280]

【讲解】280条所讲的**“脉弱，其人续自便利”**，脉弱代表了正气不足，续自便利说明和前面的279条相比，这里的病人出现了下利的症状，说明病人已经出现了脾气虚、脾阳虚的表现，即后文说**“其人胃气弱”**。即使这时仍出现脾络失和、脾络瘀滞证，需要考虑用桂枝加芍药汤、桂枝加大黄汤，也需要相应的减少芍药、大黄的用量，因为芍药、大黄可能更加损伤脾胃之气。一说到芍药，我们很容易就想到四物汤，一想到四物汤就想到补血，其实芍药如果没有用在四物汤中，很多情况都是偏泻的。减量不是说不能用，但肯定不能用到六两，当然也一定要大于三两，因为桂枝汤里面芍药本来就是三两。

刚刚那个痛经的病例其实也是一个教训，芍药用量过大，导致病人虽然痛经缓解，却出现了胃痛。后来我发现有很多人都会这样，芍药量稍多一点就出现拉肚子，严重的出现胃痛，本来是解痉的，但用量太大反而起了反作用。

我还有一个教训，那时还是在老病房，我还在病房做医生，曾经收过一个来自台湾的阿伯，他姐姐在广州，来大陆探亲顺便看病。他患有糖尿病、肝病，椎间盘突出做了手术，收入院的时候有点咳嗽，因为肺部有感染，白细胞计数超出正常范围，当时用了氨苄西林，皮试阴性。那天是我的夜班，晚上 12 点多，这个病人打完吊针以后，发生了过敏反应，晕倒在厕所里，神志不清。我马上施行抢救，处理及时，病人苏醒了。这种情况是很少见的，所以即使皮试阴性也不能掉以轻心，这是第一个教训。第二个教训就是关于芍药的，这个病人腰椎间盘突出做了手术，总是说腰痛，有小三阳，肝功能有点问题，有腹泻，我就想到这个病人是肝郁脾虚，用柴芍六君汤是没错的，但是过了一两天，查房的时候病人说服药以后出现了严重的腹泻，1 天 10 多次，我就想不通了，柴芍六君汤怎么会拉肚子呢？当时我们教研室的林安钟教授查房，点拨了我一下，就提到原文的 280 条，而我的方子里白芍用了 20 多克。后来把量减到 10g，就再没有拉肚子了。

3. 太阴发黄证

【原文】伤寒发汗已，身目为黄，所以然者，以寒湿在里不解故也。以为不可下也，于寒湿中求之。[259]

【讲解】《伤寒论》的发黄证基本上多出现在阳明、太阴，阳明病里我们讲了三个发黄证，而太阴也有发黄。古人认为黄疸是土色外泄，黄是土色，关乎脾胃，关乎阳明、太阴。阳明的湿热发黄，热是从阳明来，湿是从太阴来。而太阴的发黄病位就在脾，是脾阳不足、寒湿阻滞，土色外泄。

“伤寒发汗已”是指太阳病经过了发汗。一般来说，至虚之处往往是受邪之所，最弱的地方是最容易受打击的地方，所以对于脾胃虚寒的人，如果发汗太过首先是伤及脾阳。这里出现了**“身目为黄”**，原文解释是**“寒湿在里不解故也”**，张仲景已经讲清楚了，就是寒湿为患。怎么样治疗呢？没有出方，但指出了治疗禁忌：**“以为不可下也”**。因为它是虚证，所以不可用攻下法，为什么要强调不能攻下呢？因为阳明发黄证如茵陈蒿汤证之类蕴含了攻下之法，而这里却和阳明发黄不同，所以特别强调不可下。张仲景也给出了治疗方向：**“于寒湿中求之。”**既然是寒湿所致，当然就是祛寒湿，温阳、散寒、祛湿以退黄，如茵陈五苓散、茵陈术附汤之类，湿偏重的用茵陈五苓散，有阳虚的用茵陈术附汤。所以我们学《伤寒论》要善读无字之处，张仲景说：“若能寻余所集，思过半矣。”那么另外一半就要靠我们自己去思考了，虽然没有出方药，但按照理法方药一线贯通的原则，可以去推断、寻找治疗方案。

这里讲个寒湿发黄的案例。病人欧某，女，56岁，广州人。2003年8月11日初诊。病人在1月份查出甲状腺功能亢进症（简称甲亢），服甲巯咪唑1周后出现皮肤、巩膜黄染。在西医院查肝功能总胆红素200μmol/L，在西医院住院，辗转传染科、内科、外科，病情不断恶化，总胆红素升到600μmol/L，西医束手，请病人去找中医。

然后这个病人来门诊找我诊治，病人面色发黑，两个眼圈黑得像熊猫，皮肤瘙痒，小便如浓茶一样，恶寒，口淡，胃口不好，喜热饮，大便烂，而且色灰白，困倦，眠差，舌淡苔白厚腻，脉沉细滑。乙肝两对半检查没问题，抗体正常，当时胆红素是317μmol/L，白蛋白低，球蛋白高，碱性磷酸酶、谷草、谷丙、谷氨酰转肽酶都高。有肾结石伴轻度积液，输尿管上端有点扩张。CT还提示肝内有多发性囊肿，肝内胆管有点扩张。考虑是自身免疫性肝炎，收入院治疗。

入院中医诊断为阴黄，寒湿发黄，治疗于“寒湿中求之”，用了茵陈五苓散、茵陈术附汤合方，加了泽兰利湿活血，重用丹参、赤芍，处方如下：茵陈30g，猪苓20g，茯苓20g，泽泻10g，白术15g，桂枝10g，丹参20g，赤芍30g，附片6g，泽兰10g，半枝莲30g，白花蛇舌草15g。静滴参附、香丹。纯中药治疗，未用其他西药。

1周后黄疸指数就下降至100μmol/L，1个月后总胆红素降到40μmol/L，转氨酶有降有升。病人于11月24日出院，然后一直在我门诊治疗。

门诊仍按寒湿发黄论治，茵陈五苓散、茵陈术附汤合方，间用小柴胡汤、柴胡桂枝干姜汤、柴胡桂枝汤、四逆散等，调寒热、祛外感。次年1月复查肝功能，转氨酶下降，除碱性磷酸酶和谷氨酰转肽酶仍高于正常外，其他指标都在正常范围。但这个病人还有甲亢，游离T3、T4高，TSH低，治甲亢的西药是不敢用了，所以也是纯中药治疗。除温化寒湿外，还佐以疏肝健脾、化痰散结，用四逆散、茵陈五苓散、消瘰丸合方，处方：柴胡10g，赤白芍各15g，枳实10g，炙甘草6g，绵茵陈30g，茯苓20g，猪苓20g，泽泻10g，桂枝6g，玄参15g，生牡蛎30g（先煎），浙贝10g。潮热加女贞子、旱莲草；心悸加生地、丹参；失眠加酸枣仁、夜交藤；疲乏加北芪、太子参；便溏加淮山药、薏苡仁。

经过3个月的治疗，甲功恢复正常，经过半年治疗，肝功能全部正常，B超检查肾结石输尿管结石都没有了。现在这个病人还时不时来找我复诊，检查一直都正常，没有复发。

这个病人属于重度黄疸，不是病毒引起的肝损害，考虑是西药副反应，再加上自身免疫紊乱引起的，除了肝损害还有甲亢、肾结石，多种疾病交织在一起，比较复杂，用药比较矛盾。甲亢在发作期或急性期多属于热证，而这个病人的肝损害又反映为寒证为主，寒热错杂。总的来说还是以寒湿为本，所以开始是治疗寒湿发黄为主，中间用了柴胡桂枝干姜汤寒温并用、攻补兼施。总的来说病程比较长，病位在少阳，但也涉及太阴和少阴，阳虚寒湿内盛。

所以《伤寒论》六经辨证不仅能指导外感病的治疗，通过六经所归属的脏腑，结合脏腑经络辨证，也能对杂病进行治疗，刚才讲的这个病人就属于杂病范畴。寒湿发黄临床上比较少见，相对来讲肝病的病人更多见的是湿热发黄，这是一个比较特别的案例。

第四节　太阴病预后

一、太阴中风欲愈候

【原文】 太阴中风，四肢烦疼，阳微阴涩而长者，为欲愈。[274]

【讲解】 本条为太阴中风欲愈候。条文中提到的病证名是 **"太阴中风"**，表现为 **"四肢烦疼"**，四肢为脾所主，在身体之外，所以也可以看成属于表，或认为是太阴之表，四肢烦疼是正邪交争于太阴之表的反应，这里的"烦"是症状，也是形容词，修饰疼痛的剧烈程度，也反映了正邪交争的病机。

"阳微阴涩而长"，这里指的是脉象，是判断自愈的依据。这里要与276条的太阴表证结合起来理解："太阴病，脉浮者，可发汗，宜桂枝汤。"也就是说，太阴表证本来的表现为阳取为浮脉，而现在脉象浮取而微，说明表邪将退。**"阴涩"**，沉取见涩象，代表了太阴正气不足。最关键的是脉长，《内经》云："长则气治，短则气病。"长脉说明正气充沛。也就是说，脉象沉取由代表正气不足的涩脉转变为代表正气充沛的长脉，说明正气的恢复。邪气将退，正气恢复，当然预示着疾病将要自愈。

太阴中风一定应该有表证的表现，比如有发热，而这种发热的特点是“手足自温”，原文278条说：“手足自温者，系在太阴。”它不是像太阳病表证的恶寒发热，而是局部的“手足自温”，手脚很烫，其实是太阴表证症状。

所以总结起来，这里的太阴中风的表现应该有脉浮、四肢烦疼、手足自温几个症状。我们伤寒教研室第一届主任何志雄教授提出，太阴中风就是太阳表证，或者说既有太阴的问题又有太阳的问题，与太阳表证基本相同，不同的地方就在于一个是全身发热，一个是局部手脚发热同时伴有疼痛。

二、太阴阳复自愈证

【原文】伤寒脉浮而缓，手足自温者，系在太阴。太阴当发身黄，若小便自利者，不能发黄；至七八日，虽暴烦下利日十余行，必自止，以脾家实，腐秽当去故也。[278]

【讲解】所谓“**系在太阴**”，就是联系、涉及太阴的意思，也就是说病在太阴了。而标志着病在太阴的表现就是“**脉浮而缓，手足自温**”，缓脉反映了正气不足，浮脉反映了病在表，手足为太阴所主，一般三阴病手脚是发凉的，这里说手足自温，说明是太阴兼表，也就是指的太阴中风。

接着讲的是太阴病发黄与否和小便利与不利的关系。如果小便自利，则湿有出路，一般不会发黄。如果小便不利，寒湿阻滞于内，就可能发生黄疸。太阴寒湿发黄的治疗方法如前面所讲，当于寒湿中求之，温阳、健脾、散寒、祛湿、退黄。

接着讲的是太阴病的另一种转归。“脾家实”要与“胃家实”相鉴别，“胃家实”是阳明病的病机，是一种病理状态；而“脾家实”是指正气、脾阳的恢复。脾阳恢复以后，把肠中腐败秽浊的邪气排出去，是邪有出路、邪气外出的征象，所以说“**虽暴烦下利日十余行，必自止**”，当腐秽邪气排除干净，下利自然就会停止。

有时病人发短信给我："李教授，我吃了药腹泻很厉害。"我让他把方发给我看看，一看是苓桂术甘汤，健脾利水的，那我就问他："拉完了难受吗?"病人："不难受!"我就会告知病人继续吃，过了两天病人告诉我不腹泻，原来舌苔是厚腻的，腹泻以后舌头也干净了。这是邪有出路的好现象。所以有时候我开药的时候干脆就跟病人说明白，吃了药可能腹泻或者吃了药可能上火，上火也不一定是坏事，也可能是提示了阳气恢复。所以我们一定要了解到预后转归，在临床上才可能做到心里有数。

三、太阴转属阳明证

【原文】伤寒脉浮而缓，手足自温者，是为系在太阴。太阴者，身当发黄，若小便自利者，不能发黄。至七八日大便硬者，为阳明病也。[187]

【讲解】187条与278条前面的内容基本相同，不同之处在于最后一句："至七八日大便硬者，为阳明病也。"

热、口渴、大便硬、汗出濈濈然都是转属阳明的依据，这里由大便烂变成了大便干是恰到好处的阳气恢复。脾阳不足的病人在治疗过程中出现热化，与体质强壮的年轻人在疾病过程中出现的燥热不一样。脾阳不足的人，稍一用攻下，阳虚就会显现出来，所以出现大便硬以后，要谨慎地观察，不能见大便干就攻下。像这种太阴转出阳明而出现大便硬的，可以用桂枝加芍药汤或者桂枝加大黄汤，尽管桂枝加芍药汤治疗的是太阴腹痛，但对于太阴腹痛兼有大便干，也是一个不错的方。

太阴病篇的内容到此已基本讲完，这里我们再说几个小问题。首先考虑一下柴胡桂枝干姜汤、干姜黄芩黄连人参汤与太阴病篇的关系。柴胡桂枝干姜汤证是在少阳病篇的方，而干姜黄芩黄连人参汤证是在后面要学习的厥阴病篇，两个方都是寒温并用，其中都有干姜、甘草，也就是说都蕴含了半个理中汤，所以他们所治疗的疾病都有太阴病的底子。

我治疗代谢性疾病非常关注脾胃，因为代谢性疾病的病人经常是吃得多排泄少，超过了脾的负荷，所以治疗时一定要为脾减负荷，同时用理中汤为脾加油。治疗高脂血症、高尿酸血症，我的打底方经常就是附子理中汤，强化脾胃，让机体增加排泄，有非常好的效果。比如，我治疗过一对相差1岁多的兄弟，两人尿酸都是600μmol/L，让他们间断地吃中药，用附子理中加减，慢慢地两人尿酸都恢复到正常。

☞ 太阴病篇小结

太阴病篇很简单，原文9条，方证4个。重点掌握提纲证、太阴病本证，尤其要掌握太阴腹痛证跟太阴病本证腹痛的鉴别，以及桂枝加芍药汤、桂枝加大黄汤中加芍药、大黄的意义。桂枝加芍药汤治疗太阴腹痛证，药物组成没有变，关键是剂量变化。桂枝加芍药汤、小建中汤、桂枝加大黄汤三方均可治疗腹痛，其中又有虚实之不同。

通过太阴病篇，我们也得到很多样的启发，组方相差一味药，功效就离得很远，差之毫厘，失之千里，所以学习《伤寒论》以后就知道开方不能太随意，不能想到哪里开到那里，加一味、减一味，以及剂量，都要好好斟酌，小小的变化影响到整个方的功效。

第五章 辨少阴病脉证并治

大多同学崇拜扶阳派，除了《内经》重视阳气以外，《伤寒论》中也很好地体现了扶阳思想，而且扶阳派理法方药的根基还是在《伤寒论》中，尤其是在少阴病篇，少阴病篇最大的亮点是扶阳，我们今天就撩开它的面纱，看看张仲景是怎么讲的，跟现在所说的扶阳有什么区别，同学们课下也可以讨论一下现在扶阳派跟张仲景《伤寒论》少阴病篇的联系与区别。

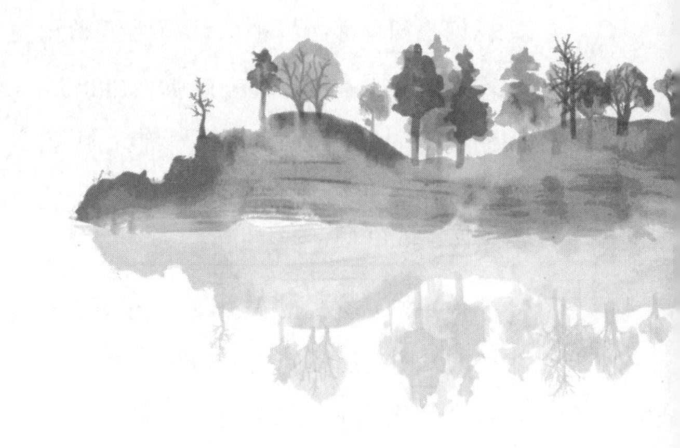

第一节 少阴病篇基础

一、少阴的生理功能

少阴之气是对心肾功能的概括。从现代医学角度看，心肾都是最重要的器官，如果一个疾病发展影响到心和肾，那预后常常都是不好的，很多病人最后死于心肾功能衰竭。从中医来看，少阴心和肾同样也非常重要。

心主神明，肾藏精，上通于脑，而脑为元神之府，也与神明有关，肾精上通于脑，充养脑髓，肾若不足，人的思维意识活动就会减退或者迟钝，所以说心和肾都与精神意识思维活动相关。还有就是阴质的代谢，肾主骨生髓，髓是阴质的，心主血脉，血也是阴质的。心肾的阳气有温养五脏六腑的作用，心有心阴心阳，肾有元阴元阳，心肾功能正常则五脏六腑安和、四肢得养，得养的四肢是温暖的，所以病人手脚冰凉就与心肾阳气不足有关。

肾与脾、膀胱的关系比较密切。我们讲太阴病的时候就讲到了少阴，少阴的元阳有温暖脾土的作用，脾阳不足进一步发展就要导致肾阳虚，肾阳虚也包含了脾阳的不足。少阴肾与太阳膀胱是表里关系，前面提过一个名词叫“两感”，指互为表里的阴阳两经同时发病，少阴病篇的“两感”则特指少阴与太阳同病。

一般三阳经脉都行于体表，如阳明行人身之前，少阳行人身之侧，太阳行人身之背，而少阴经脉如何跟外界相通呢？心和肾都通过它们的经脉“上挟咽，系目系”“循喉咙，挟舌本”。后世温病学家从“咽喉为肺胃之门户”出发，认为咽喉归属肺胃，所以往往“温邪上受，首先犯肺”。但是从《伤寒论》六经辨证的角度来看，咽喉的病变是归属于少阴的，少阴心肾与太阳小肠、膀胱有关系，临床上如病毒性心肌炎、IgA肾病等疾病就体现出了这种联系，国医大师任继学教授特别强调这一点，所以他治疗肾病不忘利咽、解表。

二、少阴病概述

从三阳发展到三阴，三阴初始阶段是太阴，危重阶段就是少阴，终点是厥阴。太阴是机体局部阳气的不足，到了少阴就进一步发展到了全身，是全身性的虚衰病变，所以说少阴病篇非常重要，因为这个阶段非常危重的。

心有心阴、心阳，肾有元阴、元阳，所以少阴病既有阳虚寒化，也存在阴虚热化，然而《伤寒论》更重视阳虚，因为它讨论的是伤寒而非温病，“伤寒十居其七”是当时的疾病流行特点，寒伤阳气，所以张仲景肯定更加关注阳气，而且到了疾病后期，阳气最为重要。

【病因】少阴病的形成，既可以由他经传变而来，也可以直中，而且临床上也非常多直中的情况，很多老年人或者是患慢性病的人都非常害怕过冬天，因为冬天自然界寒气太重，容易发生寒邪直中，比如冬天出现流感的话，一般人可能无大碍，但是老年人就不行，很快就发生直中，反映出心肾功能的衰竭，最后从少阴入厥阴，甚至可能生命难以维系，所以这时要特别重视阳气。

【分类】由于并不是每个病人的阴阳不足都很均匀，所以临床上少阴病有两种：一种是以阳虚为主的寒化证，一种是以阴虚为主的热化证。热化证其实更容易出现于温病后期，伤寒病后期出现的少。

既然有寒化证、热化证两类，那么其治疗方法、预后转归也随之而有所不同。寒化证强调了回阳救逆，用四逆汤一类方剂。热化证强调了育阴清热，以黄连阿胶汤为代表。寒化证预后转归强调以阳气为本，有阳则生，无阳则死；而热化证则强调了津液的存亡，“留得一分津液，便有一分生机”。

教材中本章分为本证、兼变证两个主要部分，本证包括有寒化证、热化证、少阴阳郁证，其中寒化证是少阴病的主流，有八个方证，而少阴热化证主要有两个方证。

其中，对于阳郁证的归属也有不同的观点。少阳阳郁证即四逆散证，有些专家认为阳郁证应该归属于少阳病，因为它属于柴胡类方，而且功效在于疏肝解郁。我们教材把它摆在少阴病本证中，其学术思想是源自于刘渡舟教授，刘渡舟教授认为少阴病在阳气恢复的过程中阳气布达不均，从而出现阳郁化热。其实阳郁证摆在哪里不重要，只要对于临床有指导价值就行了。

少阴病兼变证有兼太阳、兼阳明。少阴肾与太阳膀胱相表里，容易互相影响，相兼为病，包括少阴兼表证和热移膀胱证两个证候。兼阳明的情况主要是少阴有三急下证，与阳明三急下证相对，体现了异病同治的思想。

三、少阴病提纲

【原文】少阴之为病，脉微细，但欲寐也。[281]

【讲解】少阴病是疾病的危重阶段，但原文却好像很轻描淡写，其实是举重若轻。

“**微**”是脉象微弱无力、似有似无，摸脉的时候要在轻取和重按之间去寻找，常常是微弱得摸不到，说明心肾阳虚、鼓动无力。“**细**”是脉道不充，脉形细小如丝，反映了阴虚，阴津、阴血不足。通过脉微细反映了阴和阳都不足的病机。

“但欲寐”，字面上看是想睡觉的意思，其实反映了病人精神极度疲乏，病人觉得很累，不是一般的累，如果是平人，打个盹就能够精神振奋，但是少阴病的病人是“似睡非睡睡不着，似醒非醒醒不清”，精神恍惚。所以有时候在病房里我们需要更多地关注一下安静的病人，一些慢性衰竭性疾病的病人，表面看上去很安静，其实病得很重，阳气虚衰，阴寒困阻，人很疲倦，反应迟钝，因为夜间阴气重，所以很有可能在半夜死亡。

去年有一位漂洋过海来学中医的美国老爷爷在我们科轮科，一般病房交接班都要站着，我们看他年纪太大，就请他坐着，结果经常是交班还没到一半，这位老先生就打瞌睡了，最近没有看到他，听说是因为生病回去了，这就是但欲寐，就是阳虚。很多家里的爷爷奶奶看电视的时候，坐着坐着就睡着了，一叫马上就能醒过来，也是但欲寐，精神状态不好，提示了肾阳虚，吃一些温阳的药以后，精神就会转好。

现在失眠的病人很多，我感觉 80% 的病人都会说睡眠不好，对于这种情况我不仅要问晚上睡得好不好，还会问白天有没有精神。有的人虽然晚上睡得不好，但白天精神很好，也不觉得累，这种情况多属热证、实证。如果晚上睡不好，白天也打不起精神，这种就属于但欲寐，多属虚证、寒证。

我的一个学生总跟我讲：“老师你一天上这么多课很辛苦，要吃点附子。”确实我这个学生也吃了不少附子，精神不错，而且他给病人也经常用，效果也不错。所以附子是有振奋阳气的作用，吃了不容易打瞌睡，精神状态比较好，所以“阳气者，精则养神”，确实如此。

本条中的一脉一症有非常深刻的含义。首先，它揭示少阴病心肾阳虚、阴寒内盛的本质，没有单纯地讲微脉，所以其中也包括了阴虚，只是从表达上来看更加注重阳虚。第二，字简义繁，从简单处把握疾病的本质，典型的少阴病除了脉微细、但欲寐，还有下利清谷、脉微欲绝、四肢厥逆，这一脉两症同样也能反映出疾病的本质，脉症多一点当然更好辨证，但并不等于复杂的东西就好，在危重病中，以更少的脉症抓住疾病本质更重要。

还有一个很重要的方面，这一症一脉通常是处于阳衰的早期萌芽阶段，刚才讲的典型四逆汤证谁都能知道，但到了这个时候才抢救，恐怕就要付出更大的代价，或者生命回转的概率更小，而提前在**“脉微细，但欲寐”**状态就进行治疗，挽回生命的概率会更高。所以这句话能起到防微杜渐的作用，早期发现、早期诊断、早期治疗，不要让疾病走到危重阶段，是很重要的。

我们还要考虑一个问题，为什么在提纲证里面只提了望诊和切诊？这是强调了望诊、切诊在危重病诊断中的价值。人都昏迷了还能问诊吗？如果有陪护或家属，也许可以问到一些，但毕竟那也不是病人自己讲出来的。所以，尽管问诊非常重要，但病人在危重的状态下，我们医生要发挥自己的主观能动性去采集信息，这时切诊、望诊就至关重要了。

我自己的感触很深，原来我在传染科做医生的时候，人家总说我运气不好，前面交班的医生一点事没有，我一来就抢救病人忙得要死，护士也跟着受累，有时通宵都没觉睡。其实不是我运气不好，而是我责任心太强了，我每次值班的时候，除了留意那些下了病危通知书的重症病人，而且还从第一床看到最后一床，经常去查房。有时候发现病人的血压已经是休克血压了，但前面的医生却没给我交代。所以去发现病人病情变化是要靠医生的主动性，早期发现、早期处理，就容易转危为安。所以医生的水平有时就体现在能防微杜渐，早期发现，制止疾病的进一步发展。

四、少阴病治禁

【原文】少阴病，脉细沉数，病为在里，不可发汗。[285]

少阴病，脉微，不可发汗，亡阳故也；阳已虚，尺脉弱涩者，复不可下之。[286]

【讲解】在太阳病篇的峻汗禁例里中提到了9个禁例，大的原则是不能发虚人之汗，少阴病也是虚损性的病证，当然也不能发汗。《内经》说："汗之为物，以阳气为运用，以阴精为材料。"那么发汗太过就会损伤阴精和阳气，少阴病是虚证，而且是全身性虚衰证，所以这种攻邪的方法是不可用的。

285条中细脉代表阴虚，沉脉主病在里，数脉可以代表阴虚也可以代表阳虚，病人在阳气将要衰败的时候心率也会特别快，如果结合细脉来看，这里数脉可以代表阴虚有热。不管是阴虚还是阳虚，都不能够贸然发汗。

286条首先说脉微不可发汗，脉微主阳气虚衰，在前面讲提纲证的时候已经提过，这里张仲景也专门解释了**"亡阳故也"**，由于病人阳气虚衰，所以不能发汗。后面接着讲**"尺脉弱涩者，复不可下之"**，"脉弱涩"代表了阴血不足，所以不能用下法这种更加损伤阴液的方法。先讲阳虚不可汗，后讲阴虚不可下，其实是一种互文见义的写法，也就是少阴不论是阳虚为主还是阴虚为主，汗、下这些攻邪之法都是不能够使用的。

第二节　少阴病本证

一、少阴寒化证

【原文】少阴病，欲吐不吐，心烦，但欲寐。五六日自利而渴者，属少阴也。虚故引水自救。若小便色白者，少阴病形悉具，小便白者，以下焦虚有寒，不能制水，故令色白也。[282]

【讲解】本条首先定格指少阴病。**“欲吐不吐，心烦”**，描述病人想要吐却又吐不出来而心中烦躁的状态，这是因为真阳被阴寒所郁，欲受不甘，欲却不能，不想接受这个阴寒，但又没力排出，处在这种很纠结、很尴尬的地步，所以反应得很烦躁。因此这里的心烦是虚而非火，虚阳抗不过阴寒，我们把这种烦叫作“阴烦”，也可以把这种烦解释为虚阳浮越上扰心神。

【鉴别一】《伤寒论》中有阴烦、阳烦、实烦、虚烦。阴烦主要就出现在少阴病，前面学过的干姜附子汤证、茯苓四逆汤证都是阴烦。大青龙汤证有**“不汗出而烦躁”**，少阳病有**“心烦喜呕”**，调胃承气汤证也讲到心烦，大承气汤证甚至会出现谵语，所以三阳病也都有“烦”，太阴病**“支节烦**

疼”也有烦。所以寒热虚实都可以见到烦，而少阴病中烦的特点是伴有但欲寐，说明神失所养，精神不好。而阳亢的烦是登高而歌、弃衣而走，就算没有这么严重，至少肯定不是“但欲寐”。

【鉴别二】“欲吐不吐”要跟太阴病的呕吐鉴别。太阴病的呕吐与腹痛、腹胀、腹泻并见，因为内部有寒湿，所以经常有东西能够吐出来，而少阴病是阳气不足，发展到最后可以阴阳俱不足，所以是没有东西吐出来的。

我大学刚毕业的时候分在衡阳市中医院工作，医院很信任我们，第一个星期就给了我们处方权让我们值班，心情又兴奋又紧张。那天值班刚好遇到一个肾功能衰竭的病人，不停地呕，没有东西呕出来，烦躁，一会儿躺下去，一会儿坐起来，要两个家属按住她。那个晚上值班真的压力大，第一个夜班就来了个下马威，真的是一个通宵，才知道当医生真不容易，现在我还深刻记得那一幕。后来回想，这个病人其实就是原文中所说的欲吐不吐的状态，是典型的肾阳虚。这个病人过了几天还是去世了，最后没有抢救过来。

“自利而渴者，属少阴也”，在太阴病篇有一句“自利不渴者，属太阴”，这两句形成了鲜明的对比。从字面来看，两者最大的区别是渴与不渴。少阴病之所以会渴，在于肾阳虚衰，下焦气化不利，不能向上蒸腾水液，另外一个原因是少阴病下利过于严重，利多耗液；太阴之所以不渴，是因为太阴为寒湿为患，而且没有影响到气化作用。除了渴与不渴以外，两者的下利也是有所区别的，太阴病的自利不是水泻，而是指大便溏薄；少阴病的腹泻可以严重到水样便，甚至一天腹泻数十次，而且是完谷不化的大便。肾阳虚比脾阳虚严重，一般肾阳虚都包含了脾阳虚。

“虚故引水自救”，身体内有所缺，自然会外有所求，所以就“引水自救”，讲得非常到位。但这里有个问题，口干是不是热证呢？阳明病不是有口渴吗？仲景也常常用口渴来代表阳明病，所以还需要进一步辨别，后面接着讲**“若小便色白者”**，这个色白不是指乳白色，而是指小便清长，那么就肯定不是热证了，所以一锤定音：**“少阴病形悉具”**，非常清楚的属于少阴寒化证。

继续讲小便清长的原因，**“以下焦虚有寒，不能治水”**。少阴阳虚的小便其实有两种：一种是小便清长，老年人肾功能减退，原尿的浓缩能力下降，晚上尿就特别多，好像没喝多少也排很多尿，这属于阳虚不能固摄；还有一种情况是小便量少、小便不利，这是肾阳虚气化失司，不能帮助膀胱把水排出体外，所以表现为总是尿不干净。现代医学认为属于前列腺的问题，但临床上这种症状不仅出现于男性，有些女性也会出现。

所以通过这条原文，我们要知道四个鉴别：一是“欲吐不吐”与太阴病呕吐鉴别；二是“心烦，但欲寐”与“心烦不得卧”鉴别。三是“自利不渴”和“自利而渴”的鉴别。四是小便色白、色黄是寒热的区别。

【原文】病人脉阴阳俱紧，反汗出者，亡阳也。此属少阴，法当咽痛而复吐利。[283]

【讲解】前面少阴提纲证讲少阴病脉象是微细，但这里又说是**“脉阴阳俱紧”**，这两种都属少阴病，有什么不一样？这个脉象我们在麻黄汤证中见过，而麻黄汤证是伤寒表实，一般是无汗的，但这里却有汗出，所以用了一个**“反”**字。为什么会有汗，张仲景做了解释：**“亡阳也”**，这是由于阴寒太盛，寒盛伤阳而导致亡阳。脉微细多见于慢性病人或老年人多脏器衰竭，而现在这条也是亡阳，但却是外邪直中，病程短，恶化快，多见于体质壮实的人。体质壮实的人猝然遇到严重的外寒，其阳气外亡、衰竭的过程肯定与一般慢性病不同，阴寒太盛，直中而损伤肾阳，最后导致肾阳外亡，所以出现汗出。咽喉是少阴经脉循行所过，也可以看作是其对外的一个出口，所以虚阳上浮就会有咽痛。寒盛伤阳，火不暖土，就会出现吐利。

本条所反映的是少阴寒化证的另外一种情形，无论从病程、体质、发生过程来看，都与282条有所区别，彼则以阳虚为主，此则为寒气太盛损伤阳气，当然两种情况的最终结果是一样的。

1. 四逆汤证

【原文】少阴病，脉沉者，急温之，宜四逆汤。[323]

甘草二两，炙　干姜一两半　附子一枚，生用，去皮，破八片

上三味，以水三升，煮取一升二合，去滓。分温再服。强人可大附子一枚、干姜三两。

【讲解】四逆汤证又叫阳衰阴盛证，阳气衰与阴寒盛两者可以互相影响，阴盛可以损伤阳气，阳虚可以加重阴寒，所以典型的四逆汤证是一个恶性循环。一般来说，典型的四逆汤证包括了恶寒、倦卧、冷汗出、手脚凉、四肢疼痛这些阳虚不能布达温煦的症状，有下利清谷、完谷不化这些火不暖土的消化系统症状，还有小便清长或小便不利这些肾阳虚膀胱气化失司的症状，以及但欲寐这种阳虚不能养神的精神症状，脉象可表现为脉微细、脉沉、脉微欲绝、脉沉伏不出等。

而本条所讲的四逆汤证，文字很少，却举重若轻，字字千金，其中尤其要注意“**急温之**”，提示这是一个急证，但从症状来看，“**脉沉者**”，好像并不是那么严重，为什么要急温呢?

有一次博士生的入学考试，朱教授出的一道题目给我的印象很深刻。一个中年人，口腔溃烂，面赤，目赤，心烦，大便不通。好像是一派火热之象，应该是承气、白虎一类的病证。但是还有两个脉症，一是脉象沉弱无力，二是下肢冷。所谓独处藏奸，在不经意的地方常常显示了疾病真正的症结所在，脉象体现了真相。这其实就体现了本条原文“脉沉者，急温之”的意义。

现在临床上看到的一些病人，个头很大，气色也不错，但就是脉沉无力，表面上很好，其实体内正气不足，我也是依据这一条给病人用扶正或温阳的药。甚至有一些患高血压病的病人，大家不要以为高血压病都要用天麻钩藤饮，不一定的，有很多高血压病病人属阳虚，表现为虽然面色红，血压也高，但就是脉没有力，这是阳虚阳浮。

除了凭脉象辨别真假，我在临床还特别重视舌诊，真正阳虚的舌质是非常淡嫩的。有些人表面上看一派阳虚，但舌头看起来很苍老，我觉得这是实证，舌象的老、嫩是临床上辨别虚实非常重要的鉴别点。

既然用四逆汤，病人必然还有四逆的症状，四肢厥冷的病人在临床上很多，诊脉的时候我们都会顺便摸摸病人手的冷暖，这是很重要的。现在四肢逆冷的寒证特别多，尤其是许多小姑娘，手冰凉的，应该跟当今社会风气有关，都流行穿短裤长袜，腰、肚脐、腿都露在外面，这很不符合中医的理念，中医养生中首先要求脚要保暖，寒从脚上起，二是肚子要保暖，三是背要保暖，现在把这些地方都露出来了，阳气肯定要受到损伤。不是我们盲目崇拜古人的东西，而是古人的东西的确有道理。

《伤寒论》讲了**九个“急”**：阳明三急下、少阴三急下、急当救表、急当救里，以及本条的**“急温之”**。有水平的医生读了《伤寒论》以后，能够不跟着症状走，善于分析、归纳、提炼，能够甄别真假。阳明三急下、少阴三急下，急在火旺而水竭，病人犹如在火中，急需灭火而救水；本条少阴病阳衰阴盛，病人犹逢溺水之患，急需救阳以消阴。

在太阳病变证中我们讨论过干姜附子汤，四逆汤是在干姜附子汤的基础上加用炙甘草，方中用生附子回阳救逆，用量为一枚，有 20 ~ 30g，**“强人可大附子一枚”**，大约有 40g，结合其**“分温再服”**的服法，可知张仲景用生附子的量每次在 10 ~ 20g，这个量并不算太大。现在有些医生用附子量很大，我见到用得最多的在一剂里用 470g，我不太赞成这种用法，药物的溶解度是有限的，用这么大量实际上是对药物的浪费，四两拨千斤更重要。

【原文】少阴病，饮食入口则吐，心中温温欲吐，复不能吐。始得之，手足寒，脉弦迟者，此胸中实，不可下也，当吐之。若膈上有寒饮，干呕者，不可吐也，当温之，宜四逆汤。[324]

【讲解】本条讲述膈上有寒饮的四逆汤证与胸中痰实证的鉴别，在这种危重的状态千万不能错，失之毫厘，差之千里，补泻不同，弄错就是南辕北辙，辨证不准会造成不可挽回的损失。

“**温温欲吐**”，温同愠，即病人觉得胸中有蕴结不适的感觉，其病机有实有虚。若是胸中有痰实，可以因势利导，用瓜蒂散吐之。如果膈上有寒饮，是肾阳虚不能气化，津液不能正常输布，这种情况就不能一吐了之，膈上为标，其本在下焦肾阳虚衰，所以正确的做法是“**当温之**”，上病而下取，体现了中医治病的整体观。

膈上寒饮与胸中痰实，都有欲吐不吐、四肢厥逆的症状，其实很好鉴别，病人的体质、病程、舌象、脉象都是不一样的。胸中痰实证的脉必然有力，舌苔厚腻；膈上寒饮证的脉是无力的，病程也比较长，病人的状态也比较差，舌质淡嫩。

2. 通脉四逆汤证

【原文】少阴病，下利清谷，里寒外热，手足厥逆，脉微欲绝，身反不恶寒，其人面色赤，或腹痛，或干呕，或咽痛，或利止脉不出者，通脉四逆汤主之。[317]

甘草二两，炙　附子大者一枚，生用，去皮，破八片　干姜三两，强人可四两

上三味，以水三升，煮取一升二合，去滓，分温再服，其脉即出者愈。面色赤者，加葱九茎；腹中痛者，去葱，加芍药二两；呕者，加生姜二两；咽痛者，去芍药，加桔梗一两；利止脉不出者，去桔梗，加人参二两。病皆与方相应者，乃服之。

【讲解】本证是在阳衰阴盛的基础上出现阴盛格阳，所以也叫阴盛格阳证。

条文中的“**下利清谷**”“**手足厥逆**”“**脉微欲绝**”，都是典型的四逆汤证。特别之处在于接下来的“**身反不恶寒，其人面色赤**”，而且病人不仅是不恶寒，甚至可能出现发热，这种不恶寒而发热不是火，而是一种阴盛格阳于外的假象。阴盛格阳证的发热与阳明热证的发热不同，需要进行真假鉴别，但真热、假热不能以体温的高低来判断。阳气外亡的假热，摸起来开始很烫手，但时间久了，就不觉得热了，因为它是表面热、里面寒；而真热是开始热，摸久了仍然很热，而且可能更热。

面赤是阴盛格阳于上，阳明病的面赤是红得很均匀、红得很深，假热的面赤则是一眼望过去觉得这人面很红，但稍稍停一下再望好像又不怎么红了，有时候会觉得是自己眼花了，有种雾里看花的感觉，这就是“**游移不定**”。假热必然伴有寒象，其中舌脉比较重要，如舌淡嫩、脉细、脉微、脉沉等。还有就是假热的病人常有下肢冷。

阳虚阴盛，格阳于外，仲景用通脉四逆汤。从组成上来看，通脉四逆汤就是四逆汤原方，只是把干姜、附子的量加大，干姜由一两半变为三两，附子由一枚变为大者一枚。同时强调了干姜的量可以更大，“**强人可四两**”，“强”不是指体质的强弱，而是指人的身高体重，体形比较高大的病人可以吃得多一点。四逆汤和通脉四逆汤，药味一样，剂量不同，功效有别，通脉四逆汤证阳气更虚，出现了阴阳格拒，用大剂量的附子、干姜更加强调温阳，使阳回脉出，所以叫通脉四逆汤。

通脉四逆汤的或然症和加减法是一一对应的，叫作“**病皆与方相应者，乃服之**”，这句话也成为后世方证对应学说的理论依据。方证对应不是说处方固化不能加减，而是加减以后方证也是要对应的，方药要非常贴近病机才会有效。

或然症有四，因为与加减法对应，所以我们能够以方测证，推出病机。腹中痛者加芍药，是以芍药柔肝缓急、活血通络止痛；呕者加生姜，以生姜降逆止呕；咽痛加桔梗，以桔梗利咽止痛。“**利止脉不出**”，是因为泻利太甚，阳损及阴，阴竭而肠中无物可下、脉中无血可充，这时用人参益气养阴，以救阴竭。

前面在太阳病篇讲辨寒热真假的时候讲到过一个病案，一位84岁的女性病人，高血压、青光眼、肾囊肿术后，因为昏迷、肺部感染转到我们科。当时病人发热很高，高到温度计都测不到，喘、大汗淋漓、手脚冰凉，心率快、心律不齐，白细胞$20\times10^9/L$，抗生素也没控制好感染。当时科里的医生有两派观点，一种觉得要用安宫牛黄丸清热开窍，另外一种认为这个病人是真寒假热。最后大家的意见还是统一在真寒假热，所以用通脉四逆汤，大量干姜、附子，而且用了参附针。终于将病人救了过来，病人状态好转了，也可以出来走一走。但好景不长，直到有一天查房，发现病人出现特别能吃的症状，当时我和朱教授想法是一样的——除中，也就是回光返照。大概过了1个多星期，老人家突然中午过世了。

我的父亲91岁过世的，老人家一辈子都很少吃药，血压有点偏高，有时候不舒服就打个电话，我电话里给个药方，一直都很好。后来摔了一跤以后，身体状态急转直下，有一天突然变得很烦躁，全身发烫，满面通红，我母亲当时想着可能是血压升高，拿了一粒降压药给他吃，然后转身上洗手间，等她回来就发现我父亲已经去世了。我母亲给我讲了整个过程，我马上就意识到这就是一个阴盛格阳证，是阳气外亡的表现，人在临终的时候，阳气都会暴脱出来，阴阳离决，精气乃决。

说到大剂量的附子，就不得不提扶阳派。扶阳派在这些年很火，尽管中医界学者对扶阳派的议论或是或非，但扶阳思想的确与《伤寒论》的少阴病有着不可否认的关联性。很多年来，临床医生用药都偏于寒凉，动辄清热解毒，所有现代医学的炎症都被认为是火，哪敢用温药，说句不中听的话，用寒凉药以后就算无效甚至恶化都不会被追究责任！在这种情况下，扶阳派的崛起实际上可以起到对这种流行思维起纠偏作用，对倡导中医思维，防止中医西化有积极的意义。

但是矫枉过正，盲目大量地使用有毒药物也是不可取的。我们教研室最近收到一封信，非常长，我大概看了一下，是讲一位民间医生用生半夏用到40g，最后病人出了问题，现在面临官司，他找了很多的证据，把李可、卢崇汉的书都搬了出来。我觉得个人见解不能作为法律依据，而且也不是别人用了你就可以用，别人用是建立在丰富经验的基础之上，而且他能预料到会发生什么，有应急措施，有解毒方法。所以我不主张盲目地模仿，没有老师的指点，不应该拿病人做试验。生附子我也用，最多用15g，不敢突破，而且还要再三强调让病人先煎很久。

而且我们学习了《伤寒论》以后，也能看到张仲景并没有用很大量，所以我们千万不要去比豪气。我们教伤寒的，要让大家全面理解《伤寒论》，整体把握，不是只抓一点而忽略其余，《伤寒论》中也有大量用寒凉药的方子，除了扶阳气，八法中其他的治法张仲景也都在用，这是很公允的认识。初学者还是先把教材掌握好，这是第一步，以后有了临床经验，再读很多书没有问题。而且现在的教材也是经过反复提炼的，从第一版到现在的第七八版，经过了历代伤寒学者的传承，其中所体现的是最精彩、最精华、最公允的东西，所以首先要尊重教材。

3. 白通汤证、白通加猪胆汁汤证

【原文】少阴病，下利，白通汤主之。[314]

葱白四茎　干姜一两　附子一枚，生，去皮，破八片

上三味，以水三升，煮取一升，去滓，分温再服。

少阴病，下利脉微者，与白通汤。利不止，厥逆无脉，干呕烦者，白通加猪胆汁汤主之。服汤脉暴出者死，微续者生。白通加猪胆汤。[315]

葱白四茎　干姜一两　附子一枚，生，去皮，破八片　人尿五合　猪胆汁一合

上五味，以水三升，煮取一升，去滓，内胆汁、人尿，和令相得，分温再服。若无胆，亦可用。

【讲解】白通汤证、白通加猪胆汁汤证属阴盛戴阳证，前面通脉四逆汤证是阴盛格阳证，格阳和戴阳都是阴阳格拒，但症状表现的范围不一样，格阳更重，除了中心以外的四周都叫格，而戴阳是戴在头面上，格阳包含了戴阳。格阳的表现是“身反不恶寒，其人面色赤”，而戴阳主要是面赤，头面上的假热明显。

条文中所讲到的症状只有一个“**下利**”，少阴病寒化证基本上都有下利，所以下利并不是使用白通汤的金标准。白通汤方药组成有葱白四茎，而在通脉四逆汤中有“面色赤者，加葱九茎”之语，这就说明了病人应该还有面赤的症状，有面赤才能叫作戴阳证。

白通汤的组成是干姜、附子、葱白。关于这里的葱白，有的人说是山东大葱，我觉得不对，因为山东大葱很大，一根就有好几两，大的能有半斤，那么九茎大葱要用多大的罐子来煮药？所以应该是用南方常见的小葱，去掉青叶子，去掉葱须，剩下的就是葱白。这里是取葱白通达上下的作用，在用附子、干姜破阴回阳的基础上，用葱白宣通上下。

315 条中除了下利，还补充了脉象**“脉微”**，甚至可能有**“利不止，厥逆无脉，干呕烦者”**的表现，干呕、烦是阴寒极盛逼阳上越所致，除了上有热象以外，而且对阳药产生抗拒。这种状况除了用白通汤破阴回阳、通达上下以外，还要加上猪胆汁和人尿。猪胆汁和人尿都是咸寒之品，在干姜、附子大热之药中加入咸寒之品，可以起到反佐的作用，伪装成热药，瞒天过海，使上热与热药不相抗拒，使得热药能够进入体内发挥作用。此外，猪胆汁和人尿都可以看作是血肉有情之品，本身也能够益阴，对于下利严重，津液损失严重的病证，可以起到补充津液的作用。

现在猪胆汁不太好找，我在台湾见过把猪胆汁做成的颗粒剂，也很便宜，可以加到药里用。如果找不到猪胆汁的话也可以熊胆，现在还有熊胆胶囊，但应该很快也要消失了，因为很多动物保护者反对活熊取胆，的确很残忍。虽然张仲景在方后写到**“若无胆，亦可用”**，但也不尽然，我看过一则医案报道，是上海中医药大学首任校长程门雪老先生的医案，同时抢救两例食物中毒的病人，一例用了猪胆汁就救回来了，另一例没有找到胆汁，结果没有救回来。当然这仅是个案，说服力不大。其实我觉得，猪胆汁的资源应该很丰富，如果有药材企业能够把它开发出来，使它便于临床应用就好了。另外，在这种紧急情况下，如果没有猪胆汁，也可以找人尿。人尿好找，资源丰富，但可能不太好接受，我建议加点糖盐水，起到补充电解质的作用，从中医来讲是能够护阴。

最后是根据脉象判断预后，前面是脉不出、无脉，现在脉出来了，如果脉是暴出，说明是虚阳外脱，预后不良；如果是脉微续渐出，是阳气、阴液渐渐恢复，预后较好。

通脉四逆汤和白通汤都是阴阳格拒，前者是格阳于外，后者是格阳于上，阴盛格阳包含了阴盛戴阳。通脉四逆汤的回阳作用强很多，其中干姜用到三两，附子是大者一枚；而白通汤是干姜一两，附子一枚。两者病证轻重有区别，症状表现范围也有不同。

4. 真武汤证

【原文】少阴病，二三日不已，至四五日，腹痛，小便不利，四肢沉重疼痛，自下利者，此为有水气。其人或咳，或小便利，或下利，或呕者，真武汤主之。[316]

茯苓三两　芍药三两　白术二两　生姜三两，切　附子一枚，炮，去皮，破八片

上五味，以水八升，煮取三升，去滓，温服七合，日三服。若咳者，加五味子半升、细辛一两、干姜一两；若小便利者，去茯苓；若下利者，去芍药，加干姜二两；若呕者，去附子，加生姜，足前为半斤。

【讲解】我前面在太阳病篇变证部分的原文82条讲到了真武汤证，316条也是真武汤证，两者都是非常重要的条文，临床上非常常用。

现在这个病人患少阴病一段时间，出现了“**腹痛，小便不利，四肢沉重疼痛，自下利**”，这是它的主症，这些症状体现了阳虚水泛。下利是因为水湿、水饮浸渍胃肠，水饮下趋于大肠。腹痛是由于水寒凝滞于经脉。小便不利，是水饮阻滞，且阳气虚衰，膀胱气化不利，虽然小便量少，但还是有排便，而且颜色是清的，也就是“**小便色白**”，如果小便量少而色黄，是不符合真武汤证的。四肢沉重疼痛，是由于水饮浸渍于四肢肌肉筋脉，但我们要善于读无字之处，大家可以想象，如果筋脉肌肉都被水饮浸渍，那么外在的表现经常会有水肿，所以临床上水肿的病人也经常从真武汤证来论治，比如心衰、肾衰的病人全身水肿常常属于真武汤证，肝硬化腹水后期有部分偏阳虚的病人也属于真武汤证。

因为水饮的特性是流动性强，常随气机升降而变动不居，所以表现多样，有许多的或然症，条文中举了几个例子，通过方后的加减法，也可以方测证来对应理解。“**或咳**”，是由水寒犯肺引起的，所以治疗加五味子、

细辛、干姜，相当于小青龙汤的一部分，用其中温化寒饮的部分。**“或小便利”**，不是指小便正常，而是指小便过多，是由于阳不摄阴，对于真武汤证，在疾病的不同阶段，或不同的病人，既可以出现前面主症中所说的小便不利，也可以出现或然症所说的小便过多，并不矛盾，小便利则去茯苓，小便多则不需要再利尿。**“或下利”**，前面主症中已经讲了下利，或然症中又提到下利是指下利更甚，水、寒下趋肠道，也跟脾肾阳虚不能运化有关，加干姜是为温补脾阳，去芍药是因为脾阳虚衰，芍药酸寒易动脾胃之气。**“或呕者”**呕是水寒犯胃，加重生姜至半斤，以和胃降逆止呕。

我们把前面的82条和这里的316条连在一起分析，两者讲真武汤证，但它们病程不同，82条是从太阳而来，而316条首先讲少阴病，病很可能是依次传经而来，来源不同，病位、病性相同，所以用同样的方来治疗。再把几个症状合在一起看看。首先这个病人有水肿，因为阳虚水泛，是最典型的真武汤证，虽然条文中没有讲肿，但有**“四肢沉重疼痛”**，可以推测是水肿。心下悸，水气凌心，是心血管的问题。**“咳”**，“汗出不解，其人仍发热”，这是呼吸系统的问题。呕利，是消化系统的问题。“头眩、身瞤动、振振欲擗地”，是水湿浸渍，扰动筋脉，与现代医学的神经系统有关。小便利或不利，与泌尿系统相关。所以从中能够看得出来，真武汤证涉及的范围十分广泛。

因此这个方在临床上用得也特别多，可以拓展到很多方面。除了可以用于水肿病人以外，没有水肿的同样可以用，只要符合病机即可，比如女性阳虚水泛的带下病，清稀量多，也属于水寒之邪，也可以用真武汤。前面讲82条的时候提到过我们教研室那位喜欢用真武汤的老师，他看的病大多是糖尿病慢性并发症如糖尿病肾病、糖尿病性心脏病等，很多最后都走到真武汤证，所以他把真武汤用到了极致。

5. 附子汤证

【原文】少阴病，得之一二日，口中和，其背恶寒者，当灸之，附子汤主之。[304]

附子二枚，炮，去皮，破八片　茯苓三两　人参二两　白术四两　芍药三两

上五味，以水八升，煮取三升，去滓。温服一升，日三服。

少阴病，身体痛，手足寒，骨节痛，脉沉者，附子汤主之。[305]

【讲解】“少阴病，得之一二日”，即得病时间比较短。**“口中和”**指的是口中不苦、不燥、不渴，没有什么异常感觉。这种写法其实是在做一个排除诊断，通过口中没有异样的感觉来排除口不仁、口燥渴的阳明病和有口苦的少阳病，而阳明病的白虎加人参汤证汗出肌疏、津气不足，也有可能出现背微恶寒的症状，所以专门以口中和来进行鉴别排除。

我们在举办第三届国际经方班的时候，曾经请了河北的刘保和教授来讲课，他认为主症一定是决定病位、病性的，在讲的过程中，就有人问他附子运用的指征是什么，他想了半天，一句话**“背恶寒”**就是使用附子的指证。因为背为阳，是反应最为敏感的地方，背部有太阳膀胱经和督脉，太阳膀胱之里则是少阴肾，督脉又是总督诸阳，所以肾阳虚最早反映在局部的“背恶寒”，阳虚最早出现症状的地方就是背。很多老人家即使衣服不穿太多，也一定会穿个背心来保护前心后背，所以一旦感觉到背怕冷了，大多就是阳虚。

305条也讲附子汤证，把304、305条结合起来看，主症可以归纳为两痛、两寒：身体痛、骨节痛，背恶寒、手足寒。疼痛是由于寒湿凝结于骨节肌肉，寒性凝滞、主痛，湿性黏滞，两者均为阴邪，阻滞阳气运行，不通则痛。背为阳，对阳气最敏感，手脚四肢为诸阳之本，而且手足常暴露在外，所以阳气不足往往最早最明显地表现在背和四肢，出现背恶寒、手足寒。

太阳病篇讲过的麻黄汤证有比较典型的全身疼痛，在**麻黄八症中**，有四个都是讲痛，而且太阳病麻黄汤证也有明显的恶寒症状。那么这里的疼痛和恶寒为什么不是麻黄汤证？其鉴别点就在于原文305条所讲的**“脉沉”**，脉沉就意味着病不是表证，而麻黄汤证是表证，其典型脉象为浮紧，所以通过脉象就可以排除太阳病。太阳病的身痛，是由于外寒郁遏阳气，

导致不通则痛；太阳病的恶寒，不仅背恶寒，而且全身恶寒，因为卫阳被遏，不能发挥温分肉的作用。

因为本证属于少阴阳虚、寒湿凝滞骨节的阳虚身痛，所以治疗用附子汤温经散寒、除湿止痛。这个方中的附子用量比较大，在《伤寒论》用附子的方中，四逆汤用附子一枚，通脉四逆汤用附子大者一枚，而附子汤用附子两枚，但还不是最大量的，最大量的是治疗风湿证的桂枝附子汤、白术附子汤，都用到三枚。这里用大量的附子，主要是取其良好的镇痛作用，我们现在治疗各种各样的疼痛证，附子是不可少的，甚至会用川乌、草乌。由于寒湿凝滞于骨节之间，如果没有充足的能量和动力，寒湿很不容易扫除，所以在治疗方药中用附子配人参，以大补元阳，不仅附子用量较大，而且还用到大补元气的人参，这里的人参我们现在一般用红参为宜。

“当灸之”，即可以用灸法来治疗，《伤寒论》中有几处用到灸的方法来进行治疗，反映了仲景针灸方药并举。灸法可以起到温补的作用，对于虚寒证是很适合，不仅可以由医生施灸，病人也可以自己灸，在治疗和养生保健方面都起到很大作用。

从药味来看，附子汤和真武汤只是一味药之差，附子汤中用人参而无生姜，真武汤中用生姜而无人参，附子汤用人参在于温补元阳，真武汤用生姜在于散水气。而从药量上来看还有不同，附子汤中用到附子两枚，而真武汤中用附子一枚，附子汤中白术四两，真武汤中白术二两，说明附子汤证阳虚更甚，且有寒湿凝滞，所以加大了温阳除湿止痛的力量。

6. 吴茱萸汤证

【原文】少阴病，吐利，手足逆冷，烦躁欲死者，吴茱萸汤主之。[309]

【讲解】吴茱萸汤证在阳明病寒化证中讨论过，现在少阴病篇又出现，而且后面厥阴病篇还会再出现。为什么少阴病篇会出现吴茱萸汤证呢？

先来看看这里的症状表现，看上去这个病人的病情好像很重：**“吐利，手足逆冷，烦躁欲死”**，但治疗上却只用了吴茱萸汤。有时候原文症状看似很轻，但仲景用药很重，比如前面的“**少阴病，脉沉者，急温之，宜四逆汤**”；有时候则是症状看似很重，但用药比较轻，就像309条。

吴茱萸汤证又叫寒逆剧吐证，呕吐的症状很明显、很严重，其呕利的症状是呕吐在前、下利在后，症候的重点在于吐。在吴茱萸汤证出现的三条原文中，均讲到了呕吐的症状。阳明病篇的“食谷欲呕”，少阴病篇是“吐利”，后面厥阴病篇出现的是“干呕吐涎沫”。呕吐病位在胃，病机是胃气上逆，阳明寒证的病位肯定在胃，但少阴病的呕吐则是肾阳虚影响到胃，厥阴病呕吐是肝寒浊阴上犯而影响到胃。吴茱萸汤证吐利并作，但以吐为主，病位在胃。理中汤证也有吐利，但病位在脾，重点在于下利。两者皆是吐利并称，但临床表现的偏重有所不同。

一般较轻的吐利，并不一定会出现手足逆冷，但吴茱萸汤证在吐利的同时，病人会有四肢厥逆，这是由于其吐利过于剧烈，气机升降紊乱，导致阴阳气的乖戾，阴阳气不相顺接便为厥，所以出现了四肢冰凉。由于病人剧吐，吐得非常辛苦，甚至到“**烦躁欲死**”，有时候病人会说拉肚子拉得想死，有些病人会说咳嗽都咳得想死，所以这里的“欲死”并不是说病很重，只是用来形容病人症状表现上很严重，症状表现和病机的严重程度并不一致，要仔细辨识。

吴茱萸汤温胃散寒、降逆止呕，吴茱萸入厥阴肝经，所以也有暖肝的作用。吴茱萸苦辛，口感不好，所以医生下药的时候要手下留情，用量不宜太大，慢慢渐加是可以的，我一般要交代病人把吴茱萸用开水泡三遍，减轻辛辣的味道。其实张仲景用吴茱萸量是挺大的，一升约有85g，那么每服也有将近30g，我没有开过这么大的量。

有些教材把吴茱萸汤证归属于少阴病疑似证，也是有道理的，因为吴茱萸汤吐利、手足厥冷、烦躁这些症候表现都是少阴病寒化证所常见的。吴茱萸汤证可以出现于阳明、少阴、厥阴，体现了异病同治，要清楚它们之间的异同。

7. 桃花汤证

【原文】 少阴病，下利便脓血者，桃花汤主之。[306]

赤石脂一斤，一半全用，一半筛末　干姜一两　粳米一升

上三味，以水七升，煮米令熟，去滓，温服七合，内赤石脂末方寸匕，日三服。若一服愈，余勿服。

少阴病，二三日至四五日，腹痛，小便不利，下利不止，便脓血者，桃花汤主之。[307]

【讲解】 桃花汤证又叫下利便脓血证，原文讲得比较简单，**"少阴病，下利便脓血"**，除了下利，还强调了便脓血，定位是在少阴，虚证寒证为主。一般出血多是由于火盛迫血妄行，但这里又是少阴虚寒证，所以有些人可能就想不通了，其实阳虚证也可以出现**"便脓血"**，与阳气虚不能固摄，脾阳虚不能统血有关。冬天在气温低的地方，有些人手脚长冻疮发烂流脓血，除了寒凝血府，也与阳虚不能统摄有关。

原文307条有**"腹痛，小便不利"**的症状，**"腹痛"**与阳虚寒凝有关系，**"小便不利"**是由于下利伤及阴血、津液，下利日久，小便化源不足。同时，这一条中强调了**"下利不止"**，说明下利的严重性，强调阳虚不能固摄的病机。

病人下利日久，利久伤津，属虚属寒，在治疗方面急以治标为主，用收敛固涩、涩肠止泻的方法。所以《伤寒论》中除了有汗、吐、下、和、温、清、补、消八法以外，应该说还有第九法——涩，即收敛之法，像赤石脂禹余粮汤、桃花汤都是偏于收敛的，用涩法治疗的病证一定要是纯虚无邪，否则就会闭门留寇，导致疾病长时间不好，所以中医不是见咳止咳、见利止利，而是抓住病机。桃花汤这个方虽以治标为主，其实也是标本同治，但更强调治标。

桃花汤的方名很有意思，首先是有象征意义，桃花是春天开的，代表了阳气恢复，说明它有温阳的功效；第二是形容了一种性状，这个方中赤石脂是红的，粳米是白的，煮出来又红又白，像桃花一样。赤石脂的使用

比较特殊，一半用来煮药，一半筛粉冲服，从中医理论来看，赤石脂具有收敛作用，从现代医学来看，赤石脂粉可以覆盖于胃肠黏膜上起到保护黏膜、止血、吸附毒素的作用。方中还有粳米配干姜，干姜补脾阳，粳米健脾益胃，实际上这两者就起到标本同治的作用。此方毕竟是收敛之药，不能收敛太过，要见好就收，所以**“若一服愈，余勿服”**。

这个方现在不常用，我用得也比较少，除非真的是滑脱不禁时间太长了，这个时候单纯扶正气还不够，要标本同治，把门关起来的同时把正气补起来。

【鉴别】桃花汤证与厥阴病白头翁汤证都有便脓血，但它们虚实不同，寒热不同，病程长短有别，伴随症状也不一样。桃花汤证病属虚寒，便脓血颜色晦暗，没什么气味；而白头翁汤证病属湿热，便脓血颜色鲜红、量多、味臭，病人同时还伴有里急后重。两者都可能伴有腹痛，桃花汤证是腹痛绵绵，白头翁汤证是腹痛剧烈。白头翁汤证同时还伴有发热、口渴、舌红苔黄等热象，且病程较短。桃花汤证病程较长，病人口渴而不发热，舌质淡，脉沉弱。两个证候也可以相互转化，实证病久耗伤正气，可能转化为虚寒，虚寒证在温补过程中可能因阳气恢复而出现热化。

临床上桃花汤证、白头翁汤证常应用于治疗细菌性痢疾、阿米巴痢疾，还可以拓展到治疗溃疡性结肠炎，溃疡性结肠炎也有便脓血，有些炎症感染也可以便脓血，所以杂病中也可以用到这两个方，关键是要辨证准确。收涩止泻要特别谨慎，非到迫不得已不要用，比如中毒型细菌性痢疾会有呕泻，这是机体排邪的反应，呕泻导致的脱水补液就可以了，如果不呕不泻则很容易使毒素吸收而引起中毒反应甚至休克，更加危险。

8. 正虚气陷证

【原文】少阴病，下利，脉微涩，呕而汗出，必数更衣，反少者，当温其上，灸之。[325]

【讲解】325条原文的下利比较久了，病人阳也不足阴也虚。**“数更衣，反少者”**，大便次数很多，但是量很少，次数多说明阳虚不能固摄，量少说明阴血不足，在这里体现了阴阳两虚。

前面讲过的四逆汤证、通脉四逆汤证、白通汤证、白通加猪胆汁汤证、真武汤证、附子汤证、吴茱萸汤证、桃花汤证都可以治疗下利。325 条所要体现的是，除了药物治疗，有时还可以使用灸法治疗。

325 条提出了正虚气陷用灸法治疗，灸哪里呢？从**“温其上”**一句来看，应该是以百会穴为佳，灸百会可以下病上治，具有升提、升阳举陷的作用，体现了中医的整体观。有些小朋友脱肛、长期腹泻，有时候不一定用药，灸百会甚至用手去按摩百会穴也都是有帮助的。

少阴寒化证到这里就讲完了，我们再稍微拓展一下。少阴寒化证宜四逆汤类方，太阴病也是宜服四逆辈，四逆汤类方是以附子为主，有干姜、吴茱萸一类的药物，现在关注最多的就是附子了。附子本身阴阳都具备，色白纯阳为乾卦，又长于高寒坤地，冬至一阳生，夏至一阴采，乾坤二气俱存，蕴藏了阴阳的交替。

在《伤寒论》113 方 91 味药里面，出现频次最高的是 74 次的甘草，所以张仲景很重视脾胃，使用比较多的还有生姜、桂枝、大枣、芍药，这就形成了桂枝汤，所以桂枝汤是群方之冠、群方之魁，后世许多方都与桂枝汤有千丝万缕的联系。然后就是人参、附子，说明仲景重视温补阳气，后世有参附汤，现在有参附注射液，取了补气补阳的精华。

大家比较关注的还有附子的不良反应或中毒反应，在太阳病篇讲风湿证的时候，白术附子汤的煎服法中有**“其人如冒状，勿怪”**的描述，这种服用附子之后可能出现的症状，有的人认为是不良反应，但也有很多人把它认为是药物有效的体现，将其称之为瞑眩反应，甚至有“药不瞑眩，厥疾弗瘳”的说法。除了这种瞑眩反应，还总结了其他的一些药物反应，比烦躁症状的加重，痤疮、皮肤瘙痒、疼痛等皮肤的表现，咳嗽等肺系症状，四肢颤动等一些神经系统症状，或战汗，或颜面浮肿，或女子月经突然增多，或口腔溃疡，认为这些都是阳气恢复、祛邪外出的表现，阳气充足以后将体内蓄积的痰、湿、水、郁、寒通过肠道、皮肤、气道、尿道等通道排出去。有种种表现之后，也要认真询问病人，应该有部分症状是好转的，要注意甄别。

在当今的医疗环境下，大家要特别谨慎，这种反应的出现，很多都与大量使用附子有关，在没有临床经验，没有甄别能力的时候，千万不要盲目跟风。而且也要熟悉这种药物反应，提前跟病人讲清楚，要有后备手段，有救治的办法。

另外，我们也要听听另外一种声音，王付教授写过一篇名为“附子亡阳论”的文章，我觉得讲得很有道理，大家可以去看看这篇文章，有很好的警示作用。

二、少阴热化证

少阴包括心和肾，心有心阴心阳，肾有元阴元阳，寒伤阳气，所以少阴病寒化证比较多见，但也不排除有热化的趋势，这一部分讲的是少阴热化证的两个方证：黄连阿胶汤证和猪苓汤证。

少阴热化证的形成，可以是寒邪化热，化热以后进一步伤阴，也可以是阳明热盛伤阴，或者是温热之邪内灼真阴。少阴热化证的表现主要涉及心和肾，其标在心，其本在肾，强调肾阴不足、心火独亢。心肾相交是个平衡系统，本来心火要下暖肾水，防止肾水过寒，而肾水要上滋心阴，防止心火独亢，它们之间有相互抑制、协同的作用。如果肾阴不足、心火独亢，就会出现少阴热化证。

1. 黄连阿胶汤证

【原文】少阴病，得之二三日以上，心中烦，不得卧，黄连阿胶汤主之。[303]

黄连四两　黄芩二两　芍药二两　鸡子黄二枚　阿胶三两，一云三挺

上五味，以水六升，先煮三物，取二升，去滓，内胶烊尽，小冷，内

鸡子黄，搅令相得，温服七合，日三服。

【讲解】刚刚说了心肾之间的关系，那么黄连阿胶汤证就是典型的肾水不足、心火偏亢的少阴热化证。**“少阴病，得之二三日以上”**是承接301、302条“少阴病，始得之”和“少阴病，得之二三日”，其中说明了疾病发展的一定趋势，随着时间的延伸，由开始的表里同病，或由寒郁化热，或由过用温药，逐渐转成热化证。症状只写了两条**“心中烦，不得卧”**，烦躁失眠，是心主神明的病变。治疗用黄连阿胶汤，具有滋阴降火、滋阴清热、交通心肾的作用。

外感温热病后期也会出现肝肾损伤、阴虚阳亢，所以黄连阿胶汤在温病学中也会讨论。温病学中讲黄连阿胶汤证是热病后期，真阴欲竭，而壮火复炽，既有阴虚，又有邪热，虚实各半。而伤寒少阴病的黄连阿胶汤，病本是阴虚，阴虚是主要矛盾，因为阴虚而导致阳亢，强调了虚火。但是伤寒少阴病也不应忽视实的一方面。比如，阳明病后期如果灼伤肾阴，也可以虚实都有。无论伤寒还是温病，对黄连阿胶汤证的认识，阴虚是共同点。方中以阿胶、芍药、鸡子黄养阴扶正，以黄连、黄芩清热。

黄连阿胶汤要注意煎服法，阿胶要烊化，鸡子黄要等其他药煮好后稍凉一下再放。这个方我经常用，但自己没喝过，很多病人反应这个方非常难喝，又苦又腥又酸，很难入口，但是效果不错。一般来说动物药都比较难吃，比如阿胶、鳖甲、僵蚕、蜈蚣、土鳖虫，都有腥臭的味道，所以要事先给病人讲清楚，病人可能就相对容易接受一些。

按照原文，这个方最适合治疗的病症是失眠。现在失眠的病人非常多，我门诊上的病人百分之九十都睡眠不好，很多主诉就是失眠。或者难入睡，或者容易醒，睡不好，第二天精神状态就不好。睡眠也不单单是时间的问题，质量也非常重要，原则上要睡7～8个小时，如果睡眠质量好，即使没睡那么久，第二天的精力也能保证。在《伤寒论》里面治疗失眠的方很多，黄连阿胶汤是其中之一，一般用于病程比较长的，或年岁比较高者，辨证属于肝肾不足的失眠。

有时用黄连阿胶汤治疗失眠的同时，还能获得一些意想不到的效果。我曾治过一个失眠多年的阿姨，80多岁，有糖尿病，一直在吃降糖药，但血糖控制得不好。她来就诊的时候，除了睡眠非常差以外，还有心烦，舌质很红，苔黄干，皮肤也很干燥，所以我就想到了黄连阿胶汤。复诊的时候，病人告诉我这个药很难吃，但是效果很好，只用了3剂，失眠就改善了，而且神奇的是，她的血糖也一下子降了下来。

以前我一直觉得中药的降糖作用应该是有限的，或者说完全比不上西药。但慢慢地这种想法改变了，我发现临床上很多难治的糖尿病在中药调治过程中血糖慢慢地控制住了，除了刚才病例的黄连阿胶汤有这样的效果，还有大柴胡汤、小柴胡汤、葛根芩连汤，都能使血糖降下来。于是我慢慢地得出一个结论，就是虚证、寒证难治，热证、实证好治，后来我也把对于难治性糖尿病的一些思考总结成论文发表了出来。

刚才那个病人用黄连阿胶汤后血糖得以下降，我觉得有两个因素：第一，失眠可以干扰血糖，血糖高的人也常常失眠，是一种应激状态；第二，方中所用苦寒的黄连、黄芩，根据文献报道是有降糖的作用。但我并不是刻意用黄连这种现代研究有降糖作用的药物的，而是通过辨证，方证对应才使用的。

这个方还可以治疗糖尿病性视网膜病变所致眼底出血。按仲景原文“心中烦，不得卧”是心主神明的病变，而心还有一个主血脉的功能，阴虚阳亢可能会出血，有些糖尿病性视网膜病变所致眼底出血就是阴虚阳亢的病机，从整体来辨证，就可以使用黄连阿胶汤，也可以加三七活血化瘀生新，既活血又止血。

2. 猪苓汤证

【原文】少阴病，下利六七日，咳而呕渴，心烦不得眠者，猪苓汤主之。[319]

【讲解】猪苓汤我们阳明病篇学过，是原文223条，属下焦的阳明病热证。

来源不同，表现也多样，把猪苓汤证的两条原文结合起来看。**“脉浮发热”**代表了热，**“渴欲饮水”**代表了阴虚，**“小便不利”**代表了水饮内停，膀胱气化失司。**“下利”**，因肾主水，水气不化，偏渗于大肠。**“咳而呕渴”**，水气上犯于肺则咳，犯于胃则呕，阴虚可以口渴，水气不化、津不上承也可以口渴。诸多症状，都可能与水有关。**“心烦不得眠”**，阴虚内热，扰及心神则心烦不得眠，所以猪苓汤也可以治疗失眠。

猪苓汤可以治疗的咳嗽，属湿热咳嗽，这在广东也是很多见的，广东水系发达，湿邪比较重，很多咳嗽病人舌头一伸出来都是比较厚腻的苔，痰又排得不畅，而且咳久也会伤阴，所以阴虚水热互结的咳嗽也可以用猪苓汤治疗。

阳明病篇和少阴病篇都有猪苓汤证，体现了异病同治。阳明病本身就是热证，处于外感病的极期阶段，邪盛而正气不衰，实证偏多，强调热盛。而少阴病的猪苓汤证病位在少阴，主要与肾有关，肾是水脏，肾阴虚，水气不化，又出现热化，三个因素合起来就形成了阴虚水热互结。所以虽然都是猪苓汤证，但背景不一样，少阴病是以虚证为主，而阳明病是以实证为主，也由此预后转归就不同，一般阳明病猪苓汤证的预后会比较好，而少阴病猪苓汤证的预后会比较差。

猪苓汤中的阿胶配滑石是非常特殊的一种配伍，阿胶养血滋阴止血，滑石清热利水，配伍了滑石的阿胶可以避免滋腻的作用。阿胶一般是要烊化，但也可以炮制成阿胶珠，方便煎煮，炮制阿胶珠可以用蛤蚧、蒲黄等药物做辅料。我见过一个搞外科的老中医，是用滑石来炮制阿胶珠，先把滑石粉炒热，然后把软化后切成小粒的阿胶放在里面，阿胶就会成珠，用滑石炮制的阿胶珠，不仅方便煎煮，而且有阿胶和滑石的配伍，避免滋腻，这种炮制法正与猪苓汤中的配伍相合。

我前面讲过一个猪苓汤治疗不明原因尿隐血的病例，最近我也用这条方治疗了一个70多岁老人家精囊炎。这个病人其他状况都还不错，自己还能够开车，主要问题就是尿血，肉眼血尿。西医诊断为精囊炎，要穿刺进行药物注射，病人不愿意，于是来看中医。同样是阴虚水热互结，所以用猪苓汤，尿血的问题完全解决了。

【鉴别】猪苓汤证、五苓散证和真武汤证都是水气为患。真武汤证是阳虚水泛，猪苓汤证是水热互结，五苓散是水蓄膀胱，应该说是偏寒的，所以用桂枝通阳化气。真武汤证的或然症比较多，猪苓汤证或然症也多，五脏的问题都有可以从真武汤来论治的，猪苓汤也是如此。

猪苓汤证和黄连阿胶汤证都会出现失眠。黄连阿胶汤证是阴虚火旺，而猪苓汤证除了阴虚火旺还有水饮，水饮善动不居，所以或然症比较多，病情相对比较复杂一些。黄连阿胶汤滋阴降火的力度更强，滋阴的药有阿胶、鸡子黄、芍药，清热力也很强，有黄连、黄芩；猪苓汤里滋阴只有阿胶，清热只有滑石，力度都不太强。

《伤寒论》中除了对偶统一，还有三点论。除了这里的猪苓汤、真武汤、五苓散，还比如治疗腹痛的方，如果把桂枝加芍药汤看作中性的话，以此为基础，偏实的再加大黄，形成桂枝加大黄汤，偏虚者再加饴糖，形成小建中汤。再如，治疗咳喘的方，如果以三拗汤为基础，偏寒者加桂枝就是麻黄汤，偏热者加上石膏就是麻杏甘石汤。可以举一反三，桂枝汤可以加桂、可以加芍，也可以去桂、可以去芍。

3. 少阴阳郁证

【原文】少阴病，四逆，其人或咳，或悸，或小便不利，或腹中痛，或泄利下重者，四逆散主之。[318]

甘草炙　枳实破，水渍，炙干　柴胡　芍药

上四味，各十分，捣筛，白饮和服方寸匕，日三服。咳者，加五味子、干姜各五分，并主下利；悸者，加桂枝五分；小便不利者，加茯苓五分；腹中痛者，加附子一枚，炮令坼；泄利下重者，先以水五升，煮薤白三升，煮取三升，去滓，以散三方寸匕内汤中，煮取一升半，分温再服。

【讲解】四逆散和四逆汤，虽然都叫“**四逆**”，但却绝不是剂型的区别，它们是截然不同的。

因为四逆散里用到柴胡、芍药这些疏肝解郁的药物，所以有人把它归属于少阳病，也有人把它归属于厥阴病，各家之说各有长处，教材中把它归在少阴病，主要是参考了刘渡舟教授的学术思想。而我们广中医伤寒教研室首位主任何志雄教授也提出，四逆散证应该在少阴病篇，因为少阴寒化证不能永远寒化，要经过人为地用药干预，如果只是注重单纯地温补，就可能出现局部阳气恢复，若不能布达全身，则出现阳郁，这是由阴证转为阳证过程中的一个中间反应状态，其原来的基础病还是少阴寒化证，还有少阴的本质在其中，所以应该归属于少阴。

少阴病是病理基础，“**四逆**”指四肢厥逆、手脚发凉，但这种手脚发凉却经常伴有不怕冷，舌红苔黄，舌体比较细小，其病机是阳气郁遏不达。因病与气郁有关，所以四逆散证也有很多或然症，“**或腹中痛**”“**或泄利下重**”，是影响到了脾胃，“**或咳**”是肺寒气逆，“**或悸**”是心阳不足，“**或小便不利**”是气化不利。

治疗用四逆散，以柴胡疏肝解郁、透达阳气，枳实行气破滞，芍药苦泄通络，甘草缓急。用法中的“**各十分**”，这个“分”不是重量单位，宋代之前的度量衡没有“分”这种重量单位，所以在这里是份的意思，即各取十份做成散剂。

其加减法针对几个**或然症**。咳嗽加五味子、干姜，仿小青龙汤意，温化寒饮、敛肺止咳；心悸加桂枝，取桂枝、甘草合补心阳；小便不利加茯苓，起渗湿利水的作用；泄利下重煮薤白来送服四逆散，可以行气导滞。

“**腹中痛者，加附子一枚**”，《伤寒论》中对于腹痛的加减法是多样的，通脉四逆汤证腹中痛加芍药，理中汤、理中丸证的腹痛加人参，那么为什么四逆散证腹中痛是加附子呢？第一，四逆散原方中已经有芍药了。第二，四逆散证从少阴寒化证来，基础病是肾阳虚，所以加强温肾阳的作用；通脉四逆汤本就是回阳救逆方，已经用了附子，所以是加芍药；而理中汤、理中丸是治疗霍乱病的，霍乱病呕泻容易损伤气津，所以加人参益气生津。

四逆散的临床应用非常多，现在很多人都有肝郁、气郁，偶尔的郁闷，自己能够调整过来，如果自己调整不好，积累起来，就可能严重到几个月都不好，就是病理状态了。每个人都会遇到困难，我们应该以一种阳光、平常的心态去对待，日子慢慢过，不要走得太快，现在的社会风气有些急躁了，急功近利，追求的多，得到的少，怎么可能不气郁？所以四逆散在临床上使用频率非常高。

但是单纯地只用这四味药就比较少，往往都是与其他方合方运用，肝郁的影响常常是全方位的，所以单纯疏肝是不够的，原文中都提到很多或然症，临床上或然症就更多了，所以要加减、要合方。临床上最常见的是肝木克脾土，即**“或腹中痛，或泄利下重”**，所以四逆散与四君子汤合方用得很多，强调了肝郁脾虚的病机，如果湿气比较重，还可以合五苓散。

当然，心病还须心药医，用四逆散等柴胡剂是一方面，另一方面医生也要用爱心关怀病人，有时我给病人做工作解心结的时间比看病的时间都长，给病人一些正能量，对他们是有帮助的。

第三节　少阴兼变证

一、少阴兼表证

【原文】少阴病，始得之，反发热，脉沉者，麻黄细辛附子汤主之。[301]

少阴病，得之二三日，麻黄附子甘草汤微发汗。以二三日无证，故微发汗也。[302]

麻黄二两，去节　甘草二两，炙　附子一枚，炮，去皮，破八片

上三味，以水七升，先煮麻黄一两沸，去上沫，内诸药，煮取三升，去滓，温服一升，日三服。

【讲解】301、302、303条原文按顺序是在一起的，其起始句分别是少阴病**“始得之”“得之二三日”“得之二三日以上”**，可以看得出其病程是慢慢推移的。303条是前面讲的黄连阿胶汤证，这里的301、302条都是太少两感证，是互为表里的少阴、太阳两经同时发病，在这里特指麻黄细辛附子汤证、麻黄附子甘草汤证。

“少阴病，始得之”，说明得病的时间不长，还有一种理解是少阴病兼

有外感的时间不太长。**“反发热”**，少阴病本不应发热。**“无热恶寒者，发于阴也”**，少阴病寒化证为多，强调阳气不足、阴寒内盛的病机，但这里病人却有发热，所以特别加了一个“反”字，发热提示了阳证。如果是表证始得之出现发热，其脉必然应该是浮脉，而这里却是**“脉沉者”**，说明正气不足，病本在少阴，这里的沉脉是指沉而无力的脉，前面323条说：“少阴病，脉沉者，急温之，宜四逆汤。”正说明沉脉是少阴寒化证的一个重要特点。既有太阳发热，又有少阴脉沉，所以这是表里同病。

我理解这里原文中的**“少阴病”**不是指下利清谷、脉微欲绝、四肢厥逆等症状，而是指少阴体质者或有基础病、慢性病的人，比如肾功能不全的病人突然患流感，但少阴肾的病情比较稳定，这种情况就可以是太少两感。一般少阴病禁汗、吐、下等攻邪之法，这里用汗法，是短时间内在固本前提下的一种灵活运用。

两个方子都不离附子，根据证候表现有轻重的不同。麻黄细辛附子汤证病势比较急，以麻黄走表开表，以附子温里，细辛既可以协助麻黄解表，也可以协助附子温里，所以它的辛散力度比较强。麻黄附子甘草汤证病势比较缓，用了甘草扶正气，辛甘化阳，辛散的力度相对没有那么强。

临床上由于这两个方除了用于阳虚外感，也可以用于心动过缓、冠心病心肌缺血的病态窦房结综合征，麻黄细辛附子汤、麻黄附子甘草汤具有强心作用，可以加快心跳。

二、少阴急下证

【原文】少阴病，得之二三日，口燥咽干者，急下之，宜大承气汤。[320]

少阴病，自利清水，色纯青，心下必痛，口干燥者，可下之，宜大承气汤。[321]

少阴病六七日，腹胀，不大便者，急下之，宜大承气汤。[322]

【讲解】《伤寒论》中有九个“**急**”字：阳明三急下，少阴三急下，表里同病急当救表、急当救里，323 条的“**少阴病，脉沉者，急温之**”。急和救又往往联系在一起，体现对危急重症的治疗。前面说少阴病是虚损性疾病，应当扶正，祛邪的方法都属治禁，但并不绝对，特殊情况下是可以变通的，比如前面的太少两感证用汗法，而这里的三急下证用的是下法。

在少阴病这个病情很危重的阶段，真阴已经岌岌可危，如果再有一把火，真阴可能马上就耗竭，这时候救水是来不及的，只能先移火，釜底抽薪。

320 条，“**口燥咽干**”，大家不能小看这个症状，因为它是在少阴阴虚的前提下出现的，反映了少阴肾水可能即将告竭。除了口燥咽干，此证应该还有大便不通，一定要有可下之征，如果病人阴虚而大便正常甚至腹泻，那就不需要急下了，所以急下是有条件的：一是阴耗很甚，二是一定有大便秘结、腹胀满等可下之征。

321 条，“**自利清水，色纯青**”，是热结旁流证，因为热盛、津液不足，再加上推动无力，津液只能从结旁而下，其泻下的大便是秽臭的，而且没有粪渣只有粪水。一方面阴不足，一方面阴液又因自利清水而消耗，所以这个状况也非常危急。虽有下利，但邪并不因之而外出，下者自下，结者自结，燥实并不因旁流而解，邪仍结在里边，所以“**心下必痛**”。“**口干燥者**”与上一条所指示的病机相似。

322 条，“**少阴病，六七日**”提示病程较长，这种情况下出现了“**腹胀，不大便**”，提示由阴液枯涸而致燥屎内结、肠道闭阻，所以也强调要急下。在危急关头，急则治标，治标也是为了固本，急下是手段，存阴是目的，刻不容缓地急下是为了更好的保护正气。

阳明三急下、少阴三急下都用大承气汤，其共性是都有大便不通，都有阴液不足，其区别是来源不同、去路也不同。阳明三急下是土燥而致水竭，少阴三急下是水竭而导致的土燥。一个出现在阳证阶段，一个出现在阴证阶段。阳明病里实热证多，正气不衰，预后比较好；少阴病急下只是权宜之计，仅是治标，预后比较差。

我曾看过一位中医学者写的“我的老师”，非常有感触，在文章里，作者特别提到一段关于他父亲的往事。当时他父亲病得很重，心衰、肺部感染、肾功能衰竭，表现有高热、神昏、大小便闭塞不通，当时几位名老中医会诊，大多认为要固护正气，唯有胡希恕先生提出要先用承气汤通大便，态度非常坚定，因胡老最年长，所以大家都听从了他的意见，但也都为他捏一把汗。结果效果很好，大便一通，小便也接着增多，肿也消了，热也退了，很快就能下地走路了。胡老所提出的就是：“二便不利治其标。”也提到《伤寒论》的原文：“当视其前后，知何部不利，利之即愈。”这也是对少阴急下的一个非常好的支撑案例。

三、热移膀胱证

【原文】少阴病，八九日，一身手足尽热者，以热在膀胱，必便血也。[293]

【讲解】少阴肾与太阳膀胱是表里关系，293 条的少阴热郁膀胱，属于脏病还腑、阴病转阳，应该是好现象，但也要灵活看待。

一般来说，有阴证难治、阳证易治的规律，阳证、热证往往病势比较急，多见于体质比较强的人，看似病情很重，但一旦方药对证，好得非常快；而阴证多为虚损疾病，其来也渐，不可能通过两三剂药就搞定，它需要漫长的治疗过程，而在阴证将要好转的时候往往会出现热化。

我也是搞肝病的，所以就以肝炎为例说一下。一般急性肝炎好治，转阴率 90% 以上，难治的都是慢性的，慢性肝炎虚证、寒证多，疗效不理想。现代医学的治疗强调抗病毒，而中医一直习惯于清热解毒。但我们要思考，为什么有些人感染乙肝病毒以后能及时清除，呈现出急性肝炎，而有的人感染后机体既不能识别又不能清除呢？应该是体免疫力低下，即中医所说的是正气不足，这时再用清热解毒药，那就更伤正气。现在有一种理念是温阳解毒、温肾解毒，用一些温补的方法可以激活免疫反应，当然这会使转氨酶升高，转氨酶越高，病毒滴度就越低。乙肝病毒是进入肝细胞，整合到基因里去的，所以很难清除，要清除它，就要炸碉堡，把细胞打开，同归于尽。病毒杀灭了，同时也付出了本身细胞损害的代价，所以治疗时一定要把握这个度，有时候转氨酶升得太高，变成重症肝炎也是很危险的，所以要恰到好处，见好就收。我治过的一个病人，原来转氨酶一直是没问题的，治疗以后转氨酶升到2000U/L，病人很紧张，但继续用药一个星期转氨酶就下来了，而且病毒滴度也一下子降了下来，现在已经间断服药两年了，病毒滴度还是很低。

我们回来继续讲热移膀胱证，一般来说阴证转阳是好的，但在危重阶段出现的出血却不一定是好现象，要谨慎对待，按照温病的卫气营血辨证，出血是病入营血的征象，叶天士说："入血就恐耗血动血，直须凉血散血。"所以这里是少阴虚火移热膀胱，内迫血分，迫血妄行。

四、伤津动血证

【原文】少阴病，咳而下利谵语者，被火气劫故也，小便必难，以强责少阴汗也。[284]

少阴病，但厥无汗，而强发之，必动其血，未知从何道出，或从口鼻，或从目出者，是名下厥上竭，为难治。[294]

【讲解】从卫气营血来看，《伤寒论》讲气分比较多，但有很多时候也讲到血分，比如太阳蓄血证、阳明血热证，少阴病也有血分证。有一些出血是病证本身的问题，有一些可能是服用药物以后的反应，所以在今年的经方班我就讲了一下"仲景的血证问题以及临床应用和思考"，从仲景著作中可以找到很多治疗血证的思路。

少阴病，不论寒化还是热化，皆不应使用发汗法。284条中已经表现为

“下利”，水液从肠道丢失，若再用火法治疗，必然更伤津液，小便化源不足，故**“小便必难”**。仲景解释为**“以强责少阴汗也”**，指出了病因就是少阴病误用火法发汗。

294条讲出血，也与强行发汗有关。汗出伤阴，热邪迫入营血，所以说**“必动其血”**，按原文所说出血部位可以是口鼻，可以是目。所谓**“下厥上竭”**，指的是阳气厥于下，阴血竭于上，即血从口、鼻或目出。阴阳离决，故曰难治。

少阴病热化证强调津液的存亡，其伤津动血证与温病的热入营血证的机制有相似的地方，可以互相参考，温病后期热盛伤阴，有一份津液就有一份生机。

黄连阿胶汤除了可以治疗原文所讲的**“心中烦，不得卧”**，还可以用来治疗糖尿病性视网膜病变所致的眼底出血，其他部位的出血如果符合阴虚火旺的也可以用黄连阿胶汤。

第四节　咽痛证

咽痛虽然是个简单的病，但有时候治疗也很棘手，也会给病人带来巨大的痛苦。我昨天收到一条短信，是一个病人发来的。这个病人去年在西医院确诊为下咽癌，经过了化疗和33次放疗，治疗以后多次检查都没有再发现肿瘤，虽然肿瘤是没有了，但却出现了严重的咽喉水肿、疼痛，进食困难，一直在吃止痛药，也看过中医，但越吃越痛，肚子饿得不得了，但却因咽痛吃不下东西，生不如死。我见过一些鼻咽癌病人，做了放、化疗以后，往往腺体损伤，病人出现咽喉干、口干吞咽困难的症状，但却没有见过这个病人这么重的，这个病人现在还没有来，我觉得应该能从《伤寒论》中找到治疗方法。

1. 猪肤汤证

【原文】 少阴病，下利咽痛，胸满心烦，猪肤汤主之。[310]

猪肤一斤

上一味，以水一斗，煮取五升，去滓，加白蜜一升，白粉五合，熬香，和令相得，温分六服。

【讲解】 在这条原文中，**“下利”** 如果是少阴寒化的下利，那么就是主要问题了，就应该主要去处理少阴寒化证，而现在主要处理 **“咽痛”**，所以下利是个次要问题。由于下利日久，真阴损失，虚火上炎，肾经循喉咙、夹舌本，虚火循经上扰，就会出现咽痛。少阴虚火循经上扰心神，则可以出现**“胸满心烦”**。

对这种阴虚火旺，仲景用猪肤汤来养阴清热。其组成中有三个材料：猪肤、白粉、白蜜。白粉是白面粉，也就是小麦粉，**“熬香”**说明要把小麦粉先炒一下，炒出香味来。猪肤也就是猪皮，需要把附着的油脂都刮干净，猪皮是胶质成分，可以养阴，当然也可以养颜。几个材料都是日常使用的食材，所以也是一种食疗法。

这个方除了治疗阴虚咽痛，还可以变通使用治疗多种疾病，很多老人家秋冬天皮肤痒、干燥，主要是由于皮肤上的分泌物减少，保湿的外用品只是治标的，治本还是需要内养。春夏养阳、秋冬养阴，猪肤汤就可以起到养阴润肤的作用。我个人经验是用糯米来熬，有黏性，也有养阴滋补的作用，还可以再加百合、黄芪，也可以少放点生姜、大枣，最后用蜂蜜一调，放到冰箱里就变成像果冻一样的，吃的时候切成一块块的，味道也很好。

2. 甘草汤证、桔梗汤证

【原文】少阴病，二三日，咽痛者，可与甘草汤。不差，与桔梗汤。[311]

甘草汤方

甘草二两

上一味，以水三升，煮取一升半，去滓，温服七合，日二服。

桔梗汤方

桔梗一两　甘草二两

上二味，以水三升，煮取一升，去滓，温分再服。

【讲解】前面猪肤汤证是阴虚咽痛，这里的甘草汤证、桔梗汤证则是客热咽痛，其咽喉部应该是红的。《伤寒论》中的甘草大多是炙用，而在甘草汤、桔梗汤中则是生用，主要是取其清热解毒的作用。桔梗有利咽、解毒、散结的作用，还可以排脓。耳鼻喉科常用的玄麦甘桔汤，就是在桔梗汤的基础上加玄参、麦冬，这个方也被做了各种剂型的中成药，临床疗效很好。

甘草汤是《伤寒论》中最小的方之一，只有一味药。生甘草是非常好的清热解毒药，很多清热解毒的方里面都少不了甘草。我的外婆到了夏天就经常煮银花甘草茶，或者用银花、甘草来煮蚕豆或黄豆，然后把豆子晒干来吃，可以预防或治疗小朋友夏天容易生的脓包疮疖。甘草除了治疗脓肿，也可以磨粉外敷伤口。因为甘草也叫国老，有人把一味甘草熬成膏，就叫作国老膏。

说到甘草的解毒功能，可以提一下补脾派的李东垣，他的用方经常是炙甘草和生甘草同用，炙甘草补气，生甘草解毒清热，我现在也经常学习李东垣的这种用法。李东垣提出阴火论，是由脾虚气馁，气不能布达敷布，郁而出现热象，所以治疗重在健脾，但往往反佐一些寒凉之品，如连翘、银花、黄连、黄芩、石膏、生甘草之类。所以炙甘草与生甘草的配伍，应该也是有这样的考虑在其中。

3. 苦酒汤证

【原文】少阴病，咽中伤，生疮，不能语言，声不出者，苦酒汤主之。[312]

半夏洗，破如枣核，十四枚　鸡子一枚，去黄，内上苦酒，着鸡子壳中

上二味，内半夏，著苦酒中，以鸡子壳置刀环中，安火上，令三沸，去滓，少少含咽之，不差，更作三剂。

【讲解】从原文来看，苦酒汤治疗的是咽喉溃烂，即“**咽中伤，生疮**”，而且咽喉溃烂影响到发音，所以“**不能语言，声不出者**”。

苦酒汤的方药组成有苦酒、半夏、鸡子。这里的鸡子需要去黄，也就是鸡蛋清，鸡蛋清可以利咽、保护咽喉，梨园经常用鸡蛋清来保护嗓子，因为唱戏容易伤嗓，鸡蛋清可以保护损伤的黏膜，也有止痛的作用。苦酒就是醋，是用粮食酿制的醋，现在的一些勾兑醋是不行的。

苦酒汤的煎法看起来很复杂，其实操作起来并不难。我在马来西亚讲

课的时候，同学们非常有求实的精神，现场实践苦酒汤的制作。我现在把方法改良了一下：先用清水煮半夏，800ml的水煮40g半夏，煮到一半的时候，放70ml的醋，山西醋、镇江醋都可以，接着把4个鸡蛋清浇在上面，然后马上把火熄掉。冷却以后，慢慢地含咽，用不完的放到冰箱里。有些醋可能酸度比较高，对咽喉的刺激有点大，可以少放一点。

苦酒汤的疗效非常好，而且也不难喝。我最近治疗两个扁桃体肿大的病人，有一位咽喉部都差不多关闭了，我就让病人用这个方法，现在有一个病人的扁桃体已经基本都恢复正常，另外一个病人也已经消掉了三分之一。

4. 半夏散及汤证

【原文】少阴病，咽中痛，半夏散及汤主之。[313]

半夏洗　桂枝去皮　甘草炙

上三味，等分。各别捣散已，合治之，白饮和服方寸匕，日三服。若不能散服者，以水一升，煎七沸，内散两方寸匕，更煮三沸，下火，令小冷，少少咽之。半夏有毒，不当散服。

【讲解】“半夏有毒，不当散服”这句话应该是后人加上的，因为既然前面说是半夏散，后面又说不能服，就自相矛盾了。

原文只讲到**“咽中痛”**，其余症状都没有说。以方测证，半夏、桂枝散寒通阳涤痰，可以推测是与寒相关的咽痛，所以不能一见咽痛就认为是热、是火，一般来说咽喉红肿的属于热，咽痛但不红的属寒。

半夏散及汤可以冲服，不能做散服的话也可以煮，仍然是要用含咽的服法。

我们伤寒教研室的熊曼琪教授在20世纪80年代曾发表过用半夏散及汤治疗咽痛的论文，这个案例大家可以去检索一下。

我们这一部分讲了猪肤汤、甘草汤、桔梗汤、苦酒汤、半夏散及汤几个治疗咽痛的方，像给我发短信咨询的那个病人，我觉得用大补大寒是不行的，过于辛辣刺激也不行，而甘草汤是可以考虑应用的，甜味的没什么刺激，鸡蛋清也可以，可以先含咽一些，等咽痛好一些，能够进水的时候，再根据辨证加几味药进去。

咽痛证的病位是在少阴经脉，广义的少阴病应该包括少阴心肾的脏病和少阴经脉的病变，经脉病变的程度比较轻，范围比较局限。但两者也是有联系的，它们可以内外相传，咽痛可能是局部的症状，也可能是少阴病产生或者加重的原因，少阴病危重阶段过了以后，病人在稳定阶段也可以出现咽痛。比如现代医学所说的病毒性心肌炎，其首先表现出来的可能就是咽喉部的感染，如果咽喉部再度感染，心肌炎就会加重；又比如链球菌感染后的肾小球肾炎，起于咽部的链球菌感染。所以有时候咽痛并不是一个轻浅的病，它与心肾的关系很密切。当然从《伤寒论》原文来看，此处的咽痛证主要还是在少阴经脉，没有明显地提到与少阴本证的关系。

第五节　少阴病预后

【原文】少阴病，脉紧，至七八日，自下利，脉暴微，手足反温，脉紧反去者，为欲解也，虽烦下利，必自愈。[287]

少阴中风，脉阳微阴浮者，为欲愈。[290]

少阴病，下利，若利自止，恶寒而蜷卧，手足温者，可治。[288]

少阴病，恶寒而蜷，时自烦，欲去衣被者，可治。[289]

少阴病，吐利，手足不逆冷，反发热者，不死。脉不至者，灸少阴七壮。[292]

少阴病，恶寒身蜷而利，手足逆冷者，不治。[295]

少阴病，吐利躁烦，四逆者死。[296]

少阴病，下利止而头眩，时时自冒者死。[297]

少阴病，四逆恶寒而身蜷，脉不至，不烦而躁者，死。[298]

少阴病六七日，息高者，死。[299]

少阴病，脉微细沉，但欲卧，汗出不烦，自欲吐，至五六日自利，复烦躁不得卧寐者死。[300]

【讲解】这里首先讲到了少阴病预后的三种情况：第一种情况是病情好

转，疾病将愈，原文的287、290条，也就是正复欲愈证；第二种情况是病人有救治的希望，原文的288、289、292条，所以叫阳回可治证；第三种情况是正衰危重，原文的295、296、297、298、299、300条，也叫作**“少阴病六死证”**，除了第一个是“不治”，其余都是“死”。

少阴病，特别是少阴寒化证是以阳气为本，有阳则生，无阳则死，其重视阳气的思想是不言而喻的，用方、预后转归也反复强调了阳气的问题，阳气未亡可治。所以如果病人出现热象，**“手足反温”**说明阳气恢复。**“脉阳微阴浮”**，脉轻取的时候摸上去好像微脉，但重按的时候还能摸到，或者以阴阳为寸、尺脉，寸脉虽微，但尺脉仍浮，都是阳气仍在的征象，预后较好。如果阳亡阴竭，病情就比较危重，甚至阴阳离绝而出现死亡。

对于危重症的观察，现代医学特别强调生命体征：体温、脉搏、呼吸、血压，还注意观察小便、神志。从这几条原文来看，也体现了仲景重视体温的思想，医生不仅要摸病人的手足，还要摸身体来感受体温。脉搏更是中医所关注的，相对于现代医学看脉力、脉率、脉律，中医的脉诊有更丰富的内涵。原文所讲的“息高”体现了对呼吸的重视，指的是呼吸非常表浅，病机是肾不能纳气，气浮在上面，呼多吸少，呼吸浅促，其实是呼吸衰竭的表现，说明病人病情危重。中医没有测血压的说法，但是从肢体的温度可以间接反映出血压情况，如果是休克状态，血压低，肢体应该是凉的。中医当然也重视神志，烦和躁在原文中反复出现，这里还强调了**“复烦躁不得卧寐者死”“不烦而躁者死”**，烦是自觉症状，躁是他觉症状，烦轻躁重，往往是强调了神志不清而四肢躁扰不宁，是危重的表现。至于从小便判断病情预后，在前面的232条曾出现过“若不尿，腹满加哕者，不治”。所以从现代医学的生命体征来对等观察思考的话，可以发现《伤寒论》尤其是少阴病中对预后的判断是非常精当的。

伤寒强调了阳气对于疾病预后转归的意义，而温病则强调了“存得一分阴液，便有一分生机”，但从伤寒的少阴热化证中也是可以看到这种温病学思想的端倪，虽然不全面，但也的确涉及了这个方面，如“下厥上竭”，阴精上竭衰亡，预后不好。

☞少阴病篇小结

少阴心肾是人体生命的中枢，少阴为病往往多危急重症。从阴阳来讲有寒化、有热化。经脏对比，咽喉痛就是经病，少阴病本证则讲的是脏病。从表里看，咽偏于表，太少两感证偏表。少阴病也有出血动血的情况，也涉及卫气营血。这些都体现了仲景的辨证思想以及其理论和实践。既有病又有证，纲目分明，条理清晰，前后呼应，对比甄别，不但辨证精当，而且治疗方法非常丰富，为抢救危重病人奠定了非常好的基础。所以说少阴病是危重症的辨证论治专论。

有一些学者提到，把少阴病分为初期、典型期（盛期）、死亡期、转归期。初期的病还比较轻浅，相对来说预后比较好，也可以治愈，所以原文也讲到可以治愈的情况。如果正气不足，邪气太盛或者直中，就可能出现少阴病的盛期，认为太少两感的麻辛附子汤证、麻附甘草汤证，还有典型的寒化证、热化证，都属于这一期。

寒化证跟阳虚有关，但又不仅是阳虚，还有很多病理产物，比如阳虚水滞出现寒凝骨节的附子汤证、阳虚水泛的真武汤证、阳弱气郁的四逆散证，以及影响到血脉出现的便脓血证，还有客寒咽痛证。热化证中也有客热咽痛证，还包括了少阴三急下证、猪苓汤证、伤津动血证，伤津动血证没有出方，可以考虑用温病营血分的相关方。

对于少阴寒化、热化的机理，一些学者还结合了现代医学的知识提出一些看法。比如认为热化证是一种亢奋状态，当然这种亢奋不是一边倒的，它还分虚实，也有不足的一面，抑制能力降低，兴奋加强，呈现出既兴奋又容易疲劳的不稳定状态，是虚损的亢奋，跟阳明病的亢奋不一样。临床上这种虚损的亢奋可以表现为自主神经紊乱、交感兴奋、副交感抑制。寒化证，也可以从下丘脑－垂体－肾上腺皮质系统来思考，主要反映了机体对有害刺激的反应低下、适应能力下降、代谢不足，所以表现为神衰、欲寐、消化功能差、下利清谷、心功能不全、四肢厥逆等。所以总的来说，寒化证是以全身功能衰竭为特征的机体反映状态。当然这些也都属于是各家学说了。

第六章
辨厥阴病脉证并治

大家学习《伤寒论》应该有整体观念，不能仅要记住一方一法一药，把方和药拿走以后，脑子里面一片空白是不行的，学习应该既见树木又见森林，不仅知道一点一线，还要形成一个面，脑子里面还要是动态的。我们用一条抛物线来表示六经病的发生、发展、转化，太阳为起点，顶点是反应最亢奋的阳明阶段，逐渐衰减的是少阳，再往下走是比三阳病的基础水平还要差的三阴病，这主要反映了正气的动态变化，由开始起步，到剧烈反应，到逐渐减弱，最后到功能衰竭，抛物线的尾部比起点水平要低，斜向下走，因为三阴的正气比较弱，所以比发病初始阶段的正邪抗争反应要弱很多。太阴病病情相对较轻，只是局部的阳气不足，部分太阴病还有自愈的可能，少阴病相当于疾病的危重阶段，与心肾相关，那么厥阴病呢？

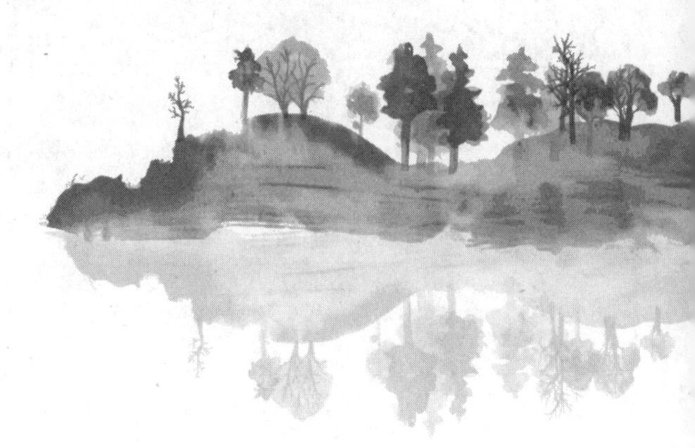

曾经有一位同学问：为什么张仲景要把厥阴病放到六经病的最后？他觉得少阴病是疾病的危重阶段，而厥阴病要比少阴病轻，所以总觉得这样的排列顺序不妥。

其实疾病发展到少阴阶段，当然已经是一个危重症，所以张仲景提出了“少阴六死”，一部分心肾阳虚的病人，进一步发展成为相火衰竭，也意味着全身五脏六腑的功能衰竭，这种情况基本上是必死无疑的，相当于厥阴病篇将讲到的脏厥证，即使病人有幸存活下来，也肯定不是健康的人，会表现为一种错综复杂的病理状态，所以厥阴病看似比少阴病要轻，但它非常复杂。

陆渊雷说厥阴病篇是千古疑案，尤其是厥阴病呕哕下利证，大家对厥阴病篇的方证，以及它的写作风格有很多的争议，还有人认为厥阴病篇的很多条文是王叔和加进去的。但在临床上，当疾病阴去而阳生，脏气逐渐恢复的时候，确实可以看到疾病表现出张仲景在厥阴病篇中所描述的复杂场面，所以是不是疑案不重要，重要的是有没有用，就算是王叔和加进去的，也是宝贵的东西，因为王叔和也是个大家，王叔和的《脉经》也是经典，《伤寒论》是他整理的，他的观点不太可能与《伤寒论》相左，而应该是一脉相承的。

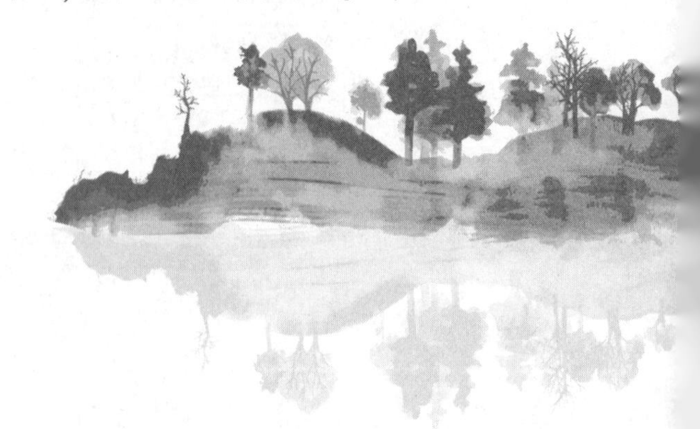

第一节　厥阴病篇基础

一、厥阴的生理功能

肝的功能有三个方面，首先，肝主疏泄，包括了疏泄胃肠、调达情志，人的情绪变化跟厥阴肝有很大关系，疏泄胃肠不仅跟厥阴肝有关，也跟胆藏精汁有关，肝和胆是表里关系，他们两者的功能是经常协同在一起的。第二个功能是促进血液的运行，心主血脉，肝藏血，人卧则血归于肝，人动则血运于四肢，所以肝对血液的分布有调节作用，而肝主疏泄的作用对于血液的运行也有促进作用。第三个功能是肝内寄相火，布阳化阴，消除阴寒邪气，维持体内阴阳平衡，维持内环境稳定，这一功能也是本篇重点涉及的肝的功能。

从经络上来看，厥阴包括了足厥阴肝经、手厥阴心包经，但本篇只讨论了足厥阴肝经以及肝脏的问题。足厥阴肝经和足少阳胆经都循行人身之侧，但有表里深浅的不同，浅表的是少阳胆经，较深的是厥阴肝经。厥阴肝经起于下肢，从足走腹，然后贯胸，行头，到达巅顶，与督脉相连，督脉主诸阳，而厥阴起阴阳交接的作用。

从整体来看，肝胆脏腑相连。其他脏腑之中，肝尤其与肾和胃的关系比较密切，肝的功能有赖于肾阴和胃液的滋养。肝与肾的关系我们常说是乙癸同源，肝与胃的关系是木和土的关系。在厥阴病篇专门讲到呕哕下利，本来呕哕下利的病位是在太阴和阳明，为什么在厥阴病篇还要提？就是因为木土有紧密的关系，厥阴异常的首发症状往往就是消化系统症状，表现为呕哕、下利，所以在厥阴病篇还专门讨论。

二、厥阴病概述

【病理】厥阴的病理主要是肝气横逆乘脾犯胃、寒热错杂、虚实夹杂。病位主要在厥阴肝，跟厥阴心包的关联不密切。

【病症】厥阴病的病症主要有四个方面。

第一，寒热错杂证。这是它最本质、最常见的证候，寒热错杂往往表现为上热下寒。第二，厥热胜复证。就是四肢厥逆跟发热交替出现，有点类似少阳病的往来寒热，但两者有本质的区别，少阳病在阳证阶段，厥阴病在阴证阶段，它们的来、去、预后、转归是截然不同的。在厥阴病看到厥热胜复、说明阳气逐渐恢复，而在少阳病看到寒热往来则强调了正气不足。第三，四肢厥逆证。反映了厥阴相火布阳化阴、消除阴寒邪气的功能失常，当然四肢厥逆不是厥阴病所独有的，仲景把一类的病症放在一起讨论，所以在厥阴病篇有专门讨论厥证的内容，有些四肢厥逆属厥阴病，有些不是，只是作为类证鉴别。第四，胃肠的吐利证。这个有争议，陆渊雷特别反对，觉得这跟厥阴病本质没有什么联系，是厥阴肝乘脾犯胃以后旁生的变证类型，病位还是在胃肠。但是一部分吐利证跟厥阴肝关系很密切，这是由于疾病处于阴阳两极分化的极点，所以病证表现也呈分离的状态，因此往往有呕利腹痛，胃肠吐利证特别谈到热实证、虚寒证两个极端。

【诊断】厥阴病的诊断凭脉症，尤其凭提纲证。厥阴肝的脉是弦紧的脉，少阳脉是细弦脉，因为脉的紧张度比较高，所以脉缩得比较紧，脉体就显得比较细，少阴脉特别强调细，而厥阴脉都是弦而紧的，这代表有实邪的一面。厥阴病的经络症状作为辅佐诊断的依据，除了少阳也有的胸胁烦满，还特别注意厥阴肝经环阴器，所以生殖系统的很多病症跟厥阴肝有关，巅顶也是经脉所分布地方，所以巅顶痛也跟厥阴肝有关。

【病因】厥阴病的来源，第一种是由从少阴寒化证传来。少阴病寒化证都有下利，而厥阴病基本不谈下利，其实只是省略了，下利是还在的，这个下利是由少阴而来的，在少阴心肾真阳虚衰的基础上，相火受到影响，厥阴相火衰竭，五脏六腑真阳也就都衰竭了，最后就变成脏厥证。脏厥证的预后是不良的，可以说没得治，生长壮老已是自然规律，什么人都不能回避，所以张仲景很高明，也就没有出方。

第二种是外寒直中，或者是厥阴经病，或者是厥阴脏病，或者是经脏同病，这种情况就相对比较轻。外寒直中厥阴肝经就是当归四逆汤证，厥阴脏病是吴茱萸汤证，外寒直中、经脏同病是当归四逆加吴茱萸生姜汤证。厥阴肝是体阴而用阳，内寄相火，所以一般偏虚偏寒的肝阳虚肝寒是比较少见。

第三种是寒郁厥阴，相火郁积。由于闭得太紧，哪里有压迫哪里就有反抗，然后邪就热化了。热化后有不同的情况，从时间上看，如果阳复阴退，病就向愈；如果阳复太过，就转为热化证；如果阳气的恢复与邪气处于拉锯状态，就出现厥热胜复。从人的整体来看，如果局部阳气恢复，但还有部分阴寒之邪从少阴而来，就可以见到一部分热一部分寒，即寒热错杂证。

【类证】此外，本篇还讲了厥证的类证鉴别，共有十种厥证。还有呕利的类证鉴别，呕利有寒热虚实的不同，体现了厥阴病的两极分化。

由于厥阴病病证复杂，寒热虚实不同，所以治疗各异。重点是寒热错杂，所以治疗上寒温并用，代表方是乌梅丸。也有单纯寒证，用吴茱萸汤、当归四逆汤，也有单纯热证，用白头翁汤。

【治禁】厥阴病的治禁也比较复杂，要区别对待。如果是寒热错杂或者是寒证，毕竟有阳气不足的一面，所以单纯地汗吐下清这些祛邪的方法是禁忌的。如果是热证，那么温针法、辛温发汗法是禁忌的。

为什么厥阴病这么复杂？第一，厥阴肝是阴尽阳生之脏，而且是阴阳交会之所，经脉相贯，是十二经脉的交接点，厥阴经脉上巅顶，与督脉相连，这样就跟阳经相连从而阴阳交会。第二，厥阴肝本身与心肾、脾胃有关系，心与肾、脾与胃他们寒热是相左的，所以如果厥阴肝乘脾犯胃或者影响到心肾，就容易出现寒热错杂证。第三，仲景把厥阴病放在六经病最后，不代表病人都死掉了，既然厥阴病篇谈到治疗的问题，就说明病人是从少阴病救过来了，一部分病人救过来之后出现复杂的病证，就是走到厥阴。

三、厥阴病提纲

【原文】厥阴之为病，消渴，气上撞心，心中疼热，饥而不欲食，食则吐蛔，下之利不止。[326]

【讲解】第326条原文所描述的病症比较复杂，反映的病机是寒热错杂、上热下寒或者上热中寒也比较复杂。

“消渴”，指的是渴欲饮水，饮不解渴，有的人把它与现在讲的消渴病对应，其实并不恰当，消渴病是一个病种，其表现中包括多饮、多食、多尿、消瘦等，而这里只是一个消渴的症状，两者不能画等号。消渴的症状反映了厥阴相火郁极，郁而化热，灼伤阴津。下利不渴属太阴，下利而渴属少阴，这里的消渴强调了厥阴病的口渴要更加严重。

“气上撞心”，并不是说真的撞到心脏，“心”的概念比较广泛，包括心胸、胃脘部，就是病人感觉到有气顶住、撞着心胸附近，或者有一种被木棍捅撞的感觉，可能有时候也像心绞痛发作的表现。**“心中疼热”**，是胃脘部和心胸部有灼热疼痛的感觉。这是由于肝气横逆，气上冲心，也跟厥阴郁火上冲有关，反映了肝气郁火上冲的病机。

“饥而不欲食”，饥饿代表有热，为厥阴郁火犯胃，胃有热则消谷善饥，但下面又紧接着“不欲食”，即吃不下去，这责之于脾寒，脾不健运，想吃又吃不下，类似于嘈杂的一种感觉，有的人描述成吃了生大蒜以后那种胃中又辣又空的感觉。

“食则吐蛔”，蛔虫有两个特点，一是有钻孔习性，二是喜热避寒，哪里热就钻哪里，一旦蛔虫感觉待的地方不舒服，就会活动、钻孔、打结成团。原来蛔虫寄生在小肠，而病人有脾寒，又勉强进食，蛔闻食臭出，一旦有蛔虫出来，就说明这个病人现在处于上热下寒的状态。

对于这种吐蛔的病证，原文继续讲了治禁，不能够使用下法，**“下之利不止”**。因为本来有**“心中疼热”**，很可能被当成热证而用攻下的方法。厥阴病由少阴证继续发展而来，所以本来就应该会有下利，现在误下后更加损伤脾阳，则利更不止。所以厥阴病上热下寒证不能单纯地使用攻下法。

为什么**上热下寒证在厥阴病比较多见？主要有三点原因**。

①厥阴肝主疏泄，与脾胃关系密切，容易乘脾犯胃，而脾胃是相反相成的矛盾体，往往胃多热而脾多寒。②厥阴肝跟少阴的关系是乙癸同源，肝木上接心火下连肾水，而心肾一水一火又是矛盾体，本来水火不相容，但是在人体内又要心肾相交。③人自身是一个系统，与自然界又是一个大系统，人内部的五脏六腑有调节系统的特殊关系，最关键的是厥阴肝，它是阴尽阳生之脏，是阴阳交接之所。

第二节　厥阴病本证

一、厥阴寒热错杂证

1. 乌梅丸证

【原文】伤寒脉微而厥，至七八日肤冷，其人躁无暂安时者，此为脏厥，非蛔厥也。蛔厥者，其人当吐蛔。令病者静，而复时烦者，此为脏寒。蛔上入其膈，故烦，须臾复止，得食而呕，又烦者，蛔闻食臭出，其人常自吐蛔。蛔厥者，乌梅丸主之。又主久利。[338]

乌梅三百枚　细辛六两　干姜十两　黄连十六两　当归四两　附子六两，炮，去皮　蜀椒四两，出汗　桂枝去皮，六两　人参六两　黄柏六两

上十味，异捣筛，合治之，以苦酒渍乌梅一宿，去核，蒸之五斗米下，饭熟捣成泥，和药令相得，内臼中，与蜜杵二千下，丸如梧桐子大，先食饮服十丸，日三服，稍加至二十丸。禁生冷、滑物、臭食等。

【讲解】乌梅丸证，也叫蛔厥证，也叫上热下寒证。这条原文采取了对

比的手法，讲解了脏厥和蛔厥。

先谈脏厥，脏厥不单单指肾脏阳气极虚而致的四肢厥逆，还包括了全身五脏六腑的真阳衰竭。**“伤寒脉微而厥”**，脉微与少阴病提纲证中的脉微意思一样，病人不但脉微无力，还有四肢厥逆，强调肾脏阳气衰微。**“至七八日肤冷”**，即经过了七八天以后，病人不仅四肢厥逆，而且全身都发凉了，这种状态预后很不好，最后常会走向死亡。**“其人躁无暂安时者”**，不仅全身发凉，还有神志改变，阴盛而阳气浮越，阳气将要衰亡，神志不清，躁扰不宁。这种病证就被称为脏厥。对于脏厥的治疗，仲景没有出方，因为这样的病预后很差，当然遇到这样的病人还是要抢救，可以考虑四逆加人参汤、通脉四逆汤一类。

接下来仲景继续讨论了蛔厥，**“蛔厥者，其人当吐蛔”**，蛔厥是由蛔虫窜扰，气机逆乱，导致阳气不能布达而出现四肢厥逆，这种病人经常会有吐蛔的病史。由于蛔虫窜扰，病人表现为发作性时静时烦。脏寒指的是脾和肠的虚寒，由于蛔虫具有喜温的特性，而肠中虚寒，所以蛔虫会向上窜扰，由此而扰动气机，气机逆乱，就出现蛔厥。**“蛔上入其膈”**，膈是指胸膈的部位，蛔虫上扰而心神烦乱。**“得食而呕，又烦者，蛔闻食臭出”**，食臭指饮食物的香味，蛔虫闻到饮食物的香味，被吸引向上走。总的来说，蛔厥病是比较容易诊断的，它往往有吐蛔的病史，症状主要有烦、痛、呕，还有肢厥、脉微的症状，而且这些症状常常是短暂的，发作性的，并非持续性，在蛔虫窜扰的时候出现或加重。

蛔厥证用乌梅丸以寒温并用、安蛔止痛。包括药物制作过程中所用到的苦酒、饭、蜜，这个方共有 13 味药。其中以乌梅为主药，而且还要用米醋泡一个晚上，酸味更重。蜀椒的炮制法**“出汗”**是指用火来炒，炒至水分和油质向外渗出。**“异捣筛”**是指把药物分别捣碎，筛出细末。最后与饭、蜜共同捶打做成梧桐子大的药丸。乌梅丸中包含了苦辛酸甘四种，针对了蛔虫的特性，蛔得酸则静、得苦则下、得辛则伏，而蛔虫病人往往气血亏虚，所以又用了人参、当归补益气血。

蛔虫病以前多见，现在比较少。我在传染科的时候，曾经见过一些因为黄疸收入院的小朋友，检查以后才发现是因为胆道蛔虫引起的梗阻性黄疸，发作的时候就腹部疼痛，痛得打滚，阵发性发作，不发作的时候什么事都没有，等蛔虫排出来，黄疸就慢慢退了。

现在蛔虫不仅仅是少了，而且还不容易治了。今年上半年我治过一个7岁的小朋友，很瘦，腹痛原因不明，在儿童医院做了肠镜、胃镜，发现胃、肠都有溃疡、糜烂，有一次在大便里面找到2颗蛔虫卵，诊断为蛔虫病。虽然诊断明确了，西医也用了驱蛔药，但是治疗效果不好，也吃过乌梅丸的中成药，也没效。现在找我看，我还是用乌梅丸做底方，但是变丸药为汤药，并且加了一些调理脾胃的药，看了两三诊，服药以后再也没痛过。

乌梅丸治疗蛔厥证是很恰当的，提纲证所讲的上热下寒证也可以考虑用乌梅丸来治疗，同时它“**又主久利**”。

这个方除了用于治疗蛔厥，还可以用于很多方面，从仲景的原文来看，乌梅丸的适应证至少有三个：一是蛔厥，二是提纲证所讲的上热下寒证，三就是下利。原文讲乌梅丸“又主久利”，病程很长的腹泻，其病机比较复杂，常常是寒热错杂，虚实夹杂，而乌梅丸寒热并用，乌梅又能酸敛止泻。乌梅丸还可以治疗一些虚实寒热错杂的功能性子宫出血、青春期崩漏，因为乌梅是酸敛的，所以可以用于止血。有时候还可以用来治疗咳嗽，主要也是对于病机复杂，寒热虚实都有的咳嗽，同时也是取乌梅酸敛的作用。

我大学刚毕业工作的医院，有个儿科教授病人非常多，这个老师几乎给所有的小朋友都会开乌梅，并不是说这些小朋友都有蛔虫，而是因为乌梅的作用很多。除了安蛔止痛、收敛止咳、止利、止血，乌梅还有养阴的作用，与甘味药合用，酸甘化阴，并且酸味的东西也可以帮助消化。乌梅还有很好的抗过敏作用，祝谌予教授就是用乌梅、防风、银柴胡、五味子几味药治疗过敏性疾病。

我们病房曾经收过一个病人，这个病人原来很爱好运动，后来得了运动神经系统疾病，不能走动，长期卧床，病久以后肌肉慢慢萎缩。这个病人原来长得很高很漂亮，现在很忧郁，年龄也接近了更年期。我们用了很多方法，效果都不行，最后想到了用乌梅丸，结果发现乌梅丸的效果很不错。

2. 干姜黄芩黄连人参汤证

【原文】伤寒本自寒下，医复吐下之，寒格更逆吐下，若食入口即吐，干姜黄芩黄连人参汤主之。[359]

干姜　黄芩　黄连　人参各三两

上四味，以水六升，煮取二升，去滓，分温再服。

【讲解】**“伤寒本自寒下”**，即病人本来就有虚寒性的下利。**“医复吐下之”**，指医生又用了攻邪的吐法和下法。**“寒格”**，指的是上热与下寒相格拒，说明这个病人不仅有虚寒性的下利，同时在上还有胃热呕吐。**“更逆吐下”**，用吐下法后更加损伤阳气，虽然阳气更虚，但上热还在，病人表现为**“食入口即吐”**，这种食物一入口就吐的表现，多提示胃热。而且这里强调了呕吐是矛盾的主要方面，所以方药组成中寒凉之品比较多，黄连、黄芩清胃热，干姜配人参相当于半个理中汤，用以温脾寒，虽然说是上热下寒，其实是胃热脾寒。

《伤寒论》中寒热并用的方很多，其治疗病位不同，寒热多寡不同。本条方是寒热并用，前面学过的三泻心汤也是寒热并用，而且本方的四味药也在三泻心汤中，刚刚学过的乌梅丸也是寒热并用。所不同之处，三泻心汤证是寒热糅杂在一起，导致中焦气机堵塞，所以一定有心下痞的症状，因此治疗上偏于和中消痞。此处干姜黄芩黄连人参汤证则热就是热、寒就是寒，虽然上有呕、下有利与三泻心汤相似，但没有心下痞，其重点在呕吐，偏于苦降止呕。乌梅丸又偏于酸收安蛔、酸敛止泻。后面要讲的麻黄升麻汤也是寒温并用，但偏于辛散祛邪。所以虽然表面上看都是寒温并用，但一定要看清楚它们之间的细微区别。

3. 麻黄升麻汤证

【原文】伤寒六七日，大下后，寸脉沉而迟，手足厥逆，下部脉不至，喉咽不利，唾脓血，泄利不止者，为难治，麻黄升麻汤主之。[357]

麻黄二两半，去节　升麻一两一分　当归一两一分　知母十八铢　黄芩十八铢　葳蕤十八铢，一作菖蒲　芍药六铢　天门冬六铢，去心　桂枝六铢，去皮　茯苓六铢　甘草六铢，炙　石膏六铢，碎，绵裹　白术六铢　干姜六铢

上十四味，以水一斗，先煮麻黄一两沸，去上沫，内诸药，煮取三升，去滓，分温三服。相去如炊三斗米顷令尽，汗出愈。

【讲解】**“伤寒六七日，大下后”**，又属太阳病误治，攻下后邪气内陷，出现**“寸脉沉而迟”**，这里的沉迟应该是相对有力的，是由于邪陷阳郁再加痰热。**“手足厥逆”**，则是由于**“下部脉不至”**，下部脉指的是趺阳脉与太溪脉，趺阳脉与太溪脉的不至代表了阳气不足。**“喉咽不利，唾脓血”**为上有热，**“泄利不止”**为下有寒。病证很复杂，寒热虚实都有，清热会伤阳，温阳又助热，所以仲景说**“难治”**。

麻黄升麻汤是《伤寒论》最大的一个方，共有14味药。大方子的特点是照顾面比较广，常用于病情比较复杂的情况，多用于慢性病，其药味多而量不重。与之相反，如果是治疗危重症，方子就很精练而量很重，取其力量集中，药专力宏，如干姜附子汤、桂枝甘草汤一类。

我是这样记忆麻黄升麻汤的，简要介绍一下。①方中有麻黄、升麻两味药，因为病是由太阳传来，由表入里，所以现在要由里出表，先把门打开，用麻黄辛散祛邪，也借用升麻的升散，同时升麻又可以解毒。②方中含有白虎汤，石膏、知母清胃热，是白虎汤的核心组成药物，再用黄芩清肺热，说明上焦肺胃有热。③同时用了当归、芍药、葳蕤、天冬，起到活血养血、排脓的作用。④用理中汤加桂枝或者看作是苓桂术甘汤加干姜，治疗下寒证。记忆药物同时也把病机搞清楚，临床上用起来就比较方便了，如果病人肺胃有热、脾有寒，再加阳气内郁，就可以考虑用这张方。方后

强调了“**汗出愈**”，说明它有发汗的作用。

有一次我在马来西亚上课，上午上课下午门诊，教学和临床结合在一起。当时一个同学带了她的先生来看病，这个同学自己也给她先生用过药，但效果不好。这个病人主要症状是吐血，每天都会咳嗽吐血，而且觉得胸部很热很干，小便有一层白沫，不知道是什么东西。我想要看一下他的化验单，可是所有的资料、化验单都在医院里，看不到，开的药也是用袋子装好，没有任何说明，不知道是什么药。马来西亚四季都很热，虽然病人胸热、咳嗽，但是却脚麻、脚冷，他太太见有咯血，以为是肺热，用过麻杏甘石汤，后来看到腹泻、手脚冰凉，认为是太阴病，也用过理中汤，后来发现小便有白沫，还用过金匮肾气丸，都没有效果，而且症状逐渐加重。

我见到病人的时候，病人有关节酸痛，脚麻，腰部有抽痛，胸部很干燥、很痛，每天早晨都会口干、咳嗽、痰中带血，而且小便有泡沫，沉淀后有一层白沫，大便是完谷不化，一天三四次，人比较瘦，面色很白，舌质偏淡暗，舌体略偏胖，脉弦。当时我们上午正好学完厥阴病的麻黄升麻汤证，下午就见到了这个病人，我问同学开什么方，同学们几乎异口同声说麻黄升麻汤。我就开了这个方，加了丹参、黄芪补气活血。他吃了2剂后非常开心，脚麻改善，大便慢慢好转，小便泡沫少了。再服3剂后，也不觉得热了，稍稍有点干痛，咯血没有了，痰还有点黄，脚麻继续改善，而且感觉到脚很温暖，小便有点腥味。又继续吃了几服药后就改用六味地黄丸来调养。在我上完课离开的时候，这个病人能够亲自驾车送我到机场，说明疗效是非常不错的。

这个病人之所以会出现这么复杂的病证，与精神因素也有关，他们夫妻结婚好几年一直没有孩子，所以这个病人的压力很大，思虑过度，肝火内郁，加之多耗肾精，脾肾不足，久则肝火上冲，木火刑金，所以上有咯血，内蕴痰热。他的太太不懂得寒热错杂、虚实夹杂，只知道单纯地热者寒之、寒者温之，所以不仅疗效不好，反而使病情加重。尤在泾说：“阴阳上下并受其病，虚实寒热混淆不清，欲治其阴，必伤其阳，欲补其虚，必碍其实。”所以仲景说难治。这个方子清上温中、健脾益气养阴、润肺清热化痰、活血排脓，作用很广，我又加了黄芪、丹参加强益气活血的作用，扶正、祛邪、温阳、清热各行其道，肝木得舒，脾气升，肺气降，肾精得到滋养，所以有效。

我最近治的一个20多岁的女孩子，也是咯血，在广州最好的西医院看过，但找不出原因，考虑为出血性肺炎，治疗基本上就是用激素，现在激素用到4粒，撤不掉，一撤掉2粒出血就会明显加重。她也是上热，所以有咯血，但没有咯吐脓血，心也烦。之前西医用过消炎药，现在脾胃还有寒，还有一些妇科疾病，这个病人心理压力又很大，病情不稳定，所以与厥阴肝有关。我也是用了麻黄升麻汤，用过中药以后效果非常好，妇科的痛经、瘀块、炎症基本都好了，我希望她撤掉一些激素，但她还不敢撤，其实她用着激素也还是在咯血，而且激素对中药有干扰，会使疗效打折扣。现在给她慢慢减激素，仍然在继续观察治疗中。

我用麻黄升麻汤的一些临床经验让我的学生整理了一下，总结成了文章，发表在《中医杂志》上，同学们有兴趣可以检索一下。

寒温并用的三个方各有细微的区别，同学们可以自己归纳一下，除了听老师讲，也要学会用自己独特的方法去归纳，通过甄别以后找到要点记录下来，才能真的把知识变成自己的。

二、厥阴寒证

厥阴寒证包括了三个方证：**当归四逆汤证、当归四逆加吴茱萸生姜汤证、吴茱萸汤证**。厥阴病是比较复杂的，部分厥阴病是从少阴病传来，这部分厥阴病是很危重的，尤其是脏厥证，的确是很危重，仲景没有给出处方。也有相当一部分厥阴病是阴尽阳生，然后出现了相对复杂的状态。一部分是外邪直中，可以直中于肝脏、经脉，也可以表现为寒证。而厥阴内寄相火，郁久可以出现热化，所以也可以表现为热证。

1. 当归四逆汤证、当归四逆加吴茱萸生姜汤证

【原文】 手足厥寒，脉细欲绝者，当归四逆汤主之。[351]

当归三两　桂枝三两，去皮　芍药三两　细辛三两　甘草二两，炙　通草二两　大枣二十五枚，擘。一法，十二枚。

上七味，以水八升，煮取三升，去滓，温服一升，日三服。

若其人内有久寒者，宜当归四逆加吴茱萸生姜汤主之。[352]

当归三两　芍药三两　甘草二两，炙　通草二两　桂枝三两，去皮　细辛三两　生姜半斤，切　吴茱萸二升　大枣二十五枚，擘

上九味，以水六升，清酒六升和，煮取五升，去滓，温分五服。一方，水酒各四升。

【讲解】 按原文所述，当归四逆汤证有一脉一症，**“手足厥寒”**和**“脉细欲绝”**。而我们前面学过的四逆汤证是“手足厥逆”或叫“手足厥冷”“脉微欲绝”，这就跟当归四逆汤证不一样。

鉴别： 关于寒和冷，我们今天可能认为是寒比冷更重，而在古代则是冷重于寒，叫“厥逆”则更体现了其厥的程度严重。四逆汤证是“脉微欲绝”，微代表阳虚；当归四逆汤证是“脉细欲绝”，细代表血虚、阴虚，所以当归四逆汤证强调的是血虚寒凝。细脉与血虚有关，也与收引有关，前面少阳病出现弦细脉，是气郁导致血管紧张度增高而收引，这里则有寒邪的收引作用，脉管缩紧而显得脉体比较细。临床上只要抓住血虚、寒凝、疼痛三个特点，就能很好地把握这个方证。

当归四逆汤可以看作是桂枝汤的变方，桂枝汤去掉生姜，加上当归、细辛、通草，就变成了当归四逆汤。这里的通草实际上是后世的木通，近十几年来有关于关木通肾毒性的问题闹得沸沸扬扬，所以现在也比较少用，我在这个方中常常是用鸡血藤 30g 来代替，既能养血又能活血通络，可以达到预期的效果。

这种血虚，伴有寒冷和疼痛症状的病症，还是和厥阴肝有关的，最多

见于女性。女子以血为本，常常有年轻女孩的手脚发凉、痛经，就可以从这个方证来论治。有些年岁比较长的，经常这里痛、那里痛，很多也符合本证的病机。痛症非常多，但并不是说痛症就等同于风湿病，不能动不动就上激素。很多老年人的关节疼痛都是跟肝肾亏虚有关的，肝肾同源，精血同源，一到冬天就容易感受寒邪，就容易出现血虚寒凝，这种情况非常多见。血虚寒凝也不单单发生在女性，男性一样有，只要定位在血虚、有寒、有痛，与厥阴肝有关，就是当归四逆汤证。足厥阴肝经“环阴器，抵小腹”，所以很多生殖系统的疾病也可以从本方证论治。足厥阴肝经还连目系，与督脉会于巅顶，所以当归四逆汤在临床上的应用非常多。

当归四逆汤证和当归四逆加吴茱萸生姜汤证的原文是连在一起的，后者是在前者的基础上又有**“其人内有久寒”**。“久寒”指的是沉寒痼疾，这种寒肯定不只是一两天，尤其表现在胃痛，喜温喜按的虚寒性胃痛，同时还有寒逆，有干呕或是呕吐清涎。呕不离于胃，胃主受纳以通降为顺，胃气上逆有多种原因，而这里则是与厥阴肝有关，肝寒犯胃导致了胃气上逆。所以条文虽然很简单，但表现了厥阴肝脏、肝经同时受邪。

其治疗是在当归四逆汤养血温经散寒的前提下，再加吴茱萸、生姜来温阳降逆。煎服法中还用到了**“清酒”**，前面讲炙甘草汤的时候提到了清酒，我们讲过酒分三类：①醪酒，即现酿即用的酒；②冬酿春成的白酒；③冬酿夏成的清酒。当归四逆加吴茱萸生姜汤前面9味药再加上清酒，总共是10味药。清酒除了能养气血，还重在通阳气、行药滞，防止药物过于滋腻。还要注意这里的姜用量很大，用到半斤，也就是125g。

这个方**“煮取五升，去滓，分温五服”**，前面还没出现哪个方是要分五次来服的，这也说明了为什么生姜用量这么大，就是因为病人有呕吐，若一次性把药物灌进去，病人常常不能受纳，所以一方面要重用生姜止呕，另一方面要小量频频服用，这是本方的一个特点。

当归四逆加吴茱萸生姜汤证在临床上也非常多见。女性有“七七，任脉虚，太冲脉衰少，天癸竭，地道不通，故形坏而无子”的生理变化，一般49岁以上就肝肾精血俱不足，肝失所养，容易受邪而出现巅顶疼痛、怕风。如果一个五六十岁的女性，表现为头痛，经常拿帽子包着头，同时又伴有胃痛，胃痛的时候又会吐清水出来，再加上手脚冰凉，就是典型的当归四逆加吴茱萸生姜汤证。

【鉴别】既然是寒证，为什么仲景不用四逆汤、干姜附子汤一类的方呢？教材上面有一段话讲到了厥阴肝寒与肾阳虚的区别，大家可以认真阅读一下。厥阴肝寒的用药有讲究，因为厥阴本身内寄相火而主升发，容易化火、生风，如果用干姜、附子这类燥烈的药，除了鼓动厥阴风木以外，还会伤阴、伤精、伤血，所以对于厥阴肝寒的病人，干姜、附子的使用要谨慎，我们看李可老中医的破格救心汤、回阳汤，其中少不了山茱萸、乌梅，所以乌梅丸也可以降厥阴，可以防止厥阴风木太旺，起到收敛的作用。

2. 吴茱萸汤证

【原文】干呕吐涎沫，头痛者，吴茱萸汤主之。[378]

【讲解】《伤寒论》有些方证同时出现在不同病篇，比如栀子豉汤证，既出现在太阳病篇，也出现在阳明病篇；比如猪苓汤证，既出现在阳明病篇，又出现在少阴病篇。吴茱萸汤证则是跨度最大的，在阳明、少阴、厥阴三个病中都出现了，尽管呕是与胃有关，但这个方证真正应该属于厥阴病，因为吴茱萸主要是入厥阴肝经的。在不同病的某个阶段都出现了胃寒气逆的病机，所以都可以用吴茱萸汤，但来路不同，反映了异病同治。

378条主要体现了厥阴肝寒犯胃，浊阴上逆，所以表现为**“干呕吐涎沫，头痛”**。**“呕”**本是有声无物的，但文中又讲到**“吐涎沫”**，涎沫是在口腔中，意味着口腔里的水特别多，这是寒饮。因为这里是讲厥阴肝寒，所以可以推测文中的**“头痛”**应该是巅顶痛，临床中问清楚头痛的部位很重要，疼痛部位不同，用方自然不一样。厥阴肝经与督脉会于巅顶，寒浊之邪循厥阴经脉上冲，就会出现巅顶疼痛。

吴茱萸汤证在《伤寒论》中见于三个地方，都与胃相关，病症也有相同的地方，但都强调了呕吐，即病机都是胃气上逆，寒浊不化，但来源不同。在阳明病篇是**“食谷欲呕”**，病位在胃之本腑，病机是虚寒；在少阴病篇是**“吐利，手足逆冷，烦躁欲死者”**，是脾肾阳虚而影响到胃气上逆；厥阴病篇强调了**“干呕吐涎沫”**，是厥阴肝寒犯胃，寒浊上逆。

我们病房来过一个女性病人，在东莞打工，做了人流手术以后坐大巴吹了风，就开始怕冷、头痛、呕吐，进食很少，她本身又患有1型糖尿病，就出现了糖尿病酮症酸中毒，于是在西医院住院。住院期间尿酮体转阴了，血糖控制得也还好，但就是不停地呕吐。病人没有办法，只好来找中医，收入到我们病房，我去查房的时候，她是讲一句话就吐一口，旁边的盆子全是吐出来的清水，手脚冰凉。这个病人是刚做完人流以后受寒，是在血虚的基础上受邪，症状上头痛、呕吐，都符合当归四逆加吴茱萸生姜汤证。

巅顶痛是厥阴肝脉受邪的一个表现，如果是受邪偏寒就可以用吴茱萸汤。当然，如果是上热下寒，那么就是属于寒热错杂了，应该是乌梅丸的适应证。有的同学问道，有没有单纯的热证而出现厥阴头痛？我觉得这种情况比较少，因为寒常常是收敛的，而热常常容易弥散，所以有热的表现往往比较多，不仅仅有头痛，而且头痛也不一定就在巅顶，从临床来看，巅顶痛属寒证、虚证比较多。

三、厥阴热证

白头翁汤

【原文】热利下重者，白头翁汤主之。[371]

白头翁二两　黄柏三两　黄连三两　秦皮三两

上四味，以水七升，煮取二升，去滓，温服一升，不愈，更服一升。

下利欲饮水者，以有热故也，白头翁汤主之。[373]

【讲解】这里用两条原文来讲白头翁汤证，373条比371条多了口渴，即**“下利欲饮水者”**，通过口渴可以判断此证为热证，所以说**“以有热故也”**。这个病的特点是下利伴有口渴，而与下利相伴的口中感觉与三阴病的诊断有关，自利不渴属太阴，自利而渴属少阴，厥阴病也是自利而伴有口渴。

但口渴不足以说明此证的特点，此证的特点是**“热利下重”**。“下重”是里急后重的意思，就是排便有排不干净的感觉，总觉得腹胀，总是有便意。我们常说，有一分里急就有一分热，有一分后重就有一分湿，所以这种下重属于湿热。当然也并不是所有的大便排不干净都属湿热，有时候痔疮脱出或直肠脱垂也会有这种便意频频的症状，这种情况常用外治法，让脱出的部分缩回去，症状就消除了。如果是白头翁汤证，里急后重要明显一些，而且一定伴有腹痛、口渴、有热象，还有一个症状是仲景原文中没有直接描述到的，就是这种病人常常伴有便脓血，西医检查镜下有白细胞、脓细胞。在《伤寒论》中并没有把泄泻和痢疾分开，而是都称为下利，与现在的痢疾相吻合的方证是白头翁汤证，这里的“下重”是与痢疾的症状相吻合的。

白头翁汤证的病位在肝，因为肝藏血，内寄相火，化火迫血妄行就出现出血。临床上不仅是便脓血与厥阴肝有关，其他地方的出血如果属热，同时也见到厥阴其他脉症的，也可以考虑用白头翁汤来治疗，这是异病同治，是对《伤寒论》应用的拓展，最重要的是抓住病机。比如眼底出血，也有属于厥阴肝火比较旺的，就可以用白头翁汤治疗。

而对于下利来说，在《伤寒论》中多次出现这个症状，尽管病因不同，但其病位在肠，这是相同的，但不同的是，肠还与其他脏腑相连，下利不离乎肠，也不止于肠，五脏六腑的病变都可以导致下利，表现多样，处理方法也不一样，这是同病异治。

白头翁汤可以清热燥湿、凉肝解毒。其中用白头翁、秦皮都可以入肝经，既可凉肝止痢，又能清热燥湿，黄连、黄柏主要在于清热燥湿解毒。

桃花汤、白头翁汤证、黄芩汤证、葛根芩连汤证的鉴别。

少阴病篇的桃花汤证也有下利便脓血，与此处的白头翁汤证如何鉴别？关键点是白头翁汤证是实证，属湿热，即原文所讲**“热利下重”**，火性急迫，其病程比较短，发病比较急，腹痛拒按，且大便性状是鲜红，味臭。桃花汤证属虚寒，病程比较长，大便颜色比较暗，红的比较少，大便没什么气味，或有一点腥味，全身症状可以有疲倦，口渴喜热饮，腹痛绵绵、喜温喜按。

白头翁汤证、黄芩汤证、葛根芩连汤证都是热利，但来源不同。白头翁汤证的病位在厥阴肝，是肝热下迫大肠；黄芩汤定位于少阳胆，是胆热下迫大肠；葛根芩连汤证病位就在肠，但也不仅在肠，大肠、小肠皆属于胃，所以也属于阳明。白头翁汤证有里急后重、口渴，舌红苔黄腻，脉弦数；黄芩汤是除了下利，还有口苦、口干这些少阳的症状，同时也有腹痛，方中芍药能够缓急止痛；葛根芩连汤证强调了肠热，可以兼表，也可以不兼表，葛根可以解表，没表证也可以升清止利，有舌红苔黄，脉数，没有明显的弦脉。弦脉经常与痛有关，疼痛严重易出现弦脉，黄芩汤证和白头翁汤证都有腹痛，都可以出现弦数脉。

仲景只是点拨了白头翁汤证的主要症状是下利，但在实际应用中这张方的应用是全方位的，江西中医药大学的姚梅龄教授在经方班上就曾经讲过用白头翁汤治疗疑难病，基本上可以说是从头治到脚，主要是抓住厥阴肝的经脉特点，从眼睛开始，颈淋巴结结核、淋巴结炎，胸胁的病变如急性乳腺炎、肋软骨炎、带状疱疹、泌尿系统的感染，以及生殖系统的病变如急性盆腔炎、前列腺炎，同时参考舌象，舌苔厚腻提示有湿热的，都可以考虑白头翁汤。经脉循行是病证诊断的辅佐依据，六经辨证不局限于经络，但也离不开经络，所以经络循行部位的临床诊断价值还是很大，为拓展经方应用提供了很好的思路。

第三节 辨厥热胜复证

厥阴胜复证是厥阴病的另外一种特别证候，表现为四肢厥冷与发热交替出现，既可以是一种热型，也是阳气恢复、正邪交争的一种病理反应。厥热胜复可以在不稳定的状态下出现，也可以因为局部阳气恢复但原来的寒邪仍在导致全身寒热错杂而出现。

这种状态跟少阳病的往来寒热非常相似，它们都是不稳定的，都反映了正邪交争，都有寒热错杂、虚实夹杂的一面。但少阳病出现于正气不支的状态下，厥阴病出现于正气恢复的过程中。少阳病往来寒热的持续时间相对比较短，寒和热交替的时间也比较短，而厥热胜复相对要长一些。它们的预后转归都是取决于胃气的强弱，少阳代表方小柴胡汤中有参枣草扶正气，尤其扶助胃气，扶正以祛邪，同时防止少阳病转化为三阴病。厥阴病的厥热胜复的发展也取决于胃气，胃气强则阳气恢复得比较快而持久，胃气弱则容易进入厥热胜复的状态。但毕竟厥热胜复证和少阳病的寒热往来所处的阶段不一样，厥阴病是在阴证阶段，少阳病还在阳证阶段，这是两者本质的区别。少阳病的往来寒热说明正气不足。阴证的病人能够有发热是好现象，但要注意排除假热，少阴病出现恶寒是看到了弱点，厥阴出现厥热胜复是看到了希望，看到了正气恢复的可能。它们的预后转归也不同，厥阴病不好会进一步向三阴寒化发展，走向亡阳或者除中，而少阳病不好的话不会那么快走向死亡，但可以由阳证转为阴证，内传太阴或少阴。

【原文】伤寒先厥，后发热而利者，必自止，见厥复利。[331]

【讲解】本条应读作“**先厥而利，后发热而利**”。“先厥”，指的是寒厥，厥而又利反映了寒厥的特点，先有四肢厥冷，然后下利，即先厥而利。“后发热”代表了阳气的恢复，因为阳气来复，所以下利“**必自止**”。然而这种“必自止”应该是相对而言的，因为后面接着又讲“**见厥复利**”，就是阳气的来复不足，又形成了寒厥下利。

少阴病、太阴病、厥阴病都有下利，下利是诊断三阴寒证的主要依据，而胃气对下利的预后转归有非常重要的影响。在这一条中体现了正邪交争，互有胜负，正胜则热，邪胜则寒，因为胃虚而阳气来复不能持久，所以见厥复利。所以中气很重要，脾胃为后天之本，有胃气则生，无胃气则死，脾胃功能的好坏对整个预后转归有决定性的作用。仲景重视阳气，也重视胃气，《伤寒论》学术思想最闪亮之处，一是扶阳气，二是保胃气，三是存津液。我们知道李东垣是补土派的祖师，他的补脾胃思想就是受了《伤寒论》的启发。

【原文】伤寒先厥后发热，下利必自止，而反汗出，咽中痛者，其喉为痹。发热无汗，而利必自止，若不止，必便脓血，便脓血者，其喉不痹。[334]

伤寒病，厥五日，热亦五日，设六日当复厥，不厥者自愈。厥终不过五日，以热五日，故知自愈。[336]

伤寒，发热四日，厥反三日，复热四日，厥少热多者，其病当愈。四日至七日，热不除者，必便脓血。[341]

伤寒厥四日，热反三日，复厥五日，其病为进。寒多热少，阳气退，故为进也。[342]

【讲解】以上四条原文讲述了根据厥热时间长短来判断厥阴病转归预后

的经验。

第 334 条**“先厥后发热”**，仍是先有寒厥，后阳气来复，所以下利自止。若阳复太过，形成阳热，迫津外出，就出现汗出。喉痹是指咽喉疼痛而不通的意思，“痹”含有不通则痛的病机。咽中痛、喉痹是阳热损伤阳络，说明阳气恢复过度，有人认为是机体阳气产生和运行的惯性使然，本来阳气恢复是好事，但阳复太过就会出现问题。**“发热无汗”**，是阳热郁积在内，若阳热损伤阴络，就会出现便脓血的症状。

336 条，本来厥热胜复的表现为热五天、厥五天，按这个规律，到第六天还要厥，但如果没有发生厥，就是厥和热相等，所以是自愈的征象。

341 条，热四日，厥三日，是厥少热多，表明阳气有恢复的趋势，但如果是持续的发热，则是阳复太过，阳热伤及阴络，必便脓血。

342 条，厥四日，热三日，复厥五日，是厥多热少，阳气的恢复逐渐减少，提示病变加重。

总的来说，阳气能够恢复是好趋势，厥多于热代表阳气不足，热多于厥代表阳气恢复，但也不能阳复太过，持续发热，会损伤阳络、阴络，厥热相等最好。厥和热的多少是由阳气、胃气的恢复状况而决定的。

我们反复强调发热是好现象，**“病有发热恶寒者，发于阳也；无热恶寒者，发于阴也”**，有发热就是阳证，反映了正气还在、正邪交争，而阴证是没有发热，正气不足，预后不良。阳证易治，阴证难治，如果脏病犯腑，由阴证转为阳证，病应该是向愈的。所以从六经病传变的规律来看，对于发热的病人，只要不是假热，都应该是好现象。我们在临床过程中发现，一些病人用了温补的药会出现热化、上火、口舌溃疡，其实这些情况都不怕，但要注意补的恰当，单纯补不行，补阳还要通阳，这样才能让机体得到平衡。一味地补阳会使阳气郁在里面，郁而发热，所以有人总受不了补，就是因为补得没有技巧，没有用行气的药让阳气均匀布达。

通过厥热胜复证，也体现了中医对阳气、正气的重视，强调有阳则生、无阳则死，有胃气则生、无胃气则死。

【原文】伤寒始发热六日，厥反九日而利。凡厥利者，当不能食，今反能食者，恐为除中。食以索饼，不发热者，知胃气尚在，必愈，恐暴热来出而复去也。后三日脉之，其热续在者，期之旦日夜半愈。所以然者，本发热六日，厥反九日，复发热三日，并前六日，亦为九日，与厥相应，故期之旦日夜半愈。后三日脉之，而脉数，其热不罢者，此为热气有余，必发痈脓也。[332]

伤寒脉迟六七日，而反与黄芩汤彻其热。脉迟为寒，今与黄芩汤，复除其热，腹中应冷，当不能食，今反能食，此名除中，必死。[333]

【讲解】这两条原文有非常重要的临床指导价值，讨论了除中和阳复太过的问题。

332条，**"伤寒始发热六日，厥反九日而利"**，是先发热后出现厥，这种情况往往多是热厥证，这里热少厥多，预后不好。

"凡厥利者，当不能食"，若胃气衰败，一般是不能进食的，如果表现为能食，可能就是**"除中"**，"除"为消除，"中"指中气，即脾胃之气，"除中"就是指胃气垂绝而反能食，是一种假象。如何判断这个病人的能食到底是不是假象？文中给出的方法是**"食以索饼"**试探法。索饼是南阳地区的一种面食，宽宽的面片，"饼，并也"，就是把面一层层地黏起来，也可以理解为条索状的面条。如果病人吃了以后不发热，是好现象，说明胃气尚在，有病愈的可能。怕的是**"暴热来出而复去"**，即吃了以后突然出现发热，即为除中，是阳气暴亡的征象，预后不好。

现代医学经常是通过体温、脉搏、呼吸、血压、意识状态、24小时出入水量来观察和判断生命状态，在《伤寒论》中也可以找得到相类似的理念，除此以外，中医对疾病的判断还有自己的独到见解，多了"识胃气"这个非常重要的方法，"除中"就是没有胃气，这是古人判断疾病预后的宝贵经验。

“后三日脉之”，过了3天再去给病人把脉，如仍有热象，则可**“期之旦日夜半愈”**，“旦日”是第2天的意思，即估计病人到了第2天晚上就可以好了。因为原来发热6天，现在又发热3天，总共是9天，而厥也是九天，厥热相等，所以估计病人病将愈。再过3天后把脉，如果热还在，则是阳复太过，所以说**“此为热气有余，必发痈脓也”**，发痈脓只是阳复太过的表现之一，也可能有其他的表现。

333条，**“彻”**是消除的意思，黄芩苦寒，可以清热。但现在病人是发热而有脉迟，这里的脉迟应该是迟而无力，主寒证，用黄芩汤清热是不妥的，其发热是假象。用黄芩汤后损伤阳气，腹中应冷，胃阳衰败，应当不能食，现在出现反能食，所以也是除中，预后不良。

除中的表现有很多，在病情很复杂、危重的情况下，病人各项检验指标都没有改善，但突然出现诸如多言、精神突然振奋、胃口突然大开，都要警惕是假象的可能。除中也可长可短，我见过一个病人，表现为呃逆、打嗝，1个多月，用什么药都缓解不了，一餐可以吃一锅汤和一整条鱼，没什么不舒服，其实这种呃逆和胃口大好就是一个除中的信号，在病人突然死亡之前，我们都没想到除中可以持续这么长时间，所以在重病状态下出现呃逆，要特别小心。

试探法在《伤寒论》其他地方也有使用，比如阳明病大承气汤证，辨识不太有把握时，可以“少与小承气汤”，转矢气则说明有燥屎，再改为用大承气汤，小承气汤的攻伐力度要比大承气汤弱。大柴胡汤证也是，先用小柴胡汤，出现了“呕不止，心下急，郁郁微烦者”，再用大柴胡汤，这也是试探法。这种试探法的运用主要是为了防止损伤人的正气。

试探的思路和方法现在也在用，很多时候病因都搞不清楚，西医也有诊断性治疗，比如有些发热非常像疟疾，但可能没有在最佳的时间内采血，导致查不到病原体，也就没办法确诊，在高度怀疑的情况下，可以试探性地抗疟治疗，如果有效，就可以诊断为疟疾。

第四节　辨厥证

厥阴肝内寄相火、布阳以化阴，所以临床上厥阴病容易出现四肢厥逆症。但其他阶段的病证也可以出现四肢厥逆，在这里是从厥阴入手去辨别厥的症状，把相似的病证罗列在一起，强调了它们之间的鉴别诊断。

一、厥证的病机与证候特点

【原文】凡厥者，阴阳气不相顺接，便为厥。厥者，手足逆冷者是也。[337]

【讲解】337 条是重点条文，尽管条文简单，又没有方药，但它强调了一个重要的病机，我们经常会用到这条原文。

《伤寒论》中的厥有其特殊性，不同于《内经》中的煎厥、薄厥，不同于内科中的食厥，而是特指四肢厥冷的病证，即“**厥者，手足逆冷者是也**”。一般而言，冷达肘膝关节叫厥，过了肘膝关节就叫逆，意味着病情更加严重，这种手脚的发凉甚至有刚从冰箱里拿出来的感觉，还有些湿冷。

其病机是“**阴阳气不相顺接**”。关于“阴阳气”有很多解读方式，我们教材遵从表里之气这种解读。在正常状态下，内脏阳气不断地接续敷布到体表，这叫阴阳气相顺接；在病理状态下，内脏阳气不能透出肌表，就形成阴阳气不相顺接。导致阳气不能透出的原因有两个方面：一是能量动力不够，二是道路受到阻遏，都可以称为“阴阳气不相顺接”。

手足逆冷有程度上的区别，一般从《伤寒论》所用文字来看，是“寒”轻“冷”重，轻度的手足逆冷，仲景原文描述作“指头寒”，中度的达到肘膝关节，严重的甚至超过肘膝关节，所以医生要用手摸一摸手足逆冷到了哪里。

从具体病机来讲，厥有寒热之分，寒厥是因为能量动力不够，热厥则是津伤热伏、阳郁于里，阳气不能外达，“厥深者热亦深，厥微者热亦微”，但其胸腹是灼热的。一寒一热，其病机都属“阴阳气不相顺接”。

我们前面的课上放过一个视频，病人是一位老太太，手脚冰凉到肘膝关节，还有腹痛、肠郁张，但在我们查房的过程中，这个病人把被子都掀掉了，虽然手脚冰凉，却不喜衣被，喝水也是要喝冰的，神志时常不清，在病房里吵吵闹闹，夜间都要爬起来，常被其他病人投诉，所以最后考虑是热厥。经过治疗后，手脚就热起来了，神志也转好。用了四逆散为主方，因为有如狂，神志不是很清楚，有腹痛，我们认为有瘀热互结，再加大便不通，所以也用了桃核承气汤。

二、厥证辨治

（一）热厥

1. 热厥的特点与禁忌

【原文】伤寒一二日至四五日，厥者必发热，前热者后必厥，厥深者热亦深，厥微者热亦微。厥应下之，而反发汗者，必口伤烂赤。［335］

【讲解】前面曾引用过这条原文，**“厥深者热亦深，厥微者热亦微”**，正好成负相关。辨寒厥、热厥首先要了解厥逆的发生过程，如果疾病以发热开始的话，往往是热厥证居多。小朋友的神经调节机制不完善，一旦发生中毒性肺炎、中毒性菌痢，就容易影响到微循环，手脚冰凉，但胸腹灼热，这种情况属热厥，不能看到手脚冰凉就当作寒证治，一定要把热毒排出来。热厥往往是先发热，然后出现循环障碍，四肢冰凉，所以叫**“厥者必发热，前热者后必厥”**。而且里面的热越盛，则阳郁闭得越甚，厥冷也就越严重，外面越冷就说明里面越热。

“厥应下之”是广义的，不是说所有热厥的病人都要用攻下法，这里的“下”指祛邪的方法，四逆散、白虎汤、承气汤都属于治疗热厥常用的方，都属于“下”的范畴。四逆散是宣透的，阳气一透达，阴阳气可以顺接，厥证就向愈。如果是热在阳明，没有便秘用白虎汤，有便秘用承气汤。

“而反发汗者，必口伤烂赤”，发汗是辛温发汗，热证用辛温发汗，以热助热，导致了口伤烂赤的不良后果。其实也是提出了辛温发汗为热厥的治疗禁忌。

2. 热厥轻证

【原文】伤寒热少微厥，指头寒，嘿嘿不欲食，烦躁，数日小便利，色白者，此热除也，欲得食，其病为愈。若厥而呕，胸胁烦满者，其后必便血。[339]

【讲解】本条讲热厥轻证，其表现为**“指头寒”**，手指头凉凉的。同时还有**“嘿嘿不欲食”**，表情很忧郁，神情默默，这是小柴胡汤证的表现。**“烦躁”**也意味着阳郁。

“数日小便利，色白者，此热除也”，根据小便的颜色判断寒热，小便色白意味着热除。之后也特别强调了能不能食的问题，所以胃气强弱对于疾病的预后转归很重要，这里的能食说明胃气恢复，疾病向愈。反之，**“若厥而呕，胸胁烦满者，其后必便血”**，出现了邪热犯胃而呕，阳郁厥阴肝经，邪热损伤阴络，所以出现便脓血。这是讲了热厥轻证的两个可能的发展。

3. 热厥重证（白虎汤证）

【原文】伤寒脉滑而厥者，里有热，白虎汤主之。[350]

【讲解】350条讲热厥重证。在阳明病篇讲到白虎汤证的时候，176条指出了白虎汤证的脉象是**“脉浮滑”**，而此处也是以脉滑判断病属阳明白虎汤证，可以作为176条的补充。滑脉是实脉、阳脉，所以尽管有四肢厥冷，脉象却提示里面有热，胸腹必然也是热的。

白虎汤在临床上用得非常多，可以治疗各种各样的热证，如西医的乙型脑膜炎、病毒性脑膜炎，也都可以使用此方，严重的时候，病人出现循环衰竭、全身中毒反应，四肢发凉，就是形成了热厥证。

（二）寒厥

1. 阳虚阴盛厥（四逆汤证）

【原文】大汗出，热不去，内拘急，四肢疼，又下利厥逆而恶寒者，四逆汤主之。[353]

大汗，若大下利而厥冷者，四逆汤主之。[354]

【讲解】353条，**“大汗出，热不去”**，说明病人有发热不退、汗多，这是阳气外越、阳气不固。**“内拘急，四肢疼”**，即有腹部拘急疼痛，四肢疼痛，是里阳虚，阴寒内盛，经脉失养。利、厥、寒，是典型的少阴寒化证，所以用四逆汤治疗。这个病人一派寒象，唯有发热是假象，有的人觉得用通脉四逆汤可能更恰当，通脉四逆汤和四逆汤的差别主要在于用量，如果按四逆汤的强人用量，其实也就变成了通脉四逆汤了，所以说它们的差别并不是绝对的，我们更要看到其中的联系，阳气外亡，已经需要急救了，干姜、附子肯定要重用，少量恐怕是解决不了问题的。生命垂危时出现的发热，大多不是真的阳气恢复，而是衰竭的机体在作挣扎，阳气全部暴露于外，这种发热的时间一般不会持续很长时间。

354条，汗多，下利，厥逆，也是典型的寒厥，用四逆汤。

2. 冷结膀胱关元

【原文】病者手足厥冷，言我不结胸，小腹满，按之痛者，此冷结在膀胱关元也。[340]

【讲解】冷结膀胱关元虽然也是寒厥，但主要是寒邪客在经脉，所以表现相对比较轻。

“言我不结胸”，从此句来看，应该是病人自己表达“不结胸”之意，也就是说，**“结胸”**一词应该是存在当地老百姓的日常语言之中。我有一个病人的老家是河南的，大约50多岁，他就亲口用“项背强几几”这句话来描述自己的症状，我就想再问他胸闷怎么说，结果他可能是没听懂胸闷是什么意思，就讲别的症状去了。这也说明《伤寒论》中有很多原文可能就是当地方言的表达方式。结胸是症状也是病证，结胸病是外界的寒或热邪与体内的水饮或痰饮相结，以胸腹疼痛为主症。老百姓说“我不结胸”，应该就是表达没有结胸的症状。

症状不在上面，而在小腹，**“小腹满，按之痛”**，这是自觉的症状，而且是按之则痛，言下之意是不按不痛。《伤寒论》中有少腹疼痛的方证有四个方面：气分、血分、寒、热。冷结膀胱关元厥的小便必定是清长的，既然是厥证，手脚也必然是凉的。如果少阴病变证的肾移热于膀胱，则是“一身手足尽热”，小便是赤涩的。五苓散证是小便利，病在气分。蓄血证是小便正常，可能有神志改变，病在血分。

仲景没有给出方药，后世提出可以用灸法，寒凝于厥阴经脉，如果用药的话可以考虑当归四逆汤。

（三）痰厥

瓜蒂散证

【原文】病人手足厥冷，脉乍紧者，邪结在胸中，心下满而烦，饥不能食者，病在胸中，当须吐之，宜瓜蒂散。[355]

【讲解】前面在太阳病类似证中讨论过瓜蒂散证，它像太阳病，但不是太阳表证，而是痰饮阻隔导致卫阳覆布障碍，从而出现营卫不和，邪非从外而来，所以用催吐的方法。355 条中则进一步指出，这种病人除了有寒热以外，还可以出现手足厥冷，这也是由于痰邪阻隔、胸阳不布，痰食致厥，所以叫痰厥。厥阴病的痰厥强调了四肢厥逆，太阳病篇的瓜蒂散证则是强调了寒热。

病人还会出现**“脉乍紧”**，脉搏不稳定，紧为实脉，主寒、主痛，也主痰饮。**“邪结在胸中”**，所指的邪应该包括了痰湿、宿食、痰食阻滞于胸中。**“心下满而烦”**，指胸脘胀满烦闷。**“饥而不能食”**，虽有胃口，但却吃不下。**“病在胸中”**强调了病位。治疗当用吐法。

在临床上催吐法也可以用于救治急重病，比如突然昏迷，痰涎很多，同时伴有手脚冰凉的病人，也不是一定要用瓜蒂散，只要能让他呕吐就好，吐后阳气得以敷布，手脚自然慢慢回温，神志也会转清。

（四）水厥

茯苓甘草汤证

【原文】伤寒厥而心下悸，宜先治水，当服茯苓甘草汤，却治其厥。不尔，水渍入胃，必作利也。［356］

【讲解】前面在太阳蓄水证部分已经提到过茯苓甘草汤证，73 条：“伤寒汗出而渴者，五苓散主之；不渴者，茯苓甘草汤主之。”指出水停膀胱和水停胃中的区别，引出了茯苓甘草汤。茯苓甘草汤也叫苓桂甘姜汤，姜指生姜，用以散水气。本条补充了“心悸”的症状，是由于水饮凌心所致；而水气内聚，胸阳不布，又可以出现四肢厥逆；因为是水停胃中，所以应该有振水音。

这里特别提到治疗的次序，先治与后治有一定的法度，不能因为有四肢厥逆就回阳救逆，还是要抓住病因，**“宜先治水，却治其厥”**，如果水消后厥回，就不用再治其厥，如果厥冷未愈，再来温阳也不迟。如果治疗先后次序错乱，就可能出现下利。

三、厥证治禁与寒厥灸法

【原文】诸四逆厥者，不可下之，虚家亦然。[330]

伤寒五六日，不结胸，腹濡，脉虚复厥者，不可下，此亡血，下之死。[347]

伤寒脉促，手足厥逆，可灸之。[349]

【讲解】330条的“**诸**”是全部的意思，指四肢厥逆，尤其是虚寒的厥证不可以攻下，“**虚家亦然**”，特别强调了没有厥逆证的虚家也不可以攻下。当然，水厥、痰厥另当别论。

347条的“**此亡血，下之死**”，我们也称之为亡血致厥，其表现为“**腹濡**”“**脉虚**”，即腹部是柔软的，脉是无力的。这种是由亡血导致的厥，不可以使用下法。

349条存在一些争议，这里的促脉是实脉还是虚脉？如果属实证，当然就不可以用灸法。如果脉促而无力，就可能属于虚寒，这个时候可以灸，灸法偏温偏补，对于体质弱的病人或在冬天的时候，用灸法比较合适。

第五节　辨呕哕下利证

呕哕下利不是厥阴病所特有，这段内容与之前的行文风格不同，内容没有直接联系，所以很多人认为它不是张仲景写的。我个人觉得，这部分内容在理论上讲得通，其方药、理论在临床上也非常实用，所以还是非常有必要来学习讨论的。呕哕、下利的病位主要在脾胃，为阳明太阴，五行属土，而厥阴肝属木，木与土的关系非常密切，生理上木能够克土，帮助脾胃运化，病理上木太过则会乘土，所以见到消化系统的疾病要想到肝胆的问题，见到肝胆的问题也常要联系到脾胃。辨呕哕下利证是把同类病症罗列在一起，可以看作同病异治，其中真正属于厥阴病的方证不太多。

一、辨呕证

（一）阳虚阴盛证

四逆汤证

【原文】呕而脉弱，小便复利，身有微热，见厥者难治，四逆汤主之。[377]

【讲解】 四逆汤证是少阴病寒化证的基础方证，其证候特点是四肢厥逆、下利清谷、脉微欲绝，而这里主要是强调了呕吐的问题。呕吐在胃，不离于胃，但也不止于胃，三阴病都可以影响到胃，三阳病也可以出现呕吐的症状。377 条强调了病机是少阴阳虚、阴寒内盛、火不暖土、胃气上逆，所以 377 条描述的症状有**"呕""脉弱""小便复利"**，小便利的机理是阳虚不固、津液下脱。

"身有微热，见厥者难治"，如果在一派寒象中出现了"微热"的现象，并非好现象，很可能是假热，提示阴盛格阳，所以说"难治，四逆汤主之"。

（二）邪传少阳证

小柴胡汤证

【原文】 呕而发热者，小柴胡汤主之。[379]

【讲解】 这条原文虽然很简单，但价值很大。小柴胡汤证属少阳病，现在厥阴病中讨论它，可以看到由厥阴转向少阳的变化，脏病返腑，阴证转阳，其病向愈，是好现象。

在很多年前，有一次我的小孩发热，那时我对小孩子的疾病还没有太多经验，就带到医院里打吊针，用了好几种抗生素都不见效，用了退热药以后只能出一点点汗，然后继续发热，皮肤干，舌红，不怎么喝水，还不停地吐。当时我们教研室的林安钟教授特意过来看望，我很是感动，请林教授开方，林教授看了看我的孩子，然后问我是否还记得《伤寒论》里边说的"呕而发热者，小柴胡汤主之"，当时我对这条原文体会不深，已经不记得了。最后林教授开了小柴胡汤，加了石膏、青蒿、葛根，1 剂药就退热了。就因为这件事，我现在对这条原文都有非常深刻的印象，只要具备呕吐、发热两个症状就够了，不一定非要符合寒热往来，持续性的发热伴有呕吐的，小柴胡汤是非常好用的方子。

（三）痈脓致呕证

【原文】呕家有痈脓者，不可治呕，脓尽自愈。[376]

【讲解】本条讲的是痈脓致呕，这种呕不能见呕止呕，这是强调了要审症求因和因势利导，这里呕吐的症状是脓毒引起的，所以治疗重在排脓，因为现在脓有往上走的趋势，所以就可以顺势而为，脓排尽后，呕吐自然消失。

这句话还可以扩展，比如湿邪消除以后，下利自止，无须止利，又比如痰尽咳自止。所以治疗疾病不能见利止利、见咳止咳、见呕止呕，而是通过现象审明病因病机，再针对病因病机进行治疗。如果见利止利，见咳止咳，也许能很见到一些效果，但闭门留寇，邪气留在里面，可能会使疾病缠绵难愈。

二、辨哕证

哕就是呃逆，即平常所讲的打嗝。前面讲到除中可以出现哕，但不代表所有哕都是除中，有虚有实，如果年龄比较大的，或者在病重之中出现打嗝就要特别小心，有可能提示是胃气衰败。

（一）误治胃寒证

【原文】伤寒大吐大下之，极虚，复极汗者，其人外气怫郁，复与之水，以发其汗，因得哕，所以然者，胃中寒冷故也。[380]

【讲解】先是大吐、大下，然后还要极汗，可以推测津液、阳气大量损伤。**“其人外气怫郁”**，即阳气大伤，不能向外敷布，体表呈现无汗、恶寒等似有表证未解的征象。医者不察，**“复与之水，以发其汗”**，此处有两种解释，一种是给病人灌水，通过喝水来发汗；另一种是通过热水浴使病人出汗。但是病人本身并非表证，而是阳气大伤的虚寒之证，再与之水，则正气更伤，中阳更虚，所以说是“**胃中寒冷故也**”，所以这里所出现的哕意味着胃气衰败，预后不良。本条病证仲景没有出方，我们可以考虑用理中汤、吴茱萸汤、四逆汤一类。

（二）哕而腹满证

【原文】伤寒哕而腹满，视其前后，知何部不利，利之即愈。[381]

【讲解】380条讲虚证的哕，381条讲实证的哕，两条互相对应。

“**伤寒哕而腹满**”，根据后文推测，腹满的同时应该有大小便不通畅，所以后文讲要“**视其前后**”，也就是观察大小便，看看哪个不通，这就是治疗的切入点。我在第五章第二节“少阴急下证”的病例中提到过胡希恕教授讲了一句话叫“小大不利治其标”，就与本条相应。壅滞的必须使之通畅，否则只进不出，就不能跟自然界交换，出入废则神机化灭，有进有出才是自然规律。

三、辨下利证

（一）下利辨证

【原文】伤寒四五日，腹中痛，若转气下趋少腹者，此欲自利也。[358]

下利，脉沉弦者，下重也；脉大者，为未止；脉微弱数者，为欲自止，虽发热，不死。[365]

【讲解】358条，下利前出现“**转气下趋少腹**”，腹部疼痛，感觉有气在动，说明是将要下利，作为下利辨证的表现。

365条讲预后转归的问题，通过脉象来判断下利的预后，或辨别下利的病性。“**脉沉弦者**”，沉主里，弦主肝，再加里急后重，属湿热实证。“**脉大者**”，大则病进，所以“**为未止**”，本来下利是消耗性，属虚证者多，如果脉象还有力，其下利肯定还没有停止。**“脉微弱数者”**，下利后正气减弱，脉象也平静虚弱，虚证见虚脉，脉证相应，虽然有发热，但代表了阳气恢复，预后是比较好的。

（二）实热下利证

小承气汤证、栀子豉汤证

【原文】 下利谵语者，有燥屎也，宜小承气汤。[374]

下利后更烦，按之心下濡者，为虚烦也，宜栀子豉汤。[375]

【讲解】 374条的下利应该是热结旁流，特点是气味很臭，没有粪渣，往往是粪水，临床上常见于中毒性菌痢，体现了机体有自我排邪的能力，这种下利就不能止泻了，应该通因通用。原文中所讲的**“有燥屎也”**，不一定就是指有干结的粪块，实际上有毒热结在肠道，就可以理解为有燥屎。《伤寒论》中的热利很多，除了此处的热结旁流，还有葛根芩连汤证、黄芩汤证、白头翁汤证等，实热下利的治疗都不是直接止利，而是强调了祛邪。

375条，**“更烦”**是反而烦的意思，下利后，邪热有出路，病人本不应烦，这里怎么会“更烦”呢？**“按之心下濡者”**，说明余热未尽，留扰胸膈，所以“更烦”，这种烦为虚烦，是无形邪热留扰所致，所以用栀子豉汤治疗。栀子豉汤本身不止利，是治疗热利后余热未尽而心烦的方剂。

（三）虚寒下利证

1. 通脉四逆汤证（阳虚阴盛下利证）

【原文】 下利清谷，里寒外热，汗出而厥者，通脉四逆汤主之。[370]

【讲解】 这里的虚寒下利与四逆汤证的病机相同，只是突出重点与病证表现不一样。“里寒外热”强调了这个热是假热，是阴盛格阳。

2. 四逆汤证、桂枝汤证（虚寒下利兼表证）

【原文】 下利清谷，不可攻表，汗出必胀满。[364]

下利腹胀满，身体疼痛者，先温其里，乃攻其表，温里宜四逆汤，攻表宜桂枝汤。[372]

【讲解】364条提出了表里同病的治疗原则，原文中的“**下利清谷**”应当有表里同病之证，所以后面才有“**不可攻表**”之语。下利是里证，里证比较急，如果纯用辛温发汗，会更加损伤阳气，所以此时不能先治表证，汗出伤阳，气机不运，故“**汗出必胀满**”。

372条也是表里同病，身痛往往与寒、与表有关，这里的身痛提示了表证。但下利同时伴有腹胀满，说明脾肾阳虚证较急，需要先顾护脾肾之阳，所以要“**先温其里**”，若先攻表，则易更加损伤阳气，使病情加重。里证解决后，再治表证，治表证用桂枝汤而非麻黄汤，因麻黄汤是辛温发汗峻剂，汗出多易损阳气，所以在这里用药比较斟酌。

3. 虚寒下利转归

【原文】下利，有微热而渴，脉弱者，今自愈。[360]

下利，脉数，有微热汗出，今自愈，设复紧为未解。[361]

下利，脉沉而迟，其人面少赤，身有微热，下利清谷者，必郁冒汗出而解，病人必微厥。所以然者，其面戴阳，下虚故也。[366]

下利后脉绝，手足厥冷，晬时脉还，手足温者生，脉不还者死。[368]

下利，脉数而渴者，今自愈。设不差，必清脓血，以有热故也。[367]

伤寒下利，日十余行，脉反实者死。[369]

下利，寸脉反浮数，尺中自涩者，必清脓血。[363]

【讲解】360条，病人有“**微热而渴**”，下利并见发热口渴，说明阳气恢复，预后较好。“**脉弱者**”，虚损病证而见虚弱之脉，属脉证相符。若虚证见实脉，说明病邪还在，若实证见虚脉，表明正气已经衰脱。

361条，“**下利而见数脉**”，为阴证转阳，阳气恢复之象，数脉为阳主热，与微热、汗出并见，为阳气来复之象。如果脉象仍见紧象，紧为寒，主邪盛，是寒邪复聚，正气无力达邪外出，所以即使有微热汗出，也非佳象。

366条，**“郁冒”**指头晕目眩如有物覆蒙。此条症状上看像戴阳证，因**“面少赤”“微热”**，应属戴阳轻证，治疗应当温阳潜阳，通达上下。虚阳若能与阴寒相争，则见郁冒，正胜邪却则汗出而解。若郁冒汗出之后，病见脉微肢厥，是阴寒邪盛，阳气虚脱，这种情况的治疗，仍以白通汤为宜。

368仍讲脉象。**“脉绝”**指脉伏不见，**“晬时”**也叫周时，即24小时。下利后脉伏不出，手足厥冷，是正气暴脱，阳气无从接续，若24小时后脉还，同时有手足恢复温暖，是阳气得续，预后尚好。如果**“脉不还”**，是阳气没有来复，预后不良。

367条是阳复太过而成热利，“清”通“圊”，**“清脓血”**即便脓血之意。虚寒下利出现**“脉数而渴”**，是阳气来复，阴寒将退之象，所以说**“自愈”**。如果阳复太过，势盛伤及血络，血败肉腐，蒸腐为脓，则可见便脓血，是转为了热利。

369条，**“虚寒下利，日十余行”**，正虚可知，但脉反见实脉，脉证不相符，正虚邪盛，预后不良。

363条，**“虚寒下利见寸脉浮数”**，是阳气来复，但又有**“尺中自涩”**，是阳复太过，热盛伤及阴血，脉道不畅。阳复太过，伤及血络，所以便脓血。

这些原文讲到厥阴病的**预后转归**，有好的情况，也有病情加重、预后不良的，这些都是非常宝贵的经验，我们可以把它们归纳为以下几条：脉证相符，邪退脉微为愈候（360条）；脉证不符，正虚见实脉为危候（369条）；阳气来复为欲愈（361、367、368条）；阳气消亡为危候（368条）；阳复太过为病进（363、367条）。总之，辨下利以阳气为本，充分论述了脉诊的重要性，但应注意脉证合参。

《伤寒论》的脉诊，除了398条之内的原文，还有辨脉篇、平脉篇。王叔和是整理《伤寒论》的第一家，他所写的《脉经》是脉学经典，所以大家可以把《脉经》和《伤寒论》互相参考学习。

☞厥阴病篇小结

厥阴病篇包括了厥阴病本证，厥热胜复证，以及辨厥、利、呕哕等内容。

其中厥阴本证主要有三种：一是上热下寒、寒热错杂的厥阴病提纲证，二是厥阴病寒证，三是厥阴病热证。寒热错杂证根据情况不同，有乌梅丸证、干姜黄芩黄连人参汤证、麻黄升麻汤证；厥阴病寒证包括当归四逆汤证、吴茱萸汤证，以及当归四逆加吴茱萸生姜汤证；厥阴病热证主要讲白头翁汤证。

辨厥、利、呕哕的内容可以看作是厥阴病的疑似证，需要与厥阴病本证进行鉴别。

第七章
辨霍乱病脉证并治

六经病证以外的病证有两篇，一篇是霍乱病篇，一篇是阴阳易差后劳复病篇。虽然霍乱病篇在六经病证之外，但它伴有表证的表现，容易与太阳病相混淆，所以学习霍乱病具有鉴别诊断的意义，同时本篇也有临床价值，有几条前面没学过的方剂，所以应该重视。

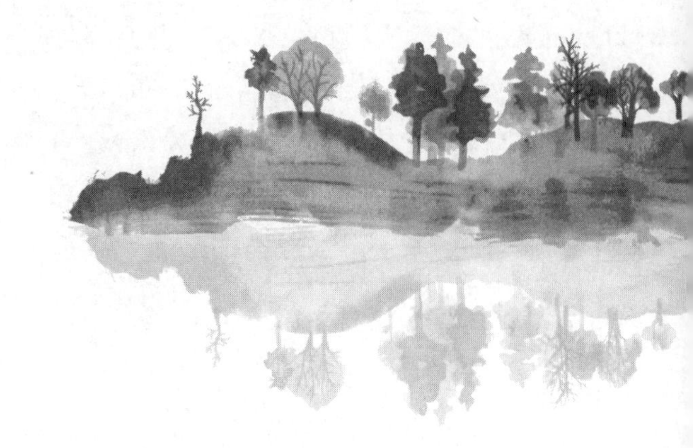

何为霍乱？“霍者，忽也”，唐代慧琳和尚所著的《一切经音义》中说：“忽转为霍，急疾之貌也。”由此来看，本病有突然发病的特点。“乱”，第一指气机升降紊乱，第二指挥霍缭乱。所以霍乱病是指起病突然，气机升降紊乱的疾病，以吐泻猝然发作为主要表现，短期内可以导致气津大量损伤。

这里的霍乱病需要与现代医学的霍乱相鉴别，现代医学中所讲的霍乱是甲类烈性传染病，由霍乱弧菌引起，其表现是剧烈腹泻，泻下物如米泔水，一般没有腹痛，同时有剧烈呕吐，很快会引起脱水，处理不及时很快加重，甚至死亡。现代医学传入我国以后，找不到一个合适的病名，借用了中医中霍乱这个病名。两者在症状方面有相似之处，都属消化系统疾病，起病都很急，变化很快，呕吐腹泻并见，但现代医学强调病原诊断，要找到霍乱弧菌，中医强调证候，两者不能等同。

《伤寒论》中的霍乱病有外因，跟季节气候变化有关，尤其在夏秋季节多见，更与内伤饮食有关，尤其是生冷寒食、饮食不洁容易引起发病，发病往往伴有身体疼痛、恶寒发热等类似表证的表现，但不是太阳病，两者需要进行鉴别。

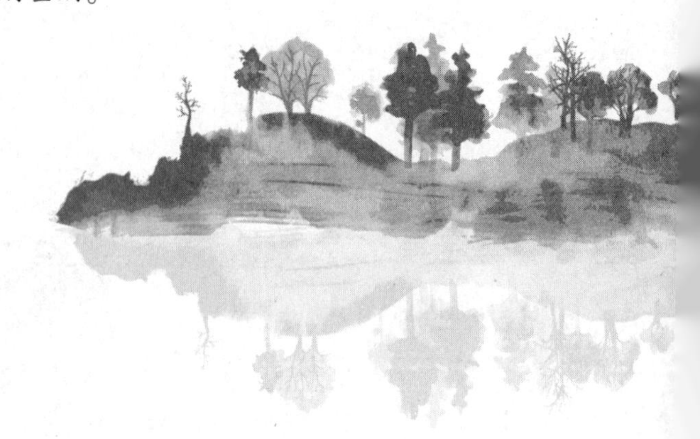

第一节　霍乱病脉证

【原文】问曰：病有霍乱者何？答曰：呕吐而利，此名霍乱。[382]

问曰：病发热头痛，身疼恶寒，吐利者，此属何病？答曰：此名霍乱。霍乱自吐下，又利止，复更发热也。[383]

【讲解】382 条是从症候的角度提出霍乱的概念，其症状特征是“**呕吐而利**”，感受了邪气导致中焦气机紊乱，升降失常，从而引起吐利。

383 指出，霍乱除了有呕吐、下利症状以外，还有“**发热头痛，身疼恶寒**”的症状，这就需要与伤寒病相鉴别。伤寒初起，只有头痛、身痛、恶寒，而霍乱还有吐利，以吐利为症状特征，其吐利是没有经过误治的自下利，太阳病中的下利则多是误治、误下后邪气内陷引起的。所以文中的“**霍乱自吐下**”就是强调了霍乱病不是由于表邪入里，而一开始就表现为里证，但由于霍乱病人抵抗力下降，所以容易兼夹外邪，与太阳病有相似之处，但其表里证之间没有特别的因果关系。虽然太阳病也有兼夹的情况，如太阳阳明合病之下利的葛根汤，协热利的葛根芩连汤，但强调了表邪入里或表邪内迫，来源不同，重心不一样。“**又利止，复更发热也**”，利止是阳气恢复，病情好转，但其表证不会随里证的好转而好转，所以吐利虽止，表仍不解，“**复更发热**”，即是表邪未解之故。

霍乱的转归是大量地丢失气津、损伤阳气，尤其对于阳气素有不足的病人更为突出。后世医家将霍乱分为湿霍乱和干霍乱，以有吐有泻、吐泻无度为主者为湿霍乱，若见欲吐不吐，欲泻不泻，同时伴腹中绞痛，烦闷不安，是为干霍乱，尤其危险。

第二节　霍乱病证治

一、霍乱、伤寒夹杂的病理转归

【原文】 伤寒，其脉微涩者，本是霍乱，今是伤寒，却四五日，至阴经上，转入阴必利，本呕下利者，不可治也。欲似大便，而反失气，仍不利者，此属阳明也，便必硬，十三日愈，所以然者，经尽故也。下利后当便硬，硬则能食者愈，今反不能食，到后经中，颇能食，复过一经能食，过之一日当愈，不愈者，不属阳明也。[384]

【讲解】 这条原文较难理解，主要强调了霍乱病的预后转归以胃气为本，“有胃气则生，无胃气则死”，这里的胃气不仅包括胃的功能，也包含了脾的功能在内。

一般六经传变周期为六七天，这里讲到“**十三日**”，为二七之数，从时间上说是“**经尽**”，但判断是否能好，还要看病人的饮食状况，如果胃口比较好，预后就比较好。

原文中以能食与否判断胃气的有无。“**下利后当便硬，硬则能食者愈，今反不能食**”，不能食代表胃气未复，自然不愈。“**颇能食**”中的“颇”字为双向词，既可以代表很多，也可以代表很少，因为前面讲“不能食”，后面讲“能食”，那么这里的“颇能食”可以认为是处于中间状态，即略微能食、稍稍能食的意思，预示胃气逐渐地恢复。

二、霍乱辨治

1. 五苓散证、理中丸证

【原文】霍乱，头痛发热，身疼痛，热多欲饮水者，五苓散主之；寒多不用水者，理中丸主之。[386]

五苓散方

猪苓去皮　白术　茯苓各十八铢　桂枝半两，去皮　泽泻一两六铢

上五味，为散，更治之，白饮和服方寸匕，日三服。多饮暖水，汗出愈。

理中丸方

人参　干姜　甘草炙　白术各三两

上四味，捣筛，蜜和为丸，如鸡子黄许大。以沸汤数合，和一丸，研碎，温服之，日三四，夜二服。腹中未热，益至三四丸，然不及汤。汤法，以四物，依两数切，用水八升，煮取三升，去滓，温服一升，日三服。若脐上筑者，肾气动也，去术，加桂四两；吐多者，去术，加生姜三两；下多者，还用术；悸者，加茯苓二两；渴欲得水者，加术，足前成四两半；腹中痛者，加人参，足前成四两半；寒者，加干姜，足前成四两半；腹满者，去术，加附子一枚。服汤后如食顷，饮热粥一升许，微自温，勿发揭衣被。

【讲解】理中丸在之前没有出现过，第一次出现是在霍乱病篇，它其实是太阴病的代表方，所以需要重视，包括其加减运用法。

前面讲霍乱的表现是以吐利为主，往往兼有寒热、头痛、身痛，所以

这里开头的**“霍乱”**就包含有吐利的症状，只是没有用文字讲出来。**“头痛发热，身疼痛”**，这是伴有太阳表证，如何治疗呢？**“热多欲饮水”**这个症状会让人迷惑，一看好像有热伤津液，但后面是**“五苓散主之”**，既然用的是五苓散，说明这里的口渴不是阴伤，而是水气内停、津液不化，水液下趋胃肠就会引起下利，所以用利小便以实大便的方法来止利，同时也解决了表证问题。五苓散既可温阳化气利水，又兼以解表，其煎服法中提到**“多饮暖水，汗出愈”**，这是霍乱病初起兼夹表证的治疗方法。

“寒多不用水者”，“寒多”也提示有表证，但不是说表证的恶寒、发热不严重，而是强调了里阳不足，尤其脾阳不足，运化失司，出现寒湿内阻，导致了气机升降失司，寒湿下注，所以病人下利比较严重。“寒多不用水”也符合太阴病“自利不渴属太阴”的特点，所以先用理中丸治疗。

理中的用法比较特别，即可用丸，又可用汤，是一药二法。用汤则一日三服，用丸则**“日三四，夜二服”**，也就是一天要用5～6次。其原因在于消化系统的疾病需要小量频服，病人已有吐利，如果喝药太多，可能会全部吐出来，而且阳虚病症也需要在晚上服药。**“腹中未热，益至三四丸”**，说明药量可以逐渐增加。“腹中未热”说明病人原有腹中冷痛，服药后腹中应该有温暖的感觉。仲景又讲到**“然不及汤”**，说明丸剂的效果不如汤剂，汤剂吸收得比较快，所以如果病情比较急或者比较重者，原则上应该用汤剂，丸剂往往作为后继调养而长期服用。

后面是理中丸的加减法，**“脐上筑者，肾气动也，去术，加桂”**，即脐上悸动不安，这种情况仲景比较少用白术，加桂枝能够平冲降逆，前面学过用治奔豚病的桂枝加桂汤，治疗脐下悸动不安欲作奔豚的苓桂甘枣汤，都是取桂枝平冲降逆的作用。

“吐多者，去术，加生姜”，加生姜可以降逆止呕。这里也是去掉白术，这两处去掉白术的原因有两种解释：一是白术偏于补气，可能壅滞气机；二是白术有升阳的作用，往往能够引发气机上冲。

如果**“下多者”**，即以下利为主，脾虚为重，当然还需保留白术。**“悸**

者，加茯苓”，说明其心悸不安是由水气上冲导致，所以用茯苓利水安神。**“渴欲得水者，加术，足前成四两半”**，这里的渴并非津液不足，而是脾运化水谷精微的功能不足，所以白术加量以健脾化气，推动脾散精、运化水湿的功能。

“腹中痛者，加人参，足前成四两半”，前面通脉四逆汤证出现腹中痛是加芍药，四逆散证出现腹中痛是加附子，病机各有不同。此处加人参，说明其腹痛除了与寒湿有关以外，也跟筋脉失养有关，吐利甚而阳损及阴，气津损伤，此时往往加人参以益气生津。

“腹满者，去术，加附子一枚”，因为白术壅气，又有升阳的作用，所以气上冲、脐下悸都去白术，这里的腹满严重，当然也要去掉壅气的白术，加附子起辛通温阳、散寒消阴的作用，后世的附子理中丸应该就是源自这里。

“服汤后如食顷，饮热粥一升许”，“食顷”即大约一顿饭时间，比须臾可能要长一点。粥在《伤寒论》中用得很广泛，作用各不相同。桂枝汤啜热粥是为了助药力散寒邪，加强发汗解表之力。治疗寒实结胸的三物白散也要啜粥，利少啜热粥，利多啜冷粥，通过粥的冷热来调节药物的吸收。十枣汤服后要用糜粥自养，以养胃气、养中气。这里的理中汤啜热粥，补津的同时，也加强其温中散寒的作用。

理中丸以治疗中焦脾胃为主，不兼表的可以用，兼表的时候也可以用，当然兼表证也可以考虑用桂枝人参汤，即理中汤加桂枝，注意桂枝后下。

理中丸的临床应用十分广泛，不仅用在霍乱病，现在大多用在呕泻等消化系统症状很明显的病证。如果病人没有明显的寒证症状，但脾胃不太好，稍吃点生冷或油腻就腹泻；或者代谢不好，如出现高血糖、高血脂、高血压、高尿酸、肥胖等症，理中丸和五苓散都是很好的减肥药，五苓散可以用于水湿在内的痰湿型病人，理中丸可以促进代谢，两者也可以合用。

2. 四逆汤证

【原文】吐利汗出，发热恶寒，四肢拘急，手足厥冷者，四逆汤主之。[388]

既吐且利，小便复利，而大汗出，下利清谷，内寒外热，脉微欲绝者，四逆汤主之。[389]

【讲解】388 条是典型的少阴寒化证，阳衰阴盛，因为少阴病下利的特点是自利而渴，所以这里是由**“热多欲饮水”**到**“寒多不用水”**，再进一步发展为口渴欲饮。但这里有寒热，这种寒热可以理解为有表证，也可以理解为阴盛格阳。两种理解并不矛盾，临床上有时候并不易区分，但病人有吐利汗出，吐利丢失津液的同时还有汗出，门户大开，阳气津液即将外亡，即使有表证，也不应发表，而应急当救里，当然用四逆汤。

389 条，在吐利以后，机体自我调节保存津液，小便应该不多，但现在机体调节功能丧失，小便多，汗也多，全部门户都被打开，阴津阳气耗散，同时又有**“内寒外热，脉微欲绝”**，这时病已经很危险了，阴盛格阳，应用四逆汤。我们前面学了少阴病篇，会觉得通脉四逆汤更恰当，但实际两方的药物组成是一样的，只是药量多寡的不同。

3. 四逆加人参汤证

【原文】恶寒脉微而复利，利止亡血也，四逆加人参汤主之。[385]

甘草二两，炙　附子一枚，生，去皮，破八片　干姜一两半　人参一两

上四味，以水三升，煮取一升二合，去滓，分温再服。

【讲解】“**亡血**”在此处不指出血，而是因为津血互生，津液损伤太多而导致营血不足，因为水液损伤导致有效循环血量下降。此处的“**利止**”不是好现象，本来有吐利，突然利止，是津液亡失，无物可下，所以说是亡血也。此时不仅阴盛阳虚，而且阳损及阴，进一步发展成为了阴阳两虚，所以用四逆加人参汤，这是我们在霍乱病篇见到的第二个新方子。

因为是阳损及阴，阴和阳都不足，所以方中用生附子以回阳救逆，用人参益气以生津，现在临床上常用的参附注射液就是把四逆加人参汤中的核心药物拿了出来，用人参配附子，所以在一定程度上可以把参附注射液

就理解为四逆加人参汤。

我们前面学过治疗少阴病阴阳两虚的茯苓四逆汤，也是在四逆汤的基础上加了人参，但茯苓四逆汤还加了茯苓，茯苓利水利尿能够降低心脏后负荷，四逆汤改善循环，改善心脏前负荷，与现代医学治疗心衰的原则不谋而合，这体现了古人的智慧。

4. 通脉四逆加猪胆汁汤证

【原文】吐已下断，汗出而厥，四肢拘急不解，脉微欲绝者，通脉四逆加猪胆汤主之。[390]

甘草二两，炙　干姜三两，强人可四两　附子大者一枚，生，去皮，破八片　猪胆汁半合

上四味，以水三升，煮取一升二合，去滓，内猪胆汁，分温再服，其脉即来。无猪胆，以羊胆代之。

【讲解】“吐已下断”，“断”是消除的意思，病人患霍乱，但现在呕吐症状没有了，这也不是好现象，是阳亡阴竭，无物可吐之象。此证与385条的“利止亡血”有相似的地方，但比“利止亡血”更为严重，因为有**“汗出而厥”**，门户大开，阳气外亡。**“四肢拘急不解”**为筋脉失养，**“脉微欲绝”**为阴津阳气大亏。短期内发生非常迅速的病理变化，阴阳两虚且阴盛格阳，非常危险，用通脉四逆汤回阳救逆，同时加猪胆汁益阴和阳。

仲景很强调要用胆汁，它有两个作用：一是起反佐的作用，防止药物格拒；二是胆汁本身就是血肉有情之品，有益阴的作用。原文中讲**“无猪胆，以羊胆代之”**，如果羊胆也没有怎么办？现在台湾就有做成的猪胆汁浓缩冲剂，很便宜，可以直接兑入药物中，但大陆很少，所以我想从胆汁的益阴作用考虑，可以在中药里加糖、加盐，变成口服补液，其中含有很多电解质，可以在一定程度上起到补充体液的作用，当然肯定不能完全替代猪胆。

现代医学对于这种剧烈呕泻的处理方法其实也类似，输液以维持水、电解质、酸碱的平衡。所以液体疗法非常重要，有时输液不方便，就强调

口服补液，或者在粥水里放点糖、盐，虽然可能比较难吃，但恢复体力很好。所以在没有猪胆和羊胆的情况下，可以加盐、加糖。

当然这种替代方法只是相对而言，不能绝对替代，不是绝对的对等。比如，不能用番泻叶灌肠来代替大承气汤，因为大承气汤不仅有通下的作用，还有很多药理作用，如改善循环、消除致病因子、保护胃肠黏膜等，不是单纯泻下那么简单，只是在某一方面可以替代。胆汁本身是寒性的，能在阴阳格拒的情况下引阳药入阴分，而加糖盐能不能引阳药入阴分？不一定。

【鉴别】四逆加人参汤证和通脉四逆加猪胆汁汤证，都是由于剧烈呕泻导致阴津损伤，最后阳损及阴，都属于危重症。四逆加人参汤证主要是伤气津，所以加人参益气生津；通脉四逆汤的干姜、附子用量大，重在温阳，加猪胆汁益阴和阳。

5. 桂枝汤证

【原文】吐利止，而身痛不休者，当消息和解其外，宜桂枝汤小和之。[387]

【讲解】此处的**“身痛”**是有表证的依据，前面说过霍乱往往兼有表证。在吐利很急又兼表的情况下，首先要救里，但现在吐利已止，正气还没有完全恢复，而且表证仍在，应如何处理？这里的身疼痛不仅由于外有表证，因为经历过剧烈吐利的过程，所以必然还有气津损伤、筋脉失养的病机，这个状态肯定不能峻汗，所以用桂枝汤。**“消息”**是斟酌的意思，即斟酌用桂枝汤来解外。

这条原文看似简单，但给了我们很多信息，体现了霍乱病的发展与治疗过程。前面讲霍乱病吐利，讲霍乱兼有发热、身痛等表证的时候如何处理，治里为主，解表要谨慎，吐利止后，还是要解表，用桂枝汤来调养。

“身痛不休”除了是表证的依据，也是桂枝汤的适应证之一。现在临床上身痛的病人很多，《伤寒论》中关于身痛也讲到了几个方证。

①太阳病篇有**“身疼腰痛，骨节疼痛”**的麻黄汤证。②**“发汗后，身**

疼痛，脉沉迟”的桂枝新加汤证。③少阳病篇有“**支节烦疼**”的柴胡桂枝汤证。④少阴病篇有“**身体痛，手足寒，骨节痛，脉沉**”的附子汤证，风湿三方证，甘草附子汤证、桂枝附子汤证、白术附子汤证。⑤还有就是这一条的桂枝汤证。

有一个广州的老人家，70 多岁，没见过雪，那年就去了北京，到北京看到下雪后很兴奋，在外面站了 1 个多小时，后来就感觉到身体疼痛，身子像被绳子捆住一样，明显的拘急感，甚至把想把全身衣服都脱掉，但脱掉衣服还是感觉像有东西捆住一样。到处治疗了半年无效，之后来到我们病房。这种就属于“身痛不休”，有拘急感提示寒还在、表还在，我用桂枝汤治疗，效果很好。

注意这里是用桂枝汤“**小和之**”。桂枝汤有三种归类。①是作为太阳病第一方，属于汗法的范畴，但这种发汗是有条件的，必须要啜热粥，盖被子；②是可以归属于补益药一类，这种情况通常需要加减，如倍芍药加饴糖的小建中汤；③是可以归在和剂一类，依据就在本条，“和”指调和营卫。桂枝汤在表调营卫，在里补气血、调阴阳，几乎所有病都跑不出这个范围，只要病证不是太实，我觉得都可以把桂枝汤作为调理方来进行调和。这里的“和”是广义的，是让相互对立的两个方面协调，不一定单指小柴胡汤的和枢机，和枢机、和表里、和阴阳、和气血、和营卫，都可以属于和剂的范畴。

三、愈后调养

【原文】吐利发汗，脉平，小烦者，以新虚不胜谷气故也。[391]

【讲解】“**新虚不胜谷气**”，是指病人吐利后脏腑新虚，脾胃尚弱，不能消化水谷。因为脾胃还没醒过来，所以不能给病人吃太多，要忌口，清淡饮食，量也不能太多，帮助胃肠减轻负担，使胃肠得到休息。后面劳复病篇专门有句话叫作**“损谷则愈”**，意指减少饮食就会慢慢痊愈，“损谷”就是对“新虚不胜谷气”的具体处理方法。

“脉平”，指脉比较平和、缓和，是虚证见虚脉，脉证相应，预示病将愈。如果脉还实大有力，则说明还有邪气在里边。**“小烦”**，是稍稍有点烦，不是很剧烈，这是由于脾胃没有完全恢复，但又不注意调养，吃得太多，不能运化，造成食积，郁而化热，所以《内经》讲热病时说到“食肉则复，多食则遗”。

第八章
辨阴阳易差后劳复病脉证并治

《伤寒论》分为前八篇、中十篇、后四篇，中十篇的内容又被称为“洁本”，也是我们教材所选的398条原文，实际是《伤寒论》的核心内容，是我们学习的重点，“辨阴阳易差后劳复病脉证并治”是中十篇的最后一篇，也是我们教材的最后一章。篇中有两个内容，一个是“阴阳易”，一个是“差后劳复”。

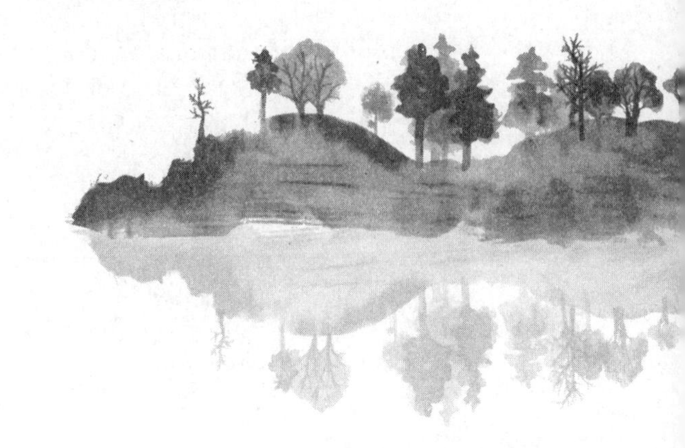

前面的篇章讲了伤寒六经病从开始到亢奋、衰减的发展过程，大病初愈，余邪尚在时候，机体气血阴阳还没有完全康复，这个时候在护理上强调要节饮食、慎起居，否则就可导致疾病复发、病情反复。如果此时行房事，可能会感染上一些原来没有的病，男传女称“阳易”，女传男称“阴易”，这种病与现代医学中的性病非常吻合，应该可以归属于性病的范畴。有人说阴阳易可能是艾滋病，但诊断艾滋病需要病原体诊断，两者可能症状相似，但绝不能够等同。如果是因过劳导致疾病复发的，称为劳复。如果是由于饮食不当导致疾病复发的，称为食复。

“过劳”“劳复”“食复”“房劳复”这几个词有点相近，房劳复与阴阳易不一样，房劳复是个人的事情，是自己原有的病又复发了，而阴阳易是男女之间的性关系导致的发病或者原有疾病的加重和复发，概念要分清楚。劳复部分分为两个层面，一是讲辨治，二是讲调养。

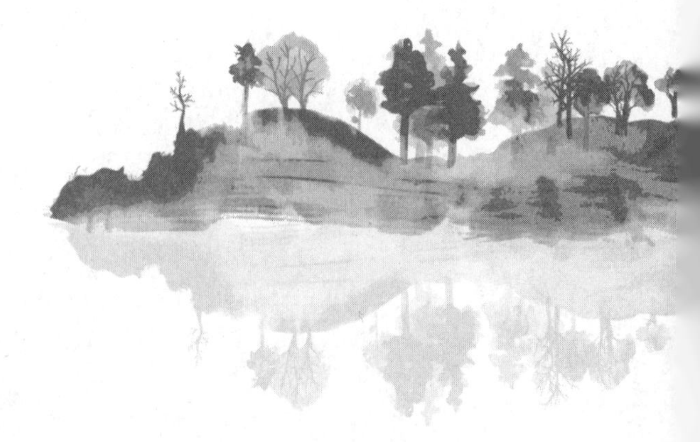

第一节　辨阴阳易证

【原文】伤寒阴阳易之为病，其人身体重，少气，少腹里急，或引阴中拘挛，热上冲胸，头重不欲举，眼中生花，膝胫拘急者，烧裈散主之。[392]

妇人中裈近隐处，取烧作灰。

上一味，水服方寸匕，日三服，小便即利，阴头微肿，此为愈矣。妇人病取男子裈烧服。

【讲解】伤寒初愈，余邪未尽，房室后耗损精气，导致邪毒染易，而发为阴阳易。此病主要有两个方面的问题：一是正气虚衰，包括精气的损伤与津液的损伤；二是热毒上冲，既有正虚，又有邪实。

精气大伤体现在原文所讲的“**身体重，少气**”。身重不一定都是因为湿困，这里的身重主要是精气大所引起的。少气与短气不同，少气是气不足以息，短气是气的运行受到邪气的阻隔，有被堵住的感觉。阴津损伤体现在“**少腹里急，或引阴中拘挛**”，这种拘急感向阴部放射，而且胫膝部位也有这种紧的感觉，这是由于阴津大伤而经脉失养导致的。热毒上攻主要体现在“**热上冲胸，头重不欲举，眼中生花**”。

治疗用方很奇怪，烧裈散，“**裈**”是个古字，“合裆谓之裈，最近身者也”，中裈相当于现在的内裤，男病取妇人中裈，女病取男子中裈，烧成灰后用水冲服。这个比较难接受，很难理解，一般认为这种败浊之物可能起诱导的作用，同气相求，引邪外出。

也有人认为这是一种心理治疗，我们办第十二届经方班的时候，曾邀请了一位从事心理治疗的教授做讲座，我跟她聊的时候就说起了这个方。她说治过一个女性病人，总是怀疑这怀疑那，应该是有明显的心理障碍，于是就让病人用烧裈散，这个病人就晚上偷偷摸摸地拿了她先生的内裤，烧成灰以后喝掉，喝完以后吐得一塌糊涂，吐了几次病就好了。当然我们也考虑到底是不是药本身的作用，还是催吐的作用，因为很多心理疾病跟气郁痰阻有关，催吐也的确能起到治疗效果。

虽然方法很怪，而且目前也没有很好的解释，但信也好，不信也好，我们不懂的尽量不要先抛弃掉，可以存疑待考，也许以后可能会发现其中的原理，而且现在也的确仍然有人在使用，我曾经在杂志上看到过使用这个方的报道。

第二节　辨差后劳复证

一、差后劳复辨治

1. 枳实栀子豉汤

【原文】 大病差后，劳复者，枳实栀子汤主之。[393]

枳实三枚，炙　栀子十四个，擘　豉一升，绵裹

上三味，以清浆水七升，空煮取四升，内枳实、栀子，煮取二升，下豉，更煮五六沸，去滓，温分再服，覆令微似汗。若有宿食者，内大黄如博棋子五六枚，服之愈。

【讲解】 本条原文中没有讲症状，但通过用方可以看出病人还有余热，应该有心烦这类症状，食欲也有问题，应该有食欲不振、腹胀，所以用栀子、淡豆豉来清热宣郁除烦，加枳实来行气通便。在煎煮法中写到用清浆水来煮，清浆水也应该算一味药，所以这个方其实是四味药。

清浆水又叫酸浆水，吴仪洛在《伤寒分经》讲到了清浆水的制作方法，就是把米放在水里泡，五六天以后开始发酸发酵，“味酢生花”，水上面起了一些泡泡状水花。清浆水性寒味酸，能够宽中养胃，帮助消化，还能够

清热除烦，生津解渴。有时候夏天胃口不好，民间经常拿淘米水泡豆角、冬瓜、黄瓜，一两天后发酸，再切了进行烹调，非常开胃，实际上也有清浆水的作用。从现代科学来看，清浆水中应该是含有一些有益菌群及发酵产物。

煎煮方法是先把清浆水加热煮开，这样能够消除一些杂质，然后再放枳实、栀子，最后放豆豉，放豉后**"更煮五六沸"**，这相当于后下，而且服药后要求**"覆令微似汗"**，从这里看出这个方也有一定的发汗作用，取豆豉解表的作用，使郁热从表而透。

"若有宿食者，内大黄如博棋子五六枚"，如果病人有宿食积滞，可以再加大黄。博棋子应该是围棋子那么大，用五六枚量也不少，主要清肠中郁热、化肠中积滞，健胃消食。在临床上，我也经常会用少量的大黄来消食积，如儿科中应用1～2g，帮助排便，又不致腹泻。所以大黄在《伤寒论》中的应用也是非常多样，既能通腑泄热，又能活血化瘀，还能调养胃气。

严格来说，**枳实栀子豉汤**应该也属于栀子豉汤的类方，栀子豉汤类证包括了栀子豉汤证、兼少气的栀子甘草豉汤证、兼呕的栀子生姜豉汤证、兼腹胀满的栀子厚朴汤证、兼脾寒的栀子干姜汤证，再加上这里的枳实栀子豉汤证，一共有6首。枳实栀子豉汤与栀子厚朴汤很相似，栀子厚朴汤是栀子豉汤去豆豉加厚朴，以走中焦为主，而枳实栀子豉汤是以清上焦郁热为主，佐以降气，都是三味药，但比重不一样。

2. 小柴胡汤证

【原文】伤寒差以后，更发热，小柴胡汤主之。脉浮者，以汗解之；脉沉实者，以下解之。[394]

【讲解】大病瘥后气血阴阳不足，有一些小寒小热。如果脉浮的，可以发汗，如果脉沉的，可以攻下。如果发热而脉不浮不沉者就用小柴胡汤。不过瘥后气血津液亏虚，不管是汗还是下，都需要照顾到病人的体质，原文中并没有讲到"以汗解之"，但我们可推知应该不能用麻黄汤发汗，因为是虚人外感，峻汗不妥，可以考虑用桂枝汤。至于“**以下解之**”，根据前面所讲的，可以随症选用三承气汤或大柴胡汤。虽然仲景没有给出具体的方，但给了大方向，这也是很恰当的，对瘥后劳复的处理很有价值。

小柴胡汤是一个退热效果很好的方，原文96条用治少阳病往来寒热，少阴阳明合病的潮热也可以用小柴胡汤，厥阴病呕而发热者，也可以用小柴胡汤，这里瘥后劳复同样也可以用它，其中参、枣、草固护正气，所以对于瘥后劳复是可以使用的。

3. 牡蛎泽泻散

【原文】大病差后，从腰以下有水气者，牡蛎泽泻散主之。[395]

牡蛎熬　泽泻　蜀漆暖水洗，去腥　葶苈子熬　商陆根熬　海藻洗，去碱　栝楼根各等分

上七味，异捣，下筛为散，更于臼中治之。白饮和服方寸匕，日三服。小便利，止后服。

【讲解】从原文描述及所用药物来判断，病机是宿疾遗留的水湿问题，湿热阻滞导致水气不行，从而出现腰以下有积水的感觉，下肢肿胀，同时可能伴有大小便不利，脉应该是沉的，但一定是有力的脉象，舌质应该偏红，或舌淡而苔有点黄腻。

这个方的作用是清热逐水，主要在于祛邪。方中有七味药，海藻、牡蛎都可以软坚散结，泽泻利水渗湿泄热，蜀漆祛痰利水，葶苈子泻肺利水，商陆根清热泻下逐水，利水恐伤阴，所以加栝楼根治水养阴。因为方中蜀漆、商陆根都有一定毒性，所以服用方法是散剂以白饮和服，峻药缓图，白饮也有顾护脾胃的作用。“**小便利，止后服**”，说明这个方的作用主要还是在于利小便。

《伤寒论》中攻逐水饮的方有十枣汤、大陷胸汤、大陷胸丸，还有这里的牡蛎泽泻散。十枣汤的重点是泻胸水、悬饮，多用于胸膜炎、胸腔积液的病人，热象不太明显，重在逐水。大陷胸汤、大陷胸丸都有泄热逐水的作用，用于水热互结在胸，这个胸的范围比较广，包括了胸胁、腹部，甚

至胸腹腔、盆腔，热象比较明显，病性偏实，所以用大黄、芒硝、甘遂攻逐水饮，尤其用大黄泻下泄热。牡蛎泽泻散的病位是在下焦，水饮部位是在腰以下，属阴水，但病性还属湿热，主要是利水，清热力度不太强，但其攻伐力度相对还是比较弱，因为毕竟处于大病瘥后的状态。

治水的方还有五苓散、猪苓汤、真武汤，其寒热偏重有所不同，真武汤温阳利水、猪苓汤清热利水、五苓散虽然称通阳化气利水，但它所治疗的水相对来说寒热性质不明显。

我们病房曾经用过这个方，病人是一个70多岁的女性，在门诊反反复复地看过，也来病房住过院，但水肿一直没有消过，利水药、温阳药都没效，肿的特点是比较紧，不像凹陷性水肿一按一个坑，她是按了以后没什么坑，也是以下肢肿为主，小便有点黄，有小便不利。吃过很多温药，舌质有点偏红，其他都是一派寒象，人也比较胖，心功能不好。那天在病房一起讨论，大家都觉得这个病人应该是有湿热，但我们很多人都没用过牡蛎泽泻散，尤其是没用过商陆，当时彭万年教授说他用过，没问题，于是就用了这个方，商陆用了10g。过了几天，这个病人的水肿就消掉了，效果非常好，给我的印象很深刻。

4. 理中丸证

【原文】大病差后，喜唾，久不了了，胸上有寒，当以丸药温之，宜理中丸。[396]

【讲解】“**喜唾**”的“唾”是指唾沫，也可以是清稀的水饮，不是咳嗽的痰。“**不了了**”是不清爽、还没完全好的意思。“**大病差后**”，上焦脾肺长时间的阳气不足，阳虚不能蒸腾津液，寒饮走于上焦，所以说“**胸上有寒**”。

治疗“**当以丸药温之**”，“丸者，缓也”，在疾病恢复期，不可能一鼓作气使病邪马上消除，而且温中的药也常要做成丸剂。用“**宜**”字，语气较斟酌。

此处的理中丸证是与寒饮有关，是脾阳虚影响到肺，其特点是吐清稀唾沫，这种吐唾沫是病理状态，是脾肺虚寒，尤其在疾病的恢复期，脾阳虚的情况是比较多见的。

5. 竹叶石膏汤

【原文】 伤寒解后，虚羸少气，气逆欲吐，竹叶石膏汤主之。[397]

竹叶二把　石膏一斤　半夏半升，洗　麦门冬一升，去心　人参二两　甘草二两，炙　粳米半升

上七味，以水一斗，煮取六升，去滓，内粳米，煮米熟，汤成去米，温服一升，日三服。

【讲解】“虚羸” 分虚和羸两个概念，“虚”指人体虚弱、气不足，讲话没力气，走路没力气，没精神；“羸”指消瘦，形的不足，精血不足。虚羸是虚弱羸瘦，既虚弱又消瘦的意思。

“伤寒解后”，外感热病耗气伤阴，形与气都受到损伤，但余热还在，壮火食气，气虚气不足以息，所以原文强调了少气。**“气逆欲吐”** 反映了胃有热导致的胃气上逆。从病机推断，病人还可能舌头偏干、少津，舌质偏红。除了吐以外，病人可能还有食欲不好，容易恶心，还可能有点头晕。

竹叶石膏汤能够清余热、益气阴，方中也用到粳米，强调了保胃气。竹叶石膏汤跟白虎加人参汤非常相似，两方都有人参，白虎加参汤清热用石膏、知母，而竹叶石膏汤是用竹叶配石膏。竹叶清心，具“清轻之气”，清热力度相对不那么强，也有清心火的作用。白虎加参汤用人参来益气生津，而竹叶石膏汤用麦冬、人参益气生津，而且麦冬用到一升，量比较大，还用了半夏降逆止呕，同时也防止养阴药滋腻碍胃，防止过寒的同时起活胃的作用，所以竹叶石膏汤有呕吐可以用，没有呕吐也可以用，是一个热病后期很好的善后方。

有一个7岁多的小朋友，是因为1型糖尿病酮症酸中毒收入院，下午两三点来到病房，进来的时候有典型的三多一少症状，已经瘦得像一把骨头。家属要求只用中药，但胰岛素不能不用，所以我们做了很多工作，家属才勉强同意注射胰岛素，但其他西药一概不用。中药第一方我用的是白虎加

人参汤，但两三天后病就向寒转化了，出现身肿、阴囊肿，胸腔些许积液，肺部还有一点阴影，某个肿瘤抗体还偏高，同时伴有肝大，转氨酶升高，我找了消化科、呼吸科、肿瘤科来会诊，但是都不确定治疗方案。中医这方面我就考虑用白虎加参汤太凉了，所以马上换方，用过五苓散加味，也用过葶苈大枣泻肺汤，很快水肿就消掉了，期间由于小孩子状态好一点就到外面跑，受了凉，出现发热，用了 1 剂小柴胡汤退热。这个病人病情变化比较快，两三天就变化，所以我们的用方也跟着在变，最后就用了竹叶石膏汤来收尾。在病房住了 27 天，除了胰岛素以外，其他西药都没用，出院的时候病人所有指标都恢复正常。

所以在疾病后期，尤其是病人发热过后，余热还在，但气津损伤，竹叶石膏汤一用上去，精力恢复，邪热也消除了，效果非常好。当然从现代研究来看，竹叶石膏汤也是有降糖的作用，可以用于糖尿病的治疗。

二、差后饮食调养

【原文】病人脉已解，而日暮微烦，以病新差，人强与谷，脾胃气尚弱，不能消谷，故令微烦，损谷则愈。[398]

【讲解】**“脉已解”**是讲病邪已去，脉象比较平和。**“日暮微烦”**，傍晚的时候出现一点烦，这个烦是怎么导致的呢？即下文所说的**“人强与谷”**，家属好心给病人多吃些营养东西，但病人初愈，胃气尚弱，还没有完全恢复，饮食过多的话，胃肠运化不佳，导致食滞在里，食积化热，上扰心神，所以出现心烦，晚上阳气不足，正气更虚，脾的运化能力会更差。病机中既有虚的一面，也有食积的一面。

有食积，可以考虑前面讲的枳实栀子豉汤，**“若有宿食者，内大黄如博棋子五六枚”**。也可以按本条所说，**“损谷则愈”**，损谷就是适当节制、减少饮食的意思，减少食量或者干脆断食一餐，是非常有效的方法。

道家修炼有一种“辟谷”的方法，现在可能也有很多人去效仿，我没有经历过，但我觉得这个方法应该有其科学的一面。对于体壮实者或者体内垃圾很多的人，的确可以适当地饿一饿，适当的饥饿感是有益处的。所以说要“**损谷则愈**”，损谷就可以减轻胃肠的负担，让胃肠得到休息，这也体现了张仲景重视胃气的思想。

前面霍乱病篇391条讲到“吐利发汗，脉平，小烦者，以新虚不胜谷气故也”，后面没有处理的方法，处理方法就应该是本条的“损谷则愈”。

现在生活条件这么好，可是还有很多小朋友营养不良，就是因为吃得太多，食积在内，最好的方法就是让他适当饿一饿，我们常说“要得小儿安，需得三分饥和寒”，让小孩受点冻、受点苦是有好处的。

☞结　语

《伤寒论》主要是以六经辨证为本，讲述了伤寒病六经证的理法方药与辨治，而于伤寒病辨治之外，也讲到了霍乱病与阴阳易差后劳复病的证治。霍乱病的提出是为了与太阳病作鉴别诊断，霍乱兼有表证，但发病在中焦脾胃，以呕吐、下利为主要表现。而阴阳易差后劳复就讲到治疗、预防、调养，有头有尾，整个系统非常完整。我们前面提到过这398条的内容被称为洁本，实际是《伤寒论》的核心，最关键、最重要的内容都在这398条中。

伤寒老师只是带领和指引大家入门，后面真正的修行还要靠你们自己，要在临床过程中不断地学习，也可能会经过一段时间会有一些厌倦感，所以大家要时读时勤，常读常新，因为随着临床经验的积累，层次的提高，对伤寒的感悟也会发生新的变化，知识积累不一样，看待事物的角度也不一样，结论也就不一样，横看成岭侧成峰，希望大家记住，学习《伤寒论》是一辈子的事情，没有最好，只有更好！

病案教学

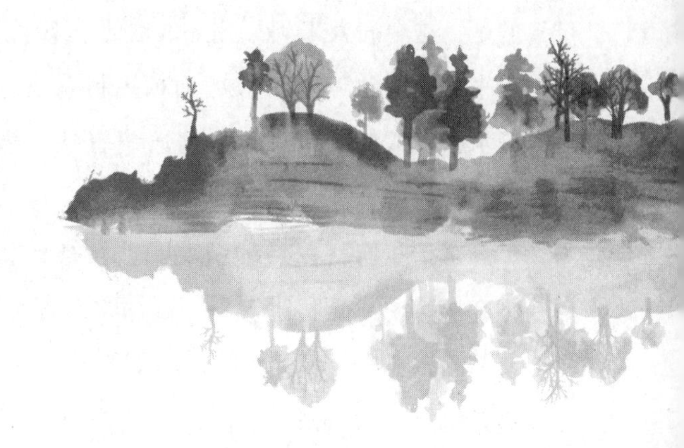

一、经方救治异国王子的糖尿病足

这里有一个病例的视频，大家一起来看一下。这是东南亚某国家的一位王子，患有糖尿病，并发糖尿病肾病、糖尿病足，他在本国的时候洗过两次肾，还被要求截肢，但是他不同意截肢，因为他们的风俗，作为王子必须保持身体的完整。于是他就来中国治疗，先去广州最好的西医院，回答是一样的，还是需要截肢。机缘巧合，他的外孙女是暨大的留学生，我带的一个外国研究生和他外孙女关系很好，所以通过介绍来到我们病房。

这个病人的情况，糖尿病肾病，胰岛素的量用得很大，多饮、口干10年，伴有下肢水肿，右下趾、中趾坏死。这个病人非常信任中医，在本国也用过很多中药，但具体用方不清楚，血糖控制得如何也不清楚。所知道的是，这个病人来到广州后，在西医院用了门冬胰岛素和甘精胰岛素，加起来一天用到74个单位，血糖控制应该还好，但是病人的脚变色坏死，而且水肿，医院给的诊断是糖尿病肾病、糖尿病足、糖尿病性视网膜病变，建议他透析、截肢。

来到我们科以后的情况，他精神比较疲倦，重度水肿，脚中趾坏死，脚麻痹，中趾温度比较高，夜尿多，汗多，恶寒，咳嗽有痰，痰稀白，大便干结，血压偏高，体胖，体重指数31，足背动脉搏动较弱，舌淡苔薄白，边有瘀点，脉弦滑。入院以后检查血肌酐、尿素氮都高，白蛋白偏低，糖化血红蛋白约8%，贫血，尿蛋白（+++）。

入院以后经过治疗，胰岛素逐渐减量，血糖波动在4～12mmol/L。最后这个病人没有再血液透析，也没有截肢，胰岛素维持在一个非常小的用量，肾功能也有改善。回国以后他通过我的研究生把他的情况转告了给我，坏死的足趾自然脱落，伤口很漂亮，只掉了一点，本来截肢是要求切到踝关节以上。

这个案例的效果是非常让人满意的，那么住院期间用的什么方呢？首先用的是真武汤，用真武汤一段时间后，又用了《金匮要略》的肾气丸，还是强调从少阴肾来论治，阴阳双补，补阳的同时也补充物质基础。

这个病人给我的印象是有三个特点：第一是病程长，病情复杂，并发症多，有糖尿病肾病、有坏疽；第二是全身虚寒的表现明显，但局部坏疽处又有红肿热痛，局部湿热；第三是病人身份特殊，要求比较高，明确拒绝截肢。

我治疗上的体会有几点。第一是始终专注温阳固本，阳虚是根本矛盾，尽管局部有热象，但总的病机是正气虚为主，且病程长多伴正气不足，病人肢体发凉、多汗、痰清稀、精神差，说着话就睡着了，符合少阴病提纲证所讲的“但欲寐也”。因为坏疽，病人白细胞高，在西医院用了大量的抗生素，这也会损伤阳气。实验室检测也反映出虚的一面，如血红蛋白低、白蛋白低。所以抓住阳气不足这个矛盾，我们用真武汤，通过加减以后里面蕴含了附子理中汤、小青龙汤、当归补血汤的意思，肺脾肾同补、气血双补、化痰降浊，最后用肾气丸阴阳双补，少火生气。通过中药调理后，胰岛素的用量减了很多，抗生素也停掉了，症状得以改善，生活质量明显提高。

第二个体会是临床治疗需整体和局部结合。局部的治疗也很重要，病人的供血本身就不好，单靠口服药到达局部的坏疽处比较难，所以要加强局部的治疗，采取中药沐足浸泡的方法，用五倍子、大黄等药物，大黄可以清热解毒，五倍子能够敛疮，综合治疗取得比较好的效果。

第三个体会是辨证突出细节。比如说病人恶寒，这个是表证恶寒还是阳虚恶寒？讲起理论来容易，但到临床上有时的确难辨，太阳病可以恶寒，少阴阳虚也可以恶寒，其实这个病人还是兼表的，有咳嗽有痰饮，所以表里同病，肾阳不足兼有外感，麻辛附子汤也是可以考虑的，但真武汤证条文中讲“发汗后，病不解，其人仍发热”，就是说在有表证的情况下真武汤也可以用，再加上病人糖尿病足已久，属于疮家，而疮家不可发汗，所以最终选用真武汤，又加了小青龙汤中的几味药来化饮。还有大便不通的问题，是燥热还是气虚？综合判断，还是以虚为主，阴阳两虚，阳虚推动无力，阴虚肠道失润，所以一方面水肿，一方面又津液不足，所以治疗以补阳为主，佐以顾护津液，方中也用了当归补血汤，有润肠通便和益气通便的意思。

二、走马治伤寒

徐某，女，14岁。在夏天快立秋的时候，游泳受了凉，游完泳以后肚子特别饿，胃口特别好，就吃了很多东西，饱食，当时她班上周围几个同学都患了水痘正在发热，第二天她也发热了。表现为发热，恶寒甚，有汗出，头痛，主要是后项痛，口不干，不想吃饭，大便也不通，小便没问题，当时测的体温39.6℃，整个人都是滚烫的，肺部听诊没什么问题，舌质淡，有点齿痕，苔薄白，稍有点腻，脉浮滑数。

数脉是由于体温升高，舌苔稍腻说明还有些湿气。总的来说，症状上符合《伤寒论》的太阳病，大家可以体会一下，这些症状是不是和张仲景描述的差不多。那么是太阳病中的什么证呢？是中风还是伤寒？虽然她体温很高，属于高热，而我前面也讲过桂枝汤证的体温一般不会太高，但这里的判断关键不是体温的高低，而是有没有汗出，既然她有汗出，所以应该是个桂枝汤证，原文桂枝汤证说“发热，汗出，恶风，脉缓者，桂枝汤主之”。当然这个病人也有不太一样的地方，她不是缓脉，她的脉还是比较流利，苔也还有些腻，所以我在方中加了藿香、茯苓解表祛湿健脾，桂枝、白芍、生姜、大枣、甘草几味药大概都用了10g。然后也要求啜热粥，盖被子发汗。

病人服药5分钟后，开始头出汗，但是手脚还没有汗出，大概过了15分钟，全身出汗，体温降到了38.4℃，这时候开始感觉有点口渴想喝水，所以中药说退热还是很快的，几分钟就有了效果。但是大概1小时以后，出现了前额痛、侧头痛，耳闭，耳朵听不到了，眼睛滚烫，又痛又灼热，手脚特别烫，而且还是怕风汗出，舌脉没变。大家想想，这个病证应该怎么辨？还有太阳病吗？有少阳病吗？有阳明病吗？

辨少阳的依据是耳闭目赤，264条："少阳中风，两耳无所闻，目赤。"再加上侧头痛，1个小时就转变成了小柴胡汤证。那么是不是单纯的小柴胡汤证呢？病人还有前额痛、恶风汗出，前额痛与阳明有关，所以实际是三阳同病了，太阳邪气太盛，表证未解，内迫少阳。同时还有直指太阴之势，依据是"手足自温者，系在太阴"，病人全身发热，而手脚的温度更高，这是太阴中风的表现，"太阴病，脉浮者，可发汗，宜桂枝汤"，太阴中风也是用桂枝汤，所以用桂枝汤是没错的。现在又有太阳又有少阳，所以我用了柴胡桂枝汤，即小柴胡汤和桂枝汤的合方，小柴胡汤原方，加上桂、芍就是柴胡桂枝汤了，然后又加了3味药，茯苓、藿香仍然用，又加了青蒿透邪。没有要求啜热粥，但还是要盖被子取汗，并用风油精按摩风池、风府、太阳、睛明穴，是根据原文中所说的："太阳病，初服桂枝汤，反烦不解者，先刺风池、风府，却与桂枝汤则愈。"但没有用刺法，只是用了风油精来按摩，基本思路与原文是相同的。

30分钟后，病人体温降到了37.8℃，这个时候头痛很快就消失了，耳朵一下子就听到了，精神也好了，脉变软了，说明邪不太盛了。汗出必然会伤津液，于是就问她要不要喝粥，但是她却不想吃有水的东西，这个说明有湿气在里面，于是照原方再吃一剂，然后病人有汗出，稍稍有点咳，还有点痰，邪有出路。

第二天早上体温37.2℃，排了大便，大便不硬，前面第一张方没有通大便的作用，第二张方有，因小柴胡汤可以治疗“阳微结”。然后病人感觉有点疲倦，自己说“阴中痛”，很奇怪，一个小朋友说出古人话来，14岁的小朋友知道什么阴中痛？是尿道痛吧？小孩子说：“没有，就是阴中的抽痛。”按原文88条所讲：“汗家重发汗，必恍惚心乱，小便已阴疼，与禹余粮丸。”考虑到可能是发汗太多伤阴，所以用了点米汤加蜂蜜来调养，到了中午，精神大好，声音响亮，还问道：“可以吃麦当劳吗？”

这个案例记录得很真实很具体，因为案例里面的病人就是我的小孩，我亲自治的。当时发热很难退，因为那段时间下雨特别多，天气忽冷忽热，感冒的特别多，大多挟有湿邪。游泳也是一种湿邪，再加上旁边的同学出水痘，也是湿邪。所以她的病是有几个方面的原因，而且她平素容易出汗，腠理比较疏松，卫气不固，再加上当时有考试，所以湿伤脾郁伤肝，再加外邪，正虚邪实，用桂枝汤调营卫，继之柴桂汤疏达表里，用藿香、茯苓佐以化湿。就用两个方，后面就没有再继续吃药，按《内经》所讲：“大毒治病十去其六，常毒治病十去其七，小毒治病十去其八，无毒治病十去其九，谷肉果菜，食养尽之。”所以最后用蜂蜜加米汤来养胃。

按照仲景原文交代，桂枝汤的服法需要啜热粥、盖被子，这里确实应该是考虑发汗太过，所以张仲景同时也讲了要中病即止。我们也看到了这个外感病发展太快，一天之内就由太阳发展到少阳甚至到太阴。临床上有人说中医不能治疗急症，退热慢，我觉得此言差矣！只要方法对，中医退热也可以很快，疗效非常肯定，所以我们对中医很有信心。

三、错综复杂，真假寒热难辨案

这里给大家放一个关于寒热真假的视频，非常真实，是随机查房拍下来的。

这是个女性病人，86岁，2009年5月20号入院。这个病人以前也在我们内科住过，这次是因为反复腹痛，全身乏力，伴加重10天收进来的，还有呕吐、发热。收进来的半月前因为反复发热，全身乏力，在一内科住院，当时症状好转出院，到了5月16号的时候，病人又出现腹部胀满，自己吃了麻子仁丸胶囊，排了一点大便，19号病情加重，出现恶心欲呕，而且还吐出来了东西，当时X片显示小肠郁张，因为她还有糖尿病，所以就收到了我们内分泌科。

这个病人的病史有糖尿病、高血压病、冠心病、反复尿路感染、小便失禁，糖尿病、高血压病有10年的病史。入院的一般情况是，神志清楚，有点疲倦，腹部不适，全身乏力，胸闷，心悸，头晕，胃口不好，小便失禁，大便几天一次。腹部是软的，但是有广泛的压痛，舌暗红，苔黄腻，脉沉结。所有的实验室检查没有哪一个是正常的，心电图有房颤，超声心动图是各个瓣膜都有问题，都有轻微或中度的关闭不全，动脉硬化，B超显示双肾有积液、输尿管双侧都有扩张，考虑中下端有梗阻，有膀胱炎，白细胞$17 \times 10^9/L$，中性粒细胞高，血气分析提示有代谢性的碱中毒，血钾偏低，小便有白细胞，CT也反映肾有积水、肝囊肿、动脉硬化、椎间盘突出、椎体病变，甲状腺功能也是低下的，微球蛋白有点偏高。

入院以后中西结合治疗，吸氧、抗感染，中医用了八正散，但是腹部的疼痛吃了八正散没有效，而且腹痛加重，出现了晚上的烦躁、手足逆冷，交班的时候值班护士和值班医生都说这个病人通宵不睡觉，同一间病房的病人也因被吵得无法睡觉而投诉。我觉得病人的病情越重或者症状越典型，其临床教学的价值就越大，所以我说一定要看看这个病人。22号我去查房，这个病人腹痛，还有手足发凉，但是胸腹灼热，压痛明显，拒按，有个女同学把手伸过去想按一按病人的腹部，直接就被病人挡住了，病人的表情比较痛苦，口渴，喜冷饮，甚至想要喝冰水，白天比较安静，但到了晚上就烦躁，舌质偏红，苔黄白腻，中间是黑的，脉沉有力。

我们到了临床以后要报告病例，不仅要熟记病人的全部情况，还需要提炼主要问题、特点，所以对于这样一个病例，大家首先要归纳病症的特点，把分散的数据归纳起来，形成有规律性的东西，可以让别人一目了然地了解病人的大体情况，然后结合《伤寒论》来逐步进行讨论。这个病人病症比较多，首先是腹痛，那么大家就要想一想在《伤寒论》里讲腹痛的条文有哪些，病机是什么。病人有烦躁，那么要讨论烦和躁的区别，《伤寒论》里面讲烦躁的条文有哪些？还有四肢厥逆，厥证在《伤寒论》厥阴病篇是个重点。然后再综合起来进行比较，分析为什么八正散治疗没有效果？病机是不是单纯的湿热？尤其要结合《伤寒论》六经辨证体系，病人不是某一条的问题，这个病机比较复杂，所以需要我们综合运用《伤寒论》的理法方药来进行指导治疗。这个病人最后用的方中有桃核承气汤，所以大家也要思考这个病人符不符合蓄血证？依据是什么？

这个病人的特点我们要抓住几个最要害的地方：烦躁、腹痛、四肢厥逆，三个症状需要大家重点思考。这个病人还有个特点，年老、久病，80多岁，10年的高血压病史，糖尿病虽然说发现了4年，但到底有多少年也是很难说。

首先，辨寒热真假。涉及太阳病变证辨证大纲，原文第11条的寒热真假："病人身大热，反欲得衣者，热在皮肤，寒在骨髓也；身大寒，反不欲近衣者，寒在皮肤，热在髓也。"寒过肘膝就是厥逆，厥阴病篇是厥逆证的重点，里边讨论了11种厥证，但同病异治，辨治方法不一样，关键是症状相同而病机不同、治法不同。这个病人虽然厥逆，但胸腹是热的，而且她不喜衣被，开始的时候盖被子，后面慢慢把被子全部踹走，这就说明她不喜欢盖被。而且她要喝冷的，甚至要喝冰的。病人腹痛不大便，平素大便是干的一粒粒的。舌象、脉象都反映病人虽然四肢厥逆，但是应该是热厥，寒是假的，里边的热是真的，所以应该辨为真热假寒。在《伤寒论》原文第335条讲道："厥深者热亦深，厥微者热亦微，厥应下之。"这里"下"是广义的，其中包括了疏肝行气类方、白虎汤、承气汤这些，这个病人我们考虑是气郁不达，用四逆散来治疗。

第二，要考虑的是烦躁的阴阳属性。烦躁不一定都是火，也不一定都是阳证，也有虚证、寒证，需要具体分析。《伤寒论》里面讲到烦躁不得眠非常多，61 条讲阳虚的干姜附子汤，肾阳虚烦躁证这种尤其是老人家比较多见，69 条是讲阴阳两虚的茯苓四逆汤，还有蓄血证的“其人如狂”，也是烦躁。现在这个病人有昼夜变化，是白天安静，晚上烦躁，而仲景讲干姜四逆汤证是“昼日烦躁不得眠，夜而安静”，和这个病人正好相反了。根据病人脉偏沉，沉有而力，再加上腹痛，我们首先考虑病机是瘀热互结在中下焦，邪热上扰，可以考虑用桃核承气汤。但是也要考虑到病人的年龄大，正气不足，肯定有虚的一面，老人家的实证与年轻人的实证有所不同，还要考虑到固本，所以也用茯苓四逆汤做基础，茯苓四逆汤是四逆汤加茯苓、人参。

第三，就是腹痛的问题。《伤寒论》里面很多篇章都讲到腹痛，特别是阳明和太阴。《伤寒论》里太阴病有桂枝加芍药汤、桂枝加大黄汤、小建中汤，这些都可以治疗腹痛。一般情况，老人家的腹痛应该是多虚证的，现在这个病人腹部有压痛，没有反跳痛，因为她的腹肌是软的，老人家皮肤弹性很差，所以不像年轻人容易形成腹肌紧张的板状腹，那么这种情况应该就是和虚有关，老人家本身就有虚。但实象也很明显，腹痛、拒按，输尿管上段有阻塞，有积液，膀胱有膀胱炎，这些都反映了实的一面。综合起来看，小便要利，大便也要通，要给邪以出路，所以在上面的基础上又加了《金匮要略》的薏苡附子败酱散，考虑有湿、瘀、热在里边。最终总共用了四首方，四逆散、桃核承气汤、茯苓四逆汤、薏苡附子败酱散，合方运用，化瘀通便、温阳利水、解毒散结、攻补兼施。当然要注意中病即已，不能过服。

经方合用是我们临床的特点，在《伤寒论》中张仲景已经给我们做了经方合用的示范，比如表郁轻证的桂麻各半汤、桂二麻一汤，都是经方的合用，这是把《伤寒论》经典灵活应用到临床的模式。临床上的症候不一定都典型，所以我们要灵活地运用，而且不单单经方要活用，《伤寒》《金匮》的方要合用，还有温病的方也可以合用，寒温合一。疗效还是非常显著的，过了 1 个星期再去查房的时候，病人的症状已经基本消失了。

四、寒温消补并用，调气治血并举

病人贾某，女性，67 岁。糖尿病史，凌晨上卫生间的时候跌倒，导致髋关节骨折，凌晨 2 点钟送到骨科，发现病人股骨外科颈、大结节骨折，外科准备手术，但检查发现血糖很高，有糖尿病酮症酸中毒，没办法手术，于是转到我们内分泌科处理。但是病人住进来没多久就开始发热，腹胀，肚子胀得不得了。糖尿病病人最怕骨折摔伤，因为糖尿病合并骨折比一般的骨折更难治。这个病人现在右髋关节、肩关节都有疼痛，活动受限，右肩关节是骨性关节炎。除了关节疼痛以外，还有大便秘、小便多，糖尿病病史 17 年，高血压病病史 10 年。体型肥胖，舌淡红苔黄干，脉弦细弱。实验室检查：血糖 32mmol/L，尿酮体 0. 93mmol/L。进来我们科以后进行了基础的治疗，包括吸氧，降血糖，降血压，中医处方主要是以活血止痛为主，佐以益气养阴、清心。

入院第 3 天正好我去查房，病人主要表现为恶寒发热、咳嗽、关节疼痛、大便干，舌淡红，苔白腻，脉略浮滑，体温 38. 5℃。实验室检查糖化血红蛋白 5. 1%，当天的空腹血糖是 12mmol/L，尿酮体也降了一些，白细胞高 19×10^9/L，C 反应蛋白也很高，血沉也很高，尿蛋白（+++），尿糖（+）。

关于这个病例，需要和大家一起探讨的问题有很多。首先是概括一下病人给你的印象、特点，结合《伤寒论》讨论病人目前的病性、病位，将病人所出现的症状来和《伤寒论》作对比，比如说便秘的问题要考虑，发热的问题也要考虑。也要从现代医学的角度去学习，血糖高需要大概考虑哪些因素？处理酮症酸中毒的基本原则是什么？怎么理解急则治标？这个病人的糖尿病、高血压病是基础病，现在的骨折、发热、糖尿病酮症都是标，该如何应对？

我归纳这个病人有几个特点。第一个特点是跨学科，病人是骨科转过来的，也跟内分泌科也有关系，当然这个病也跟心血管科有关系。第二个特点是重度肥胖，腰围125cm，像鼓一样，女性腰围大于80cm是糖尿病的高危因素。第三特点是喘、多汗，查房的时候我摸到她很多汗。第四个特点是病人当时有发热，恶寒发热，考虑为外感。

第一个方开的是小柴胡汤加减，因为挟有痰湿，所以合用温胆汤，柴胡温胆汤，寒温并用，同时加了一些活血的药，调气、活血并举。第二诊的时候病人发热已经消除，精神也改善，疼痛也改善，主要的问题是腹胀，腹胀的特点是喜暖喜按，小便多，大便量不多，舌暗红，苔稍稍有点腻，脉弦细弱。第二个方开的是厚朴生姜半夏甘草人参汤。经过治疗，这个病人的症状改善，血糖降到7mmol/L，胸片检查没什么问题，于是转到骨科进一步的手术治疗。

通过这个案例，我总结了三点。第一，关于表里双解的问题。这个病人脏腑病变有痼疾，也有表证和肢体骨折这样偏急的症状，所以本着先急后缓的原则，按照新感痼疾的理论来治疗，包括血糖高。她有骨折，局部的瘀阻很明显，再加上外感风寒，汗很多，所以治疗不能峻汗。虽然病人看起来很胖，其实是至虚有盛候，虚实夹杂，不能被肥胖的外表欺骗，要透过现象看本质，病人久卧少气、喘，实际上虚象很明显，《内经》里面讲："久视伤血，久卧伤气，久坐伤肉，久立伤骨，久行伤筋。"所以说卧久了也会虚。她的瘀很特别，主要是在少阳胆经循行的部位。因为正气不足，有汗，所以不能用麻黄汤，桂枝汤甘温也不太合适，所以用了小柴胡汤，既可以扶正解表，又可以畅三焦，化痰通便，还可以通过行气来活血。因为痰湿比较盛，所以再加上温胆汤。

第二，关于祛邪和扶正的处理。阳明病篇的腹胀满、腹痛往往多实，但也有虚的，结合《伤寒论》第66条的气虚气滞腹胀满，考虑这个病人是虚实夹杂，所以用了厚朴生姜半夏甘草人参汤，而没有用泻心汤、承气汤之类。病人表面看起来很实，其实还是有虚证，所以用了三补七消的方法，就是用厚朴生姜半夏甘草人参汤。

第三，寒温并用。寒温并用有两个概念，一是凉药跟温药的合用，二是伤寒方和温病方的融合运用。小柴胡汤和温胆汤是经方和时方的合用，所以我们其实不抗拒伤寒以外的东西，这个病人的方里我还加了青蒿、槟榔，其实是仿了蒿芩清胆汤和达原饮，加强了透邪的作用。这个病人夹有痰湿，而温病方的特点是长于化湿清热滋阴，伤寒方长于温阳通达扶正，所以把它们合在一起。

临床上不会跟书上讲的一模一样。正好这个病人之前是感冒发热，然后又有腹胀满，即使腹胀很久了，问题也得一个一个来处理。《伤寒论》原文说“发汗后，腹胀满者”，说明腹胀满跟汗法有点关系，但应该不是直接关系。

五、厥应下之，虚实标本急中求

这个病人的儿子本来是深圳某医院的一个医生，她儿子介绍过来广州这边看病的。这个病人表情淡漠，全身乏力，而且有糖尿病酮症酸中毒。当时在深圳诊断为 2 型糖尿病，没有吃西药，单纯用中药治疗，血糖控制得还可以，但 1 个月以前因为糖尿病酮症酸中毒进了医院，经过治疗以后各方面指标都改善很多，但仍然有表情淡漠，精神不佳，夜间烦躁，所以从深圳转院过来。

病人来以后，我们看到她的神志不是很清楚，表情淡漠，有口干多饮，手脚凉，而且是冷至肘膝关节，尿多，胃口比较好，昼夜颠倒，晚上比较烦躁，白天就是嗜睡没有精神，有头痛，有发热，体温波动在 38～39℃，有时能够自行地降到 38℃左右，心率比较快，血压正常。这个病人的皮肤像皱纸一样，弹性极差，尾骶部有褥疮，胸腹灼热、四肢厥逆。舌质红、苔焦黑，脉弦大而数，重按无力。白细胞 14×10^9/L，中性粒细胞高，血钾低，胸片提示左肺化脓性肺炎。

这个病人的病很复杂，用了抗生素，前面已经有很多教授给她看过，考虑她表证未解，又有湿热，所以前面用过麻杏苡甘汤合桂枝汤，也是经方，但症状没有得到明显改善。

我的考虑是，这个病人很虚很瘦，脱水很明显，四肢也凉，无论从年龄、病程来看，都首先给大家一种很虚的印象，其实没有那么简单，如果简单的话，就没有前面那么周折的治疗了。这个病人有虚的一面，但同时又有实的一面，病还是比较重，有肺部感染了，单纯消炎没效。所以我觉得她有几个特点：老年、血糖控制不佳，而且出现酮症酸中毒、大肉䐃脱、表情淡漠、气津大伤，虚象比较突出，但是又烦躁、高热、肢厥，病情复杂，抗生素效果不好。

这里的嗜睡该怎么辨虚和实？“少阴之为病，脉微细，但欲寐也”，“但欲寐”是少阴病很重要的症状，很多时候嗜睡都是跟阳虚有关，那这个病人符不符合少阴病呢？第二，大肉䐃脱是什么原因导致的？虚证还是实证？我们考虑为气津大伤，但还有实邪在里面。还有四肢厥逆，四肢厥冷就是寒，就是阳虚吗？这个四肢厥逆到底是寒还是热，是虚还是实？

最后我考虑“厥应下之”，虚实标本急中求，所以觉得还是要重在祛邪，攻补兼施。我的方是寒温并用，也是伤寒方、温病方合在一起，把小柴胡汤、小陷胸汤、达原饮合在一起，还用了安宫牛黄丸。效果很不错，服药以后病人的精神症状明显改善，后来就出院了。过了一段时间随访，病人的情况还是很好。

病人间歇性发热，往来寒热，休作有时，所以用了小柴胡汤，其实“上焦得通，津液得下，胃气因和，身濈然汗出而解”，小柴胡汤在这里还有通便的作用。病人舌苔比较厚腻，有湿热在里面，有热毒炽盛，这是邪实的一面，病人有痰咳不出来，“小结胸病，正在心下，按之则痛，脉浮滑者，小陷胸汤主之”，痰热互结用小陷胸汤。小柴胡汤合小陷胸汤畅达气机，然后还加了达原饮透达膜原、搜剔浊毒。

同时用温病三宝的安宫牛黄丸以解毒、醒脑、开窍，我觉得如果抗生素效果不好，或者很多抗生素无效的时候，安宫牛黄丸可以非常好地替代抗生素。虽然安宫牛黄丸里面有一些有毒的药，有些药物还含有重金属成分，但它的效果的确很好。现在西医常说这个中药有毒，那个中药有毒，这个药不能用那个药不能用，连很多用了几百年而行之有效的中成药都不能用，这种观念肯定是不对的，有时治病就是要以毒攻毒。

这个方里没有承气汤，但吃药以后却有通便的作用。其实病人的热毒很盛，里面很实，表面看上去却很虚弱，这叫大实有羸状。我们前面也看过一个大胖子的病案，那个是至虚有盛候。通过这个病案大家就知道了临床上并不是像书上讲的那么典型，一方一法很复杂。怎么把中医经典的东西搬家？怎么把临床与理论连接起来？这是我们要去思考的。当然我们首先要把《伤寒论》学好、理解好，把典型的先理解透彻，搬到临床上的时候才能有根有据，而不是随便地去搬，总得有理论指导，总得有证据让你去想、去做。

师生问答

在课程教学的课间，我经常与同学们交流学习心得，解决同学们的学习与健康问题，这部分内容在整个教学过程中的位置并不固定，与教学进度也不尽吻合，但在互动之中却有许多对于学习有所启示的内容，所以将这一部分的内容从前文中摘出，集中为一部分，附录于此。

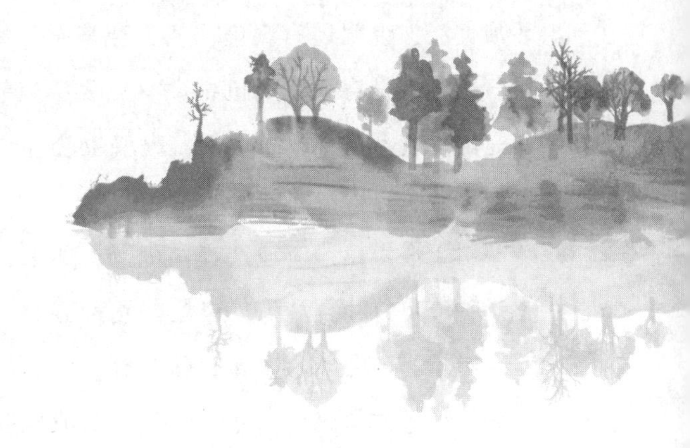

一

李老师：刚才课间的时候，一位同学来找我看病，我觉得他的病情对我们的学习有启示，请这位同学上来介绍一下自己的病情。

学生甲：我的主要症状是比较瘦，但胃口很好，饭量至少是其他同学的1.5倍，就是吃不胖，容易饿，还有口气，刚才老师帮我看的舌象，舌质有点淡，舌根有点黄白腻，脉象不记得了。

李老师：这位同学人很紧张，不停地流汗，他的脉比较弦细，有点数，但右手寸脉比较弱，说明肺气比较虚弱，他有时候会有点胸闷，紧张时候的脉容易出现弦。他的症状，一是瘦，二是胃口好，我们称之为消谷善饥，吃下的东西不少却不长肌肉，因为胃火太旺了，但又不是很典型，因为他舌质偏淡，说明还有气虚，从舌苔来看，又夹有湿，湿在脾，气虚包括脾肺气虚，火是胃火，病机稍微有点复杂。他的汗多，一是因为紧张，还有就是因为气不足，壮火食气，火盛也会导致气虚，所以要攻补兼施，汗多的原因还有热盛迫津外泄。

对于清胃热，应该选择白虎汤，如果有气阴损伤，可以考虑白虎加人参汤，或是竹叶石膏汤，这是首先考虑的。第二要考虑健脾，最常考虑的是四君子，白虎加人参汤中已经有人参，再加茯苓、苍术、白术同用祛湿健脾。如果大便偏干，可以用莱菔子消积导滞通便，泄下胃火。白虎加人参汤中有石膏、知母、炙甘草，可以加淮山代替粳米，再加党参。

用方：石膏30g，知母10g，淮山30g，党参30g，炙甘草6g，法夏10g，茯苓20g，苍术、白术各15g。

下面请第二位同学上来讲一下，介绍下你有什么问题，掌声鼓励。

学生乙：我感冒快1个星期，快好了，老师说我的脉是左手寸关尺都比较弱，不弦，右手寸脉很弱，浮得不是很典型。还有地图舌，我晚上睡觉常常张口呼吸，舌苔会完全干掉，不知道是不是这个影响的。

李老师：胃口怎么样？

学生乙：现在胃口不好。

李老师：还有什么症状，跟同学们讲讲。

学生乙：鼻塞，就是因为鼻塞才张口呼吸，鼻涕和痰都是黏的，咳嗽的声音比较沉重，痰可能是黄的，没有专门看过。

李老师：大便怎么样？

学生乙：大便不通畅，很硬，这两天也没有大便。

李老师：口干吗？喜热饮还是喜冷饮？

学生乙：喜热饮，口很干，小便基本上有95%的可能都是黄的。

李老师：咽痒，鼻塞，胃口不好，然后还有汗，怕热，不怕冷。头痛吗？

学生乙：没有，现在不算痛，昨天有点轻微的痛觉，主要还是重重的感觉，不算痛。

李老师：这位同学很明显应该是太阳病，他的脉稍稍显浮，轻取不太明显，稍微用点力摸得到，再加点力就摸不到了，总的来说还是偏浮，但不典型。脉偏细，有点偏滑，没力，说明肺气有点弱、肺气虚。再加上症状综合判断，表证应该还有。那么是寒证还是热证？病人恶热，喜热饮，有汗出，但不恶风，大便有点偏干，痰是黄的，鼻涕有点偏黄稠，咽喉有点红，舌质稍偏红，舌尖没什么苔，中后部薄黄苔，说明已经有化热伤阴。

刚开始的时候是有恶寒的，现在恶寒不明显，因为病程有1个星期，尽管快好了，但病邪有点向里传。所以我认为表还在，但郁而化热，有表当先解表，表解乃可攻之。

这时候不能用一派入里的药，否则会引表邪内陷，仍然还要用表药，但也要考虑到她正气相对不太足，还要考虑到有一定程度的化热和气阴不足。我觉得可以用桂枝汤作为底方来开表，加石膏、桑白皮、地骨皮泻肺郁热，相当于合了泻白散。肺与大肠相表里，一清肺热，胃、大肠的燥热也有出口，所以她的大便应该可以出来。然后还要用化痰的药，加浙贝、玄参，咽喉有点痛加连翘。桂枝汤用儿科的药量，桂枝、芍药、生姜、大枣、甘草各6g，石膏我觉得要用20g，连翘建议用30g，浙贝10g，玄参15g，桑白皮、地骨皮各15g。稍稍用点温开，里边还是要清肺热为主。病人胃口不好，桂枝汤中的姜枣草可以养胃气。除了热也有气阴的损伤，如果痰不太顺的话，加点生地15g增水行舟，这个舟是痰，痰要容易滑出来才是邪有出路，病才容易好。这个方的用法类似于表郁轻证中的桂枝二越婢一汤，大家可以回去看看原文。给两位同学的方药都用到了伤寒的方，两个病例都是身边的案例，同学服药以后有什么反应请告诉我。

二

李老师：同学，那天我给你开方，好喝吗？

学生乙：不好喝，好苦。

李老师：那恐怕不太对证了。经方的味道应该是不难喝的，有些病人吃过很多苦药以后就觉得经方特别好喝，即使我给这些病人开的药里面有黄连，比如像乌梅丸、黄连阿胶汤这些方，我跟病人说这个方可能很难喝，但病人常常反馈回来说不会难喝，还有人觉得好喝，很香，这种情况就说明方药很对证，疗效才非常好。那么你喝了药以后有什么反应吗？

学生乙：好像多了少阳证，没喝药之前少阳症状不明显，喝了以后就很明显了。

李老师：即使你说少阳证出来了，那么请问少阳证有哪些表现？其他同学也可以一起思考一下。

学生乙：本来没有寒热往来，喝了第一剂之后就出现了寒热往来，然后喝了第二剂以后就是发热，然后好像感冒就好了。

李老师：按你的描述，外邪是从少阳转出了太阳，也是一种里邪出表的征象。好的，等会下课我们再来看看你的舌脉。

三

李老师：刚才课间的时候有一位同学跟我讲了一下他的病情，现在再跟大家讲一遍，大家熟悉下，然后一起讨论。

学生丙：我们9月3号搬宿舍的时候出汗很多，在打扫宿舍卫生的时候灰尘也多，感觉那时候像是虚脱了一样，觉得很累。我本身有过敏性鼻炎，粉尘吸入以后，开始有鼻塞流清涕的症状。第二天早上起来以后，流清涕的症状加重了，之后大概两三天的时间，服了三九感冒灵就暂时缓解，但症状祛除不完全，晚上吹风扇的时候症状又显示出来。然后就是反反复复，也没有化热的症状，大便2日一行，小便正常。李老师刚才摸我的脉，说是脉浮细弦，关脉较滑脉。

李老师：口干吗？胃胀吗？胃有什么不舒服吗？

学生丙：口干、口苦没有，胃也没有什么不舒服，就是一个典型的鼻塞流清涕，然后恶风汗出。

李老师：头不痛，没什么其他症状，从9月3号感冒到现在，刚好两周，太阳病自愈周期，但是没有自愈，病还是在太阳吗？大家看看这还是不是一个太阳病，依据是什么？

学生丙：我认为有太阳病，依据是有恶风汗出，寸脉是偏浮的，脉数可能是因为紧张，舌体微微有点胖大，舌质比较淡，苔薄白，所以认为是有表证。

李老师：好，请坐。依据是汗出恶风，脉不缓，而是数，他的脉是偏浮的，浮细弦，稍微偏数。但是他没有头痛，有鼻塞流鼻涕，清稀的，好像痰还有点泡沫样。尽管病的时间比较长，但脉浮给了我们答案，如果没有这个脉象，恶风、汗出、鼻塞、流涕这些症状可能是因为既往有过敏性鼻炎，这时就比较难界定了。太阳病应该是“脉浮，头项强痛而恶寒”，他浮脉有，恶寒有，虽然头项强痛没有，但应该还是有表证，包括鼻塞流涕，也就是有原文所说的鼻鸣，有咳嗽，肺气上逆，咽喉有点偏红，舌质淡有点胖，苔是花剥。这个表证是中风还是伤寒？关键看有汗无汗。他应该是中风，而且应该还兼有里寒，鼻涕清稀提示寒饮。咽喉略红，说明有点化热。此外，脾有湿，脾不运化，痰湿体质，过敏体质跟脾气、脾阳有关系，这个病夹了一些痰饮在里面。

因为有汗出，所以不能用小青龙，应该用桂枝系列方，《伤寒论》里面讲桂枝汤兼证有桂枝加厚朴杏子汤，我觉得可以考虑以这个作为基础方。考虑到有湿，可以加点茯苓、白术，就相当于把苓桂术甘汤融合了进去，“病痰饮者，当以温药和之”，除生痰之源。咽喉有点红，所以要变通一下，可以再加点连翘，用银花比较贵，连翘比较便宜，再加玄参，这两味药能够清热、利咽。因为鼻涕是清稀的，我觉得是寒饮，建议仿小青龙汤，里边加一点点干姜、细辛、五味子、半夏，这是小青龙汤治寒饮的核心组成，我们取来用。加起来总共 15 味药。表没有解，兼有太阴湿，时间比较长，所以也可以看成表郁轻证，但不太典型，像桂枝二越婢一汤，仲景用的是石膏，我这里没有用石膏，用的是连翘，但含义是一样的。量不要太大，开个小儿科的方，桂枝、白芍、生姜、大枣各 6g，炙甘草 3g，连翘 10g，玄参 15g，茯苓 20g，白术 10g，厚朴 10g，杏仁 10g，干姜 6g，细辛 3g，法夏 6g。为什么开儿科的量呢？因为他现在是病久邪微，病程 2 个星期了，时间比较长，症状不太典型，所以是轻证，轻证就用微汗的方法。

这个思路是太阴和太阳同调，脾为生痰之源，肺为贮痰之器，再加上原来的宿疾过敏性鼻炎，是痰饮体质的人，原有寒饮在内，现在劳累出了汗受了点风寒，又吃了点药，再加上脾胃不好，综合起来，就开了这样一个方，其中包含了四个伤寒方，桂枝汤、桂枝加厚朴杏子汤、苓桂术甘汤、理中汤，只是没有用人参。加连翘是用了温病的理念，有寒包火的病机，仿大青龙汤或桂二越一汤的思路。那么你先吃两包，服药以后要把感受写出来，把你的病案和大家共享。

现在请第二位同学，这位同学前面请我开了方，现在请他给大家报告一下整个过程，服药后反应。

学生丁：上次老师给我开的是大柴胡汤，然后加上小柴胡汤中的党参和甘草，是作少阳阳明合病来治，其中以虎杖代替大黄。我回去查中药书发现，我们当初学中药的时候是要比较大黄与虎杖的异同点的，我一直只知道虎杖是利尿退黄，翻中药书才又对虎杖和大黄重新认识了一遍，大黄泻下力比较强，虎杖的利尿退黄比较强，其他的主治证基本相同，两味药经常可以互相代替，虎杖也被称为土大黄。

李老师：还有就是虎杖不会引起腹痛，而用大黄通便常常会引起腹痛。

学生丁：方中还加了苍术、茯苓祛湿，因为我素体有些脾阳不足，容易生湿，老师给我开这个方主要是因为大便三日未解，但抓回药来还没喝之前我就排了三次大便。

李老师：还没吃药就排大便了，那你后来怎么办呢，是否继续服药了呢？

学生丁：对啊，57 块钱的药，不吃太可惜了，所以我服用了药。

李老师：吃了药以后，出现腹泻了吗？

学生丁：也没有，喝了药以后主要是少阳证的症状明显了，我以前只知道书上讲少阳证是寒热往来，但从来没体会过是什么样子，这次亲身体会到了，那时在宿舍一会儿觉得很热把被子踢掉，过了一会又冷得要盖被子，盖了一张不够，还要盖两张，然后又踢掉。汗出的比较多，口苦咽干，渴得很厉害，我怕自己太燥了，就喝了蜂蜜水。喝了那个方第一天就是这个样子，少阳证。第二天以后就是感冒的症状，鼻塞得很厉害，流黄涕，然后其他就没什么了。这个方只抓了 2 剂，然后就一直喝小柴胡颗粒到现在。

李老师：现在还在喝小柴胡颗粒吗？

学生丁：还在喝。我的舌质比较淡，舌体胖大边有齿印，这次发现舌尖边比较红，现在喝小柴胡的原因是因为舌边还是有点红，有一个小点红的比较厉害。

李老师：现在还有什么寒热症状吗？

学生丁：没有了。

李老师：痰呢？

学生丁：痰也没有，就是有时候会咳一下。

李老师：现在大便通畅吗？

学生丁：还行，不过昨天也没有大便。

李老师：他描述得很生动。给他开的方其实是小柴胡汤的原方加上芍药、虎杖、枳实，因为他几天没大便，辨为少阳阳明合病，也是考虑到他的体质，所以没有用单独的大柴胡汤。喝了药以后出现了少阳证，然后第二天又是太阳证，很有意思，先是阳明少阳，然后是太阳少阳，说明表里病是可以转化的。我前面介绍我小孩的那个案例，是 1 个小时以后就很快由太阳桂枝证变成了柴胡桂枝证，而现在这位同学所讲的是由里达表。

两位同学都是感冒，但证候却不一样，丙同学体质也是属于太阴，脾阳不足，有痰湿，过敏体质，有过敏性鼻炎的宿疾，外感以劳累而发，所以是考虑桂枝汤，并且觉得桂枝汤太重了，所以开了儿科的量。而丁同学感冒，当时是涉及了阳明、少阳，所以是用小柴胡汤合大柴胡汤。所以临床中要比张仲景写的复杂得多，我们要灵活去应对。

所以一定要辨证，中医重在辨证。昨天我有一个朋友跟我讲，他对我很有信心，觉得什么病到我手上都有疗效，但他太太就讲到，她的一个亲戚找我看过，是肝癌术后，实行靶向治疗以后就出现失眠、头痛，消化系统症状也有，吃了我几剂药以后非常好的效果，然后就半年没来，一直在吃我当初开的那张方，然后就说好像没效果了。我就说这都半年前的方了，怎么可能有效果？病人的证候肯定会变的，别说半年，快的话几个小时都可能发生变化，肯定要换方，不可能一张方走到底，肯定吃了没效果。所以一定要辨证，证变治也变，而且每个人各不相同，寒热虚实各不相同，要因人而异。

四

李老师：刚才下课有位同学提了很多问题，他很善于思考，提了很多个人的见解，我觉得这个见解也可以和大家分享，一起来探讨一下，我们现在非常鼓励独立思考、批判精神，我觉得对我也有启发。请这位同学上台讲讲你对原文第8条的理解，大家掌声鼓励。

学生戊：原文第8条“太阳病，头痛至七日以上自愈者，以行其经尽故也，若欲作再经者，针足阳明，使经不传自愈。”为什么太阳病欲作再经要针足阳明？我们学过经络就知道，手太阳小肠经和手少阴心经互为表里，足太阳膀胱经和足少阴肾经是互为表里，手阳明大肠经和手太阴肺经互为表里，足阳明胃经和足太阴脾经互为表里，如果按这种表里关系，我们可以从手少阴心经和足少阴肾经入手，直接针刺其中某个穴位来遏制太阳病的传变。但从经络循行来看，我们很容易发现，它不是从太阳传到阳明，而是从阳明传到太阳，为什么这样说呢？我把整个经络循行联络一遍，就发现有这样一个问题，手太阴肺经先传到手阳明大肠经，然后手阳明大肠经传到足阳明胃经，足阳明胃经传到了足太阴脾经，足太阴脾经传到手少阴心经，手少阴心经到手太阳小肠经，然后再到足太阳膀胱经，再到足少阴肾经，所以实际上是从阳明传到太阳的。

如果按照这个经络循行的话，张仲景先生的学说似乎就出现了矛盾，很显然我们就不能按照经络学说来解释，但是我也想不出别的解释了，我觉得如果要符合仲景先生意思的话，只能说他这个太阳传阳明是根据病势的轻浅而言。那么我们就不从经脉来理解它，而从病势由浅入深的发展来理解，那么就是说，太阳病是邪在表，阳明病的病位比太阳病更深一些。那么再推一句，为什么太阳病能够传入到阳明病？它所暗含的一个意思就是，太阳病能够传到阳明，邪气很盛，而此时阳明经气已经变得虚弱了，所以它才能传到阳明，如果要是阳明经气很足的话，就传不到阳明了，它就只能停留在太阳病。因为张仲景先生强调补不足损有余，那么如果我们把阳明经气给补足了，太阳病的病邪自然就会从阳明退回了太阳这个阶段，自然就可以抵挡住太阳病强势的病邪，补了阳明就可以把太阳病的病邪给稳固下来。为什么不针手阳明而针足阳明？这个也是有道理的，看了经络学说我们就知道，足阳明的经络循行路线比手阳明的要长，足阳明是从足到头，而手阳明是只行了上半身。原文中也没有说针足阳明经的哪个穴位，表明是要通过全身的经络传导直接把太阳经的邪给遏制住。这是我个人的一些想法。

但是我刚开始不是这样想到的，刚开始是从阴阳五行木火土金水想的，想到在《金匮要略》中“知肝传脾，当先实脾”结合前面张仲景先生写了一段很长的推理过程，为什么当先实脾呢？就是因为脾气盛，脾气伤肾，肾气虚弱，肾气虚弱水气就比较虚弱，那么火气就会旺盛，火气旺盛就会克肺金，肺金弱的话，肝木就会盛。那么我就受到启发，足阳明属土，如果把土气弄得厚实的话，经过传变，木气就能得到提升，而太阳把小肠和膀胱都包括在里面，手太阳属火，足太阳属水，如果肝木得到了滋生，木土能够相互滋生的话，也可以把水火两道经气中的邪气逼退，这是我当时的第一个思路，后来感觉好像又欠缺一点，所以后来又想到了太阳经和阳明经这种强弱对比的解释更好一些。

刚开始我就一直想不通为什么针足阳明，我就觉得可能是张仲景先生个人的经验之谈，因为我觉得有很多方法，并不单单是针足阳明，但是后来我又想了很多，觉得只能用这种方式来解读。

还有，我在读《伤寒论》的时候，感觉《伤寒论》在很多地方上可以跟《金匮要略》相互参考。举一个很简单的例子，《金匮要略》认为风湿是“脉浮身重，汗出恶风”，《伤寒论》第6条就说到了“风温之为病，脉阴阳俱浮，自汗出，身重，多眠睡，鼻息必鼾”，我觉得这两条是可以互文的，风湿和风温在症状表现上有相同和相近似的地方。所以我觉得大家可以把《伤寒论》和《金匮要略》互文解释，再说本来两者就是一本书，结合起来读也是很正常的事情。

“病有发热恶寒者，发于阳也；无热恶寒者，发于阴也。发于阳，七日愈；发于阴，六日愈”，当时我跟老师解释是，这跟太阳中风、太阳伤寒没关系，它就是以发热作为标准，发热、恶寒两者兼有的就是发于阳，没有发热只有恶寒的是发于阴。但是老师马上反驳，说到了“发于阳，七日愈；发于阴，六日愈”这个问题，发于阳的病应该更好治，发于阴的病应该更难治，那为什么原文中说发于阴的病反而愈得更快，发于阳的愈得更慢呢？后来我灵机一动想到了一条条文，就是第3条“太阳病，或已发热，或未发热”，说太阳病有已发热和未发热的状况，但是这里我们不要拘泥于太阳伤寒和太阳中风，太阳病强调的是已经发热，是一种正邪交争的状态，但是有种状态的正邪交争没那么激烈，只见恶寒不见发热，我觉得它更像那种“太阳病十日已去，脉浮细而嗜卧者，外已解也”，当然不是说这种就是已经解了不用治了，按一般常理应该发热的，但是它在这个表证阶段直接出现的是恶寒的症状，而没有出现发热的症状，其实这也是一种表浅状态，但是我们不能把它理解为太阳中风和太阳伤寒两种夹杂，因为张仲景并没有在这里强调这个问题。所以我觉得发热、恶寒这两个词是一种大体上的把握，不能说是太确切的把握，因为太确切就没办法把握，这是我个人的理解。

李老师：这位同学能够独立思考，很不错。对《伤寒论》的解读有各家学说，我们现在只能考证的是《内经》《伤寒论》中的相关经文，拿《金匮要略》或者《伤寒论》里其他地方的一些条文来解释相关条文，是以经释经，很多医家都认同这种解读方式。山东的李心机教授编了几本非常有深度的书，见解独到，很多的见解跟别人都不一样，也可以建议同学去读读他的书。这些就是百家争鸣，不能说谁对谁错，张仲景也不可能再出来评价对错。

但我们也要面对现实，首先要理解教材，因为我们教材也吸纳了很多医家的观点，大家可以看到后面写的参考医书都有几十本，而且编写者的范围也是全国性的，各个院校的老师都来参编，所以教材中的观点还是比较公允的。那么最关键的还是要符合临床实际，因为我们都是要用《伤寒论》来指导临床，不是做文字游戏，所以我觉得，临床讲得通，我们就用它，临床讲不通，也可以暂时不否定它，存疑待考。可以有不同的见解，只要有证据来客观地支撑见解。所以同学刚才提的这些，我都非常能够理解，也非常鼓励你这样做，但是作为教材，首先让大家知道我们行业里边是这样看。有一些不同的见解很好，有一些见解也不是说就很矛盾，包括你刚才说的观点，确实伤寒的六经不是经络的六经，大家要搞清楚，不能混淆。比如按经络学说，太阴病是不是应该有肺的症状呢？但是没有，张仲景是根据临床实际去取用的，不是完全按经络，他的侧重是讲外感病发生发展的全面规律，这个规律大体上能够涵盖，但不代表所有的病都是这么一个过程。

相信这位同学在课外也看了很多书，花了很多心思，对经络非常熟悉。讲得也不错，只是有点紧张，还有就是要把思路理得更清晰一点。感谢这位同学，也鼓励大家，希望更多的同学像这位同学一样，上台来提出自己的见解，表达自己的观点，我们的教学应该是讨论式的，而不应该是单纯地灌输。

五

李老师：小魏同学说要把吃巴豆的反应写下来给我，我觉得小魏可以亲自上台跟同学们讲一讲比较好，这个体验太难得，不是每个人都有机会知道那么多细节。

小魏同学：书上说巴豆有泻水的作用，我就想是不是可以用来减肥。我把巴豆打开，一颗里面有三瓣，每瓣里面都有一颗种子，书上说“巴豆不去油，其力壮如牛”，说明它的泻水力是很强的，我就用一颗剪了一半，早上8点开始试吃，放到嘴里配点热水慢慢嚼。我觉得它对口腔黏膜、食道黏膜、肠胃黏膜有刺激，刚开始有点像辣椒那种辛辣感，这种感觉大概持续了1.5个小时，然后就开始觉得灼热感的胃痛，灼热感之后胃就开始不舒服，然后就去上厕所，狂腹泻的一天就这样开始了，一天下来大概腹泻19次。下午过后变成有肠道刺激的感觉，好像不在胃了，这种肠道黏膜刺激让人感到像放电样的不舒服，一开始是有粪便，然后变成粪便夹水，到后来都完全是水泄，到了晚上的时候肚子饿，吃了东西之后还是有点粪便夹点水，之后也都是水泄。大概过了晚上之后，就拉到有点站不起来的感觉，就六分之一的巴豆，非常厉害。

李老师：很难得，他之前旁听我的课，就曾经带过巴豆给我，我也很兴奋，以前应该是没看过这个药，也许见过了但没有什么印象，现在跟《伤寒论》结合起来印象就非常深刻。我们附属医院也有一位教授自己试过吃巴豆，拉了13次。服巴豆之后腹泻的严重程度应该是跟体质有关，脾胃比较厚的人腹泻可能的相对比较少，小魏同学可能胃气比较薄，吃东西稍稍不注意就容易腹泻，所以腹泻次数比较多。刚刚有个细节，就是小魏同学说吃下巴豆以后有辛辣的感觉，所以我们说巴豆是温下的药，这样大家只听一次就会有很深的印象。

不过小魏同学想拿它来减肥肯定是不妥的，攻下法并不是减肥最有效的方法，因为它只能用一次而已，总不能天天腹泻吧，而且泻下脱掉的是水，又不是真正的脂肪，只能让体重暂时轻一点，脱了水还要补水，水补回来体重还不是一个样？所以应该靠阳气燃烧脂肪，而不是靠通大便来减肥。阳气很重要，我现在治疗好多要减肥的病人都是首先顾护脾胃，因为很多肥胖的人那些肥肉都是松松垮垮的，按中医讲就是痰湿，痰湿是脾不能运化而产生的。很多肥胖的产生也不是因为吃得多，有些人吃得很少，喝白开水都会长胖，但是有些瘦人吃很多也不会胖。瘦人阳热盛，代谢快，精力充沛，吃的东西很快就转化为能量了，但是脾胃不好的人吃多了就是一种负担，食物不是化成火化成能量、气血津液，而是化成了痰湿。所以我对减肥的观点是重在健脾，要注意健脾不是单纯补气，也要化痰湿。今天讨论的不是减肥的问题，我们也不要走题了。

我们在讲三物白散的时候专门提到了服法，小魏同学你要仔细复习一下这个服法，原文中说到“利不止，进冷粥一杯”，如果“不利，进热粥一杯”，就是说喝冷粥可以减轻巴豆所导致的下利，喝热粥会促进巴豆的作用。

六

李老师：这个星期六第一次安排了同学两两拍档去门诊见习，同学见习回来要交流一下见到了什么，要把印象最深刻的归纳起来，跟大家分享。每个同学都把心得分享一下，那么大家的收获就会翻倍，这样才能更好地达到教学目的。下面就由同学上来讲，大家掌声欢迎。

学生甲：大家好，我这次汇报分为两个部分，第一个部分是疑惑，第二个部分是我的一些小想法。可能我的想法不是特别的深刻，与《伤寒论》接轨得没有那么紧密。

那么首先分享我的疑惑，我在跟诊的时候遇到这些疑惑，回去找了一些资料，进行了一些论证，可是我不知道我的论证是否正确，还要请教老师。第一个是关于山药。有一个病人患有糖尿病，他说每天都会吃山药，可是我觉得山药里面也挺多淀粉的，淀粉都属于糖类，会升高血糖，我就觉得比较矛盾，回去查了资料，然后就惊奇地发现，很多研究都证明山药多糖有明显的降血糖作用，它的机理可能是促进胰岛素的分泌，还有对胰岛 B 细胞的功能有改善作用。第二个疑惑是有关于阿胶。有一个病人说吃了阿胶以后会便秘，可是老师说有文献报道阿胶可以通便，我就觉得挺奇怪，虽然阿胶是补血止血、滋阴润燥的，但功能里没有说能够通大便啊，然后我就回去查了资料，相关资料只有一篇，讲阿胶润肠散治疗便秘 200 例的，但是这个散的药物组成里还有厚朴、肉苁蓉、番泻叶这一类的通便药，我想阿胶归于肺经，肺与大肠相表里，《本草纲目》里面也有阿胶利小便、调大肠的记载，我就考虑它的调大肠作用究竟是与阿胶止血治疗肠风下利有关，还是跟润肠通便有关？这个想要请教老师。

第二部分是我的一些小想法，分为四个方面。第一个方面就是在跟诊的时候，我觉得老师心中有一个强大、丰盛的中药知识库存，老师在用药的时候可以把炙甘草和生甘草用在同一个方里，然后还会用到一些我从来都没有听到过的中药，比如说枳椇子和飞扬草，我觉得我们上课学习的药物到临床以后是可能不够的，而且同一种药物又有不同的炮制方法，所以我们应该像老师一样，要储存一个很丰满的药库，这样到临床上才能对不同的疾病有针对性地挑选药物。

第二个是跟老师在临床上也看到了很多《伤寒论》的影子，老师在看病的时候会很熟练的蹦出好多《伤寒论》的条文，也包括《金匮要略》的原文，可能还有很多其他书籍的条文，我只认识几条，所以真的觉得很惭愧，觉得自己心里很空虚。还有就是煎服法，有一个学生，他在学校不方便煲中药，老师就让他买一个好的保温杯，然后把中药泡上 4、5 个小时就可以喝了。还有中药泡茶，飞扬草加甘草，这个方我也是第一次看到，飞扬草用 90g，甘草用 18g。如果病情不是那么严重的，或者是就快好了，老师就会让病人隔几天喝一次。这些煎服法都是非常灵活的。临床诊疗时，望闻问切四诊合参，老师除了望闻问，还会时不时地摸一下病人的腹部、背后、脚下，全面进行检察。还有就是关于食疗方面的，像《伤寒论》里面的桂枝汤有啜稀粥，老师都会嘱咐病人，还比如对糖尿病病人的饮食建议等。

第三个想法是我觉得数学跟中医的辨证论治其实挺像的，我从小就很喜欢数学，数学会给你一些条件，比如说有一个三角形两边的平方和等于第三边的平方，从这个条件就可以判断这是个直角三角形，中医也是这样的，通过病人的症状，还有医生检查出来的体征，收集这些资料就可以进行辨证论治，问得越详细，得到的条件就多，收集一个症状就多了一个条件，最后综合这些条件才能得出答案，就治好疾病。

第四个感想是，可能有一些同学觉得自己学的中医知识还很少，觉得现在就上临床没什么必要，因为上了之后也不知道老师在讲什么，可是我不是这样想的，我觉得如果现在去跟诊，可以使视野开阔了很多。比如说我们跟诊时候，就看到病人背后显现出来的太阳膀胱经，还看到另一个病人因为腹部瘙痒，挠了很多次出现的皮疹，就是因为现在早看到，就早开阔了视野，或者是现在没有学的我看到了，在以后学到这方面知识的时候会突然间顿悟，然后突然发现原来是这样子的，学了之后的知识印象会更深一些。所以我就挺支持早点去跟诊开阔一下视野，我觉得凡事只要抱着认真的态度，无论做什么都会有所收获的。

最后感谢老师给我这么珍贵的机会，因为跟着老师的学生一瞄过去就有十几个了，病人就更不用说了，能给我们两个位置跟诊真的是来之不易，所以首先要感谢老师，然后也想跟同学们说要好好珍惜这个机会，用认真的态度去面对。

在跟诊的时候，面对强大的老师和优秀的师兄师姐们，发现自己其实真的有很多不足与欠缺的地方，可是我虽然受到了打击，但是激励会更多一些，我的汇报到这里，谢谢！

李老师：讲得很好，很淡定，没有拿任何书面的东西，却讲得很有条理，一点也没有紧张，很多人要是讲这么多可能都大汗淋漓了，非常感谢他的用心。因为他是带着目标带着任务去做，所以就会比较用心，否则没有这种强化，同学们可能看完就走了，所以大家都要想着怎么去归纳。下面请第二位同学。

学生乙：我最主要就是想跟大家分享那天看到的一个病案，那是一个女性病人，67 岁，主要是看身体疼痛，有 30 年的便秘史，据说已经看过上百个医生，但是治疗无效，后来在李老师那里得到了救治。

她看病那天，大便已经不干结，但是还有口苦，小便黄，项背强紧，左腿疼痛，伴胸闷，皮下结节，老师给的处方是柴胡桂枝汤加减，然后我试着分析了一下，也不知道是不是正确，请老师和同学指教。

项背强紧，左腿疼痛是因为风寒袭表，经气不利，筋脉失养，《伤寒论》第 1 条说："太阳之为病，脉浮，头项强痛而恶寒。"应该是属于太阳病的轻证。口苦是因为邪在少阳，枢机不利，胆火上炎，《伤寒论》第 263 条说："少阳之为病，口苦，咽干，目眩也。"应该是属于少阳病的轻证。

太阳的营卫不和，少阳的枢机不利，那么就应该选择柴胡桂枝汤。然后又因为她项背强紧的症状比较突出，所以加了粉葛 60g。因为有皮下结节，所以加了白芥子以利气散结，去皮里膜外之痰。血不利则为水，湿聚而成痰，所以加了当归、川芎活血行气，薏苡仁健脾渗湿，以助白芥子消痰。因为有 30 年的便秘史，而且看到在太阳膀胱经腰背部循行部位上有两条青黑色的线显露出来，腑气不利，另外还有身体疼痛，太阳病肺气不利，肺与大肠相表里，所以影响到大肠传导失司，所以加了虎杖 30g 以泄热通便。用盐牛膝除了活血通经，帮助当归、川芎活血消痰以外，还可以引火下行消口苦，还可以引气下行帮助通便。

大家是不是有点疑问，那个太阳膀胱经上显现的黑线跟便秘有什么关系？我回去翻了《黄帝内经》，里面有一句话是"胃足阳明之脉，起于鼻之交頞中，旁纳太阳之脉"，所以它们是有联系的。

李老师：这个案例最精彩的地方在于病人的腰背正中上刚好旁开 1.5 寸的地方有两条黑黑的线，不是静脉，西医也不知道是什么，我一看位置是非常典型的太阳膀胱经循行部位，非常准确的定位。我们在研究经络学说形成的时候，一般都认为古人在无意间的跌倒，在用砭石敲敲打打的过程中，慢慢找到了中医的经络，然后慢慢形成了一套理论体系。从现代科学来看，经络好像一种虚拟的东西，因为看不到，也摸不到，但是我们扎针的时候病人却有感触，而像这种有线条显现的病人真是非常少见，就像同学说的可能一辈子就见到这一个案例，这种就是经络敏感，经络的形状清晰地透出来，这里显现为青黑色，说明经脉中经气流行不畅通，有气血的阻滞。

那天还有一个皮肤瘙痒的病人，瘙痒的部位是在脐周，而且色素沉着很厉害。尽管都是皮肤痒，但我就要思考为什么它会在脐周？发病的部位对临床辨证有指导价值，我的切入点是脾胃，考虑他不单单是皮疹的问题。痒是风，在太阳，再加上病人消化功能不太好也跟太阴有关。所以任何一个症状都很重要，而且还要详细的了解这个症状的具体特点、部位，细节信息收集得越全面，我们对病证的病位病性把握就越准确，所以仲景讲观其脉证，说起来只是四个字，但做起来却并不那么简单。

做临床其实很累，但最快乐，最高兴的事情就是用药取得了效果，给病人解决了问题，病人获得健康，我们也获得了宝贵的治疗经验，获得了宝贵的心得。临床是立体的，每个人都会有不同的感受和心得，看你怎么去看待，怎么去观察。医院是临床的窗口，是个为老百姓服务平台，也是带教学习的平台，大家身临其境地学，我把伤寒条文一讲，大家就觉得《伤寒论》可以从书上搬到临床上了。同学们可以看到我百分之八九十以上都是用伤寒的方。

刚才同学提了几个疑惑，淮山药是有降糖的作用，但是淀粉含量也很高，淀粉会升血糖，为了不影响淮山药的降糖作用，我们会让病人只喝汤不吃汤渣，如果病人要吃渣也没问题，那就把饭量减少，保证一天的摄入总量恒定，有些人喜欢吃土豆、芋头一些含淀粉比较高的东西，也是这样跟病人交代清楚。

刚才提的到飞扬草，这是我最近半年的一个用药改变。飞扬草是广东本地的草药，几分钱 1 克很便宜，可以减轻病人的负担，飞扬草 900g，炙甘草 180g，这是 1 个月的量，才不到 40 块钱，比较便宜了。甲亢病人的抗体很高，我认为要从风来论治，要用祛风药，但是现在祛风药都比较贵，从老百姓的角度来想是不太好受的，所以我就用这个方。当然这个方的疗效我还在观察，如果效果好就推广，也顺便推广了广东的药材。这个方当茶喝服用安全，对于那些得甲亢的在校学生，他们煲药不方便，泡服就容易接受，保温杯泡久了实际上也有煮药的效果。所以我经常开完药以后还要删删减减做一些调整，可用可不用的就删掉，能够用便宜药的就用便宜药，像猪苓汤中的猪苓比较贵，我迫不得已的时候才会用，因为它比较贵，10g 就是几块钱，所以我就尽量用替代药材。又要治病，又要尽量花最少的钱，用最小的成本取得最好的效果是我们追求的目标。

生甘草、炙甘草共用，看李东垣的《脾胃论》里就有这样的用法，我在临床上也经常把它们作为一对药，生甘草解毒、炙甘草补气，如果病人又有气虚又有热毒，我就把两个药同用。

还有干姜、生姜，苍术、白术，赤芍、白芍，都是我经常搭配在一起用的。因苍术偏燥湿属于动药，白术偏于健脾，两者合用有一种协同作用，又健脾又行气，可以通大便。这些经验有一些是来自于张仲景，来自于前人，有些是自己的心得。

有同学拿了教材上茵陈蒿汤证后面的案例来给我看，同学们看得很细致，还把问题一条条归纳写出来，在这个案例用的是生甘草，同学问这样行不行。其实用生甘草还是用炙甘草，要根据具体情况，如果正气虚就用炙甘草，如果没有明显正虚，就用生甘草解毒，茵陈蒿汤中本来是没有甘草的，但茵陈蒿汤一派清热去湿，虽然甘草甘缓，也不需要过于担心它会敛邪。

七

李老师：我也讲过一个仙人掌汁入眼的案例，也请同学帮忙查一下，有同学查到了，大家掌声欢迎，让他来介绍一下。

学生已：我从《现代中药学大辞典》和《中药辞海》里面就找到一些

有关仙人掌汁的话语，其中引用《岭南杂记》的记载说道："其汁入目，使人失明。"这是我唯一能找到的关于仙人掌汁入目后出现失明的记载。我顺便介绍一下仙人掌这个药，它有比较特别的药用价值，其功效是行气活血、清热解毒，可以治疗痢疾、痔血、咳嗽、肺痈、乳痈、痈疮疔疖、火烫伤、蛇咬伤之类的火热象比较明显的症状、疾病，它的性味是苦寒的，所以在《闽东本草》上说"虚寒者忌用""并忌铁器"，我觉得是不是和铁器有点化学反应，没有去深究。

仙人掌的单方应用，主要是外用方面比较好，用于皮炎、瘙痒，甚至可以治疗带状疱疹。但是《江西草药手册》中又说"治疗急性结膜炎"，这就有点奇怪了，前面的文献说是使人失明，不过治疗急性结膜炎不是用仙人掌汁，它后面说："仙人掌适量，去刺切薄片，贴于眼睑上。"

在食疗方面，仙人掌猪肚汤、仙人掌炒牛肉、仙人掌豆腐、仙人掌饮料、仙人掌蛋糕、仙人掌啤酒，感觉仙人掌也是挺好吃的样子，大家可以试一下。"玉芙蓉"指的就是仙人掌的肉质茎流出来的浆汁凝结物，遇火可以燃烧，感觉有点像酒精，它入目之后会让人感觉特别刺痛不舒服可能是因为这个原因，我觉得应该是解释得通的。玉芙蓉是凝结的汁，是晾干结成块才入药的，这样刺激性就不会特别大，不是流质就不容易进到眼睛里了。

化学研究主要都是关于它清热解毒作用的研究，但是我感觉它的药用价值很多却没有被发掘出来，好像在临床上面也很少使用这味药，药房应该也没有得卖，仙人掌还是应该有挖掘的潜力，我介绍完了，谢谢。

老师：我前面讲过我先生不小心把仙人掌汁弄到眼睛里，引起双目红肿疼痛的案例，后来在眼科做了冲洗，依然感觉痛得很厉害。我想这红肿热痛应该用石膏，用了大量的石膏，最后效果非常好，几剂药就慢慢消下来，然后就感觉小便滚烫，应该是火从小便走了。当时是早上发病，中午角膜溃疡，发展得非常快，但现在没有留下任何的后遗症。

八

学生庚：我主要是头痛，一旦稍微有外感或者劳累过度、情绪激动，头就容易痛，痛的部位大多是阳明经的部位，还有巅顶，夜晚会比较严重。

李老师：主要问题是头痛，那么同学们想想，问诊中还需要问什么？头痛的部位，头痛的性状？

学生庚：感觉昏昏沉沉，很重，钝痛，想要捶捶它的感觉。

李老师：什么时候有所缓解？不是持续痛吧？

学生庚：基本上如果是白天发作的话，就是隐隐的痛，下午开始加重，晚上会特别严重。

李老师：加重会不会有什么原因？比如说月经期有没有加重？

学生庚：我月经期不一定会有头痛。

李老师：嗯，月经期反而还不一定会有头痛。口渴、口苦吗？

学生庚：会有口干，但并不是特别想喝水，要喝也是只喝热水。

李老师：口苦不苦？

学生庚：有时候会苦。

李老师：口渴不欲饮。胃口好不好？

学生庚：胃口正常，但是我是少食多餐的。

李老师：大便小便正常吗？

学生庚：大便有时候会一两天一次，有时候会溏，就是不调。

李老师：你觉得你性格是比较内向还是外向？是不是比较认真爱思考的？

学生庚：有人说内向有人说我外向。

李老师：刚才还有一个同学问一个问题，你的头痛多久了？

学生庚：我第一次发病是在初二，以后经常会有，曾经看过西医，西医的诊断是神经性头痛，他们给我开的是止痛药。

李老师：找中医看过吗？用的什么方法？

学生庚：没有看过中医，就看过一次西医急诊，开的止痛药。因为巅顶痛，自己吃过吴茱萸汤，但是没有效。

李老师：没有外伤吗？

学生庚：没有外伤，第一次痛可能是因为学业太重了。

李老师：她的舌质有点淡，舌边有点齿印，苔薄白腻。脉是左手细弦，右手偏涩，搭不太清楚。月经怎么样？

学生庚：月经期容易怕冷，容易痛经。

李老师：你觉得你怕冷多还是怕热多？

学生庚：怕冷多，但一热就特别容易出汗，汗很多。

李老师：汗很多，怕冷。同学们还有什么要问的吗？

学生庚：如果没有外感或者没有热汗的话，我睡眠就挺正常的，但有时候会做梦。

李老师：胃有没有胀啊？肠胃有没有问题？

学生庚：我经常吃胃药，胃是胀痛的。

李老师：好，同学不单单要听，还要给她想办法。大家分析一下，头痛从初二开始，有好几年了，痛的严重还需要看急诊。我就想大家讨论一下，你们觉得辨证的话是有哪个方证符合她的？病位在哪里？病机是什么？能想到《伤寒论》里的什么方？

哪位同学发言？哪位同学有想法举一下手，她可不可以用小柴胡汤呢？好，这位同学你讲一下。

学生辛：我觉得可用小柴胡汤，因为但见一证便是。

李老师：她有哪一症是？

学生辛：脉细弦。

李老师：这位同学提出了但见一证便是，脉细弦，可以用小柴胡汤。还有同学有意见吗？赞成她的意见吗？有没有反对的？好，这位同学请讲。

学生壬：我觉得她痛的比较久，是不是应该加活血药。她应该脾虚有湿，如果用柴胡剂的话，是不是应该选柴胡桂枝干姜汤？可以再加点藿香。

李老师：好，考虑不是小柴胡汤，而应该用柴胡桂枝干姜汤。她的确有郁，因为发病与压力有关，但是脾也虚，有寒有湿，所以提出柴胡桂枝干姜汤，然后加上活血的药，因为久病入络，然后加祛湿的药。还有不同意见吗？为什么不能用小柴胡汤？因为她脾胃不好，仲景特别讲到脾阳虚有湿的情况，小柴胡汤是禁例，但是可以变通用。

她是合病，既有少阳、太阴，病位跟厥阴也有关系。她给我的印象，一看面色就是脾虚，有点㿠白，脾虚兼有湿气在里边，她自己也讲肠胃不太好，大便也不很顺畅，有时候成形有时候又烂，口渴而且喜热，怕冷多，所以她脾阳不足，寒湿是有的。但头痛的发病与压力有关，所以郁也是有的。她的疼痛特点，胀痛、钝痛，而且痛得恨不得去捶，这就是喜按，还是虚。

所以刚才这位同学辨柴胡桂枝干姜汤证我非常赞同。脾阳不足有寒湿，又有肝郁，单纯地温补不妥，容易上火，吃了吴茱萸汤没有效，就不是单纯的寒证。脉有细弦，有涩脉，月经有瘀块，还有痛经，所以还要活血化瘀。所以我想到的是柴胡桂枝干姜汤加当归芍药散，当归芍药散可以活血、健脾去湿，结合起来应用。可以加点走上焦的药，比如川芎、白芷、白蒺藜。但祛湿的药要重点用，我建议茯苓可以用到50g，泽泻可以用到30g，但不是长期用。川芎用5g，加僵蚕10g，白芷、白蒺藜各15g，白芷甚至可以用到30g，当归15g，芍药可以用赤芍10g。柴胡比较贵，调气机一般柴胡可以用8g，黄芩用10g没问题，干姜10g。牡蛎在仲景原方中用二两，分3次服的话实际是每次10g，而且牡蛎对胃有一定影响，你本来胃又不好，所以我觉得10～15g就行了。你先吃3剂试试看，总的来说是脾虚湿困、气郁血瘀，需要保证足够的睡眠。

刚才还一位想讲一讲自己的小毛病，大家掌声鼓励一下。

学生癸：我高二的时候做过阑尾手术，然后一直痛经，痛的时候是冷痛，得温痛减。还有就是痛的时候脸会发青，手也会冒冷汗，然后背后一阵热又一阵寒，有一种马上就要晕倒的感觉。吃过很多药，大一的时候吃过四物汤、桃红四物汤、少腹逐瘀汤，可是都没有效。有一个月喝了温经汤，喝了之后更加严重了，基本上痛得动不了。后来听我们班同学讨论，喝过生生不息汤，然后好了一点，但继续喝的话就会流鼻血。后来慢慢用桂附地黄丸，也是好了一点。但是这个月吃桂附地黄丸好像又没有什么用，双手很冷，一直在冒冷汗，头很晕。快来月经的时候巅顶就很痛。

李老师：有吐吗？

学生癸：虽然痛得很厉害，但没有吐。

李老师：局部喜暖，有没有做过热敷之类的？

学生癸：有，热敷之后就会好一点。上一个月去同学家里，在月经前喝了阿胶，然后用热水袋敷就没有痛了。

李老师：她的舌质是偏淡的，脉是弦滑的，还比较有力，寸关脉沉取的时候偏弦偏滑，但是双手的尺脉都是比较弱的。

女孩子痛经很常见，可能跟气候、生活习惯有关系，所以说现在要慢慢地补阳气，所以有了生生不息汤，生生不息汤的组成是四逆汤加山萸肉，也算是阴阳双补，吃了好一点，但会上火鼻子出血。

我们结合《伤寒论》来分析，她有局部的症状，有全身的反应，局部的症状讲得比较清楚。活血药也吃过了，补阳药也吃过了，阴阳双补的药也吃过了，有时候还巅顶痛，手脚冷，冒汗，局部也是偏冷的，发作的时候感觉背是阵寒阵热的，经期腰痛。同学们有建议吗？有没有想到一些什么方案给她？哪个同学先发言？分析一下病位在哪里？寒还是热？阴证还是阳证？阴证有少阴、有太阴、有厥阴，应该在哪里比较多一点？

学生子：少阴。

李老师：有没有跟厥阴有关？

首先知道她是个寒证，在临床上这样的病症很常见，我觉得跟厥阴关系比较大，因为厥阴多是寒热错杂、虚实夹杂，厥阴病也有单纯寒证，肝藏血，所以女子月经的病证多跟厥阴有关，跟厥阴肝寒、血虚寒凝有关，做手术也会伤血。厥阴病篇有个方证叫当归四逆汤证，“手足厥寒，脉细欲绝者，当归四逆汤主之”，病机是血虚寒凝，有痛，有血虚，如果是兼胃寒气逆寒饮，就是当归四逆加吴茱萸生姜汤，“若其人内有久寒者，宜当归四逆加吴茱萸生姜汤”，吴茱萸、生姜能够降逆。

还要想到一个问题，她特别讲到发作的时候背部阵寒阵热，这个跟太阳有没有关系？腰部跟肾有关，也跟太阳膀胱经有关，膀胱经起于目内眦，行人身之背，尤其是寒热发作与营卫失调有关，所以我觉得你可以用桂枝汤、桂枝加葛根汤调气血、通阳通络，再加附子，再合当归四逆汤。你刚才讲到吃了阿胶会好一点，我又想到了《金匮要略》的胶艾四物汤。

我们可以分阶段来服药，在来月经的时候吃胶艾四物加三七，三七活血又止血。本来我想到用桃红四物汤，但怕桃仁太泄，就用胶艾四物汤加红花、三七，可能效果更好。平时就用当归四逆汤合桂枝加葛根汤、桂枝加附子汤，其实当归四逆汤也可以看作是桂枝汤的变方，木通不用，改成鸡血藤30g，细辛从3g慢慢地用到6g。

现在痛经的人特别多，我有一个朋友的孩子，从月经初潮到现在研究生毕业了，一直在痛经，吃过很多药，每次痛经痛得要打吊针，要请假。现在因为到这边来工作，她家里不放心她，所以就托人来找我。她说吃过很多药，觉得痛经好像是一个不能够治愈的病，我说只要没有器质性的病变，完全可以治愈。

刚才第一个同学用柴胡桂枝干姜汤、当归芍药散，第二个同学结合了桂枝加葛根汤、桂枝加附子汤、当归四逆汤、胶艾汤。伤寒方、金匮方都是仲景的方，都是经方。

还有就是要注意生活习惯，注意保暖，不要吃凉的东西。广东人穿衣有个特点，上面穿棉袄、下面打赤脚，我们常说寒从脚上起，所以一定要保护好你的脚。现在穿衣都很古怪，露脐装、低腰裤，肚子和腰都露在外面，是非常容易受寒的，所以古人都是一定要穿长衣，就是保护脾胃的好方法。所以也一定要注意保持良好的个人生活习惯。

九

李老师：这是我的临床案例，病人郑某，41 岁，2004 年 5 月 15 号来诊，恶心呕吐 10 天，在内分泌科由糖尿病酮症酸中毒收入院，治疗以后病情好转，但恶心呕吐还在。这个病人是 1 型糖尿病的病人，有 10 年病史，最近 2 年血糖控制得不是很好，而且有视网膜病变，有妇科附件炎病史。西医诊为 1 型糖尿病、糖尿病酮症酸中毒、糖尿病高血压病、糖尿病肾病、糖尿病性视网膜病变、糖尿病周围神经病变，慢性并发症很多，病变比较复杂。糖尿病酮症酸中毒是急性并发症，视网膜病变、周围神经病变和肾病是糖尿病的微血管并发症，糖尿病高血压病是糖尿病的大血管并发症。她的血糖控制得不好，波动很大，忽高忽低，低的时候 1. 7mmol/L，高的时候 22mmol/L 还多，血压高的时候有 160/90mmHg，低的时候有 90/50mmHg。查房前一天晚上腹部剧痛，用曲马多都不能止痛，查房时还见到神疲肢冷，右眼看不清，下肢麻痹，少腹痛，喜温喜按，胸闷恶心，口渴，下利，好像从头到脚都有病症，舌淡嫩有齿印，中部有黄苔，脉是沉细脉。我们辨证为跟厥阴有关，大家认为有依据吗？

学生丑：厥阴病提纲证里面提到有消渴，消渴是糖尿病的典型症状，而且这个病人的症状里也有口渴，应该是相符的。这个病人少腹痛喜温喜按，应该是属于虚寒性的腹痛，与厥阴病提纲证里面的“饥而不欲食”的病机应该一样，是虚寒性的。还有下利，厥阴病也可能出现虚寒性的下利。病人口渴，黄苔，说明有热。所以病人是一个寒热错杂。

李老师：这位同学认为这是寒热错杂，就是厥阴病。其他同学还有补充吗？

病人有咳、呕吐、下利，有腹痛，太阴病和少阴病的表现比较明显，但舌苔中部是黄的，中部候中焦，所以总的来说提示了寒热错杂。病人有剧烈腹痛，止痛还很困难，曲马多都不行，肝木克土，所以腹痛也跟厥阴肝有关系。她上部症状有胸闷，相当于原文描述的“气上撞心，心中疼热”。病人血压、血糖波动都很大，走两个极端，忽高忽低，这种高低也可以说代表了阴阳寒热两端，代表了内环境不稳定，这就和厥阴布阳化阴、保持内脏温暖的生理功能有关，如果厥阴肝不能正常发挥这些生理功能，内环境就不稳定。

山东中医药大学的姜建国教授有一次来我们经方班讲课，特别讲到他对厥阴病的理解，说符合病位在厥阴肝、跟血分有关、证候特点是寒热错杂的条件就是厥阴病，因为肝藏血，所以跟血分有关的跟肝也有关，厥阴肝的经脉相连，脏腑相连，跟血分有关。所以这个病人的病位在厥阴肝、太阴脾、少阴心肾，病性是寒热错杂、虚实夹杂的。病人有口渴、下利，自利而渴属少阴，自利不渴属太阴，这个病应该是从少阴来的，下面有寒，少阴阳气不足，中焦阳气也不会很旺，所以她的腹痛是喜温喜按的。神疲肢冷，肢冷也是四肢厥冷，可能稍微轻一点，“少阴之为病，脉微细，但欲寐也”，神疲也是少阴阳气不足，神明失养。这里跟太阴病鉴别，它不是单纯的太阴病，也不是完全的少阴病，她还有热象，是寒热错杂、虚实夹杂。

消渴病日久，气阴不足，阴阳两虚，实际上消渴病发展到后期大多是阴阳都不足的。厥阴经绕阴器、循少腹，肝开窍于目，肝主筋，肝阴、肝血不足，气郁化火，肝阴暗耗，所以病人出现少腹痛、眼睛看不清楚、肢体麻木。脾主大腹，脾主运化，而脾肾阳虚，火不暖土，脾阳不足，再加上肝木横逆，就加重了乘脾犯胃的病机，所以她的腹痛属虚寒证。时时想吐、便溏、下利、舌象都符合阳虚，但舌中苔黄是夹有热，是脾肾阳虚兼夹郁热之象。

前面的医生用过温胆汤加生脉散化痰益气养阴；因为有下利，肠胃不好，也用过参苓白术散；有痛，认为是厥阴肝寒，用过吴茱萸汤；也用过理中汤、藿朴夏苓汤。总的来说是强调了脾和胃，强调了祛湿，看到了脾寒，忽略了肝热。

辨证之后就要出方，乌梅丸、干姜黄芩黄连人参汤、麻黄升麻汤哪一个方比较恰当？这三个方都是寒温并用，要搞清楚它们的区别。首先，它们的主症不一样。乌梅丸有三个适应证，分别是上热下寒证、久利、蛔厥。干姜黄芩黄连人参汤证是寒格证，表现为“更逆吐下”“食入口即吐”，主要在吐利。而麻黄升麻汤证的特点上热中寒，热在肺和胃，脾阳不足。干姜黄芩黄连人参汤也是脾阳不足，但它的热象主要体现在胃气上逆呕吐，热在胃，黄连可以清胃热也可以止呕，黄连配黄芩也可以清肺热，但是原文没有提到肺热的问题。乌梅丸证热在厥阴肝，肝郁化热、肝火上冲，脾也是寒的，肾阳也不足，病人有下利。所以它们有细微的差别。

我们最终用的是乌梅丸。从病机来讲，乌梅丸的适应证主要是寒热错杂、虚实夹杂，这个病人寒热虚实都有，是复杂的病证。病人血压、血糖的波动也符合厥阴病厥热胜复的特点，厥热胜复本来讲的是寒热的问题，但这里是由生理指标的波动反映出来。她的症状也体现了肝木乘脾犯胃，出现了很多消化道症状。再加上有四肢厥逆，厥阴病的几大证候这个病人都有了，所以她是厥阴病的表现比较多。分析汇总以后，我们开了乌梅丸，丸剂改作汤剂用。

病人服药后精神好转，能够下地，面部也开始稍稍有微笑，已经没有呕了，但是恶寒还很明显，大便烂，早上起来颜面下肢有点肿，舌淡苔白，苔黄腻不显，脉细滑，这个时候就考虑是寒热错杂证转化为纯粹的虚寒证，所以就改了方。考虑脾肾阳虚，而且重在太阴，还有腹痛、水肿的症状，脾主运化水湿，所以考虑水瘀内停，就用了桂枝加芍药汤合五苓散，静脉滴注参附针，参附针相当于四逆汤，起补肾阳、补元阳的作用。桂枝加芍药汤主要针对太阴腹痛证，她不是典型的，虽然腹泻好转了，但大便还是有点烂，脾不运化，水湿内停，所以再加上五苓散来祛湿。桂枝汤本身可以调营卫、补气血、调阴阳，也有活血温阳通阳的作用，白芍也可以改为赤芍以活血化瘀，总的来说可以温阳化气利水，兼以缓急止痛。

这个病例就讲完了，接下来一个病例也是女性，双手厥冷 3 年，双手厥冷过腕，各项检查都没发现什么问题，但她自己认为得了不治之症，认为是肿瘤，所以非常忧郁，她也因为这个病 3 年没工作了。还有局部指头发绀、湿冷肿胀，舌淡苔薄黄，脉弦细略数，口渴有点苦，喜热饮，大便烂，尿黄，自觉消化差，神疲失眠。

我们临床上很多这种手足发凉的病人，当然我们不能直接说她得的是厥证，病人很容易误解，她可能会认为你说的是绝症，更何况这个病人本来就忧郁。这个病人小便黄，有点口苦、口渴，这是有热吗？大便烂，不消化，而且喜欢喝热的东西，而且神疲，这是阳气不足有寒吗？所以她不是单纯的热或者寒，她有肝郁，诊断应该是四肢厥逆证，“凡厥者，阴阳气不相顺接，便为厥；厥者，手足逆冷者是也。”她不是简单的局部问题。

治疗过程，因为有肝郁，用过四逆散，少阴病的四逆散证，因为手脚冰凉还用过四逆汤合当归四逆汤，还用过小柴胡汤合白虎汤。用了四逆散出现腹泻，用了四逆汤合当归四逆汤则化热明显，出现口苦、牙痛。虽然抓住了肝的病位，小柴胡汤、四逆散都对，但是一派温、一派凉都不行，就说明这个病人是寒热错杂，既有寒又有热。

最后我们辨证是厥证，病机是胆热脾寒，少阳胆热，太阴脾寒，肢厥也跟气郁日久、阳郁不达有关，肝木乘土的症状比较多，心烦郁闷、失眠尿黄、薄黄苔为气郁化火的症状，脉弦反映肝郁，脉弦细略数反映寒热错杂。胆热脾寒应该用柴胡桂枝干姜汤，加龙骨、牡蛎来安神。

治疗后病人病情有改善，皮肤湿冷、大便烂都有改善，精神也好转，一直调理得比较好，但治疗时间比较长，大约治了 3 年。临床上这种复杂的病证往往都是寒热错杂、虚实夹杂，所以厥阴病篇对临床疑难病的诊治非常有帮助，要善于抓主证，善于去审察病机，要重视鉴别诊断，也不能忽略试探性的治疗思路，治疗过程中某个想法无效，反过来另外一个想法也无效，那就折中，往往对辨证有帮助。

下面这个医案是我们医院邝秀英老师提供给我的，病情也很复杂，我没有参与病证的治疗，所以我们在这里只是讨论一下辨证思路，论治结果是未知的。病人女，50 岁，恶寒恶风，身疼痛 3 年。病是 2008 年夏天开始的，首先是吹空调就感觉到冷，颈项肩背痛，用过桂枝汤、附子汤等治疗半年，稍微有所缓解。次年 1 月，背部受风吹后，当晚冷汗大出，感觉很冷，自己灸了关元、气海以后缓解，但是出现了心慌、紧张。之后继续用温针灸治疗，但效果越来越差，下肢更冷，月经量少色暗，更多汗恶寒、乏力。后来就还是针灸、刮痧治疗了 2 个多月，出现了易饥。其间用过附子剂，附子用量 10～30g，服药以后自己感觉上面热下面寒，汗多易饥，半夜有时还会热醒。她觉得附子量越大，汗越多，越饥饿，心跳越快，所以最后就不想治疗了。

到了 2011 年 3 月邝老师给我提供这个病案的时候，病人仍表现为全身恶风恶寒，疼痛，以项肩背，膝踝关节为甚，不能出门、开窗，家中长期开空调 25～26°，常感觉风、寒直钻入体风，穿棉裤棉靴，坐羊毛坐垫，盖羊绒被。汗多，以上半身为主，头颈、后背、腋下为甚，下肢也有出汗，不是冷汗，感觉寒的地方搔抓就出汗。身体略重，易饥，日 4 餐，晚上 10～11点需加餐，否则凌晨会饿醒，进食后胃胀，食量如常，但胃口欠佳，偶反酸嗳气，空腹时甚，口干喜热饮，尿少黄，无头痛，不烦，经期偶头晕，偶耳鸣如蝉，去年曾停经半年，现正常。舌暗红，舌尖瘀点，苔黄白厚。脉双寸略浮，右关细尺沉，左关尺沉细。

大家一看这个病例就会觉得比较复杂，病人 50 岁，正处于更年期，月经不正常，停经半年又来了，但颜色偏暗，量也比较少，这是跟年龄有关，当然也是跟厥阴有关。但病人就是怕冷、身痛，你说到底是寒还是热？附子汤、桂枝汤看上去没错，都用过，但为什么开始有效后来又越来越差了呢？所以她不是单纯的寒，她有热，所以后来越用热药越难受。那这个病人有没有表证呢？阳虚可以恶寒，表证可以恶寒，寒气太盛也可以恶寒，关键她寸脉偏浮，再加上恶寒、身痛、汗出，符合太阳病，说明太阳病还是有的，但是不是单纯的太阳病？肯定没有那么简单，她的确有阳气不足，但也不单纯，这个病人从肝肾亏虚开始，由阳损及阴，阴阳俱虚，所以到了这个阶段以后，一派温燥的药是不行的，这种状况下补肝肾更要阴阳双补，她舌是干的，没什么津液，而且她确实有火，本来阴也不足，有阴虚也有阳旺的一面，所以干姜、附子、桂枝这些对她来说比较刚烈辛燥，没有顾及阴，反而阳药伤阴，所以单纯温阳的效果不好。

病人消化道症状比较多，一方面饥饿，一方面又认为自己胃口不太好，而且饥饿的时间又差不多是在凌晨，阴尽阳生、阴阳交替之时，也是有诊断价值的，说明与厥阴有关，厥阴肝是阴尽阳生之脏，所以厥阴肝是一定要关注的。

我曾经讲过“清清楚楚小柴胡，不清不楚小柴胡，不犯禁忌”，少阳和厥阴的关系比较密切，一表一里，确实它们也有很多相似的地方，当然也有程度的不同。搞不懂的病证，不清不楚的病证，也有很多是厥阴病，所以乌梅丸的适用范围很广。临床上复杂的病证不一定都按书上来，寒热错杂、虚实夹杂、表里同病，寒也不行、热也不行。我觉得厥阴病多见于更年期，因为更年期最常见内环境不稳定，这就跟厥阴肝有关系。所以姜建国教授讲得很好：一是病位归结于厥阴肝，二是跟血分有关，三是寒热错杂、虚实夹杂的复杂病证，只要符合这三个条件就是厥阴病，厥阴病本身性质就是这样子。

所以对于这个病人，用乌梅丸是可以考虑的，当然还需要调整。有同学也问到乌梅丸方怎么开？按常规量就可以了，小朋友按照大人量的三分之二或者三分之一，成人量一般是 10 ~ 15g，有一些比较重的可以 20g、30g。那么可能还要加阿胶、芍药来养肝血，与温阳药协同作用，当然这个方也可以调营卫。

所以这个病例的治疗应该不是一方一法，而是多法多方、寒温并用，没有标准答案。辨治的过程、方法，每个医生可能都不一样，有时候病人讲症状讲了一大堆，如果单纯跟着病人的症状走就不好处理了，所以要找到源头，找到真正的原因。因此这个病案我觉得源头就要从更年期去考虑，肝肾精血不足，阴阳两虚是核心问题，其他都是技术问题，乌梅丸可以考虑，但不是唯一的方法，有的同学提出病人消化道的症状比较显著，是不是可以用半夏泻心汤做基础，这也是寒温并用的，有的同学提出用逍遥散、当归芍药散，都是抓住了其中的一部分病机，总的来说肯定不是一方一法可以解决的。

方剂索引

G

H

J

K

L

M

后　记

伴院校教育与师承教育话成长——我的学医心路

本人一直从事中医临床工作，但细算，从事中医经典教学已近35个年头。包括1982年本科毕业后担任过湖南中医药大学《内经》函授班教师，1988年硕士毕业后担任湖南中医药大学《温病学》教学，1994年调入广州中医药大学后一直担任《伤寒论》教学、临床与科研工作，2000年讲授博士班《伤寒论》课程。

我是院校教育与师承教育受益者，而今又成为院校教育与师承教育的耕耘人，是角色互换，更是多种角色的共同体。可谓一件事，一群人，一辈子！有时细想也不是一件容易的事。

回顾自己学医成长经历，有四个方面与大家分享，即：创业、视野、定力和感恩。

一、创业

1. 立志

4月7日是我的生日。女儿在微信中对我说：我妈妈的生日居然是世界卫生日，您不当医生谁当？我复她：真是天降我命，请事如斯。

虽然是巧合，走上行医之路也确有一番理由。

一是儿时多磨难。幼时身体弱，几乎小朋友患的病我都“体验”过，如麻疹、水痘、百日咳、急性肾炎、过敏性疾病等。除急性肾炎，当时注射过 1 周青霉素外，其余疾病都是靠中医“土办法”解决的。

二是长辈们的意愿。由于父母工作忙，我出生 8 个月后就由外婆“领养”，是在外婆家长大的。外婆家 10 个子女，赫赫的一个大家族，各行各业均有任职者，唯独缺少一位学医的。1977 年国家恢复高考后，正值我高中应届毕业。全家异口同声，填志愿就选医学专业了。

三是个人感受。记得小时患急性肾炎，当时全身水肿，舅舅背着我去看急诊，医生开了 1 周青霉素注射。第一次由大人背着去，第二次就独自一人去打针了。因为人矮，当时是护士姐姐抱着我坐上凳子，还笑眯眯地安慰我说，不用害怕，她会很轻地帮我打针。那位护士姐姐的笑容至今还留在我的脑海中，很美好！

2. 奠基

我十分幸运地参加了首届高考并中榜，1978 年 3 月我进入湖南中医学院（现为湖南中医药大学）医疗系本科学习。由于十年未举行过“国考”，当时百废待兴。首届高考生背景和年龄相差悬殊。当时入学的应届生属“稀有群体”，绝大部分是老三届生，他们上山下乡，或招工入职，或已是医务工作者，部分还有“卫校”或“七二一大学”学习经历，他们的社会与人生阅历十分丰富，上大学只是再提高。而我们刚出高中校门的应届生，则显得稚嫩和浅薄，但我们记忆力强，刻苦好学，不懂就问，常与师兄师姐结对子，互补助学，其乐融融。

刚入学，中基、中诊、中药、方剂等课程打基础，强调理解加背诵，但学到经典课程，如《内经》《伤寒》《金匮》等尚难一时理解。记得老师曾说：能理解的要背，不能理解的也要背。我觉得有些苦恼，当时就不停地画示意图，帮助理解和记忆。晨读和晚自习，也少不了背诵，考试还常能获高分，也算班上小学霸，全年级400多名学生，我各科考试成绩常进入前10名。其实，当时我能理解的内容确实不多，毕竟从小学、初中到高中，从未接触过太多的中国古代文化，几乎连繁体字都不认识，也不愿意看竖排的文章。当时也懂得中医许多理论可能要到临床时才能理解，先背着，像牛吃草一样，先吃，然后再“反刍”消化。现在看来，这种学习方法是可行的。一方面，学中医强调“童子功”，即背诵积累知识；另一方面，学中医又十分重视临床经验的积累和悟性，即知识活用与临床思辨。不记忆，根基不牢，则无物可用；不理解则知识不活，难以变通。理解的知识掌握更牢，记忆加理解的知识掌握更深。

1982年底，我大学毕业，有幸分配到衡阳市中医院工作，1981年全国中医卫生工作会议现场会就在该院召开。当明医院以中医特色突出、名中医众多、中医实力强为口碑，吸引了近20名本科同学“落户”。作为恢复高考后毕业的首届大学生，医院寄予极大期盼，并实施“师带徒”培养模式，由科主任、名中医组成指导团队，不同专科、定点培养。本人十分有幸受教于内科曾自豪主任，重点做中医内科急症临床研究。记得当时参编的《中医内科急症手册》，作为中医内科急症诊疗规范，荣获了衡阳市科技进步三等奖，也算是不小的鼓励。医院强调能中不西、先中后西。如急诊高热的病人先用三棱针针刺十宣放血，病房遇高热病人，先用中医中药，若用抗生素需经科主任签名方可。想起近30年来从抗生素滥用，多强调预防性用药，到近年强调严控抗生素，当时的理念是何等高明和不易！

二、视野

1. 平台（高度）

本科学习只是医学入门，医学是需要一辈子不断学习、追求、创新的行业或专业，不进则退。趁着大好时光，我开始了一步一个脚印的阶梯学习，包括1985年考入湖南中医学院，攻读温病学专业，1988年获硕士学位，2002 年考取广州中医药大学温病学专业，2005 年获博士学位。2004 年至 2007 年通过严格考试，入选全国首批优秀中医临床人才研修项目，并获优秀学员（当时全国入选 215 名，结业时前 30 名学员获优秀称号），仿佛进入师承教育巅峰期。1998 年本人入选广东省“千百十”人才工程省级培养骨干，熊曼琪教授担任指导老师。

从本科、硕士到博士，从省级骨干，到全国优秀临床人才，我经历了院校教育与政府培养五级平台。每一级的提升，不同的高度，不一样的视野、角度和交流群体，伴随着的是知识、见解、经验的积累，由博而专、由专而精，由大内科转向肝病、糖尿病，涉列不同的研究对象。通过临床与实验研究，大大提升了我科研的敏锐性。亲历各级平台过程、程序、方法、思路设计与论文撰写，为后来成为研究生导师及师承指导老师积累了丰富经验，奠定了良好基础。我 1988 年硕士毕业后留在湖南中医药大学第一附属医院传染科工作，同时担任肝病（国家重点学科）学科秘书。1994 年调入广州中医药大学后，在伤寒论教研室及广州中医药大学第一附属医院综合科工作，一直担任国家中医药管理局伤寒论学科秘书及国家重点学科——中医临床基础学科秘书兼学术带头人，2014 正式担任国家重点学科——中医临床基础学科带头人。从秘书到学术带头人、学科带头人，随着平台升级，大学科概念和思维也随之形成。

2. 空间（宽度）

经方班，迄今为止经方班创办已 23 年，自 1994 年以来共主办全国经方班 16 期，国际经方班 6 期。主办模式由广东省到多省市，如中山、海口、重庆、东莞、深圳、江西、湖北、台湾，到跨国（新加坡、马来西亚），成为引领全国，享誉海内外和继续教育品牌项目。已汇聚海内外知名专家开展讲座 200 场次，查房近 100 场次。还创办了经方学堂 APP 及相关网站“李赛美和她的朋友们”，出版相关著作 12 册，并在香港出版繁体版，非常畅销。2016 年获中华中医药学会优秀著作三等奖。

教学方面，依托国家重点学科、国家精品课程、国家精品资源共享课程、国家教学团队、国家教材主编、全国模范教师等优质资源，伤寒教学团队与广东省首家互联网 + 中医师承教育平台——金华佗之华佗学院合作，开设线上线下结合的《伤寒论》课程，受到广泛关注。近期与深圳宝安中医院合作，创立经方实践教学基地，开展《伤寒论》理论指导下临床查房和人才培养工作。

科研方面，与河北燕山大学合作，运用可视化偏序结构数学方法对《伤寒论》相关文献研究、岭南伤寒名家学术著作及名家学术经验进行整理挖掘，并引进杏林客座教授 1 名。已获国家自然基金 2 项，在核心期刊发表论文 30 余篇，为《伤寒论》学科文献研究开辟了一个新领域。

临床方面，依托卫生部重点专科、国家中医药管理局重点专科的优势，作为全国中医糖尿病临床研究组长单位，我们近期申报国家区域医疗中心，已通过广东省中医药管理局审批。同时，正在与湖南和瑞医药集团合作开展慢病糖尿病健康教育、管理及中医医疗，开展基层中医人才培养，及中医适宜技术推广，充分发挥区域中心核心和辐射作用。

三、定力

1. 毅力

包括挑战与坚持。自我 1994 年创办广州经方班，已坚持 23 年。至今已主办全国班 16 期，国际班 6 期。由两年办一期，到一年办两期。目前中医热、经典热、经方热，经方班遍地开花。而广州经方班则是全国创办时间最早，持续时间最长，规模最高，实力最雄厚，影响力最大名副其实的经方班。成为广东省、广州中医药大学及广州中医药大学第一附属医院一张名片，在海内外具有良好口碑，对推广经典、经方产生了积极而深远的影响。

我坚持伤寒论教学已 23 年，从成教班、针推班，逐步过渡到本科班、七年制，到非医攻博班、实验班，再到经典方向班，首创“伤寒论案例实训”选修课程；从本科—硕士—博士—继教班，包括各医院研究生课程班。我亲临了多班种、多层次、全方位《伤寒论》课程讲授。挑战一人独立完成经典方向班有关《伤寒论》的教学任务，包括经典名方、经典医案、研究方法、学术源流、专家论坛等五门课程。一人通讲博士班《伤寒论》课程。主编了全国本科规划教材《伤寒论讲义》、研究生规划教材《伤寒论理论与实践》、住院医师规范化培养教材《中医临床经典概要》，及案例版《伤寒论》、特色版岭南案例版《伤寒论》、实践版《四大经典汇通与临床运用》、动漫版《图说伤寒论》、拓展版《伤寒论临床精要》、图表版《伤寒论》、视频版《伤寒论》等系列教材教参，以及根据广州中医药大学博士班授课录像整理而成的《李赛美〈伤寒论〉临床十讲》、根据广州中医药大学本科班教授录像整理成的本书。我勤于笔耕，发表论文200余篇，主编出版教材著作近40部。

我开展伤寒临床教学查房，坚持病区教学查房拍摄8年，门诊拍摄3年，留下一批十分珍贵的教学视频资料，创建了《伤寒论临床案例资源库》，成了伤寒论国家精品课程、国家精品资源共享课程核心内容。

在临床方面我勇于探索，如关于2型糖尿病的病机探讨，从熊曼琪教授最早提出“瘀热病机”，到我博士论文“湿热致消”，及近年提出“火热立论”我仍不断地探索着。我开展纯中医治疗2型糖尿病临床研究，并提出中医强化治疗，停服西药的学术见解，付诸实施并获成效。“火热立足辨治2型糖尿病理论与实践”，参加国家中医药管理局举办的中医适宜技术视频授课，并在受邀在全国以及加拿大、新加坡、马来西亚等地演讲，受到普遍关注和好评。已获专利2项。在中药降糖、降脂、降尿酸、降酶退黄，纯中医治疗甲亢、多囊卵巢综合征、不孕症、部分肿瘤、情志病等方面积累了一定临床经验并取得良好效果。我参与研究的“经方现代实验与临床研究”获2010年国家科技进步二等奖，并获省部级成果奖7项。

2. 贯通

教与学

通过多年教学与临床，我深深体会到，教学互长的意义与价值。尤其是经典教学，若无临床验证体会，则始终是纸上谈兵，难以通透理解，或仅仅是文字游戏；若单有临床不教学，临床经验难以上升到理论层面，因而临床水平也不能得到提高。作为双师，常将课堂当诊室，现场给同学诊病把脉，与同学共同讨论病机、处方。并让同学反馈服药后反应与疗效；而临床时，常将病房、诊室当课室，和弟子们交流，温习经典，探讨六经辨治，一切真真切切，自然融合。

师与生

本人每年担任课堂教学约400学时，是名副其实的教书匠。担任主讲班种多，授课除专业知识外，尤其注重医德灌输和引导，多用鼓励、表扬，彰扬乐观向上人生理念，多给正能量。学习是快乐的，学中医更快乐，兴趣是最好的老师。培养学习中医的兴趣与自信比学习知识更重要。而我每天融于工作之中，每天与小朋友在一起，感到十分快乐和开心，心态也变年轻了。

作为博士生导师，我已培养博士68名，硕士49名，博士后1名。指导中医优秀临床人才15名。指导“西部之光”访问学者、国内高校访问学者、进修教师等7名；以及广州市、中山市、重庆市、佛山市中医优秀临床人才15名。指导来自德国、美国、澳大利亚中医学者3名。每年7～10名研究生毕业，学生遍布海内外，是一个大群体，小社会。作为导师，我十分注重与学生沟通，因才因兴趣施教，扬长补短；以老带新，以国内带国外，以博士带硕士；有不同研究小组，大家独立思考又相互启发，共同努力，成果共享。虽然学生来自不同国家，具有不同背景、经历，或不同培养模式，但相互尊重理解，相互帮助。虽然三年的学习十分辛苦和紧张，但又十分快乐开心，有家一样的感觉。

医与患

我每周有四个半天门诊，相当于4天工作量，一个半天常连续工作7～8

个小时。虽然预约是提早1个月，但仍不能满足病人需求，不少病人常来门诊请求加号，尤其很多远道而来的病人。将心比心，考虑病人来一次十分不易，只能加号，故常一诊当二诊，盒饭快餐结束后接着看诊。为了不影响临床，常通过调诊来解决出差、开会，以免因停诊给病人看病带来不良影响。同时教学安排也是如此，有时将课安排到晚上。如此，常出现一天连续上10节课，上课与出诊连轴转。为病人、为学生想得多，但常常被忽略的却是自己。病人的信任、理解、赞许是最好的回报，病人一跟就是几十年，一家四代、一个单位或街道常结伴同行，号源常被团购。虽然工作辛苦，但看到病人康复和笑容我感到十分开心，十分有成就感！

大学科

作为中医临床基础国家重点学科带头人，我负责区域包括三个教研室、三个病区和二个研究所。我平时注重工作协调和沟通，相互学习借鉴，提携尊重，做到优势互补，资源共享，合作共赢，1+1大于2，将效益最大化。在设备购置、资金使用和人才培养等方面，公平公开公正。同时加强内部实质合作，如伤寒与金匮科研所合作，开展科研与临床研究。在经典方向班教学及TBL教学法实践、教学课题、成果申报、教材建设等开展教学合作研究。

四、感恩

1. 落地

尽管平时工作多，临床、教学、科研、学科、学会、研究生培养、学术交流，还有部分行政工作，包括教研室主任、经典临床研究所所长、重点学科带头人、医院党委委员，但无论如何，作为一名教师，一名医师，教学与临床是最大的本职工作；治病救人、教书育人关乎民生，也是最大的政治，是日常工作重中之重。所以我多年来一直坚持坚守一线教学与临床工作，也是受党和人民培养，回馈社会的最有价值的体现。

2. 感恩

如果说我今天取得了一点成绩，都离不开前辈栽培、领导提携、团队支持、学生关爱、病人信任。传承经典，弘扬学术，创新临床，推广经方，提携后学，常怀一颗感恩之心，不遗余力，缘于热爱和敬畏，不取松懈；也是一生之使命和追求，始终前行，不忘初心！

一生陪伴，一个方向，一点体会：学经典真韵味！做中医真快乐！

李赛美

2017 年 5 月 30 日于羊城